U0351892

新编实用临床检验指南

第 4 版

主　编　黄　华

编　者　（以姓氏笔画为序）

卢万清　叶远青　冯　海

焦国立　许静燕　杨联君

吴建松　吴愿如　陈　群

罗文沈　罗奇智　徐传彬

黄　华　黄旭成　梁红梅

曾彩凤

秘　书　许静燕

汕头大学出版社

图书在版编目（CIP）数据

新编实用临床检验指南 / 黄华主编 . -- 4 版 . -- 汕头 : 汕头大学出版社 , 2021.6
ISBN 978-7-5658-4351-8

Ⅰ . ①新… Ⅱ . ①黄… Ⅲ . ①临床医学—医学检验—指南 Ⅳ . ① R446.1-62

中国版本图书馆 CIP 数据核字 (2021) 第 111236 号

新编实用临床检验指南
XINBIAN SHIYONG LINCHUANG JIANYAN ZHINAN

主　编：黄　华
责任编辑：宋倩倩
责任技编：黄东生
封面设计：龙　岩
出版发行：汕头大学出版社
　　　　　广东省汕头市大学路 243 号汕头大学校园内　邮政编码：515063
电　　话：0754-82904613　13426463489
印　　刷：三河市嵩川印刷有限公司
开　　本：880mm×1230 mm　1/32
印　　张：21.125
字　　数：470 千字
版　　次：2021 年 6 月第 1 版
印　　次：2021 年 6 月第 1 次印刷
定　　价：99.00 元
ISBN 978-7-5658-4351-8

内容提要

  本书以《国家医疗机构临床检验项目目录》最新版及原国家卫生和计划生育委员会医政医管局编写的《全国临床检验操作规程（第4版）》为依据，从二级医院开展的检验项目出发，以临床血液检验、临床体液检验、临床化学检验、临床免疫检验、临床微生物检验、临床分子生物学及细胞遗传学检验、现场快速检测（POCT）及检验标本采集等为主要内容，系统介绍了检验项目、标本采集及送检要求、参考区间、临床意义，院内感染微生物监测及采样方法，常用血液成分制剂的种类和临床应用指南等。同时，将相关法律法规等附于书后以便查阅。

  本书简明实用，查阅方便，适合基层医护人员学习使用，也可供临床医学专业、检验医学专业的学生及病友参考。

第 4 版编写说明

本书自 2015 年第 3 版发行后,在基层医院临床工作中得到了读者的普遍认可。随着检验医学的飞速发展,基因检测、分子诊断、质谱技术、流式细胞术、实验室自动化和床边检验已成为目前检验医学的主流。为适应临床诊断需要,我们参考国内外实验诊断学最新进展,编写了本书的第 4 版。

第 4 版在原有 8 章基础上进行了修订,淘汰了一些方法学落后或应用价值不大的项目,增加了 70 余项新型优势项目。正文中部分内容增加了以"*"标注的"资料来源",表示相对应项目的具体资料来源出处,便于读者查阅。同时按读者需求,对附录内容进行了适当增删。

由于参编者学术水平有限,编写经验不足,书中若有疏漏和不足之处,祈望专家、同道和读者批评指正。

编　者

2021 年 4 月

目　录

第一章　临床血液检验

第一节　一般检验

白细胞计数（WBC）

【检验方法】　仪器法（SysmexXN系列）：核酸荧光染色+流式细胞术+半导体激光

【样本类型】　静脉血（抗凝）

【送检要求】　EDTA-K_2抗凝管，取静脉血2mL即刻混匀，30min内送检。

【参考区间】　成人：男/女（3.5～9.5）×10^9/L[*]

儿童：28天～6月：男/女（4.3～14.2）×10^9/L[**]

6月～1岁：男/女（4.8～14.6）×10^9/L[**]

1～2岁：男/女（5.1～14.1）×10^9/L[**]

2～6岁：男/女（4.4～11.9）×10^9/L[**]

6～13岁：男/女（4.3～11.3）×10^9/L[**]

13～18岁：男/女（4.1～11.0）×10^9/L[**]

参考来源：

1.[*]中华人民共和国卫生行业标准《WS/T405—2012血细胞分析参考区间》

2.[**]中华人民共和国卫生行业标准《儿童血细胞分析参考区间（征求意见稿）》

【临床意义】

1. 生理性增高 见于新生儿、妊娠晚期、分娩期、月经期、饭后、剧烈运动后、极度恐惧与疼痛等。

2. 病理性增高 见于急性化脓性感染、尿毒症、严重烧伤、传染性单核细胞增多症、急性出血、组织损伤、手术创伤后、白血病等。

3. 病理性减少 见于病毒感染、伤寒、副伤寒、黑热病、疟疾、再生障碍性贫血、极度严重感染、X线照射、肿瘤化疗后等。

白细胞分类计数（DC）

【检验方法】 瑞氏染色法、仪器法（SysmexXN 系列）：核酸荧光染色＋流式细胞术＋半导体激光

【样本类型】 静脉血（抗凝）

【送检要求】 EDTA-K$_2$抗凝管，取静脉血 2mL 即刻混匀，30min 内送检。

【参考区间】 见表 1-1

表 1-1 白细胞分类计数参考区间

细胞类别	百分数（%）	绝对数（×10^9/L）
中性粒细胞	40～75	1.8～6.3
嗜酸性粒细胞	0.4～8.0	0.02～0.52
嗜碱性粒细胞	0～1	0～0.06
淋巴细胞	20～50	1.1～3.2
单核细胞	3～10	0.1～0.6

资料来源：中华人民共和国卫生行业标准《WS/T405—2012 血细胞分析参考区间》。

【临床意义】

1. 中性粒细胞增多 见于急性化脓性感染、粒细胞性白血病、急性出血、手术后等。

2. 中性粒细胞减少 见于伤寒、疟疾、流感、再生障碍性贫血、病毒感染、粒细胞缺乏症等。

3. 嗜酸性粒细胞增多 见于变态反应、寄生虫病、某些皮肤病、慢性粒细胞白血病等。

4. 嗜酸性粒细胞减少 见于伤寒、副伤寒及应用肾上腺皮质激素后等。

5. 嗜碱性粒细胞增多 见于慢性粒细胞白血病、转移癌、骨髓纤维化、铅铋中毒等。

6. 淋巴细胞增多 见于传染性单核细胞增多症、慢性淋巴细胞白血病、百日咳、麻疹、腮腺炎、结核、传染性肝炎等。

7. 淋巴细胞减少 见于传染病急性期、放射病、细胞免疫缺陷等。

嗜酸性粒细胞直接计数（EC）

【检验方法】 显微镜计数，仪器法（SysmexXN系列）：核酸荧光染色+流式细胞术+半导体激光

【样本类型】 静脉血（抗凝）

【送检要求】 EDTA-K$_2$抗凝管，取静脉血2mL，即刻混匀30min内送检。

【参考区间】 （0.02～0.52）×10^9/L

【临床意义】

1. EC增加 见于变态反应、皮肤病、寄生虫感染病、嗜酸粒细胞白血病及慢性粒细胞白血病等。

2. EC减少 见于肾上腺皮质功能亢进或应用肾上腺皮质激素治疗后等。

红细胞计数（RBC）

【检验方法】 仪器法（SysmexXN 系列）：鞘流 DC 检测方法

【样本类型】 静脉血（抗凝）

【送检要求】 EDTA-K$_2$ 抗凝管，取静脉血 2mL 即刻混匀，30min 内送检。

【参考区间】 成人：男（4.3～5.8）×10^{12}/L[*]

女（3.8～5.1）×10^{12}/L[*]

儿童：28 天～6 月：男/女（3.3～5.2）×10^{12}/L[**]

6 月～6 岁：男/女（4.0～5.5）×10^{12}/L[**]

6～13 岁：男/女（4.2～5.7）×10^{12}/L[**]

13～16 岁：男（4.4～5.8）×10^{12}/L[**]

女（4.1～5.4）×10^{12}/L[**]

16～18 岁：男（4.6～6.0）×10^{12}/L[**]

女（4.1～5.3）×10^{12}/L[**]

参考来源：

1.[*] 中华人民共和国卫生行业标准《WS/T405—2012 血细胞分析参考区间》

2.[**] 中华人民共和国卫生行业标准《儿童血细胞分析参考区间（征求意见稿）》

【临床意义】 红细胞增加或减少的临床意义与血红蛋白相似。一般情况下红细胞与血红蛋白浓度之间有一定的比例关系，但是在病理情况下，比例关系会被打破，因此同时测定两者对贫血诊断和鉴别诊断有帮助。

血红蛋白测定（HGB）

【检验方法】 仪器法（SysmexXN 系列）：SLS 血红蛋白

比色法

【样本类型】　静脉血（抗凝）

【送检要求】　EDTA-K_2抗凝管，取静脉血 2mL 即刻混匀，30min 内送检。

【参考区间】　成人:男 130～175 g/L[*]

女 115～150 g/L[*]

儿童:28 天～6 月:男/女 97～183 g/L[**]

6 月～1 岁:男/女 97～141 g/L[**]

1～2 岁:男/女 107～141 g/L[**]

2～6 岁:男/女 112～148g/L[**]

6～13 岁:男/女 118～156 g/L[**]

13～16 岁:男 128～170 g/L[**]

女 116～154 g/L[**]

16～18 岁:男 131～177 g/L[**]

女 108～153 g/L[**]

参考来源:

1.[*]中华人民共和国卫生行业标准《WS/T405—2012 血细胞分析参考区间》

2.[**]中华人民共和国卫生行业标准《儿童血细胞分析参考区间（征求意见稿）》

【临床意义】

1. 生理性增加　见于新生儿、高原地区居住者等。

2. 病理性增加　见于真性红细胞增多症、代偿性红细胞增多症,如先天性青紫型心脏病、慢性肺部疾病、脱水等。

3. 病理性减少　见于各种贫血、白血病、手术后、大量失血等。

血细胞比容（HCT）

【检验方法】 仪器法（SysmexXN 系列）：RBC 累积脉冲高度检测法

【样本类型】 静脉血（抗凝）

【送检要求】 EDTA–K$_2$ 抗凝管，取静脉血 2mL 即刻混匀，30min 内送检。

【参考区间】 成人：男 40%～50%[*]

女 35%～45%[*]

儿童：28 天～6 月：男/女 28%～52%[**]

6 月～1 岁：男/女 30%～41%[**]

1～2 岁：男/女 32%～42%[**]

2～6 岁：男/女 34%～43%[**]

6～13 岁：男/女 34%～46%[**]

13～16 岁：男 38%～52%[**]

女 36%～47%[**]

1～18 岁：男 38%～53%[**]

女 35%～47%[**]

参考来源：

1.[*] 中华人民共和国卫生行业标准《WS/T405—2012 血细胞分析参考区间》

2.[**] 中华人民共和国卫生行业标准《儿童血细胞分析参考区间（征求意见稿）》

【临床意义】

1. HCT 增高　见于各种原因引起的血液浓缩，如脱水、大面积烧伤，因此可作为计算补液的参考指标。真性红细胞增多症时明显增高。

2. HCT 降低　在各类贫血时随红细胞数的减少而有程度

不同的降低。

三种红细胞参数平均值（MCV、MCH、MCHC）

【检验方法】 仪器法（SysmexXN系列）：根据RBC、HCT、HGB算出

【样本类型】 静脉血（抗凝）

【送检要求】 EDTA-K_2抗凝管，取静脉血2mL即刻混匀，30min内送检。

【参考区间】 MCV：男/女82～100fl

MCH：男/女27～34pg

MCHC：男/女316～354g/L

参考来源：中华人民共和国卫生行业标准《WS/T405—2012血细胞分析参考区间》

【临床意义】 正常人和各型贫血时，红细胞平均参考值见表1-2。

表1-2 贫血的红细胞平均参考值

贫血类型	MCV	MCH	MCHC	常见原因或疾病
正常细胞性贫血	正常	正常	正常	急性贫血、急性溶血、再生障碍性贫血、白血病
大细胞性贫血	＞正常	＞正常	正常	叶酸、维生素B_{12}缺乏或吸收障碍
单纯小细胞性贫血	＜正常	＜正常	正常	慢性炎症、尿毒症
小细胞性低色素	＜正常	＜正常	＜正常	铁缺乏、维生素B_6缺乏性贫血、珠蛋白肽链合成障碍、慢性失血等

红细胞体积分布宽度（RDW）

【检验方法】 仪器法（SysmexXN 系列）：根据红细胞直方图算出

【样本类型】 静脉血（抗凝）

【送检要求】 EDTA-K$_2$ 抗凝管，取静脉血 2mL 即刻混匀，30min 内送检。

【参考区间】 RDW-SD：男/女 41.2 ～ 53.6fl

RDW-CV：男/女 12.2% ～ 14.8%

参考来源：Sysmex Automated Hematology Analyzer XN-series 临床参考范围

【临床意义】 反映红细胞大小不均程度的指标，增大见于缺铁性贫血，当给予铁剂治疗有效时，RDW 将比给药前更大，随后逐渐降到正常。根据 RDW 与 MCV 的变化可对贫血进行进一步分类（表 1-3）。

表 1-3 贫血的形态学分类

分 类	MCV	RDW
正常	→	→
缺铁性贫血	↓	↑
巨幼细胞贫血	↑	↑
溶血性贫血	↑	↑
铁粒幼细胞贫血	→	↑
再生障碍性贫血	→	→
单纯小细胞性贫血	↓	→

注：→无变化；↑增大；↓减少。

血小板计数（PLT）

【检验方法】 目视法、仪器法（SysmexXN 系列）：鞘流电阻抗法、核酸荧光染色法（PLT-O、PLT-F）

【样本类型】 静脉血（抗凝）

【送检要求】 EDTA-K$_2$ 抗凝管，取静脉血 2mL 即刻混匀，30min 内送检。

【参考区间】 成人：男/女（125～350）×10^9/L[*]

儿童：28 天～6 月：男/女（183～614）×10^9/L[**]

6 月～1 岁：男/女（190～579）×10^9/L[**]

1～2 岁：男/女（190～524）×10^9/L[**]

2～6 岁：男/女（188～472）×10^9/L[**]

6～12 岁：男/女（167～453）×10^9/L[**]

12～18 岁：男/女（150～407）×10^9/L[**]

参考来源：

1.[*] 中华人民共和国卫生行业标准《WS/T405—2012 血细胞分析参考区间》

2.[**] 中华人民共和国卫生行业标准《儿童血细胞分析参考区间（征求意见稿）》

【临床意义】

1. PLT 减少 见于再生障碍性贫血、急性白血病、急性放射病、原发性血小板减少性紫癜（ITP、脾功能亢进、弥散性血管内凝血、DIC）等。

2. PLT 增多 见于骨髓增生异常综合征、急性反应（急性感染、急性失血）、脾切除术后等。

血小板比容（PCT）

【检验方法】　仪器法（SysmexXN 系列）：根据血小板直方图算出

【样本类型】　静脉血（抗凝）

【送检要求】　EDTA-K$_2$抗凝管，取静脉血 2mL 即刻混匀，30min 内送检。

【参考区间】　0.19% ～ 0.39%

参考来源：Sysmex Automated Hematology Analyzer XN-series 临床参考范围

【临床意义】

1. PCT 增高　见于骨髓纤维化、脾切除、慢性粒细胞白血病等。

2. PCT 减低　见于再生障碍性贫血、化疗后、血小板减少症等。

血小板平均体积（MPV）

【检验方法】　仪器法（SysmexXN 系列）：根据血小板直方图算出

【样本类型】　静脉血（抗凝）

【送检要求】　EDTA-K$_2$抗凝管，取静脉血 2mL 即刻混匀，30min 内送检。

【参考区间】　9.2 ～ 12.0fl

参考来源：Sysmex Automated Hematology Analyzer XN-series 临床参考范围

【临床意义】　MPV 的临床意义要结合血小板的变化才有价值。当骨髓造血功能损伤致血小板减少时，MPV 减小；当血小板在周围血液中破坏增多时，导致血小板减少，MPV 增大；血小板分布异常致血小板减少时，MPV 正常；骨髓造血功能衰退时，MPV 与 PLT 同时持续下降；造血功能抑制越严重，MPV 越小；当造血功能恢复时，MPV 增大常先于 PLT 升高。

1. MPV 增大　见于原发性血小板减少性紫癜、骨髓纤维化、血栓性疾病及血栓前状态、脾切除、慢性粒细胞白血病、巨大血小板综合征等。

2. MPV 减少　见于脾功能亢进、再生障碍性贫血、化疗后、巨幼细胞贫血等。

附 1-1　全自动五分类血细胞分析仪报告模式（SysmexXN 系列）

项目	Parameter	Parameter-Chinese	SEX	N	Mean	S.D.	CRR lower limit	CRR upper limit	Unit
血液参数	WBC	白细胞	M	382	5.87	1.27	3.58	8.15	10^9/L
			F	780	5.50	1.48	3.17	8.40	
			Total	1168	5.57	1.43	3.37	8.38	
	RBC	红细胞	M	375	4.99	0.36	4.29	5.70	10^{12}/L
			F	794	4.36	0.35	3.72	5.06	
			Total	1175	4.54	0.47	3.69	5.46	
	HGB	血红蛋白	M	377	149	9	133	166	g/L
			F	741	127	10	110	147	
			Total	1160	134	15	108	164	
	HCT	红细胞压积	M	383	46.5	2.8	41.3	52.1	%
			F	755	40.8	3.0	35.2	46.7	
			Total	1172	42.7	4.4	35.3	51.2	

（续 表）

项目	Parameter	Parameter-Chinese	SEX	N	Mean	S.D.	CRR lower limit	CRR upper limit	Unit
血液参数	MCV	平均红细胞体积	M	388	93.8	4.1	86.1	101.9	fl
			F	719	94.7	4.0	87.1	102.4	
			Total	1106	94.4	4.1	86.7	102.3	
	MCH	平均红细胞血红蛋白含量	M	375	29.9	1.3	27.5	32.4	pg
			F	705	29.5	1.5	26.8	32.4	
			Total	1084	29.6	1.4	27.1	32.4	
	MCHC	平均红细胞血红蛋白浓度	M	386	320	6.5	307	332	g/L
			F	728	310	7.5	296	325	
			Total	1125	314	8.7	297	331	
	PLT-I	电阻抗法血小板总数	M	387	258	52.0	172	359	10^9/L
			F	779	269	62.0	167	390	
			Total	1161	264	58.2	172	378	
	PLT-O	荧光光学法血小板总数	M	378	276	53.5	187	381	10^9/L
			F	769	282	64.3	176	408	
			Total	1163	281	62.3	179	403	

（续　表）

| 项目 | Parameter | Parameter-Chinese | SEX | N | Mean | S.D. | CRR | | Unit |
							lower limit	upper limit	
血液参数	PLT-F	低值血小板总数	M	387	257	51.3	173	358	10⁹/L
			F	771	265	59.0	166	381	
			Total	1162	263	57.1	171	375	
	RDW-SD	红细胞分布宽度 - 标准偏差	M	375	45.9	3.2	39.9	52.2	fl
			F	763	47.6	3.1	42.0	53.6	
			Total	1146	47.2	3.3	41.2	53.6	
	RDW-CV	红细胞分布宽度 - 变异系数	M	382	13.4	0.6	12.2	14.6	%
			F	683	13.6	0.7	12.2	15.0	
			Total	1054	13.5	0.7	12.2	14.8	
	PDW	血小板分布宽度	M	375	12.3	1.5	9.8	15.2	fl
			F	755	12.3	1.5	9.6	15.2	
			Total	1127	12.3	1.5	9.6	15.2	
	MPV	平均血小板体积	M	380	10.5	0.8	9.1	12.0	fl
			F	753	10.6	0.7	9.2	12.1	
			Total	1125	10.6	0.7	9.2	12.0	

（续 表）

项目	Parameter	Parameter-Chinese	SEX	N	Mean	S.D.	CRR		Unit
							lower limit	upper limit	
血液参数	P-LCR	大血小板比率	M	377	29.4	6.4	19.5	41.9	%
			F	758	30.3	6.3	19.6	42.6	
			Total	1135	30.0	6.3	19.7	42.4	
	PCT	血小板压积	M	385	0.27	0.05	0.19	0.36	%
			F	774	0.29	0.06	0.19	0.40	
			Total	1151	0.28	0.05	0.19	0.39	
	NEUT%	中性粒细胞百分比	M	373	52.6	7.4	39.6	67.0	%
			F	767	54.5	8.6	39.7	71.2	
			Total	1156	54.0	8.4	39.8	70.5	
	LYMPH%	淋巴细胞百分比	M	373	35.2	6.7	24.0	48.4	%
			F	785	34.3	8.2	21.9	50.3	
			Total	1158	34.8	7.7	23.1	49.9	
	MONO%	单核细胞百分比	M	378	7.2	1.5	4.8	10.1	%
			F	756	6.7	1.5	4.2	9.6	
			Total	1155	6.9	1.6	4.3	10.0	

(续表)

项目	Parameter	Parameter-Chinese	SEX	N	Mean	S.D.	CRR lower limit	CRR upper limit	Unit
血液参数	EO%	嗜酸性粒细胞百分比	M	351	2.8	1.5	0.8	5.8	%
			F	679	2.3	1.3	0.6	4.9	
			Total	1046	2.5	1.5	0.6	5.4	
	BASO%	嗜碱性粒细胞百分比	M	384	0.8	0.3	0.4	1.4	%
			F	786	0.7	0.4	0.2	1.4	
			Total	1149	0.7	0.3	0.3	1.4	
	RET%	网织红细胞百分比	M	247	1.50	0.37	0.90	2.22	%
			F	720	1.41	0.41	0.76	2.21	
			Total	977	1.44	0.41	0.82	2.25	
	RET#	网织红细胞绝对值	M	251	79.0	2.15	46.4	121.2	10^9/L
			F	714	63.7	1.93	33.1	101.5	
			Total	948	66.7	1.99	36.3	195.7	
	IRF	未成熟网织红细胞指数	M	251	7.5	2.9	3.3	13.2	%
			F	696	7.4	3.1	3.1	13.5	
			Total	947	7.4	3.1	3.1	13.4	

（续 表）

项目	Parameter	Parameter-Chinese	SEX	N	Mean	S.D.	CRR lower limit	CRR upper limit	Unit
血液参数	LFR	低荧光强度网织红细胞比率	M	246	92.5	2.8	87.2	97.9	%
			F	689	92.8	3.0	87.0	98.6	
			Total	939	92.7	3.0	87.0	98.5	
	MFR	中荧光强度网织红细胞比率	M	249	6.7	2.4	3.2	11.3	%
			F	732	6.8	2.9	2.8	12.4	
			Total	961	6.7	2.6	2.8	11.8	
	HFR	高荧光强度网织红细胞比率	M	224	0.7	0.4	0.2	1.4	%
			F	631	0.6	1.4	0.1	1.5	
			Total	858	0.6	0.4	0.1	1.5	
	RET-He	网织红细胞血红蛋白含量	M	242	33.7	1.3	31.2	36.2	pg
			F	628	32.9	1.4	30.2	35.6	
			Total	894	33.1	1.5	30.3	36.0	
	IPF	未成熟血小板指数	M	234	2.7	1.4	0.9	5.4	%
			F	676	2.6	1.1	1.0	4.8	
			Total	899	2.6	1.1	1.0	4.8	

（续 表）

项目	Parameter	Parameter–Chinese	SEA	N	Mean	S.D.	CRR lower limit	CRR upper limit	Unit
血液参数	NRBC#	有核红细胞绝对值					0	0	10^9/L
	NRBC%	有核红细胞百分比					0	0	%
	IG#	幼稚粒细胞绝对值	Total				0	0.06	10^9/L
	IG%	幼稚粒细胞百分比	Total				0	0.6	%
	PLT-O	血小板数（由 RET 通道检测）							10^9/L
	PLT-F	血小板数（由 PLT-F 通道检测）							10^9/L
体液参数	WBC-BF	白细胞数（体液）							10^9/L
	RBC-BF	红细胞数（体液）							10^{12}/L
	MN#	单核细胞数							10^9/L
	MN%	单核细胞比例							%
	PMN#	多形核白细胞数							10^9/L

（续　表）

项目	Parameter	Parameter–Chinese	SEX	N	Mean	S.D.	CRR		Unit
							lower limit	upper limit	
体液参数	PMN%	多形核白细胞比例							%
	EO–BF#	体液中嗜酸性粒细胞数							10^9/L
	EO–BF%	体液中嗜酸性粒细胞百分数							%
	HF–BF#	体液中高荧光强度细胞数							10^9/L
	HF–BF%	体液中高荧光强度细胞百分数							%
	TC–BF#	体液通道细胞总数							10^9/L

附 1-2 全自动五分类血球分析仪报告模式
（迈瑞 BC-7500 CRP）

血液细胞检验报告单

[血常规]

姓名:	性别:	年龄:	样本编号: 5
病人类型:	科室:	床号:	病历号:
检验日期: 2020/10/25 13:22	模式: 自动-全血-CD+CRP		病区:
序列号: YJ-31180015	出生日期:		试管位置: 15-5, 2-5
临床诊断:			

参数		结果	单位	参考范围
1 FR-CRP	全程C-反应蛋白	3.01	mg/L	0.00 - 4.00
2 hs-CRP	超敏C-反应蛋白	3.01	mg/L	0.00 - 4.00
3 CRP	C-反应蛋白	3.01	mg/L	0.00 - 4.00
4 WBC	白细胞数目	7.99	10^9/L	4.00 - 10.00
5 Neu#	中性粒细胞数目	4.59	10^9/L	2.00 - 7.00
6 Lym#	淋巴细胞数目	2.65	10^9/L	0.80 - 4.00
7 Mon#	单核细胞数目	0.38	10^9/L	0.12 - 1.20
8 Eos#	嗜酸性粒细胞数目	0.34	10^9/L	0.02 - 0.50
9 Bas#	嗜碱性粒细胞数目	0.03	10^9/L	0.00 - 0.10
10 IMG#	未成熟细胞数目	0.03	10^9/L	0.00 - 999.99
11 Neu%	中性粒细胞百分比	57.4	%	50.0 - 70.0
12 Lym%	淋巴细胞百分比	33.3	%	20.0 - 40.0
13 Mon%	单核细胞百分比	4.7	%	3.0 - 12.0
14 Eos%	嗜酸性粒细胞百分比	4.2	%	0.5 - 5.0
15 Bas%	嗜碱性粒细胞百分比	0.4	%	0.0 - 1.0
16 IMG%	未成熟粒细胞百分比	0.3	%	0.0 - 100.0
17 RBC	红细胞数目	4.92	10^{12}/L	3.50 - 5.50
18 HGB	血红蛋白浓度	155	g/L	110 - 160
19 HCT	红细胞压积	45.6	%	37.0 - 54.0
20 MCV	平均红细胞体积	92.7	fL	80.0 - 100.0
21 MCH	平均红细胞血红蛋白含量	31.6	pg	27.0 - 34.0
22 MCHC	平均红细胞血红蛋白浓度	341	g/L	320 - 360
23 RDW-CV	红细胞分布宽度变异系数	12.8	%	11.0 - 16.0
24 RDW-SD	红细胞分布宽度标准差	43.6	fL	35.0 - 56.0
25 PLT	血小板数目	165	10^9/L	100 - 300
26 MPV	平均血小板体积	B 12.3	fL	6.5 - 12.0
27 PDW	血小板分布宽度	16.9		9.0 - 17.0
28 PCT	血小板压积	0.202	%	0.108 - 0.282
29 P-LCC	大血小板数目	69	10^9/L	30 - 90
30 P-LCR	大血小板比率	42.1	%	11.0 - 45.0
31 NRBC#	有核红细胞数目	0.000	10^9/L	0.000 - 9999.999
32 NRBC%	有核红细胞百分比	0.00	/100WBC	0.00 - 9999.99

报警

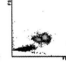
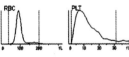

送检者:	检验者: rd	审核者:
采样时间:	送检时间:	打印时间: 2021/2/28 14:20
备注:		
【本结果仅对此次检测样本负责】		1/1

白细胞散点图、红细胞和血小板正常分布直方图

1. DIFF 散点图

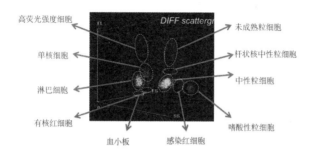

高荧光强度细胞：常见反应性淋巴细胞

未成熟粒细胞：早幼粒细胞、中幼粒细胞、晚幼粒细胞

感染红细胞：常见疟疾感染

2. WNB 散点图

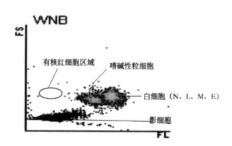

W：白细胞（WBC）

N：有核红细胞（NRBC）

B：嗜碱性粒细胞（BASO）

3. 红细胞直方图

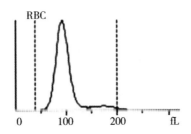

正常红细胞分布：50～200fl（呈左偏态）

红细胞平均体积（MCV）：82～95fl

红细胞主群：50～125fl

大细胞群：125～200fl（较大红细胞和网状红细胞）

注意：如果红细胞体积大小发生变化均可见直方图左移或右移。

4. 血小板直方图

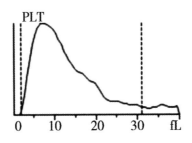

血小板平均体积（MPV）：9.4～12.5fl

正常血小板集中分布：2～15fl（呈左偏态）

异常情况：

（1）在20～40fl内血小板数超过正常标准，表示可能存在大血小板、血小板凝块、小红细胞、细胞碎片、纤维蛋白等。

（2）在 2～3fl 血小板数超过了正常标准，表示可能存在小血小板、细胞碎片、电噪声干扰等。

附 1-3　"新三大常规"联合检测的报告模式及临床鉴别意义（赛斯鹏芯 XPEN65 CRP&SAA）

"血常规 +CRP+SAA"三者联合检测已成为行业内普遍受到认可的"新三大常规"。而感染性疾病是临床常见的疾病类型，由于病原体种类多、感染途径广、个体差异大，需要结合具体指标综合判断（附 1-3-1）。

附 1-3-1　"新三大常规"联合检测指标

新三大常规项目	血常规	CRP	SAA
特质特点	多种参数联合检测，其中白细胞总数及分类在感染期间有较大临床参考意义	急性期反应蛋白五聚体结构	急性期反应蛋白存在 5 种异构体
合成部位	骨髓、脾脏、肝脏等	肝脏	肝脏
临床特点	非常容易受到生理、病理影响因素（年龄、日间变化、妊娠与分娩、药物等）	细菌感染升高病毒感染有可能升高	病毒感染明显升高细菌感染升高幅度大感染治愈下降幅度大
浓度变化	升高较慢，治疗有效后体内浓度水平降低缓慢	上升期：5～8 小时 平台期：24～48 小时 半衰期：18 小时	上升期：4～6 小时 平台期：5～6 小时 半衰期：1 小时

【鉴别意义】见附1-3-2。

附1-3-2 "新三大常规"联合检测的临床鉴别意义

项目	WBC（+）	WBC（-）	SAA联合意义
CRP（+）	1.CRP真阳性、WBC真阳性（明确是细菌感染基础上）①极大可能肯定感染存在②仍需观视CRP浓度水平和WBC、NEU、LYM综合判断 2.其他阴阳性情况不作考虑	1.CRP真阳性、WBC假阴性（明确是细菌感染基础上）①细菌感染CRP阳性率较高，而WBC相对易出现漏诊②加强以下临床检测信息辅助判断（6个月以下儿童、老年人、重度感染病人、G-菌感染患者） 2.其他阴阳性情况不作考虑	1.因SAA在大部分病毒感染人群中高幅度很大，可以作为区分细菌感染/病毒感染的快速参考临床指标 2.细菌感染SAA升高或高幅度不同显，但预后监测SAA可以进一步确定病症所属情况 3.过一步提供有效参考信息给医生，方便选择用药与提供诊疗方案
CRP（-）	1.CRP假阴性、WBC真阳性（明确是细菌感染基础上）①肯定CRP仍然存在假阴性，但比例很低②考患者自身健康水平（肝功能不全或肝功能受影响导致分泌状态失常） 2.CRP真阴性、WBC反应值升高，或尚在恢复潜后期（明确是细菌感染基础上）①感染的初期，建议复测CRP②感染的愈合期，CRP真阴性，WBC恢复晚于CRP 3.CRP真阴性、WBC假阳性（明确不是细菌感染基础上）①疾病初期应激反应，婴幼儿部分疾病因白细胞绝度水平变化异常，导致出现假阳性，一般随访观监测后发现白细胞正常。且婴幼儿WBC基础水平相对成人偏高，值得重视②生理因素、疾病因素以及用药影响居多	1.这类情况一般不可能出现（明确是细菌感染基础上） 2.临床一般做正常考虑处理	1.可以加强因血常规、CRP在感染中存在带来的漏诊风险，SAA对病毒感染敏感，CRP提示阴性或进一步确患者参考信息 2.即便在明确细菌感染基础上，可以辅助参考肝功能所属机能参考以及协助鉴别细菌感染的可能性 3.SAA是优于CRP的临床预后监测指标，也是感染类疾病诊疗过程的最佳监测指标之一

【专家共识解读】

（1）CRP专家共识解读（来源：《感染相关生物标志物临床意义解读专家共识（2017版）》）。

①CRP升高幅度与感染或炎症严重程度呈正相关。

②CRP检测快速、便捷，不受年龄、性别、贫血与否等因素的影响，较白细胞计数变化更具特异性。

③细菌感染时，血清CRP可呈中等至较高程度升高；病毒感染时，CRP的水平多正常或轻度升高。

④血清CRP水平动态变化的过程在一定程度上可以用来预测感染性疾病的预后和复发，并可用来评估抗菌治疗的反应；抗感染治疗过程中，动态监测CRP水平的变化可辅助判断疗效，CRP下降至正常可作为停药的指标之一。但CRP并不是病死率的有效预测指标。

（2）SAA专家共识解读（来源：《血清淀粉样蛋白A在感染性疾病中临床应用的专家共识（2019版）》）。

①SAA升高幅度与感染或炎症严重程度呈正相关。

②SAA检测快速、便捷，不受性别、贫血与否等因素的影响，较白细胞计数变化更具特异性。

③SAA升高时需结合临床信息，以区别真菌、支原体等其他病原体的感染。

④SAA可作为独立的因素对细菌、病毒等感染性疾病及炎症进行严重程度判断，大于500mg/L提示病情严重；在预后评估方面，抗生素治疗24 h后下降30%可判断治疗有效，下降幅度越大，提示预后良好。

⑤在感染性疾病早期诊断中，SAA联合CRP检测可对病毒和细菌感染进行早期识别。当SAA与CRP同时升高，提示细菌感染的可能；如果SAA升高而CRP不升高，提示病毒

感染的可能。临床疗效评估需动态监测。

⑥在进行感染性疾病诊断时，应结合临床对可引起SAA升高的非感染性疾病进行鉴别，以区别患者非感染性疾病的急性期。

【常见模式】　见附1-3-3。

附1-3-3　"新三大常规"几种常见模式

检测指标模式	临床诊断范围	常见治疗方案
WBC正常+CRP正常	可能为非细菌感染原因导致	需要结合临床经验推理
WBC正常+CRP↑	提示存在细菌性或病毒性感染的可能	抗生素（当抗病毒药物无效）
WBC正常+CRP正常+SAA↑	提示存在病毒感染的可能（要契合循证医学要求）	抗病毒
WBC正常+CRP↑+SAA↑	提示存在细菌感染或混合感染的可能	抗生素

注：

1.WBC值随年龄不同而变化，通常WBC升高30%被认定为阳性。

2.一般来说，医院敲定CRP针对成人细菌感染的Cut-off值为10mg/L，而针对新生儿细菌感染的Cut-off值为2mg/L。

3.医院敲定SAA的参考值为10mg/L，而年纪越大，参考水平理应提高。

资料来源：

1.杨剑敏，叶辉，张泓．CRP和SAA在儿童上呼吸道感染中的鉴别诊断价值[J].检验医学，2016，31(8)：679-680.

2.杨德平．SAA、CRP、WBC指标联合检测对儿童早期病毒感染性

疾病的诊断价值 [J].国际检验医学杂志，2016，37(4)：546-548.

3.罗国忠，贺海文，杨永成，等.血清淀粉样蛋白 A 和 C-反应蛋白在小儿感染性疾病早期诊断中的价值 [J].检验医学与临床，2015，11(22)：3368-3370.

4.Koivula I, Hämäläinen S, Jantunen E, et al.Elevated procalcitonin predicts Gram—negative sepsis in haematological patients with febrile neutropenia[J].Scandinavian Journal of Infectious Diseases, 2011, 43(6-7): 471.

5.中华医学会儿科学分会新生儿学组.新生儿败血症诊疗方案 [J].中华儿科杂志，2003，41(12)：897－899.

6.丁红辉，王成刚.血清淀粉样蛋白 A 与 C-反应蛋白比值在鉴别诊断儿童病毒与细菌感染性疾病中的价值 [J].中国卫生检验杂志，2016，26(21)：3165-3166.

血小板功能检测

【检验方法】 连续计数检测法（SPCM：Sequential Platelet Counting Method）

【检验标本】 静脉血

【送检要求】 抽取空腹静脉血 0.3mL 置于枸橼酸钠试管送检。

【参考区间】 诱聚剂 ADP（二磷酸腺苷）：35% ～ 75%

诱聚剂 AA（花生四烯酸）：40% ～ 80%

诱聚剂 COL（胶原）：30% ～ 70%

诱聚剂 EPI（肾上腺素）：30% ～ 70%

注：一般最大聚集率过高发生血栓风险越高。多个项目最大聚集率过低出血风险高，但单一项目最大聚集率低一般没有出血风险，而单一项目最大聚集率过高也存在发生血栓风险。

【临床意义】 血小板是血栓形成的重要因子，抗血小板药物是血栓病预防和治疗的基石,而抗血小板药物又存在个体差异较大的问题。因此,对血小板功能的检测不仅可以直接应用于对血栓性疾病的预警、对于血栓病疑似患者进行检查确诊或排除,而且还应作为对于血栓病风险人群(如年龄40周岁以上,尤其是有高血压、糖尿病患者)定期体检项目,以及临床抗血小板药物应用的监控检测措施,准确检出对抗血小板药物无效的患者,帮助临床医师及时采取有效的预防、治疗措施,人人提高对血栓性疾病的预防和治疗效率。临床主要应用于:

1. 心梗、脑梗等血栓疾病早期预警和诊断。

2. 血栓性疾病预防、治疗用药指导,疗效评价。

3. 用于血小板表面特异受体及其总体功能的检测。

4. 血小板功能性疾病诊断。

5. 妊娠妇女血栓风险监控。

6. 完善凝血止血功能评价。

7. 成份输血血小板质量控制。

8. 血小板功能研究及相关药物、药理研究等。

附1-4　血小板功能检测报告模式（PL-16血小板仪）

项目	英文缩写	结果	单位	范围	异常提示
血小板项目初始值	PLT-0		10^9/L	100 ~ 300	
平均血小板体积初始值	MPV-0		fl	7.0 ~ 11.0	
血小板最大聚集率	MAR		%	30 ~ 70	
血小板最大聚集时间	MAT		s	0 ~ 600	
血小板平均聚集率	AAR		%	0 ~ 100	
红细胞数量	RBC-0		10^{12}/L	3.5 ~ 505	
平均红细胞体积	MCV-0		fl	80 ~ 100	
平均抑制率	AINHI		%	0 ~ 100	
最大抑制率	MINHI		%	0 ~ 100	
		第1次	第2次	第3次	第4次　第5次
血小板各次检测结果	PLT				
血小板平均体积各次检测结果	MPV				
红细胞各次检测结果	RBC				

血栓弹力图检测

（一）普通杯检测（CK）

【检验方法】 黏度测定法（乐普诊断）

【检验原理】 枸橼酸根通过与血液中的钙离子络合达到抗凝效果，将枸橼酸抗凝全血加入含有高岭土的反应管中进行预处理，预处理的血样与氯化钙溶液一经混合，凝血系统启动，血液开始缓慢凝固。血栓弹力图仪通过测定血液粘度的改变，绘制出血块强度随时间变化的曲线，进而反映凝血-纤溶过程。

【检验标本】 抗凝血

【送检要求】 按采血管规格抽取枸橼酸抗凝（1∶9）全血，尽快送检，运输过程避免剧烈震荡。

【参考区间】 见表1-4

表1-4 血栓弹力图黏度测定法普通杯检测值参考区间
（建议各实验室建立自己的参考区间）

参数	R（min）	K（min）	ANGLE（°）	MA（mm）	CI	G（kd/sc）	LY30（%）	EPL（%）
参考范围	5～10	1～3	53～72	50～70	-3～3	4.5～10.9	0～7.5	0～15

【临床意义】

1. 整体评估凝血状况，是否存在高凝、低凝以及纤溶亢进，并根据参数分析其原因。

2. 指导成分输血。

3. 评估是否有血栓或者出血的风险。

4. 指导抗凝药物及止血类药物的使用。

5. R 值代表凝血因子功能，K 值代表凝血速率，ANGLE 值代表纤维蛋白原功能，MA 值代表血小板功能，CI 值代表综合凝血指数，G 值代表血块强度，LY30 和 EPL 为纤溶指标。

（二）肝素酶杯检测（CKH）

【检验方法】　黏度测定法（乐普诊断）

【检验原理】　肝素作为一种抗凝剂，可以抑制凝血系统的启动，使普通杯出现 R 值延长的现象。本检测在普通杯结果的基础上，再次将使用高岭土预处理的血样与氯化钙溶液一同加入包被了肝素酶的反应杯，得到第二条结果曲线。由于肝素酶有效降解血样中的肝素，排除了肝素干扰。通过比对两条曲线的 R 值差异可以有效评估肝素的效果。

【检验标本】　抗凝血

【送检要求】　按采血管规格抽取枸橼酸抗凝（1∶9）全血，尽快送检，运输过程避免剧烈震荡。

【参考区间】　Rck：普通杯 R 值；Rckh：肝素酶杯 R 值

Rck-Rckh < 2min，代表无肝素残留或肝素未起效

Rck-Rckh ≥ 2min，代表肝素残留或起效

【临床意义】

1. 评估肝素、低分子肝素等是否有残留，预防出血风险。

2. 评估肝素、低分子肝素等药效是否有效。

3. 评估鱼精蛋白中和肝素的疗效。

（三）血小板聚集功能检测（AA或ADP激活途径）

【检验方法】　黏度测定法（乐普诊断）

【检验原理】　在肝素抗凝环境下，用巴曲霉激活血样中的纤维蛋白原形成纤维蛋白网状结构，在此过程中，血小板未被激活，得到血块强度仅为纤维蛋白贡献，记为 MA（A）；

在巴曲霉的基础上，再加入花生四烯酸或者二磷酸腺苷，血小板血栓素 A2 或者 ADP 膜受体通道被激活，诱导血小板聚集，此时血块强度为纤维蛋白和特定诱导剂激活的血小板共同作用的结果，记为 MA（AA）或 MA（ADP）。

MA（AA/ADP）减去 MA（A）即为血小板的贡献。当患者服用血栓素 A2 抑制剂（如阿司匹林）或者 ADP 拮抗剂（如氯吡格雷）等抗血小板药物时，对 AA 或者 ADP 激活途径有相应的抑制作用，导致该途径血小板不能被完全被激活，然后以完全激活血小板为标准（CK），记为 MA（CK），计算出相应激活途径血小板的抑制率进而评估药物药效。

【检验标本】 抗凝血

【送检要求】 按采血管规格分别抽取枸橼酸抗凝（1∶9）全血及肝素抗凝静脉血，尽快送检，运输过程避免剧烈震荡。

【参考区间】 见表 1-5

表 1-5 血小板聚集功能黏度测定法检测值参考区间

抑制率	参考范围	说明
AA 通道抑制率	≥ 50%	药物起效
	< 50%	药物未起效或者用量不足
ADP 通道抑制率	≥ 30%	药物起效
	< 30%	药物未起效或者用量不足

【临床意义】

1. 评估血栓素 A2 和 ADP 膜受体类抗血小板药物疗效。

2. 评估术前抗血小板药物影响的出血风险。

网织红细胞计数（RET）

【检验方法】 1.仪器法（SysmexXN 系列）：核酸荧光染色 + 流式细胞术 + 半导体激光；2.手工法：煌焦油蓝染色法，新亚甲蓝染色法

【样本类型】 静脉血（抗凝）

【送检要求】 EDTA-K_2抗凝管，取静脉血 2mL 即刻混匀，4h 内送检。

【参考区间】

1.网织红细胞百分数（RET%）：0.82% ～ 2.25%

2.网织红细胞绝对数（RET#）：（36.3 ～ 195.7）× 10^9/L

3.高荧光强度网织红细胞比率（HFR）：0.1% ～ 1.5%

4.中荧光强度网织红细胞比率（MFR）：2.8% ～ 11.8%

5.低荧光强度网织红细胞比率（LFR）：87.0% ～ 98.5%

6.未成熟网织红细胞指数（IRF）：3.1% ～ 13.4%

7.网织红细胞血红蛋白含量（RET-He）：30.3 ～ 36.0pg

8.未成熟血小板指数（IPF）：1.0% ～ 4.8%

【临床意义】

1.RET 增加表示骨髓造血功能旺盛。各种增生型贫血均可增多，溶血性贫血增加尤为显著，巨幼细胞贫血、缺铁性贫血给予维生素 B_{12} 和铁剂治疗后显著增多，表示有疗效。

2.RET 减少常见于再生障碍性贫血。

3.外周血检测网织红细胞和网织红细胞的成熟度分析有助于判断贫血的类型。见表 1-6。

表 1-6 RET 和 IRF 联合鉴别贫血

贫血类型	RET#	IRF
再生障碍性贫血	降低	降低
再生危象	降低	降低 / 正常
非增生性贫血	降低	正常 / 降低
骨髓增生	降低	正常 / 升高
慢性营养缺乏	降低 / 正常	正常
铁缺乏	降低 / 正常	升高
珠蛋白生成障碍性贫血	正常 / 升高	正常 / 升高
骨髓增生异常综合征	降低 / 正常 / 升高	正常 / 升高
叶酸、维生素 B_{12} 缺乏	降低 / 正常	升高
溶血性贫血	升高	升高
出血	正常 / 升高	升高

4. 根据可溶性转铁蛋白受体（sTfR）、血清铁蛋白（SF）和 RET# 的测定结果对贫血的分类，见表 1-7。

表 1-7 sTfR、SF 和 RET# 联合对贫血分类

贫血类型	sTfR	SF	RET#
缺铁性贫血	升高	下降	正常
增生障碍性贫血	下降	升高	下降
无效生成性贫血	升高	升高	正常
溶血性贫血	升高	升高	升高

5. 网织红细胞计数是一个独立检测骨髓造血恢复的参数。移

植 21 天，RET# > 15×10^9/L，通常不与移植并发症相关。且感染和输血也不会影响网织红细胞计数的趋势；但若 RET# < 15×10^9/L，并伴随中性粒细胞和血小板的部分上升，可能提示骨髓移植失败。IRF 是骨髓移植和肾移植的早期监测指标，IRF 在监测移植后比网织红细胞计数敏感，首先是 IRF 升高，其次是网织红细胞计数升高。而且 IRF 与和血浆红细胞生成素（EPO）含量联合起来可作为检测 EPO– 骨髓轴功能的早期指标。

6.IRF 是评价贫血药物疗效的一个重要敏感指标，尤其是在慢性肾功能衰竭或获得性免疫缺陷病应用 EPO 治疗时，IRF 不仅能反映疗效，还能帮助调整药物剂量和治疗方案。在癌症化疗过程中，IRF 是反映骨髓抑制和恢复的一项非常敏感的指标，在骨髓完全受抑制阶段，IRF 可降为零；化疗后骨髓受到抑制，早期恢复时，IRF 首先升高，并明显高于正常，而网织红细胞计数升高得较晚。

7.RET–He：诊断贫血，提供机体内贮存铁（即铁循环）状态信息的重要参数；结合 RBC、HGB、及其他由血液分析仪的检测参数、血清铁、铁蛋白等，在贫血的诊断、鉴别诊断及判断铁循环的状态等中具有重要价值。

8.IPF

（1）鉴别血小板减少症。在血小板破坏增多或生成不足所致的疾病中，IPF 的比例和绝对值均有相应的显著变化。在临床上可作为特发性血小板减少性紫癜（ITP）诊断的重要指标，并可与其他血小板生成不足性疾病如脾亢等相鉴别。ITP 患者血小板破坏增加，骨髓生成血小板加快，外周血中新生血小板增多，使 RP 比例升高。但由于血小板寿命缩短，使 RP 绝对值减少。脾亢虽有血小板减少，但 RP 比例接近正常，RP 绝对值亦低于正常水平。

（2）了解骨髓被抑制后恢复血小板生成功能具有一定的意义。再障、白血病及肿瘤等患者由于骨髓受抑制，故血小板总数减少，而 RP 比率基本正常。化疗后，血小板总数上升前 4～5 天，RP 比率即开始明显增高。因此 RP 可较血小板更敏感地反映血小板再生情况。原发性血小板增多症（ET）时，检测 RP 对预测血栓形成有一定临床意义。ET 无并发血栓形成时，RP 比例与健康者对照基本相同，而 ET 并发血栓形成时，RP 比例与健康者对照有显著差异。可能是与 RP 对凝血酶原受体激动肽刺激有较强的反应性有关。

红细胞沉降率（ESR）

【检验方法】 魏氏法与自动血沉仪测定法

【检验标本】 静脉血（抗凝）

【送检要求】 取静脉血 1.6mL，加入含 109mmol/L 枸橼酸钠溶液 0.4mL 的试管中，混匀 3h 内送检。

【参考区间】 男性 < 15mm/h

女性 < 20mm/h

【临床意义】

1. 生理性加快 见于月经期、妊娠 3 个月至产后 1 个月的妇女以及 60 岁以上的老年人。

2. 病理性加快 见于急性炎症、结缔组织病、风湿热活动期、组织严重破坏、贫血、恶性肿瘤、高球蛋白和异常球蛋白血症等。

红斑狼疮细胞（LEC）

【检验方法】 血块法

【检验标本】 静脉血

【送检要求】 取静脉血 2mL，加入干燥试管中，及时送检。

【参考区间】 阴性

【临床意义】

1.多出现于系统性红斑狼疮，其活动期较缓解期阳性率高。

2.结缔组织病如风湿病、类风湿关节炎、硬皮病、活动性肝炎、恶性贫血等也可偶见 LE 细胞。

3.未找到狼疮细胞，并不能否定红斑狼疮的诊断，应进一步做其他有关免疫学检查。

疟原虫检查（MP）

【检验方法】 涂片法

【检验标本】 末梢血

【送检要求】 采指端血，间日疟及三日疟患者在发作后数小时至 10h 采血。

【参考区间】 阴性

【临床意义】 查出疟原虫病原体可确诊疟疾。一次检查结果为阴性不能排除患病可能，对高度可疑患者应多次复查，以免漏诊。

微丝蚴（MF）

【检验方法】 鲜血片法

【检验标本】 末梢血

【送检要求】 21：00—24：00 采血。

【参考区间】 阴性

【临床意义】 丝虫病患者可在血液中查到微丝蚴。

第二节 骨髓细胞学检查

骨髓细胞形态学检查（CBM）

【检验方法】 涂片染色法

【检验标本】 骨髓片

【送检要求】 请医生详细填写申请单，每例送骨髓片3～5张，若需进行细胞化学染色检查时，可再推3～5张。

【正常骨髓象】 骨髓增生活跃，各个系统的血液细胞按一定的比例组合在一起，细胞形态无明显异常，巨核细胞和成簇血小板可见到，并能见少量正常非造血细胞，成熟红细胞大小均匀，染色正常，无其他异常细胞和血液寄生虫。骨髓增生程度分级判断标准（中国医科院血液学研究所五级分类法）见表1-8。

表1-8 骨髓增生程度分级判断标准

增生程度	红细胞与有核细胞之比	意义
增生极度活跃	1.8：1	多见于白血病
增生明显活跃	（5～9）：1	多见于白血病和增生性贫血
增生活跃	27：1	正常骨髓象及多种血液病
增生减低	90：1	AA及多种血液病
增生重度减低	200：1	AA及低增生的各种血液病

【临床意义】 确定造血系统疾病如急、慢性白血病等；诊

断某些类脂质沉积病；诊断某些感染性疾病；诊断恶性肿瘤转移；协助诊断某些血液病及其相关疾病；协助鉴别诊断某些血液病及其相关疾病。

粒红比值（G∶E）

【检验方法】　涂片染色法

【检验标本】　血片或骨髓片

【送检要求】　涂片后立即送检。

【参考区间】　粒∶红＝（2～4）∶1

【临床意义】　粒红比值是指粒系细胞与有核红细胞的数量比。

1. 比值增大（＞4∶1）　粒细胞相对增多，见于白血病、粒细胞性类白血病反应、单纯红细胞再生障碍性贫血或传染性疾病等。

2. 比值减低（＜2∶1）　红细胞相对增多，见于粒细胞缺乏症、各种增生性贫血、脾功能亢进及放射病早期等。

3. 比值正常　多发性骨髓瘤、原发性骨髓纤维化（骨髓硬化症）、再生障碍性贫血及真性红细胞增多症等比值正常。

粒细胞系统

【检验方法】　涂片染色法

【检验标本】　骨髓片2张

【送检要求】　涂片后立即送检。

【参考区间】　正常骨髓象中，粒细胞系占有核细胞50%～60%，一般原粒细胞＜2%，早幼粒细胞＜5%，中幼粒细胞＜（10%～15%），晚幼粒细胞及杆状核粒细胞不超过20%，分叶核细胞占10%左右，嗜酸性粒细胞＜5%，嗜碱性粒细胞＜1%。

【临床意义】

1. 以原粒细胞及早幼粒细胞增多为主（20%～90%）见于急性粒细胞白血病、慢性粒细胞白血病急粒变。

2. 以中性中幼粒细胞增多为主（20%～50%）　见于亚急性粒细胞白血病、类白细胞反应、慢性粒细胞白血病。

3. 以中性晚幼粒及杆状核粒细胞增多为主　常见于慢性粒细胞白血病、各种感染、代谢性障碍（如尿毒症、酸中毒）、某些药物和毒性影响、消化道恶性肿瘤、严重烧伤、大山血、大手术等。

4. 嗜酸性粒细胞增多　常见于过敏性疾病、慢性粒细胞白血病、放射治疗后反应、寄生虫等。

5. 粒细胞减少　见于理化因素（长期接触 X 线、化学药品等）及严重感染所致的粒细胞缺乏症、再生障碍性贫血、急性造血停滞等。

淋巴细胞系统

【检验方法】　涂片染色法

【检验标本】　骨髓片 2 张

【送检要求】　涂片后立即送检。

【参考区间】　原始淋巴细胞不见或偶见（婴幼儿可以稍增多），幼淋巴细胞偶见或不见，淋巴细胞 12%～24%（婴幼儿可以更高）

【临床意义】　以原始淋巴细胞及幼稚淋巴细胞增多为主，见于急性淋巴细胞白血病、淋巴瘤等。成熟淋巴细胞增多为主，见于慢性淋巴细胞白血病、传染性单核细胞增多症、传染性淋巴细胞增多症及百日咳等。

单核细胞系统

【检验方法】　涂片染色法

【检验标本】　骨髓片 2 张

【送检要求】　涂片后立即送检。

【参考区间】　不超过 5%，均为成熟阶段的细胞

【临床意义】　原始单核细胞及幼单核细胞增多见于骨髓增生异常综合征、急性单核细胞白血病、急性粒单核细胞白血病，以及恶性肿瘤、化疗和放疗恢复期等。

巨核细胞系统

【检验方法】　涂片染色法

【检验标本】　骨髓片 2 张

【送检要求】　涂片后立即送检。

【参考区间】　7 ～ 35 个/片，原幼巨核细胞 0 ～ 10%，颗粒型巨核细胞 10% ～ 50%，成熟巨核细胞 20% ～ 70%，裸核细胞 0 ～ 30%

【临床意义】　以原始巨核细胞增多为主，见于巨核细胞白血病。以原幼巨核细胞及颗粒型巨核细胞增多为主，见于慢性粒细胞白血病、原发性血小板减少性紫癜、脾功能亢进等，急性失血以成熟巨核细胞增多为主。巨核细胞减少，见于急性、慢性再生障碍性贫血，急性白血病及阵发性睡眠性血红蛋白尿。

浆细胞系统

【检验标本】　骨髓片 2 张

【送检要求】　涂片后立即送检。

【参考区间】　< 2%

【临床意义】 原浆细胞、幼浆细胞增多见于多发性骨髓瘤及浆细胞性白血病。再生障碍性贫血、粒细胞减少症等可见成熟浆细胞轻度增多。

过氧化物酶染色 （POX）

【检验标本】 血片或骨髓片

【送检要求】 取材后立即送检。

【参考区间】 淋巴细胞和红细胞在其成熟的各个阶段均无 POX，中性粒细胞发育的各个阶段均有 POX，正常人成熟嗜碱性粒细胞均无 POX，嗜酸性粒细胞呈 POX 强阳性反应。

【临床意义】 主要用于急性白血病类型之间的鉴别诊断：急性淋巴细胞白血病呈现阴性反应；急性单核细胞白血病呈现阳性或弱阳性反应；急性早幼粒细胞白血病呈强阳性反应；急性粒细胞白血病呈阳性反应。

中性粒细胞碱性磷酸酶染色 （NAP）

【检验标本】 血片或骨髓片

【送检要求】 取材后立即送检。

【参考区间】 积分 30 ～ 130 分

【临床意义】

1. 积分升高 见于类白血病反应、急性细菌性感染、再生障碍性贫血等。

2. 积分降低 见于未治疗的慢性粒细胞白血病、阵发性血红蛋白尿和骨髓增生异常综合征。病毒感染正常或降低等。

3. 用来鉴别慢性粒细胞白血病和类白血病反应及观察慢性粒细胞白血病疗效；鉴别急性粒细胞白血病和急性淋巴细胞白血病、鉴别真性红细胞增多症和继发性红细胞增多症等。

酸性磷酸酶染色（ACP）

【检验标本】　血片或骨髓片

【送检要求】　取材后立即送检。

【参考区间】　正常粒细胞除原粒细胞阴性外，其余各阶段呈弱阳至中度阳性，单核细胞为弱至强阳性，红系为阴性，淋巴细胞可呈弱阳性，浆细胞和巨核细胞可呈中度阳性

【临床意义】

1. 诊断多毛细胞白血病　多毛细胞白血病可呈现强阳性或中度阳性，且不被 L–酒石酸抑制。

2. 鉴别淋巴细胞类型　T 淋巴细胞 ACP 染色呈阳性反应，B 淋巴细胞阴性或颗粒细小的弱阳性。

3. 鉴别细胞　戈谢细胞 ACP 染色呈强阳性；尼曼 – 匹克细胞呈阴性或弱阳性。

苏丹黑B染色（SBB）

【检验标本】　血片或骨髓片

【送检要求】　取材后立即送检。

【临床意义】

1. 鉴别急性白血病类型　SBB 染色与 POX 染色临床意义相似，较早的原粒细胞 SBB 有时也能显示阳性反应，其灵敏度高于 POX，但其特异性不如 POX。

2. 诊断类脂质沉积病　神经磷脂和脑苷脂 SBB 均为阳性，有助于对类脂质沉积病的诊断。

过碘酸Schiff（糖原）染色（PAS）

【检验标本】　血片或骨髓片

【送检要求】　取材后立即送检。

【参考区间】

1.一般原粒细胞呈阴性反应，早幼粒细胞随着细胞成熟而阳性增强，成熟中性粒细胞最强。

2.嗜酸性粒细胞颗粒不着色，细胞质为阳性，嗜碱性粒细胞阳性。

3.淋巴母细胞阳性程度低，随着细胞成熟阳性程度稍增加。

4.单核细胞仅有少量、细小颗粒。

5.幼红细胞为阴性。

6.巨核细胞和血小板为阳性。

【临床意义】

1.幼红细胞 PAS 染色强阳性见于红血病及红白血病。溶血性贫血有的为弱阳性，巨幼细胞贫血和再生障碍性贫血一般为阴性。

2.急性粒细胞白血病呈阴性或弱阳性；急性淋巴细胞白血病的原、幼淋巴细胞为红色颗粒状或块状阳性，少数为阴性反应；急性单核细胞白血病的原、幼单核细胞为红色细颗粒、胞质边缘及伪足处颗粒明显，分化差的原单核细胞为阴性；急性巨核细胞白血病的原巨核细胞为红色颗粒、块状阳性或强阳性。

铁染色

【检验标本】 血片或骨髓片

【送检要求】 取材后立即送检。

【参考区间】

1.细胞外铁＋～＋＋

2.铁粒幼红细胞12％～44％

【临床意义】

1. 诊断缺铁性贫血　细胞外铁减少或消失，重度贫血时，细胞内铁明显减少（常 < 10%），甚至为阴性。

2. 诊断铁粒幼红细胞性贫血　可出现环形铁粒幼红细胞增多，常 > 15%。

氯乙酸AS-D萘酚酯酶染色（AS-D-NCE）

【检验标本】　血片或骨髓片

【送检要求】　取材后立即送检。

【参考区间】　中性粒细胞（除原粒细胞外）及肥大细胞可呈现阳性反应。嗜酸和嗜碱性粒细胞为阴性或弱阳性，巨核细胞、淋巴细胞、浆细胞、幼红细胞、血小板为阴性

【临床意义】

1. 鉴别急性白血病类型　急性粒细胞白血病大多呈现阳性反应，急性单核细胞、淋巴细胞白血病呈阴性。

2. 鉴别嗜碱性粒细胞与肥大细胞　前者阳性或阴性，后者强阳性。

醋酸萘酯酶（NAE）染色

【检验标本】　血片或骨髓片

【送检要求】　取材后立即送检。

【参考区间】　单核细胞、吞噬细胞呈弥漫性絮状阳性，且受到氟化钠抑制；粒细胞、淋巴细胞、巨核细胞、血小板、幼红细胞等多呈细小颗粒状阳性，不受氟化钠抑制

【临床意义】

1. 鉴别急性白血病　急性单核细胞白血病的幼稚细胞呈强阳性且受氟化钠抑制。急性粒细胞白血病幼稚细胞为阴性（或）阳性，但急性早幼粒细胞白血病（APL）有些例外，

NAE 可呈明显的阳性反应且可被氟化钠抑制。急性淋巴细胞白血病为阴性。

2. 氟化钠抑制试验　可使单核细胞明显抑制，有助于上述三种与急性白血病的鉴别。

第三节　贫血检查

一、溶血性贫血检查

红细胞渗透脆性检测（EFT）

【检验方法】　一管法（广州米基）

【检验标本】　静脉血

【送检要求】　肝素、EDTA、ACD 抗凝全血

【参考区间】　溶血率％：> 65% 为正常溶血率；< 55% 为溶血率降低；56% ～ 64% 为溶血率轻度降低

【临床意义】　地中海贫血患者红细胞渗透脆性降低，测定患者一定渗透浓度的红细胞溶血率，可以筛查地贫患者，具有婚前或产前检查的意义，有很高的筛查价值，适用于普通人群、成人婚检、地中海贫血筛查。

高铁血红蛋白还原试验

【检验方法】　分光光度法

【检验标本】　静脉血（抗凝）

【送检要求】　抽取 3mL 静脉血注入含 109mmol/L 枸橼酸钠抗凝管，混匀送检。

【参考区间】　高铁血红蛋白还原率应超过 75%

【临床意义】　蚕豆病和伯氨喹药物型溶血性贫血由于葡萄糖 –6– 磷酸脱氢酶缺陷，高铁血红蛋白还原率明显下降，纯合子 ≤ 30%，杂合子多为 31% ～ 74%。

变性珠蛋白小体（Heinz body）试验

【检验标本】　静脉血（抗凝）

【送检要求】　抽取 3mL 静脉血注入 EDTA-K$_2$ 抗凝管，混匀送检。

【参考区间】　正常人无或偶见 Heinz 小体（< 1%）

【临床意义】　Heinz 小体增加见于葡萄糖 –6– 磷酸脱氢酶缺乏所致的蚕豆病、伯氨喹药物所致的溶血性贫血和不稳定血红蛋白病等。

葡萄糖-6-磷酸脱氢酶活性测定（G-6-PD）

【检验方法】　分光光度法

【检验标本】　静脉血（抗凝）

【送检要求】　抽取 3mL 静脉血注入 EDTA-K$_2$ 抗凝管，混匀送检。

【参考区间】　健康成人红细胞 G-6-PD 活性为 8 ～ 18U/gHb

【临床意义】　G-6-PD 缺乏或减少见于遗传性 G-6-PD 缺乏症如蚕豆病、感染，药物性溶血性贫血，服用伯氨喹、对氨水杨酸钠、磺胺、阿司匹林、非那西丁等。

丙酮酸激酶活性测定 （PK）

【检验方法】　酶法

【检验标本】　静脉血（抗凝）

【送检要求】　抽取 3.5mL 静脉血肝素抗凝，混匀送检。

【参考区间】　健康成人为（1.5 ± 1.99）U/gHb

【临床意义】

1. 先天性丙酮酸激酶缺乏，PK 活性降低或消失。

2. 继发性丙酮酸激酶缺乏，如白血病、再生障碍性贫血、骨髓异常增生综合征（MDS）等，PK 活性也可减低。

血红蛋白电泳检测 （HEE）

【检验方法】 电泳法

【检验标本】 静脉血（抗凝）

【送检要求】 抽取 2mL 静脉血注入 EDTA-K$_2$ 抗凝管，混匀送检。

【参考区间】 HbA：96.8%～98.9%；HbA2：1.05%～3.12%

【临床意义】 血红蛋白是一种结合蛋白，是由四条多肽链、亚铁和原卟啉组成，在正常人血液中主要含有 HbA、HbA2。

HbA2 正常或降低（＜3.5%），抗碱血红蛋白（HbF）正常（＜2.5%），提示 α-地中海贫血；如 HbA2 增加（＞3.5%），伴或不伴 HbF 增高，则提示 β-地中海贫血。重型和中间型 β-地中海贫血患者的 HbF 含量明显增高，轻型 β-地中海贫血患儿的 HbA2 含量增高。

抗碱血红蛋白测定 （HbF）

【检验方法】 电泳法

【检验标本】 静脉血（抗凝）

【送检要求】 同血红蛋白电泳

【参考区间】 成人：1.0%～3.1%；新生儿：55%～85%，2～4 个月后逐渐下降，1 岁左右接近成人水平

【临床意义】 抗碱血红蛋白明显增高见于 β-珠蛋白生成障碍性贫血患者，重型患者可在 80%～90%。急性白血病、再生障碍性贫血、红白血病、淋巴瘤等也可轻度增多。

蔗糖溶血试验

【检验标本】 静脉血（抗凝）

【送检要求】 抽取 3mL 静脉血注入 EDTA-K$_2$ 抗凝管，混匀送检。

【参考区间】 阴性

【临床意义】 阵发性睡眠性血红蛋白尿（PNH）、再生障碍性贫血患者呈阳性，部分自身免疫性溶血性贫血患者可呈弱阳性。

酸溶血试验（Ham试验）

【检验标本】 静脉血（抗凝）

【送检要求】 抽取 3mL 静脉血注入含 EDTA-K$_2$ 抗凝管，混匀送检。

【参考区间】 阴性

【临床意义】 阳性主要见于阵发性睡眠性血红蛋白尿（PNH）患者。部分自身免疫性溶血性贫血患者发作严重时也可呈阳性。

抗人球蛋白试验（Coomb's test）

【检验方法】 微柱凝胶抗人球蛋白检测法

【检验标本】 静脉血（抗凝）

【送检要求】 抽取 3mL 静脉血注入含 EDTA-K$_2$ 抗凝管，混匀送检。

【参考区间】 直接、间接试验均阴性

【临床意义】 抗人球蛋白试验检测的抗体属 IgG 型免疫性抗体，是诊断免疫性溶血性贫血的重要试验。直接试验阳性提示红细胞被不完全抗体致敏，如血型不合的新生儿溶血病和血型不合引起的输血反应、部分自身免疫性疾病；间接试验阳性提示血清中存在游离的不完全抗体，常用于检测 Rh 或 ABO 血型不合妊娠的母亲血清中不完全抗体。

冷凝集素试验

【检验标本】　静脉血

【送检要求】　抽取 4mL 静脉血，其中 2mL 注入干燥管，另外 2mL 注入 $EDTA-K_2$ 抗凝管，同时送检。

【参考区间】　正常人血清中含有少量冷凝集素(滴度<1∶16)

【临床意义】　阳性见于冷凝集素综合征(＞1∶1000)，支原体肺炎、传染性单核细胞增多症、疟疾、肝硬化、淋巴瘤、多发性骨髓瘤等患者亦可增高，但滴度不超过 1∶1000。

冷热溶血试验

【检验标本】　静脉血

【检验要求】　抽取 3mL 静脉血加到 3 支小试管中送检。

【参考区间】　正常人为阴性

【临床意义】　阳性对阵发性寒冷性血红蛋白尿(PCH)的诊断有一定价值。某些病毒感染如麻疹、流行性腮腺炎、水痘、传染性单核细胞增多症也可有阳性反应。

二、造血原料缺乏性贫血检查

血清铁测定

【检验方法】　亚铁嗪比色法

【检验标本】　静脉血

【检验要求】　抽取静脉血 2mL 注入干燥试管尽快送检，避免标本溶血。

【参考区间】 成年男性：11.6～31.3μmol/L；成年女性：9.0～30.4μmol/L

【临床意义】

1. 血清铁增高 见于溶血性贫血、再生障碍性贫血、巨幼细胞贫血等。

2. 血清铁降低 见于缺铁性贫血、慢性长期失血、恶性肿瘤等。

血清总铁结合力（TIBC）测定

【检验方法】 亚铁嗪比色法

【检验标本】 静脉血

【检验要求】 抽取静脉血2mL注入干燥试管尽快送检，避免标本溶血。

【参考区间】 成年男性：50～77μmol/L；成年女性：54～77μmol/L

【临床意义】

1. TIBC增高 见于缺铁性贫血、红细胞增多症、急性肝炎等。

2. TIBC降低 见于肝硬化、恶性肿瘤、溶血性贫血、慢性感染、肾病综合征、尿毒症等。

血清铁蛋白测定（SF）

【检验方法】 磁分离酶联免疫法

【检验标本】 静脉血

【送检要求】 抽取空腹静脉血2mL注入干燥试管，避免溶血及时送检。

【参考区间】 男性（年龄20～60岁）：30～400ng/mL；女性（年龄17～60岁）：13～150ng/mL

【临床意义】 铁蛋白是一组同质异构的糖蛋白,对机体的铁代谢和铁储备起重要的作用,是诊断缺铁性贫血最灵敏的指标。

1. SF 增高 反复输血后,某些肿瘤病人如肝癌、肺癌、胰腺癌、乳腺癌、白血病、多发性骨髓瘤等。

2. SF 减低 缺铁性贫血、妊娠、营养不良等。

血清转铁蛋白测定(TF)

【检验方法】 免疫散射比浊法

【检验标本】 静脉血

【送检要求】 抽取空腹静脉血 2mL 注入干燥试管,避免溶血及时送检。

【参考区间】 $2.2 \sim 4.0 g/L$($28.6 \sim 51.9 \mu mol/L$)

【临床意义】

1. TF升高 见于缺铁性贫血、怀孕后期和口服避孕药妇女。

2. TF 降低 见于:①蛋白质丢失增加的疾病,如肾病综合征、慢性肾衰竭、严重烧伤与蛋白质丢失性胃肠病;②蛋白质缺乏状态;③严重肝病;④在感染状态和严重疾病时可见其降低。

可溶性转铁蛋白受体

【检验方法】 透射免疫比浊法(基恩科技)

【检验方法】 静脉血

【送检要求】 抽取空腹静脉血 2mL 注入干燥试管送检。

【参考区间】 $> 26.5 nmol/L$($2.25 mg/L$)

【临床意义】

1. 铁缺乏和缺铁性贫血的诊断,缺铁性贫血和慢性疾病引起的贫血(ACD)的鉴别诊断(表1-9)。

2.促红细胞生成素治疗反应的预测。

3.在健康人中，体内高的铁贮存量和急性心肌梗死（AMI）的危险性增高相关联。

4.在健康人中，体内高的铁贮存预示非胰岛素依赖性糖尿病（NIDDM）。

表1-9　缺铁性贫血鉴别诊断指标

	铁 （Fe）	铁蛋白 （SF）	转铁蛋白 （TRF）	总铁结合力 （TIBC）	可溶性转铁 蛋白受体 （sTfR）
IDA	↓	↓	↑	↑	↑
ACD	↓	↑	↓	↓	↓
COMBI	↓	↓	↑	↑	↑

注：

1.IDA：缺铁性贫血；ACD：慢性疾病引起的贫血；COMBI：缺铁和慢性疾病引起的贫血。

2.↑：升高；↓：降低。

叶酸检测（FA）

【检验方法】　电化学发光法

【检验标本】　静脉血

【送检要求】　抽取空腹静脉血 2mL 注入干燥试管送检。

【参考区间】　＞ 11.81nmol/L

【临床意义】　叶酸减少见于巨幼细胞性贫血，此外可见于红细胞过度增生叶酸利用增加，如溶血性贫血、骨髓增生性疾病等。

维生素B$_{12}$测定（VitB$_{12}$）

【检验方法】　电化学发光法

【检验标本】 静脉血

【送检要求】 抽取空腹静脉血 2mL 注入干燥试管送检。

【参考区间】 133 ～ 675pmol/L

【临床意义】 维生素 B_{12} 降低对巨幼细胞贫血诊断有重要价值；而白血病患者维生素 B_{12} 含量明显增高；真性红细胞增多症、某些恶性肿瘤和肝细胞损伤也可见增加。

第四节　出凝血检验

出血时间测定（BT）

【检验方法】 模板式刀片法

【检验标本】 末梢血

【送检要求】 采血部位应保暖，血液应自动流出。试验前 1 周内不能服用抗血小板药物（如阿司匹林），以免影响结果。

【参考区间】 （6.9±2.1）min

【临床意义】

1. BT 延长　见于血小板数量异常，如血小板减少症；血小板质量缺陷，如先天性和获得性血小板病和血小板无力症等；见于某些凝血因子缺乏，如血管性血友病（vWD）和弥散性血管内凝血（DIC）等；还可见于血管疾病，如遗传性出血性毛细血管扩张症等。

2. BT 缩短　见于某些严重的血栓病。

凝血时间测定（CT）

【检验方法】 试管法

【检验标本】　静脉血

【送检要求】　采静脉血 3mL 分别注入管径为 10mm 的 3 支普通试管内，每管 1mL（标明抽血时间后立即送检）。

【参考区间】　4 ～ 12min

【临床意义】　反映内源系统凝血活性的筛选试验。与 APTT 的临床意义相同。

血管性血友病因子抗原测定（vWF：Ag）

【检验方法】　ELISA 法

【检验标本】　静脉血（抗凝）

【送检要求】　抽静脉血按 9 ∶ 1 比例加入 109mmol/L 枸橼酸钠抗凝管中，1h 内送检。

【参考区间】　（107.5 ± 29.6）%

【临床意义】

1. vWF ∶ Ag 浓度减低　是诊断 vWD 的重要指标。

2. vWF ∶ Ag 浓度增高　见于周围血管病变、心肌梗死、心绞痛、脑血管病变、糖尿病、肾小球疾病、尿毒症、肺部疾病、肝脏疾病、妊娠高血压综合征、大手术后和剧烈运动等。

6-酮-前列腺素F1α测定

【检验方法】　ELISA 法

【检验标本】　静脉血（抗凝）

【送检要求】　抽静脉血按 9 ∶ 1 比例加入 109mmol/L 枸橼酸钠抗凝管中，及时送检。

【参考区间】　（17.9 ± 7.2）pg/mL

【临床意义】　减少见于糖尿病、动脉粥样硬化、急性心肌梗死、心绞痛、脑血管病变、肿瘤转移、周围血管血栓形成及血栓性血小板减少性紫癜等。

血小板因子Ⅲ有效性测定（PF₃aT）

【检验方法】 复钙时间法

【检验标本】 静脉血（抗凝）

【送检要求】 抽静脉血按 9 ： 1 比例加入 109mmol/L 枸橼酸钠抗凝管中，及时送检。

【参考区间】 第一组比第二组的结果 < 5 s

【临床意义】 血小板因子Ⅲ是血小板在活化过程中形成的一种膜表面磷脂，参与内源性凝血活酶形成。血小板功能缺陷时不能形成血小板因子Ⅲ，凝血即有异常。血小板因子Ⅲ活性减低见于血小板无力症、先天性血小板第Ⅲ因子缺乏症、尿毒症、异常血红蛋白血症、系统性红斑狼疮（SLE）及某些药物影响。

血浆凝血酶原时间测定（PT）

【检验方法】 凝固法（sysmex CS–5100）

【检验标本】 静脉血（抗凝）

【送检要求】 抽静脉血按 9 ： 1 比例加入 109mmol/L 枸橼酸钠抗凝管中，及时送检。

计算：凝血酶原时间比值（PTR）= 待检血浆的凝血酶原时间（s）/ 正常参比血浆的凝血酶原时间（s）

国际标准化（凝血酶原时间）比率（INR）= PTR^{ISI}

【参考区间】 9.8 ～ 12.1s

1. 仪器法：不同品牌仪器及试剂间结果差异较大，需要各实验室自行制定（手工法：男性 11 ～ 13.7s，女性 11 ～ 14.3s），超过正常对照 3s 以上才有临床意义

2. 凝血酶原时间比值（PTR）：0.82 ～ 1.15

3. 采用 INR 使不同实验室和不同试剂测定的 PT 具有可比性，便于统一用药标准。其正常值范围为 0.8 ～ 1.2，依 ISI 不同而异

【临床意义】　反映外源性凝血活性的筛选试验。

1. PT 延长或 PTR 增大　见于先天性因子 Ⅱ、Ⅴ、Ⅶ、Ⅹ 缺乏症和低（无）纤维蛋白原血症；获得性见于 DIC、原发性纤溶症、维生素 K 缺乏症、血液循环中有抗凝物质如口服肝素等抗凝药和纤维蛋白原降解产物（FDP）存在。

2. PT 缩短或 PTR 减小　见于先天性因子 Ⅴ 增多症、口服避孕药、高凝状态和血栓病等。

3. 监测口服抗凝药　国人 INR 以 1.8 ～ 2.5 为宜，不超过 3.0。

活化部分凝血活酶时间测定（APTT）

【检验方法】　凝固法（sysmex CS-5100）

【检验标本】　静脉血（抗凝）

【送检要求】　抽静脉血按 9 ∶ 1 比例加入 109mmol/L 枸橼酸钠抗凝管中，及时送检。

【参考区间】　22.7 ～ 31.8s

仪器法：不同品牌仪器及试剂间结果差异较大，需要各实验室自行制定（手工法：男性（37±3.3）s，女性（37.5±2.8）s），超过正常对照 10 s 以上才有临床意义

【临床意义】　APTT 是内源性凝血因子缺乏最可靠的筛选试验，主要用于发现轻型血友病。

1. APTT 延长　见于：①因子Ⅷ、Ⅸ、Ⅺ和Ⅶ减少，如血友病 A、B 及凝血因子Ⅺ、Ⅻ缺乏症；因子Ⅷ减少还见于部分血管性血友病（vWD）患者；②严重的凝血酶原、因子 Ⅴ、因子Ⅹ和纤维蛋白原缺乏，如肝脏疾病、梗阻性黄疸、新生儿溶血病、口服抗凝药、应用肝素及纤维蛋白原缺乏症等；③纤

溶亢进，如继发性 DIC、原发性 DIC 后期及循环血液中有纤维蛋白（原）降解产物（FDP/D-D）；④循环血液中有抗凝物质，如抗因子Ⅷ或Ⅸ抗体，狼疮抗凝物质等；⑤监测普通肝素（uFH）治疗，要求 APTT 延长是正常对照值的 1.5 ～ 2.0 倍。

2. APTT 缩短　见于：①高凝状态，如 DIC 高凝期、促凝物质进入血流以及凝血因子的活性增强等；②血栓性疾病，如心肌梗死、不稳定性心绞痛、脑血管病变、糖尿病伴血管病变、肺栓塞、深静脉血栓形成、妊娠高血压综合征和肾病综合征及严重烧伤等。

凝血酶时间测定（TT）

【检验方法】　凝固法（sysmex CS-5100）

【检验标本】　静脉血（抗凝）

【送检要求】　抽静脉血按 9 ∶ 1 比例加入 109mmol/L 枸橼酸钠抗凝管中，及时送检。

【参考区间】　14 ～ 21s

仪器法：不同品牌仪器及试剂间结果差异较大，需要各实验室自行制定（手工法：16 ～ 18 s），超过正常对照 3s 以上者为异常

【临床意义】

1. 凝血酶时间延长　见于肝素增多或类肝素物质存在，纤维蛋白（原）降解产物（FDP）/D-D 增多以及低（无）纤维蛋白原血症等。

2. 凝血酶时间缩短　常见于血样本有微小凝块或存在钙离子。

纤维蛋白原（FIB）含量测定

【检验方法】　凝固法（sysmex CS-5100）

【检验标本】　静脉血（抗凝）

【送检要求】　抽静脉血按 9：1 比例加入 109mmol/L 枸橼酸钠抗凝管中，及时送检。

【参考区间】　1.8～3.5g/L

【临床意义】

1. 纤维蛋白原增加　见于月经期和妊娠期、糖尿病、动脉硬化症、大叶性肺炎、支气管肿瘤、肾病综合征、淀粉样变性、尿毒症、亚急性细菌性心内膜炎、心包炎、心肌梗死、血栓性静脉炎等。剧烈运动后纤维蛋白原可增加。

2. 纤维蛋白原减少　见于先天性纤维蛋白原缺乏症、异常纤维蛋白原血症、肝损伤、恶性肿瘤、严重结核病、烧伤、纤维蛋白原溶解活性增高等。也见于降纤药治疗和溶血栓治疗（UK、t-PA）后，判断治疗是否有效的临床指标之一。

抗凝血活酶-Ⅲ测定（AT-Ⅲ）

【检验方法】　发色底物法（sysmex CS-5100）

【检验标本】　静脉血（抗凝）

【送检要求】　抽静脉血按 9：1 比例加入 109mmol/L 枸橼酸钠抗凝管中，及时送检。

【参考区间】　75%～125%

【临床意义】　抗凝血酶 - Ⅲ主要由肝脏合成，有分解脂蛋白的作用，AT- Ⅲ对凝血分解中几乎所有的活性丝氨酸蛋白酶都有抑制作用，占抗凝活性的 70% 左右。

AT- Ⅲ降低见于：①先天性 AT- Ⅲ缺陷：患者 AT- Ⅲ活性为正常人的 30%～60%，往往幼年就易发生血栓，发病常在儿童期；②弥散性血管内凝血（DIC）；③动脉粥样硬化、冠心病、心肌梗死和其他血栓性疾病；④肝脏疾病：合成减少；⑤血液病：急性早幼粒细胞性白血病患者 AT- Ⅲ显著降低。

抗凝血酶抗原（AT：Ag）测定

【检验方法】 比浊法

【检验标本】 静脉血（抗凝）

【送检要求】 抽静脉血按 9 ： 1 比例加入 109mmol/L 枸橼酸钠抗凝管中，及时送检。

【参考区间】 （290 ± 30.2）mg/L

【临床意义】 抗凝血酶主要由肝合成，有分解脂蛋白的作用，AT 对凝血分解中几乎所有的活性丝氨酸蛋白酶都有抑制作用，占抗凝活性的 70% 左右。

1. AT 缺乏或减少 见于：①先天性 AT 缺陷，按 AT ：Ag 和 AT ：A 测定结果分为交叉反应物质阴性型（即 AT ：Ag 与 AT-Ⅲ ：A 均减低）及交叉反应物质阳性型（即 AT ：Ag 正常而 AT ：A 减低）；②获得性 AT 缺乏，见于严重肝脏疾病、DIC、外科手术后、血栓前状态和血栓性疾病等（如肾小球疾病、恶性肿瘤、心脑血管病）。

2. AT 增高 见于血友病、口服抗凝剂和应用黄体酮等药物、再生障碍性贫血、心瓣膜病、尿毒症、肾移植。

蛋白C活性检测（PC）

【检验方法】 发色底物法（sysmex CS-5100）

【检验标本】 静脉血

【送检要求】 按采血管规格抽取枸橼酸钠抗凝（1 ：9）血，尽快送检，运输过程避免剧烈震荡。

【参考区间】 70% ～ 140%

【临床意义】 遗传性蛋白 C 缺乏症：分为纯合型和杂合型。严重的遗传性蛋白 C 缺乏症通常为纯合型，纯合型主要表现出暴发性紫癜、DIC、静脉血栓栓塞（VTE）、出血性皮肤坏死等，大部分杂合型 PC 缺乏症患者通常并不表现出临床症状，但晚期会出现凝血并发症，以反复性的静脉血栓形成为主要表现。

获得性蛋白 C 缺乏症：肝硬化等严重的肝脏疾病、维生素 K 缺乏或者服用抗维生素 K 药物等的患者，由于 PC 合成减少，导致 PC 水平下降；在 DIC、DVT 或者手术后，PC 可能会出现活化障碍，在白血病等患者中，PC 含量明显降低。

蛋白S活性检测（PS）

【检验方法】　发色底物法（sysmex CS–5100）

【检验标本】　静脉血（抗凝）

【送检要求】　按采血管规格抽取枸橼酸钠抗凝（1∶9）血，尽快送检，运输过程避免剧烈震荡。

【参考区间】　60%～130%

【临床意义】　蛋白 S 是一种维生素 K 依赖血浆蛋白，是活化蛋白 C（APC）抗凝活性的重要辅助因子，通过 APC 使凝血因子 Va、VIIIa 水解失活，从而抑制凝血功能。PS 缺乏会导致 APC 抗凝活性的降低，从而有发生血栓等疾病的危险。PS 缺乏症以常染色体显性方式遗传，在遗传性血栓病中为 2%～8%。

蛋白 S 活性降低：遗传性蛋白 S 缺乏、肝脏疾病、口服抗凝药物及 L– 天冬酰胺酶治疗、妊娠、口服避孕药物、雌激素疗法等。

优球蛋白溶解时间测定（ELT）

【检验方法】　加钙法

【检验标本】　静脉血（抗凝）

【送检要求】 抽静脉血按 9：1 比例加入 109mmol/L 枸橼酸钠抗凝管中，及时送检。

【参考区间】 溶解时间＞120min，＜70min 为异常

【临床意义】 本实验用于观察纤溶系统总的活性，是纤溶活性的筛选试验。当原发性或继发性纤溶亢进（如弥散性血管内凝血）时，ELT 缩短（＜70min 有价值）。

纤溶酶原活性测定（PLG：A）

【检验方法】 发色底物法（sysmex CS-5100）

【检验标本】 静脉血（抗凝）

【送检要求】 抽静脉血按 9：1 比例加入 109mmol/L 枸橼酸钠抗凝管中，摇匀送检。

【参考区间】 75%～150%

【临床意义】

1. PLG 增强 表示纤溶活性降低，见于血栓前状态和血栓性疾病。

2. PLG 减弱 表示纤溶活性增高，见于原发性纤溶亢进（如肝硬化、肝叶切除手术、肝移植等）和继发性纤溶亢进（如前置胎盘、胎盘早期剥离、羊水栓塞、肿瘤扩散、严重感染及 DIC）。

血浆D-二聚体（D-D）测定

【检验方法】 免疫比浊法（sysmex CS-5100）

【检验标本】 静脉血（抗凝）

【送检要求】 抽静脉血按 9：1 比例加入 109mmol/L 枸橼酸钠抗凝管中，及时送检。

【参考区间】 ＜0.55mg/L

【临床意义】

1. 对血栓形成性疾病有早期快速诊断意义，可用于 DIC、肺栓塞、深静脉血栓、急性心肌梗死、先兆子痫等疾病的早期诊断。

2. 可作为溶栓治疗有效的观察指标。

纤维蛋白（原）降解产物（FDP）

【检验方法】 免疫比浊法（sysmex CS-5100）

【检验标本】 静脉血（抗凝）

【送检要求】 抽静脉血按 9：1 比例加入 109mmol/L 枸橼酸钠抗凝管中，及时送检。

【参考区间】 < 5μg/mL

【临床意义】

1. 原发性纤溶亢进时，FDP 含量明显升高。

2. 高凝状态，DIC，肺栓塞，器官移植的排异反应，妊娠高血压综合征，恶性肿瘤，心、肝、肾疾病及静脉血栓，溶栓治疗等所致的继发性纤溶亢进时，FDP 含量升高。

凝血因子Ⅷ（FⅧ：C）、Ⅸ（FⅨ：C）、Ⅺ（FⅪ：C）、Ⅻ（FⅫ：C）的活性测定

【检验方法】 凝固法（sysmex CS-5100）

【检验标本】 静脉血（抗凝）

【送检要求】 抽静脉血按 9：1 比例加入 109mmol/L 枸橼酸钠抗凝管中，及时送检。

【参考区间】 FⅧ：C：70%～150%、FⅨ：C：70%～120%、FⅪ：C：70%～120%、FⅫ：C：70%～150%

【临床意义】

1. 血浆中 FⅧ：C、FⅨ：C、FⅪ：C、FⅫ：C 减低 ①FⅧ：C 减

低：见于血友病 A，按减低程度分为：重型（＜2%）、中型（2%～5%）、轻型（5%～25%）、亚临床型（25%～45%）；其次见于 vWD（Ⅰ型、Ⅱ型）和 DIC；抗 FⅧ:C 抗体所致获得性血友病较为少见；②FⅨ:C 减低：见于血友病 B，临床是减低程度分型与血友病 A 相同；其次见于肝脏疾病、维生素 K 缺乏症、DIC、口服抗凝剂和抗 FⅨ:C 抗体存在等；③FⅪ:C 减低：见于先天性 FⅪ缺乏症、肝脏疾病、DIC 和抗 FⅪ抗体存在等；④FⅫ:C 减低：见于 FⅫ缺乏症、肝脏疾病、DIC 以及部分血栓病患者。

2. 血浆中 FⅧ:C、FⅨ:C、FⅪ:C 水平增高 主要见于高凝状态和血栓病，尤其是静脉血栓形成、肾病综合征、妊高征、恶性肿瘤等。

凝血因子Ⅱ（FⅡ:C）、Ⅴ（FⅤ:C）、Ⅶ（FⅦ:C）、Ⅹ（FⅩ:C）的活性测定

【检验方法】 凝固法（sysmex CS-5100）

【检验标本】 静脉血（抗凝）

【送检要求】 抽静脉血按 9 : 1 比例加入 109mmol/L 枸橼酸钠抗凝管中，及时送检。

【参考区间】 70%～120%

【临床意义】

1. 血浆中 FⅡ:C、FⅤ:C、FⅦ:C、FⅩ:C 减低：见于先天性因子Ⅱ、Ⅴ、Ⅶ、Ⅹ缺乏症，但少见；获得性减低者见于维生素 K 缺乏症、肝脏疾病（最多和最先减少的是 FⅦ，其次和中度减少的是 FⅡ和 FⅩ，最后和最少减少的是 FⅤ），DIC 和口服抗凝剂等。在血液循环中有上述凝血因子的抑制物时，这些因子水平也减低。

2. 血浆中 FⅡ:C、FⅤ:C、FⅦ:C、FⅩ:C 水平增高

同 F Ⅷ : C、F Ⅸ : C、F Ⅺ : C、F Ⅻ : C 测定，但肝脏疾病除外。

抗Xa活性测定（抗Xa）

【检验方法】　发色底物法（sysmex CS–5100）

【检验标本】　静脉血（抗凝）

【送检要求】　抽静脉血按 9 : 1 比例加入 109mmol/L 枸橼酸钠抗凝管中，及时送检。

【标本运输和保存】　样本一经采集，则应尽可能快地送至检测实验室。标本在室温可保存两小时，若不能及时测定，应放置 –20℃ 冻存，可稳定 1 个月。使用前对标本复溶，37℃ 水浴 15 分钟，避免反复冻融。

【参考区间】

1. 普通肝素：正常 0 ~ 0.1IU/mL；治疗剂量：0.3 ~ 0.7IU/mL；普通肝素建议用药后 4 ~ 6h 后采血

2. 低分子肝素：正常 0 ~ 0.1IU/mL，预防浓度（0.1 ~ 0.3IU/mL），治疗浓度（bid）（0.5 ~ 1.0IU/mL）治疗浓度（qd）（1 ~ 2IU/mL）；建议静脉给药后 0.5 ~ 1h（峰值）采血，建议皮下给药后 3 ~ 4h（峰值）采血

3. 利伐沙班（口服直接 Xa 因子抑制剂）：平均峰值浓度（2 ~ 4h），215μg/L；平均谷值浓度（24h），32μg/L（利伐沙班 20mgQd）

【临床意义】

1. 便于剂量调整，使患者更快地进入治疗范围，更准确地实现抗凝治疗目标：①防止用药不足，降低静脉血栓的发生概率；②防止用药过量，降低出血风险。

2. 围手术期准备，降低围手术期出血及血栓并发症。

3. 理论上每次给药都应该监测肝素效能至达到治疗剂量。

4. 其他抗 Xa 药物，在特殊人群中或威胁生命的情况下，

也需要监测。

第五节　血液流变学检验

全血黏度测定（ηB）

【检验方法】　黏度计

【检验标本】　静脉血（抗凝）

【送检要求】　抽 6mL 静脉血注入干包被肝素管（含 10 ～ 20IU/mL 肝素），混匀及时送检。

【参考区间】　（因所用仪器的不同而异，应建立所用仪器的参考值或本实验室的参考值）

高切（200/s）男：3.84 ～ 5.30mPa·s；女：3.39 ～ 4.41mPa·s

中切（50/s）男：4.19 ～ 6.99mPa·s；女：4.16 ～ 5.62mPa·s

低切（5/s）男：8.80 ～ 16.05mPa·s；女：6.56 ～ 11.99mPa·s

【临床意义】

1. 全血黏度增高　主要见于心脑血管病、高血压、肺心病、糖尿病、高脂血症、周围血管病、血液病、恶性肿瘤、肾病、慢性肝炎等。

2. 全血黏度降低　不常见，各种原因贫血，如出血性脑卒中、上消化道出血、子宫出血等引起。

血浆黏度（ηP）

【检验方法】　黏度计

【检验标本】　静脉血（抗凝）

【送检要求】　抽 6mL 静脉血注入干包被肝素管（含 10 ～

20IU/mL 肝素），混匀及时送检。

【参考区间】（因所用仪器的不同而异，应建立所用仪器的参考值或本实验室的参考值）

男：1.72 ～ 1.80mPa · s；女：1.72 ～ 1.84mPa · s

【临床意义】

1. 血浆黏度增高：①血浆黏度主要是由血浆的蛋白成分形成，蛋白质含量越高，血浆黏度也就越高，血浆纤维蛋白原对血浆黏度的影响最大，其次是球蛋白和脂蛋白；②心脑血管病、高血压、血液病、恶性肿瘤等；③血液浓缩时可大幅增高，血液稀释时下降。

2. 血浆黏度减低无明显临床意义。

红细胞变形指数（RDI）

【检验方法】　黏度计

【检验标本】　静脉血（抗凝）

【送检要求】　抽 6mL 静脉血注入干包被肝素管（含 10 ～ 20IU/mL 肝素），混匀及时送检。

【参考区间】（因所用仪器的不同而异，应建立所用仪器的参考值或本实验室的参考值）小于 1.00

【临床意义】　RDI（红细胞变形性，或称流动性）是影响血液黏度的重要因素，当 RDI 值降低时，红细胞的变形能力差，血液黏度就升高，主要见于冠心病、急性心肌梗死、脑梗死、高血压、高脂血症、肝硬化、肾病、糖尿病以及红细胞疾病等；增高可见于缺铁性贫血。

红细胞聚集指数（AI）

【检验方法】　黏度计

【检验标本】　静脉血（抗凝）

【送检要求】 抽 6mL 静脉血注入干包被肝素管（含 10 ～ 20IU/mL 肝素），混匀及时送检。

【参考区间】 （因所用仪器的不同而异，应建立所用仪器的参考值或本实验室的参考值）男：2.32 ～ 3.34；女：1.85 ～ 2.90

【临床意义】 AI 升高主要见于多发性骨髓瘤、异常蛋白血症、胶原病、某些炎症、糖尿病、高血压、心肌梗死、手术、外伤、烧伤、周围血管疾病、动脉或静脉血栓形成等，同时血液黏度亦增高。

全血还原黏度（RV）

【检验方法】 黏度计

【检验标本】 静脉血（抗凝）

【送检要求】 抽 6mL 静脉血注入干包被肝素管（含 10 ～ 20IU/mL 肝素），混匀及时送检。

【参考区间】 （7.10 ± 3.34）mPa·s

【临床意义】 全血还原黏度是指血细胞比容为 1 时的全血黏度值，也称单位比容黏度。

1. 若全血黏度和全血还原黏度都增高，说明血液黏度大，而且与红细胞自身流变性质变化有关，有参考意义。

2. 若全血黏度高而全血还原黏度正常，说明 HCT 高（血液稠）而引起血液黏度大，但 RBC 自身流变性质并无异常。

3. 若全血黏度正常而全血还原黏度高，说明 HCT 低（血液稀）但 RBC 自身的流动性质异常（对黏度贡献过大），说明全血还原黏度高也有参考意义。

4. 若全血黏度和全血还原黏度都正常，说明血液黏度正常。

血沉方程K值

【检验方法】　黏度计

【检验标本】　静脉血（抗凝）

【送检要求】　抽6mL静脉血注入干包被肝素管（含10～20IU/mL肝素），混匀及时送检。

【参考区间】　（53±20）mm/h

【临床意义】　K值排除了血细胞比容对红细胞沉降率的影响，无论血沉是否增快，K值高都能反映红细胞聚集性增加。K值正常而血沉增高，是由于红细胞比值低而引起的血沉增高；沉降率大，K值也大，可以肯定血沉快；沉降率正常，K值正常，可以肯定血沉正常；沉降率正常，K值增大，可以肯定血沉加快。

附1-5　血流变分析仪报告模式（SA-9000）

测量项目	参考值
1. 全血黏度 (mPa·s)	
高切 (200/s)	男性：3.84～5.30mPa·s 女性：3.39～4.41mPa·s
中切 (50/s)	男性：4.49～6.99mPa·s 女性：4.16～5.62mPa·s
低切 (5/s)	男性：8.80～16.05mPa·s 女性：6.56～11.99mPa·s

（续　表）

测量项目	参考值
2. 血浆黏度 (mPa·s)	男性：1.72～1.80mPa·s 女性：1.72～1.84mPa·s
3. 血沉 (mm/h)	成年男性：0～15mm/h 成年女性：0～20mm/h
4. 血细胞比容	成年男性：0.40～0.50 成年女性：0.35～0.45
5. 全血高切相对指数	男性：2.13～3.69 女性：1.98～4.43
6. 全血低切相对指数	男性：10.62～16.94 女性：8.11～14.21
7. 血沉方程 K 值	0～73.76
8. 红细胞聚集指数	3.79～6.05
9. 全血低切还原黏度 (mPa·s)	男性：32.59～50.23 女性：26.87～47.57
10. 全血高切还原黏度 (mPa·s)	男性：3.82～8.48 女性：3.69～8.74
11. 红细胞刚性指数	2.3～6.73
12. 红细胞变形指数	男性：0.53～1.02 女性：0.53～1.11

第六节 血型与输血

ABO血型鉴定

【检验方法】 微柱凝胶检测法

【检验标本】 静脉血（抗凝）

【送检要求】 末梢血或抽静脉血 1mL 置于 EDTA-K_2 抗凝管中即刻送检。

【临床意义】 血型是人体的一种遗传性状。临床输血、组织器官移植均需要进行血型鉴定。

Rh血型鉴定

【检验方法】 微柱凝胶检测法

【检验标本】 静脉血（抗凝）

【送检要求】 抽静脉血 1mL 置于 EDTA-K_2 抗凝管中即刻送检。

【临床意义】 Rh 血型系统通过输血或妊娠可产生免疫性抗体。当遇到有相应抗原时，可致溶血反应或新生儿溶血病。Rh 血型系统主要有 C、c、D、E、e 等 5 种抗原，临床上将凡带有 D 抗原者，称为 Rh 阳性，不带 D 抗原者称为 Rh 阴性。我国汉族人群中，Rh 阳性占 99.66%，Rh 阴性占 0.34%。

ABO血型交叉配血试验

【检验方法】 凝聚胺法，微柱凝胶检测法

【检验标本】 静脉血

【送检要求】 抽静脉血 2mL 置于干燥试管内送检。

【临床意义】 ABO 同型配血，主侧和次侧均无溶血及凝集表示无输血禁忌，可以输血。

新生儿溶血病检测

【检验方法】 微柱凝胶检测法

【检验标本】 静脉血（抗凝）

【送检要求】 抽取静脉血 2mL 注入 EDTA-K_2 抗凝管摇匀后即刻送检。

【参考区间】 正常新生儿或胎儿血样"直抗""游离试验""放散试验"三者均为阴性，母亲（或孕妇）血清无意外抗体（即不规则抗体筛查阴性），母亲血清中无 IgG 型抗 A（或抗 B）

【临床意义】 新生儿溶血病（HDN）是因母婴血型不合引起的，可见于 ABO、Rh 及 MN 等血型不合。以上三项试验均阴性则否定 HDN；如果检测到与新生儿血型相应的 IgG 型抗 A/抗 B 时，应考虑 ABO 系 HDN。"直接抗人球蛋白试验"和"放散试验"阳性者即可判定为 HDN，"游离试验"可表现为阳性也可表现为阴性。"直接抗人球蛋白试验"阳性者，在能排除 ABO 系 HDN 而母亲不规则抗体筛选呈阴性时，应考虑低频抗原的抗体引起 HDN 的可能性。

孕妇IgG抗-A/抗-B效价测定

【检验方法】 微柱凝胶检测法

【检验标本】 静脉血（抗凝或不抗凝）

【送检要求】 抽取静脉血 2mL 注入干燥试管（或 EDTA-K_2 抗凝管摇匀）后即刻送检。

【参考区间】 正常效价 < 1：64

【临床意义】　新生儿红细胞的破坏程度与母亲血清中 IgG 型抗体的效价呈正相关。高滴度 IgG 型抗体的存在往往预示溶血严重。

注：当新生儿溶血病试验出现阳性结果或双亲血型不合时，应测定母亲血清中 IgG 型抗 A/抗 B 的效价。

红细胞血型抗体筛查

【检验方法】　微柱凝胶检测法

【检验标本】　静脉血（抗凝或不抗凝）

【送检要求】　抽取静脉血 2mL 注入干燥试管（或 EDTA-K$_2$ 抗凝管摇匀）后即刻送检。

【参考区间】　正常者为阴性

【临床意义】　抗体筛查阳性者提示可能存在意外抗体（也称不规则抗体），需进一步鉴定抗体类别。不规则抗体是除 ABO 系统以外的抗体，是引起交叉配血不合的重要原因，也是引起输血反应、新生儿溶血病的重要原因之一。

血小板抗体检测和配型

【检验方法】　微柱凝胶检测法

【检验标本】　静脉血

【送检要求】　取 3mL 静脉血注入含 EDTA-K$_2$ 抗凝管，混匀送检。

【参考区间】　正常者血清中血小板抗体应为阴性，供、受者血小板交叉配型应阴性

【临床意义】　血小板抗体检测可以协助诊断病理性血小板减少性紫癜。在血小板输注前进行血小板配型，在血小板供者中选择同型者输注可避免产生抗血小板抗体，以有效预防血小板输注无效。

第七节 免疫相关检测

淋巴细胞亚群

【检验方法】 流式细胞术

【检验标本】 全血（抗凝）

【送检要求】 EDTA-K_2抗凝管，取静脉血 2mL 即刻混匀，置室温 48h 内送检，禁止冷藏冷冻。

【参考区间】 总 T 淋巴细胞百分比（T Cell %）50% ～ 84%

辅助 / 诱导 T 淋巴细胞百分比 27% ～ 51%

抑制 / 细胞毒 T 淋巴细胞百分比 15% ～ 44%

CD3+CD4+CD8+T 细胞 / 淋巴细胞 ＜ 5

辅助 / 抑制 T 淋巴细胞比值 0.71 ～ 2.78

【临床意义】

淋巴细胞亚群分析是检测细胞免疫和体液免疫功能的重要指标，可辅助诊断如自身免疫病、免疫缺陷病、恶性性瘤、血液病、变态反应性疾病等疾病的免疫状态。

淋巴细胞亚群检测具有一定局限性和非特异性，仅用于辅助诊断，临床需结合病人的具体情况进行分析。

1. T 淋巴细胞（CD3+）增高见于慢性活动性肝炎、重症肌无力等；减低见于恶性肿瘤、自身免疫性疾病、先天性免疫缺陷病。

2. 辅助 T 淋巴细胞（CD3+CD4+）减少见于恶性肿瘤、先天性免疫缺陷病、艾滋病及应用免疫抑制剂患者。

3. 抑制 T 淋巴细胞（CD3+CD8+）增多见于自身免疫性疾

病，如 SLE、艾滋病初期、慢性活动性肝炎、肿瘤及病毒感染等。

4.CD4$^+$/CD8$^+$ 比值 < 1.4 称为免疫抑制状态，常见于①免疫缺陷病，如艾滋病时的比值常显著小于 0.5；②恶性肿瘤；③再生障碍性贫血、白血病；④某些病毒感染；CD4$^+$/CD8$^+$ 比值降到 1.0 以下为"倒置"，是较为明显的异常，若移植后 CD4$^+$/CD8$^+$ 比值较移植前明显增加，则可能发生排斥反应。

5.CD4$^+$/CD8$^+$ 比值 > 2.5 表明细胞免疫功能处于"过度活跃"状态，容易出现自身免疫反应，见于类风湿性关节炎、1 型糖尿病等。

NK细胞

【检验方法】　流式细胞术

【检验标本】　全血（抗凝）

【送检要求】　EDTA-K$_2$ 抗凝管，取静脉血 2mL 即刻混匀，置室温 48h 内送检，禁止冷藏冷冻。

【参考区间】　NK 淋巴细胞百分比 7% ～ 40%

【临床意义】　NK 淋巴细胞（CD3CD16$^+$56$^+$）能够介导对某些肿瘤细胞和病毒感染细胞的细胞毒性作用；增高见于某些病毒感染早期、长期使用干扰素及干扰的诱导物、骨髓移植后、习惯性流产等；减低见于恶性肿瘤特别是中晚期伴转移的肿瘤，免疫缺陷病及使用免疫抑制剂等。

B细胞

【检验方法】　流式细胞术

【检验标本】　全血（抗凝）

【送检要求】　EDTA-K$_2$ 抗凝管，取静脉血 2mL 即刻混匀，置室温 48h 内送检，禁止冷藏冷冻。

【参考区间】 B 细胞百分比 5% ～ 18%

【临床意义】

1.B 细胞升高多见于自身免疫性疾病、慢性细菌感染、慢性肝病或慢性 B 淋巴细胞增生性疾病。

2.B 细胞下降主要见于原发性 B 细胞缺陷。

人类白细胞分化抗原B27（HLA-B27）

【检验方法】 流式细胞术

【检验标本】 全血（抗凝）

【送检要求】 EDTA-K$_2$抗凝管，取静脉血 2mL 即刻混匀，置室温 48h 内送检，禁止冷藏冷冻。

【参考区间】 阴性

【临床意义】 辅助诊断强直性脊椎炎、Reiter′s 综合征、银屑病性关节炎、葡萄膜炎和溃疡性结肠炎伴有关节病及其鉴别诊断。

第二章 临床体液检验

第一节 尿液检验

一、一般性状检查

尿量（urine volume）

【检验标本】 24h尿

【送检要求】 按每升加5mL甲苯送检。

【参考区间】 健康成人1.0～1.5L/24h；小儿按公斤体重计算，较成人多3～4倍

【临床意义】

1. 尿量增多 ①生理性尿量增多见于饮水过多，饮浓茶、咖啡、乙醇类或精神紧张；②病理性尿量增多常见于糖尿病、尿崩症、慢性肾小球肾炎、神经性多尿等。

2. 尿量减少 ①生理性尿量减少见于饮水少、出汗多等；②病理性尿量减少常见于休克、脱水、严重烧伤、心功能不全、尿毒症、急慢性肾衰竭。

气味（urine odor）

【检验标本】 尿液

【送检要求】 采集新鲜尿，及时送检。

【参考区间】 新鲜尿有一种挥发性芳香味

【临床意义】 慢性膀胱炎、尿潴留、尿液放置过久细菌

分解尿素生成氨,有氨臭味;泌尿系统化脓性感染时有腐臭味;膀胱、直肠瘘时有粪便味;糖尿病酮症酸中毒时可有烂苹果气味。

尿色(urine color)

【检验标本】 尿液

【送检要求】 采集新鲜尿,及时送检。

【参考区间】 淡黄色

【临床意义】

1. 黄色 服用某些药物(维生素 B_2、金霉素、呋喃妥因、米帕林)及胡萝卜等。

2. 黄褐色 胆红素(泡沫为黄色)、尿胆素增加等。

3. 淡红色至红色 血尿、血红蛋白尿。

4. 棕黑色 见于高铁血红蛋白尿、黑色素尿。

5. 乳白色 丝虫病(乳糜尿)、尿路感染(脓尿)。

6. 蓝红色 胆红素氧化后、绿脓杆菌感染等。

透明度(turbidity)

【检验标本】 尿液

【送检要求】 采集新鲜尿,及时送检。

【参考区间】 清晰,透明

【临床意义】

1. 乳糜样 见于乳糜尿。

2. 浑浊 见于脓尿、血尿、无机盐结晶尿。

二、尿液14项分析

酸碱度(pH)

【检验方法】 试带法

【样本类型】　尿液

【送检要求】　患者自留取新鲜尿液（以清晨空腹第 1 次尿为宜），1h 内送检。

【参考区间】　5.0 ～ 9.0

【临床意义】

1. pH 增高　久置腐败尿、泌尿系感染、脓血尿、磷酸盐 / 碳酸盐结石。

2. pH 降低　酸中毒、服用氯化铵等酸性药物、尿酸盐（草酸盐、胱氨酸）结石。

注：正常尿液可呈弱酸性（pH=6），但因饮食种类不同，pH 波动范围可为 5.4 ～ 8.4。肉食者为酸性，食用蔬菜水果可致碱性。

尿胆原（URO）

【检验方法】　试带法

【样本类型】　尿液

【送检要求】　患者自留取新鲜尿液（以清晨空腹第 1 次尿为宜），1h 内送检。

【参考区间】　正常人为弱阳性反应，尿液稀释 20 倍后多为阴性

【临床意义】

1. 尿胆原阴性　常见于完全梗阻性黄疸。

2. 尿胆原增加　常见于溶血性疾病及肝实质性病变（如肝炎）。

尿白细胞（LEU）

【检验方法】　试带法

【样本类型】　尿液

【送检要求】　患者自留取新鲜尿液（以清晨空腹第 1 次

尿为宜），1h 内送检。

【参考区间】 阴性或 < 25 个 / μL

【临床意义】 尿白细胞增多见于泌尿系感染（肾盂肾炎、膀胱炎、尿道炎、前列腺炎等）、泌尿系结石、泌尿系结核以及肿瘤等。

注：成人妇女生殖系统有炎症时，常有阴道分泌物混入尿液中，其特点是除可见成团的脓细胞外，尚伴有大量扁平上皮细胞，应与尿道炎症区别。

尿葡萄糖（GLU）

【检验方法】 试带法

【样本类型】 尿液

【送检要求】 患者自留取新鲜尿液（以清晨空腹第 1 次尿为宜），1h 内送检。

【参考区间】 阴性（< 2.8mmol/L）

【临床意义】 尿糖阳性见于糖尿病、肾性糖尿病、甲状腺功能亢进症等；内服或注射大量葡萄糖及情绪激动等也可致阳性反应。

尿酮体（KET）

【检验方法】 试带法

【样本类型】 尿液

【送检要求】 患者自留取新鲜尿液（以清晨空腹第 1 次尿为宜），1h 内送检。

【参考区间】 阴性

【临床意义】 严重未治疗的糖尿病酸中毒患者酮体呈强阳性反应；妊娠剧吐、长期饥饿、营养不良、剧烈运动后可呈阳性反应。

尿蛋白（PRO）

【检验方法】　试带法

【样本类型】　尿液

【送检要求】　患者自留取新鲜尿液（以清晨空腹第 1 次尿为宜），1h 内送检。

【参考区间】　阴性

【临床意义】

1. 生理性增高　见于高蛋白饮食、剧烈运动和情绪激动等。

2. 病理性增高　见于肾小球肾炎、尿路感染、肾结核、红斑狼疮、高热、败血症、前列腺炎等。

注：试带法仅适用于正常人及肾病筛查，不适用于肾病疗效观察、预后判断及病情轻重的估计。

尿胆红素（BIL）

【检验方法】　试带法

【样本类型】　尿液

【送检要求】　患者自留取新鲜尿液（以清晨空腹第 1 次尿为宜），1h 内送检。

【参考区间】　阴性

【临床意义】　阳性见于肝实质性或梗阻性黄疸。溶血性黄疸患者的尿中一般不见胆红素。

注：尿中含有高浓度的维生素 C（＞0.5g/L）和硝酸盐时可出现假阴性结果；当患者接受大剂量的氯丙嗪治疗以及尿中含有盐酸苯偶氮吡啶（泌尿道止痛药）的代谢物时，可出现假阳性。

尿血红蛋白（BLD）

【检验方法】 试带法

【样本类型】 尿液

【送检要求】 患者自留取新鲜尿液（以清晨空腹第1次尿为宜），1h内送检。

【参考区间】 阴性

【临床意义】

1. 急性溶血性疾病（如血型不合输血）、阵发性睡眠性血红蛋白尿。

2. 各种病毒感染、链球菌败血症、疟疾、大面积烧伤、手术后所致的细胞大量破坏等。

尿亚硝酸盐（NIT）

【检验方法】 试带法

【样本类型】 尿液

【送检要求】 患者自留取新鲜尿液（以清晨空腹第1次尿为宜），1h内送检。

【参考区间】 阴性

【临床意义】 尿路细菌感染，如大肠埃希菌属、克雷伯杆菌属、变形杆菌属和假单胞菌属感染者可呈阳性反应。

尿肌酐（CRE）

【检验方法】 试带法

【样本类型】 尿液

【送检要求】 患者自留取新鲜尿液（以清晨空腹第1次尿为宜），1h内送检。

【参考区间】　阴性

【临床意义】

1.校正了尿量（饮水量）对蛋白浓度的影响，更真实反映病情变化。

2.与尿蛋白 PRO 结合计算 P/C 比值可用于可疑肾病或已有肾病患者的尿蛋白监测。

尿白蛋白（ALB）

【检验方法】　试带法

【样本类型】　尿液

【送检要求】　患者自留取新鲜尿液（以清晨空腹第 1 次尿为宜），1h 内送检。

【参考区间】　阴性

【临床意义】

1.反映早期肾病、肾损伤情况。

2.病理性增高见于糖尿病肾病、高血压、妊娠子痫前期。

3.尿微量白蛋白检测可作为全身性或局部炎症反应的肾功能指标，如尿路感染等原因引起的肾脏早期病变。

4.急性胰腺炎并发症的预测指标。

5.服用对肾功能有影响的药物者也可检测尿微量白蛋白，便于早期观察肾功能情况及早采取措施。

蛋白/肌酐比（P/C）

【检验方法】　仪器计算所得

【样本类型】　尿液

【送检要求】　患者自留取新鲜尿液（以清晨空腹第 1 次尿为宜），1h 内送检。

【参考区间】　$0 \sim 0.15g/gCr$

【临床意义】

1. 能够可靠地反映 24 小时尿蛋白量。

2. 诊断蛋白尿和随访的指标。

白蛋白/肌酐比（A/C）

【检验方法】 仪器计算所得

【样本类型】 尿液

【送检要求】 患者自留取新鲜尿液（以清晨空腹第 1 次尿为宜），1h 内送检。

【参考区间】 0 ～ 30mg/gCr

【临床意义】

1. 校正了尿量（饮水量）白蛋白浓度的影响，更真实反映患者尿白蛋白的多少。

2. 能够可靠地反映 24 小时尿蛋白量。

3. 反映早期肾病、肾损伤情况。

4. 病理性增高见于糖尿病肾病、高血压、妊娠子痫前期。

5. 尿微量白蛋白检测可作为全身性或局部炎症反应的肾功能指标，如尿路感染等原因引起的肾脏早期病变。

6. 服用对肾功能有影响的药物者也可检测尿微量白蛋白，便于早期观察肾功能情况及早采取措施。

尿比重（SG）

【检验方法】 折射率测定法

【样本类型】 尿液

【送检要求】 患者自留取新鲜尿液（以清晨空腹第 1 次尿为宜），1h 内送检。

【参考区间】 正常成人任意尿（1.003 ～ 1.030），晨尿＞1.020，新生儿 1.002 ～ 1.004

【临床意义】

1.尿比重增高 尿少时,SG 增高,见于急性肾小球肾炎、高热、心功能不全、脱水等;SG 增高同时尿量增多常见于糖尿病。

2.尿比重降低 见于慢性肾小球肾炎、肾功能不全、尿崩症等。

注:连续测定尿比重比一次测定更有价值,慢性肾功能不全者呈持续低比重尿。

附 2-1 尿液分析仪报告模式(Sysmex UC3500)

项目名称	英文缩写	测定值	提示	单位	参考范围
白细胞酯酶	LEU				阴性
隐血	BLD				阴性
蛋白质	Pro				阴性
葡萄糖	Glu				阴性
酮体	KET				阴性
尿白蛋白	Alb			mg/L	0 ～ 30
肌酐	Cre			mg/dL	阴性
蛋白质 / 肌酐比	P/C			g/gCr	0 ～ 0.15
白蛋白 / 肌酐比	A/C			Mg/gCr	0 ～ 30
亚硝酸盐	NIT				阴性
胆红素	BIL				阴性
比重	S.G				1.003 ～ 1.030
尿胆原	URO				阴性
酸碱度	pH				5.0 ～ 9.0
颜色	Color				浅黄色 / 黄色
清晰度	Cloud				清亮透明

三、尿液沉渣分析（urinary sediment）

【检验方法】 1.仪器法（Sysmex UF5000）：核酸染色技术＋流式细胞术＋半导体激光；2.显微镜法

【样本类型】 尿液

【送检要求】 新鲜尿液中段尿或首次晨尿中段尿。有关尿液标本种类和收集方法请参见卫生行业标准《WS/T348—2011尿液标本的收集及处理指南》和CISI指南GP-16 A3（Urinalysis）的要求。

【参考区间】

1.红细胞

仪器法：男：0～18/μL[*]

　　　　女：0～33/μL[*]

显微镜检法；0～2/HPF[**]

2.白细胞

仪器法：男：0～13/μL[*]

　　　　女：0～34/μL[*]

显微镜检法：男：0～3/HPF[**]

　　　　　　女：0～5/HPF[**]

3.管型：

仪器法：男/女：0～1/μL[*]

显微镜检法：男/女：0～1/LPF[**]

参考来源：

1.[*]多中心研究中尿常规分析仪智能验证标准的建立"Establishment of the intelligent verification criteria for a routine urinalysis analyzer in a multi-center study"

2.[**]《全国临床操作规程（第4版）》《实用内科学》《希氏内科

学第 24 版）（2013 年）》

【临床意义】

1. 尿红细胞增加　常见于肾小球肾炎、泌尿系结石、结核或恶性肿瘤。

2. 尿白细胞增加　见于泌尿系有感染性、非感染性炎症如肾盂肾炎、膀胱炎等，嗜酸性粒细胞出现，对间质性肾炎诊断有价值。

3. 透明管型　可偶见于正常人清晨浓缩尿、剧烈运动后等。

4. 颗粒管型　提示肾单位有淤滞的现象，见于肾小球肾炎、肾移植排斥反应、肾盂肾炎等。

5. 红细胞管型　常见于急性肾小球肾炎、慢性肾小球肾炎急性发作等。

6. 白细胞管型　反映肾化脓性炎症，见于急性肾盂肾炎、间质性肾炎等，也可见于肾病综合征、狼疮肾炎。

7. 肾小管上皮细胞管型　见于急性肾小管坏死、急性肾小球肾炎等。

8. 肾衰竭管型　在慢性肾功能不全时，尿内出现宽形管型，提示预后不良。

9. 脂肪管型　见于慢性肾炎肾病型及类脂肪性肾病。

10. 蜡样管型　见于慢性肾小球肾炎的晚期和肾淀粉样变时，提示肾脏有长期而严重的病变。

附2-2 尿沉渣分析仪报告模式（Sysmex UF-500C）

缩写/中文名称	正常范围	临床意义
WBC/白细胞	男：0～13/μL 女：0～34/μL	①泌尿系统炎症时均可见到尿中白细胞增多，尤其在细菌感染时为甚，如急、慢性肾盂肾炎、膀胱炎、尿道炎、前列腺炎、肾结核、肾移植后发生排异反应等 ②女性阴道炎或宫颈炎，附件炎时可因分泌物进入尿中，而见白细胞增多，常伴大量扁平上皮细胞
RBC/红细胞	男：0～18/μL 女：0～33/μL	RBC数量增高，主要见于泌尿系结石、结核、肿瘤、肾炎、血管畸形、出血性疾病等；亦可见于月经污染
EC/上皮细胞	男：0～8/μL 女：0～51/μL	①上皮细胞可少量出现于正常女性的尿中；上皮细胞大量出现，提示泌尿系统有炎症 ②女性阴道炎或宫颈炎，附件炎时可因分泌物进入尿中，而见白细胞增多，常伴大量扁平上皮细胞
Squa.EC/鳞状上皮	男：0～4/μL 女：0～49/μL	①鳞状上皮细胞可少量出现于正常的尿中；若升高提示可能存在尿路感染 ②当出现鳞状细胞明显增多，这种情况要结合是否有其他症状进行综合判断，比如白细胞、白细胞酯酶、亚硝酸盐等。必要时应该进一步做B超、膀胱镜检、排除是否有鳞状细胞癌
CAST/管型	0～1/μL	正常尿液中可见少量透明管型，当数量增多或有病理管型时，表明有肾实质损害

（续　表）

缩写 / 中文名称	正常范围	临床意义
BACT/ 细菌	男：0～43/μL 女：0～836/μL	尿内细菌数量增加，提示泌尿系统有感染。伴随尿内白细胞数量的增加是诊断尿路感染的主要依据
WBC Clumps/ 白细胞团	阴性	泌尿系统炎症时均可见到尿中白细胞增多，尤其在细菌感染时为甚，如急、慢性肾盂炎、膀胱炎、尿道炎、前列腺炎、肾结核、肾移植后发生排异反应等，白细胞团的出现，显示了尿路感染的严重程度
Non SEC/ 非鳞状上皮细胞	阴性	①尿液如果出现非鳞状上皮细胞数目增多，则可能是尿路上皮脱落或者小圆上皮增多。如果单纯是尿路上皮或者小圆状上皮细胞数目增多，并没有明确的临床意义 ②感染、结石、肿瘤等亦可导致非鳞状上皮细胞数目增多
Path.CAST/ 病理管型	阴性	尿液内病理管型的出现常常提示有肾实质性病变，可见于急性肾小球肾炎、慢性肾炎、慢性肾小球肾炎、慢性肾功能衰竭等
Hy.CAS/ 透明管型	阴性	①透明管型可偶见于正常人清晨浓缩尿中 ②当有轻度或暂时性肾功能改变时，尿内可有少量透明管型。
X' TAL/ 结晶	阴性	常见于尿结石病入尿
SPERM/ 精子	阴性	多见于遗精和性交后的尿液中
YLC/ 酵母样细胞	阴性	①尿路感染，及临床用药导致菌群失调会有酵母菌出现 ②糖病患者及女性患者尿中也会出现酵母菌

（续 表）

缩写/中文名称	正常范围	临床意义
MUCUS/黏液丝	阴性	常见于尿道炎症，女性尿中偶见黏液丝
Cond./导电率	3～39mS/cm	①与尿渗透压有良好的相关性（Cox.* 40＝Osm），主要反映肾脏浓缩功能并有助于肾功能不全的诊断 ②对带尿病和尿崩症的鉴别诊断及治疗具有十分重要的意义 通过对导电率的监控，可以预防某些结石病的发生有利于结石疾病的治疗。
RBC-Info/红细胞信息	Dysmorphic: 小（异型）红细胞 / Isomorphic: 正常红细胞 / Mixed: 混合型红细胞	提示红细胞肾小球来源：膜性肾小球肾炎，IgA 肾病，狼疮性肾炎，局灶性肾硬化，系统性血管炎，肾淀粉样变等 / 提示红细胞非肾小球来源：肾结石症，泌尿道肿瘤，前列腺肥大等 / 混合性血尿
UTI-Info/尿路感染症信息	WBC: 10个/μL / BACT: 10^4CFU/mL	尿路感染症状的提示
BACT-Info/细菌提示信息	WBC: 10个/μL, BACT: 1200个/μL	区分细菌革兰氏染色类型

附注：尿液标本采集要求（最佳条件）①新鲜中段尿原尿；②30分钟内送检；③用无菌有盖尿杯，严防标本污染

四、尿本-周蛋白（B-JP）

【检验方法】　加热凝溶法

【检验标本】　尿液

【送检要求】　取新鲜尿 10mL 置于干净容器中，及时送检。

【参考区间】　阴性

【临床意义】　尿本 – 周蛋白是多发性骨髓瘤、原发性巨球蛋白血症的重要特征。肾淀粉样变、慢性肾盂肾炎及恶性淋巴瘤患者亦可出现尿本 – 周蛋白。

五、尿乳糜试验（chyluria）

【检验方法】　乙醚抽提

【检验标本】　尿液

【送检要求】　取新鲜尿 10mL 置于干净容器中，及时送检。

【参考区间】　阴性

【临床意义】　尿中的乳糜是一种脂肪微滴，如泌尿系统的淋巴管破裂，乳糜液即进入尿中，形成乳糜尿。阳性多见于丝虫病及其他原因引起的淋巴管阻塞的疾病。

六、尿肌红蛋白（Mb）

【检验方法】　邻联甲苯胺法

【检验标本】　尿液

【送检要求】　取新鲜尿 5mL 置于干净容器中，及时送检。

【参考区间】　阴性

【临床意义】

1. 阵发性肌红蛋白尿　见于肌肉痛发作后 72h 后出现。

2. 行军性肌红蛋白尿　见于非习惯性过度运动。

3. 外伤性肌红蛋白尿　见于打击伤、挤压伤、电击伤等。

4. 缺血性肌红蛋白尿　见于动脉阻塞、心肌梗死。

5. 原发性肌红蛋白尿　见于肌营养不良、皮肌炎和多发性肌炎等。

6. 代谢性肌红蛋白尿　见于酒精中毒、一氧化碳中毒、糖尿病酸中毒、全身感染和高热等。

七、尿妊娠试验（HCG）

【检验方法】　金标抗体检测

【检验标本】　尿液

【送检要求】　新鲜尿液或首次晨尿。

【参考区间】　正常非妊娠女为阴性，正常妊娠女性为阳性

【临床意义】

1. 主要用于妊娠的诊断。

2. 用于妊娠相关疾病和肿瘤的诊断及鉴别诊断。

3. 过期流产或不完全流产，子宫内仍有活胎盘组织时，本试验仍呈阳性。

4. 人工流产后，如果仍呈阳性，提示宫内尚有残存胚胎组织。

5. 宫外孕时，HCG 低于正常妊娠，仅有 60% 阳性。

第二节　粪便检验

一、一般性状检查

颜色（color）

【检验方法】　目测法

【检验标本】　新鲜粪便

【送检要求】　留取指头大小（约 5g）新鲜粪便放入干燥清洁无吸水有盖容器送检。

【参考区间】　棕黄色

【临床意义】　正常粪便因粪胆素而呈棕黄色，但可因饮食、药物或病理原因而改变粪便颜色。

1. 淡黄　见于乳儿便，服用大黄、山道年时。

2. 绿色　见于食用绿色蔬菜，乳儿肠炎等。

3. 灰白　见于胆道阻塞，服用钡剂、过量脂肪。

4. 果浆色　见于阿米巴痢疾，服用大量咖啡、可可、樱桃等。

5. 红色　见于下消化道出血（如直肠癌、肛裂、痔疮出血等）或食用大量红辣椒及西瓜等。

6. 黑色（柏油样）　见于上消化道出血，服用铋剂或铁剂等药物，食用动物血或肝脏后。

性状（consistency）

【检验方法】　目测法

【检验标本】　新鲜粪便

【送检要求】　留取指头大小（约 5g）新鲜粪便放入干燥清洁无吸水有盖容器送检。

【参考区间】　正常时为有形软便

【临床意义】

1. 黏液便常见于肠炎、痢疾、急性血吸虫病、结肠癌。

2. 酱色黏液便常见于阿米巴痢疾。

3. 脓血便常见于痢疾、肠道肿瘤、慢性血吸虫病。

4. 鲜血便常见于直肠、肛门出血。

5. 水样便常见于消化不良、急性肠炎。

6.米泔样便常见于霍乱、副霍乱等。

7.蛋花样便常见于婴儿消化不良。

8.球状硬便常见于便秘。

粪胆素（stercobilin）

【检验方法】 氯化高汞煮沸法

【检验标本】 新鲜粪便

【送检要求】 留取指头大小（约 5g）新鲜粪便放入干燥清洁无吸水有盖容器送检。

【参考区间】 正常时为阳性。

【临床意义】 胆道梗阻时，粪便中粪胆素会减少或消失。不完全梗阻时，可呈弱阳性；完全梗阻时呈阴性。

二、显微镜检查

【检验方法】 直接涂片镜检

【检验标本】 新鲜大便

【送检要求】 留取指头大小（约 5g）新鲜大便放入干燥清洁无吸水有盖容器送检。

【参考区间】 红细胞为阴性；偶见白细胞；偶见上皮细胞；可有少量结晶；细菌少量；真菌少量；无致病性虫卵；原虫包囊为阴性

【临床意义】

1.白细胞增多 见于肠道炎症，细菌性痢疾以中性粒细胞增多为主。

2.红细胞 见于肠道下段炎症出血、痢疾、溃疡性结肠炎、结肠癌等。阿米巴痢疾时，血中带有脓，以红细胞为主。

3.吞噬细胞增多 主要见于急性肠炎和痢疾。

4.上皮细胞 大量出现，是肠壁炎症的特征。

5. 结晶　夏科 – 莱登结晶见于过敏性肠炎、肠道溃疡、寄生虫感染、阿米巴痢疾等。

6. 真菌　标本污染或大量使用抗生素后引起真菌二重感染。

7. 寄生虫卵及原虫　常见寄生虫卵有蛔虫、鞭虫、钩虫、蛲虫、绦虫、华支睾吸虫、血吸虫、姜片虫等；致病性肠道原虫有痢疾阿米巴滋养体及包囊、隐孢子虫。查到寄生虫卵、原虫即可确诊疾病。

三、隐血试验（OB）

【检验方法】　双联法（胶体金法、化学法）

【检验标本】　新鲜粪便

【送检要求】　用采便棒在粪便样本上几个不同位置随机取样，取完样后将采便棒插入样品稀释液管中混匀待检。

【参考区间】　阴性

【临床意义】　适用于消化道出血性疾病的辅助诊断，大肠癌的初筛。适用于消化道恶性肿瘤早期筛查及疗效监测。肠道疾病的常规检查，普查筛选消化道疾病。常规项目群体检测，对无症状人群大肠疾病的早期筛查。

四、粪便转铁蛋白检测（FOB）

【检验方法】　免疫胶体金法

【检验标本】　新鲜粪便

【送检要求】　用采便棒在粪便样本的 6 个不同部位取样，取样量约 25mg 以及送检。无饮食、药物干扰。

【参考区间】　阴性

【临床意义】　阳性见于消化道出血，消化道恶性肿瘤。

注：粪便转铁蛋白检测相比于隐血试验（OB）更适合于出血量较大或上消化道出血的检测，罕见的转铁蛋白缺失症会出现假阴性。

建议隐血试验（OB）和转铁蛋白试验（FOB）联合开展，提高消化道出血检测的特异性跟敏感性。

五、粪便钙卫蛋白定量检测

【检验方法】 荧光免疫层析法

【检验标本】 新鲜粪便

【送检要求】 在粪便样本上至少取 5 个位点，取粪便量 10 ～ 20mg。

【参考区间】 阴性

【临床意义】 钙卫蛋白主要来自中性粒细胞，在感染和炎症的情况下可以增加 5 ～ 40 倍。用于鉴别诊断炎症性肠病及功能性肠病；用于肠道肿瘤的早期筛查，肠道损伤的评估；用于鉴别感染性肠炎，区分肠道炎症与功能性肠病；可以作为肠镜检查依据。常与乳铁蛋白联合检测。

六、粪便乳铁蛋白定量检测

【检验方法】 荧光免疫层析法

【检验标本】 新鲜粪便

【送检要求】 在粪便样本上至少取 5 个位点，取粪便量 10 ～ 20mg。

【参考区间】 阴性

【临床意义】 乳铁蛋白是由未成熟中性粒细胞和外分泌腺和上皮细胞产生。常与钙卫蛋白同时检测，两者均具有组织或细胞特异性，是反应消化道炎症的高灵敏、高特异性的指标。两者作为世界公认的肠道疾病标志物，其临床价值显著优于其他临床常用指标，如：CRP、白细胞计数等。 用于鉴别诊断炎症性肠病及功能性肠病，可以作为肠镜检查依据。

附 2-3　粪便自动分析仪报告模式

检测项目	检测结果	参考值	提示
颜色	淡黄色	阴性	
性状	稀软	阴性	
白细胞	阴性	阴性	
脓细胞	阴性		
红细胞	阴性		
鞭虫卵	阴性		
钩虫卵	阴性		
蛔虫卵	阴性		
隐血	阴性		
轮状病毒	阴性		
幽门螺杆菌	阳性		提示有幽门螺杆菌感染
备注：			

第三节　体液及排泄物检查

一、脑脊液检查

性状（consistency）

【检验方法】　目测法

【检验标本】　脑脊液

【送检要求】　临床医生常规腰穿抽取脑脊液 3 ～ 5mL 盛于无菌试管中，立即送检。

【参考区间】 无色透明

【临床意义】

1. 颜色改变 ①红色：蛛网膜下腔出血、穿刺损伤血管；②黄色：颅内陈旧性出血；③乳白色：化脓性脑膜炎；④米汤样浑浊：常见于脑膜炎双球菌性脑膜炎；⑤棕色或黑色：见于侵犯脑膜的中枢神经系统黑色素肉瘤；⑥绿色：见于绿脓杆菌、肺炎链球菌、甲型链球菌引起的脑膜炎。

2. 浑浊度改变 结核性脑膜炎呈毛玻璃样浑浊，化脓性脑膜炎时呈脓样。

3. 薄膜形成及凝块 化脓性脑膜炎 1～2h 形成薄膜、凝块或沉淀；结核性脑膜炎在 12～24h 可形成薄膜；神经梅毒凝块常为细小絮状物。

细胞计数（cell count）

【检验方法】 显微镜计数法

【检验标本】 脑脊液

【送检要求】 临床医生常规腰穿抽取脑脊液 3～5mL 盛于无菌试管中，立即送检。

【参考区间】 正常人脑脊液中无红细胞，仅有少量白细胞（多为淋巴细胞）

成人：（0～8）×10^6/L

儿童：（0～15）×10^6/L

新生儿：（0～30）×10^6/L

【临床意义】

1. 红细胞增多 见于脑出血、蛛网膜下腔出血、脑脊髓外伤、肿瘤、脑炎等。

2. 白细胞增多 见于中枢神经系统感染、肿瘤、脑膜炎白血病等。

3. 中性粒细胞增多　见于化脓性脑膜炎。

4. 淋巴细胞增多　见于中枢神经系统病毒感染、结核性或真菌性脑膜炎。

5. 嗜酸性粒细胞增多　见于脑寄生虫病或过敏性疾病。

细菌及真菌涂片检查（gram stain for bacteria and fungi）

【检验方法】　直接涂片染色镜检

【检验标本】　脑脊液

【送检要求】　临床医生常规腰穿抽取脑脊液 3 ～ 5mL 盛于无菌试管中，立即送检。

【参考区间】　阴性

【临床意义】　脑脊液白细胞总数增高时应做细菌直接涂片检查。

1. 化脓性脑膜炎　可以检出脑膜炎双球菌、肺炎链球菌、葡萄球菌、流感杆菌等。

2. 真菌感染　墨汁染色可检出新型隐球菌。

3. 结核性脑膜炎　抗酸染色可检出结核杆菌。

球蛋白定性试验（pandy test）

【检验方法】　潘氏法

【检验标本】　脑脊液

【送检要求】　临床医生常规腰穿抽取脑脊液 3 ～ 5mL 盛于无菌试管中，立即送检。

【参考区间】　阴性

【临床意义】　阳性见于化脓性脑膜炎、结核性脑膜炎、梅毒性中枢神经系统疾病、脊髓灰质炎、流行性脑膜炎等，脑出血时可呈强阳性反应，如外伤性血液混入脑脊液中，亦可呈阳性反应。

附 2-4　常见脑、脑膜疾患的脑脊液改变

疾病	外观	凝固	细胞增多	蛋白增高	糖	氯化物	致病菌
化脓性脑膜炎	混浊	可有凝块	多核细胞	中度或显著	↓	↓	化脓菌
结核性脑膜炎	透明或混浊	薄膜形成	早期中性晚期淋巴	中度	↓	↓	抗酸杆菌
病毒性脑炎	透明	（−）	先为多核后为淋巴	轻度	正常	正常	（−）
新型隐球菌脑膜炎	透明或微混	（+/−）	淋巴细胞	中度	↓	↓	隐球菌
脑室及蛛网膜下腔出血	血性	（+/−）	红细胞	轻度	↓	正常	无
脑瘤	透明	（−）	淋巴细胞	轻度	正常	正常	无
脑脓肿	微混	（+/−）	淋巴细胞	轻度	正常	正常	有或无

二、浆膜腔积液检查

性状（consistency）

【检验方法】　目测法

【检验标本】　浆膜腔积液

【送检要求】　临床医生抽取积液 3 ～ 5mL 盛于无菌试管中，立即送检。

【临床意义】

1. 颜色　漏出液多为无色或淡黄色，渗出液多呈现深浅不同的黄色。红色多为血性，可能为结核感染、肿瘤、出血性疾病及穿刺损伤等。乳酪色见于化脓性感染。乳白色多为

胸导管或淋巴管阻塞及破裂所致。绿色见于绿脓杆菌感染。

2. 透明度　漏出液多为清晰透明或微浑，渗出液有不同程度的浑浊。

3. 凝固性　漏出液一般不凝固，渗出液往往自行凝固或有凝块出现。

黏蛋白定性试验（rivalta test）

【检验方法】　李凡他法

【检验标本】　浆膜腔积液

【送检要求】　临床医生抽取积液 3～5mL 盛于含 0.1mL 100g/L EDTA-Na$_2$ 无菌试管中，立即送检。

【参考区间】　阴性

【临床意义】　阳性见于炎症、肿瘤或物理化学刺激所致的渗出液；漏出液为阴性。

细胞计数（cell count）

【检验方法】　显微镜计数

【检验标本】　浆膜腔积液

【送检要求】　临床医生抽取积液 3～5mL 盛于含 0.1mL 100g/L EDTA-Na$_2$ 无菌试管中，立即送检，及时完成细胞涂片检查。

【参考区间】　漏出液常 $< 0.1 \times 10^9/L$，渗出液 $> 0.5 \times 10^9/L$

【临床意义】　用于漏出液与渗出液的鉴别诊断。

1. 穿刺液中以多形核白细胞为主，提示化脓性炎症或早期结核性积液。

2. 以淋巴细胞增多为主，提示慢性炎症，可见于结核性渗出液、病毒感染等。

3. 以间皮细胞及组织细胞增多为主，提示浆膜上皮脱落旺盛，可见于淤血、恶性肿瘤。

附2-5　渗出液与漏出液的鉴别表

鉴别点	漏出液	渗出液
原因	非炎症所致	炎症、肿瘤、物理化学刺激
外观	淡黄浆液性	不定，可为黄色、脓性、血性、乳糜性
透明度	透明或微混	大多浑浊
比重	低于1.018	高于1.018
凝固性	不自凝	能自凝
黏蛋白定性试验	阴性	阳性
蛋白总量	常＜25g/L	常＞25g/L
葡萄糖定量	与血糖相近	常低于血糖水平
有核细胞计数	常＜0.1×10^9L	常＞0.5×10^9/L
有核细胞分类	以淋巴细胞、间皮细胞为主	依病因不同而异，急性感染是以中性粒细胞为主，慢性以淋巴细胞为主。
细菌检查	阴性	可找到病原菌

三、精液检查

常规检验

【检验方法】　显微镜检查
【检验标本】　精液

【送检要求】　禁欲 5 ～ 7d，将精液全量收集于清洁干燥小瓶内，1h 内送检。不宜采用避孕套内的精液。冬天应注意保温。

【参考区间及临床意义】　见表 2-1。

表 2-1　精液检查的参考区间及临床意义

项目	参考区间	临床意义
1. 量	2 ～ 5mL	< 1.5mL 为不正常，见于睾丸功能不全、睾丸炎、输精管阻塞、前列腺炎、精囊病变、性交过频等
2. pH 值	7.2 ～ 8.0	
3. 颜色	灰白色或乳白色	黄色脓样见于精囊炎、前列腺炎。鲜红色或暗红色见于生殖系统的炎症、结核和肿瘤
4. 黏稠度	黏稠胶冻状，半小时可自行液化	液化时间延长或不液化见于不孕症
5. 显微镜检查		
精子活动力	Ⅲ～Ⅳ级	0 级和Ⅰ级精子 > 40%，可为男性不育的原因
精子活动率	射精后 30 ～ 60min > 70%	活动精子减少可导致不育症。
精子形态	异常精子 < 0.20	> 20% 可引起不育。精索静脉曲张患者常出现形态不正常的精子
细胞	RBC、WBC < 5/HP	增高见于炎症、肿瘤、结核等
精子计数	> 20 × 10^9/L	< 20 × 10^9/L 为不正常，连续三次检查皆低下者可确定为少精子症

附2-6 精子质量影像系统报告模式（蔡司 SAS-Ⅱ）

取精时间：2021.2.23	液化时间（min）：30	精液量（mL）：4	稀释比：原液	
取精方式：手淫	禁欲天数：5天	粘稠度：< 2cm	凝集度：正常	室温（℃）：25
液化状态：完全液化	嗅味：腥味	外观：灰白	pH值：7.2	

被测精子数：800

精子密度（10^6个/mL）：45	前向运动：320
活动精子总数（个）：530	非前向运动：210
精子活率（%）：66.25	不动：270

平均轨迹速度 VCL（um/s）：51.04	平均路径速度 VAP（um/s）：27.2
平均直线速度 VCL（um/s）：21.24	运动的直线性 LIN（%）：41.61
平均精子侧摆幅度 ALH（um）：2.36	运动的前向性 STR（%）：78.09
平均鞭打频率 BCF（次/秒）：13.6	运动的摆动性 WOB（%）：53.29
平均移动角度 MAD（度/秒）：17.09	动力的精子密度 VPM（10^6/m二）：

精子总数（个）：216	正常精子（个）：10	畸形精子（个）：206	畸形率（%）：95.37
头部畸形（个）：198	尾部畸形（个）：28	体部畸形（个）：58	混合畸形（个）：188
红细胞（个）：6	白细胞（个）：10	上皮细胞（个）：12	生精细胞（个）：2

正常参考值（参考）精液量：2～5mL 液化时间：30～45min 温度：34～36℃ 颜色：灰白或浅黄
精子密度：> 20×10^6个/mL 精子活力：A+B > 50%或 A > 25% pH值：7.2～8.0

四、前列腺液检查

常规检验

【检验方法】　显微镜检查

【检验标本】　前列腺液

【送检要求】　临床医生给病人做前列腺按摩后,采集标本于清洁玻片上,立即送检。

【参考区间】　乳白色。正常人卵磷脂小体为多量或满视野。老年人可见淀粉样体。WBC < 10/HP,RBC < 5/HP

【临床意义】　前列腺炎时,白细胞增多,卵磷脂常减少。前列腺癌时,可有血性液体,镜检见多量红细胞,可见癌细胞。

前列腺炎检测

【检验方法】　干化学法

【检验标本】　前列腺液

【送检要求】　取前列腺按摩液后及时送检,应为乳白色、无色透明的样本。

【参考区间】　阴性

【临床意义】　前列腺炎是成年男性的常见病之一。虽然它不是一种直接威胁生命的疾病,但严重影响患者的生活质量。前列腺炎患者占泌尿外科门诊患者的 8% ~ 25%,约有 50% 的男性在一生中的某个时期会受到前列腺炎的影响。通过六个指标辅助诊断男性前列腺炎,pH、白细胞、卵磷脂小体三个指标,反映前列腺的感染情况;柠檬酸、锌、PAP 三个指标反映前列腺的分泌情况。

附 2-7 前列腺炎六联检测报告模式（安图）

项目	结果	参考范围
pH	6.0	6.0～6.5
白细胞酯酶	–	–
卵磷脂小体	++++	+++～++++
柠檬酸	–	–
锌	–	–
PAP（酸性磷酸酶）	–	–

【检测原理】

1. 正常人前列腺液 pH 在 6.3～6.5，前列腺炎病人的 pH 在 7.7～8.5 之间。75 岁以上者 pH 可略升高，如混入较多精囊液时，其 pH 亦可升高。

2. 正常人前列腺液白细胞镜检结果＜10 个/HP，细胞散在。患前列腺炎时，白细胞增加，且成堆。白细胞酯酶是白细胞膜上的一种蛋白质，炎症感染时白细胞特别是多形核白细胞由于趋化作用渗透到前列腺按摩液中，检测标本中的白细胞酯酶活性可间接地指示白细胞的数量。

3. 正常人前列腺按摩液卵磷脂小体分布均匀，几乎满视野。前列腺炎病人的前列腺按摩液卵磷脂小体数量减少、聚集或不均匀分布，严重时被吞噬细胞吞噬，从而减少甚至消失。

4. 柠檬酸由前列腺分泌，具有保护酸性磷酸酶的功能，并有维持精液的渗透压平衡及适宜的 pH 值的作用，也有学者认为它也参与精液的凝固——液化过程。慢性前列腺炎时，柠檬酸的浓度降低。

5. 正常前列腺液中含有一种强有力的抗菌活性蛋白（PAF），属含锌化合物，前列腺炎时锌的浓度明显降低。

6. PAP（酸性磷酸酶）由前列腺分泌，通过参与磷酸代谢维持精子代谢与活力。慢性前列腺炎时，PAP 的浓度及活性均降低。

【结果解读】

1. pH：检测结果为 6.0 或 6.5 时，判为阴性；检测结果为 7.0 或 7.5 或 8.0 时，判为阳性。

2. 白细胞酯酶：检测结果为 – 时，判为阴性（白细胞数量 < 10 个 /HP）；检测结果为 +（白细胞数量 10 ~ 20 个 /HP）或 ++（白细胞数量 20 ~ 30 个 /HP）或 +++（白细胞数量 30 ~ 40 个 /HP）或 ++++（白细胞数量 > 40 个 /HP）时判为阳性。由于前列腺按摩液经尿道排出，结果阳性时，不一定全部是前列腺炎引起的，也可能是由尿道炎，精囊腺炎，附睾炎，尿道球腺炎等引起。

3. 卵磷脂小体：检测结果为 +++（75%）或 ++++（100%）时，判为阴性；检测结果为 +（强阳性，25%）或 ++（弱阳性，50%）时，判为阳性。

4. 柠檬酸：检测结果为 –（平均值 12.38mg/mL）时，判为阴性；检测结果为 +（弱阳性，平均值 6.02mg/mL）或 ++（强阳性，平均值 3.49mg/mL）时，判为阳性；阳性结果提示前列腺炎造成的前列腺分泌功能下降。

5. 锌：检测结果为 –（平均值 314.22μg/mL）时，判为阴性；检测结果为 +（弱阳性，平均值 179.72μg/mL）或 ++（强阳性，平均值 114.67μg/mL）时，判为阳性；阳性结果提示前列腺炎造成的前列腺分泌功能下降。

6. PAP（酸性磷酸酶）：检测结果为 –（平均值 48420.74U/mL）时，判为阴性；检测结果为 +（弱阳性，平均值 15488.95U/mL）或 ++（强阳性，平均值 4620.76U/mL）时，判为阳性；阳性结果提示前列腺炎造成的前列腺分泌功能下降。

五、阴道分泌物检查

清洁度

【检验方法】 显微镜检查

【检验标本】 阴道分泌物拭子

【送检要求】 由临床医生用棉拭子取阴道分泌物置含1mL 生理盐水试管中立即送检。

【参考区间】 Ⅰ～Ⅱ度

【临床意义】 清洁度在Ⅰ～Ⅱ度为正常，清洁度Ⅲ～Ⅳ度为异常，主要见于各种阴道炎，可发现真菌、阴道滴虫等病原体。单纯清洁度改变常见于非特异性阴道炎。

阴道毛滴虫

【检验方法】 显微镜检查法

【检验标本】 阴道分泌物拭子

【送检要求】 由临床医生用棉拭子取阴道分泌物置含1mL 生理盐水试管中立即送检。

【参考区间】 阴性

【临床意义】 病理情况下，滴虫可寄生于阴道后穹窿，常引起滴虫性阴道炎，检出阴道毛滴虫可确诊。

真菌

【检验方法】 显微镜检查法

【检验标本】 阴道分泌物拭子

【送检要求】 由临床医生用棉拭子取阴道分泌物置含1mL 生理盐水试管中立即送检。

【参考区间】 阴性

【临床意义】 阴道分泌物真菌检查阳性多见于真菌阴道炎，诊断以找到真菌为依据。阴道真菌多为白色念珠菌。

细菌性阴道病检查

【检验方法】 唾液酸酶法

【检验标本】 阴道分泌物拭子

【送检要求】 由临床医生用棉拭子取阴道分泌物置含1mL 生理盐水试管中立即送检。

【参考区间】 阴性

【临床意义】 用于细菌性阴道病的快速诊断。

附2-8 阴道炎联合检测六项报告模式（江元医疗－荧光染色法）

检查项目		结果	参考范围
【微生态评价】	清洁度分级		I ～ II
	乳酸杆菌		多
	菌群		正常
【细胞发现】	白细胞或脓细胞		0 ～ 15/HP
	上皮细胞		满视野
	胞溶性		－
【VVC】	菌丝		－
	孢子		－
【TV】	滴虫		－
【AV】	球菌或呈链状		－
	大肠埃希菌类杆菌		－
	PBC		－
【BV】	线索细胞		－
	加德纳菌类厌氧菌		－
	唾液酸酶检测		－

VVC：Vulvovaginal Candidiasis；TV：Trichomonas Vaginitis；AV：Aerobacterial Vaginitis；

BV：Bacterial Vaginitis

【检测原理】

1. 通过免疫荧光染色，将荧光素标记于细菌及真菌等病原微生物内的蛋白/核酸上，标记部位的荧光素在荧光显微镜下，受激发光照射而发出明亮的荧光。

2. 在荧光显微镜下，不同的细胞及微生物呈现不同的颜色。其中，上皮细胞胞浆呈绿色荧光，胞核呈黄色荧光；线索细胞为正常呈绿色荧光的鳞状上皮细胞胞浆粘附大量呈橘红色荧光的加德纳菌类厌氧菌，导致细胞边界模糊不清；孢子及菌丝呈黄色或橘红色荧光；滴虫虫体呈绿色或黄绿色荧光，核偏心，呈黄色或橘红色荧光，形态完好的滴虫可见鞭毛。

【结果解释】

1. 阴道清洁度Ⅰ～Ⅱ度为正常，Ⅲ～Ⅳ度提示异常。

2. 当阴道内正常优势菌—乳杆菌过量生长，造成阴道鳞状上皮细胞溶解破裂而引起的一种阴道疾病称之为细胞溶解性阴道病（CV）。在荧光显微镜下可发现大量呈橘红色荧光的乳杆菌，呈绿色荧光的上皮细胞碎片和呈黄色或红色荧光的裸核。

3. 当阴道内优势菌—乳杆菌减少或缺失，需氧菌增加而引起的阴道炎症称之为需氧菌性阴道炎（AV）。在荧光显微镜下可见呈橘红色荧光的球菌、链球菌及大肠埃希菌类小杆菌等，还可见到胞浆呈绿色荧光胞核呈黄色荧光的基底旁上皮细胞（PBC）。

4. 当荧光显微镜下发现呈黄色或橘红色荧光的孢子或假菌丝时，提示外阴阴道假死酵母菌病（VVC）。

5. 当荧光显微镜下发现呈绿色或黄绿色荧光的虫体，呈黄色或橘红色荧光的偏心核时，提示滴虫性阴道炎（TV）。

6. 当荧光显微镜下发现大量线索细胞（数量＞20%），背景菌落存在较多呈橘红色荧光的加德纳菌类厌氧菌时，提示细菌性阴道病（BV）。

白色念珠菌抗原检测

【检验方法】　乳胶免疫层析法

【检验标本】　阴道分泌物

【送检要求】　用灭菌拭子从阴道后穹处取阴道分泌物，最好取奶酪样、豆渣样的白色凝块。

【参考区间】　阴性

【临床意义】　本方法适用于对 18 岁以上女性阴道分泌物拭子样本中的白色念珠菌抗原体外定性检测，用于白色念珠菌感染的辅助诊断。白色念珠菌可引起女性的外阴及阴道炎症，主要表现为外阴和阴道瘙痒及豆渣样白带。

阴道加德纳菌检测

【检验方法】　免疫荧光法

【检验标本】　女性阴道分泌物；男性尿道口分泌物、前列腺液或精液

【送检要求】　男性：尿道拭子，前列腺液或精液收集丁无菌试管送检；女性：用阴道拭子取阴道分泌物收集于无菌试管送检。

【参考区间】　阴性

【临床意义】　阴道加德纳菌（G.V.）是引起细菌性阴道病（BV）和尿道炎的重要病原体。在 BV 患者与健康人群中，加德纳菌的检出率存在显著差异，加德纳菌抗原检测可作为 BV 的一项重要检测指标，结合临床表现进行 BV 诊断。同时加德纳菌感染还与不孕不育、异常妊娠高度相关，可引起输卵管妊娠、胎膜早破和新生儿早产等不良妊娠结局，不孕和不良怀孕史患者中 30% ~ 40% 可检出加德纳菌，配偶之间互感率高达 90%。

胎儿纤维连接蛋白（fFN）

【检验方法】 免疫层析法

【检验标本】 孕妇阴道分泌物

【送检要求】 用阴道拭子取阴道分泌物收集于无菌试管送检。

【参考区间】 阴性

【临床意义】 用于快速定性检测孕妇阴道分泌物中的胎儿纤维连接蛋白（fFN），评估早产风险。

六、胃液检查

胃液性状

（一）气味

【检验方法】 理学

【检验标本】 胃液

【送检要求】 洁净试管，取胃液，立即送检。

【参考区间】 正常略带酸味

【临床意义】 消化不良时，食物在胃内残留过久可有发酵味；氨味见于尿毒症；粪臭味见于肠梗阻；晚期胃癌有恶臭味。

（二）总量

【检验方法】 理学

【检验标本】 胃液

【送检要求】 洁净试管，取胃液，立即送检。

【参考区间】 正常空腹胃液在 12h 内分泌 20 ～ 100mL

【临床意义】

1. 胃液过多　见于幽门梗阻或痉挛、十二指肠液反流、十二指肠溃疡、胃泌素瘤、胃动力功能减退。

2. 胃液＜10mL　主要见于蠕动功能亢进、萎缩性胃炎等。

（三）胃液pH

【检验方法】　试纸法

【检验标本】　胃液

【送检要求】　洁净试管，取胃液，立即送检。

【参考区间】　pH 值为 0.9～1.8

【临床意义】　酸度减低见于十二指肠液反流、胃溃疡、胃癌、慢性胃炎、恶性贫血等。

（四）黏度

【检验方法】　理学

【检验标本】　胃液

【送检要求】　洁净试管，取胃液，立即送检。

【参考区间】　少量分布均匀的黏液

【临床意义】　胃有炎症时胃黏液可增多，慢性胃炎时显著增多。

胃液化学检查

（一）胃酸分泌试验

【检验方法】　酸碱滴定法

【检验标本】　胃液

【送检要求】　洁净试管，取胃液，立即送检。

【参考区间】　基础胃酸分泌量（BAO）< 5mmol/h

　　　　　　　最大胃酸分泌量（MAO）（20±8.37）mmol/h

【临床意义】

1. 胃酸分泌升高　见于十二指肠球部溃疡、胃泌素瘤等。

2. 胃酸分泌降低　见于胃癌、萎缩性胃炎等。

注：胃液酸度受精神、性别、嗜酒、食欲等多种因素影响，故

在分析结果时应注意。

（二）胃液乳酸测定

【检验方法】 定性法

【检验标本】 胃液

【送检要求】 洁净试管，取胃液，立即送检。

【参考区间】 阴性

【临床意义】 胃乳酸增高主要提示有胃癌，亦见于萎缩性胃炎、幽门梗阻、慢性胃扩张等。

（三）胃液隐血试验

【检验方法】 试带法 / 免疫法

【检验标本】 胃液

【送检要求】 洁净试管，取胃液，立即送检。

【参考区间】 阴性

【临床意义】 隐血试验阳性主要见于急性胃炎、胃溃疡、胃癌等。胃溃疡时隐血试验呈间歇性阳性反应，而胃癌时多呈持续性阳性反应。

胃液显微镜检查

（一）白细胞

【检验方法】 显微镜检查

【检验标本】 胃液

【送检要求】 洁净试管，取胃液，立即送检。

【参考区间】 阴性或少量裸核白细胞

【临床意义】 有大量的白细胞存在提示胃黏膜炎症。或者由于口腔、鼻窦、咽部及呼吸道炎症，白细胞被咽到胃液中。十二指肠、胰腺或胆道等部位炎症时，胃液中也可见到白细胞，但较少见。

（二）红细胞

【检验方法】　显微镜检查

【检验标本】　胃液

【送检要求】　洁净试管，取胃液，立即送检。

【参考区间】　阴性

【临床意义】　大量出现提示有炎症、胃溃疡、胃癌存在。

（三）上皮细胞

【检验方法】　显微镜检查

【检验标本】　胃液

【送检要求】　洁净试管，取胃液，立即送检。

【参考区间】　少量的鳞状上皮细胞

【临床意义】　有大量的柱状上皮细胞时提示胃炎。胃液镜检发现大量成堆、大小不等、形态不规则、核大、多核的细胞时，高度提示癌症的可能，应做进一步的检查。

（四）细菌

【检验方法】　显微镜检查

【检验标本】　胃液

【送检要求】　洁净试管，取胃液，立即送检。

【参考区间】　一般无菌生长

【临床意义】　在低酸度或有食物残留时可查到八叠球菌、乳酸杆菌等，对幽门梗阻、胃溃疡或胃癌的诊断有参考意义。肺结核患者做胃液抗酸染色可查到结核杆菌。

七、十二指肠引流液检查

性状

【检验方法】　理学

【检验标本】 十二指肠引流液

【送检要求】 空腹状态在无菌操作下用专用导管引流出十二指肠分泌液及胆总管液分别置专用容器及时送检。

【参考区间】 见表2-2

表2-2 十二指肠引流液检查参考区间表

项目	D液	A液	B液	C液
量（mL）	10～20	10～20	30～60	不定
颜色	浅黄色	金黄色	深褐色	柠檬色
透明度	透明或微浊	透明	透明	透明
黏度	较黏稠	略黏稠	黏稠度较大	略黏稠
pH	7.6	7	6.8	7.4
比重	—	1.009～1.013	1.026～1.032	1.007～1.010

备注：D液（十二指肠分泌液）；A液（胆总管液）；B液（胆囊液）；C液（肝胆管液）

【临床意义】 无胆汁提示胆管阻塞，见于胆石症、胆道肿瘤。如仅无B液见于胆道梗阻、胆囊收缩不良或做过胆囊手术；B液黑绿色或黑色见于胆道扩张或有感染。排出的胆汁异常浓厚，见于胆石症所致的胆囊积液；胆汁稀淡样见于慢性胆囊炎，由于浓缩功能差引起。胆汁加入氢氧化钠后仍呈浑浊，见于十二指肠炎症和感染。如混有血液见于急性十二指肠炎和肿瘤。

显微镜检查

（一）细胞

【检验方法】 显微镜检查
【检验标本】 十二指肠引流液

【送检要求】　及时送检。

【参考区间】　少量柱状上皮细胞；红细胞为阴性；偶见白细胞

【临床意义】

1.上皮细胞　十二指肠炎时，十二指肠上皮细胞大量增多，呈玻璃样及淀粉样改变。胆道炎时，胆道上皮细胞常成堆出现，灰白色团块状。

2.红细胞　大量出现可见于十二指肠、肝、胆、胰等出血性炎症及消化道溃疡、结石或癌症。

3.白细胞　十二指肠炎或胆道感染时，可大量出现，常染成淡黄色，可成堆分布，结构模糊不完整。

（二）结晶

【检验方法】　显微镜检查

【检验标本】　十二指肠引流液

【送检要求】　及时送检。

【参考区间】　阴性

【临床意义】　胆固醇结晶见于胆酸盐缺乏；胆红素结晶见于胆结石。

（三）寄生虫

【检验方法】　显微镜检查

【检验标本】　十二指肠引流液

【送检要求】　及时送检。

【参考区间】　阴性

【临床意义】　十二指肠引流液检出寄生虫或寄生虫卵，如蛔虫、钩虫、肝吸虫卵等可确诊。

（四）细菌

【检验方法】　显微镜检查

【检验标本】 十二指肠引流液

【送检要求】 及时送检。

【参考区间】 阴性

【临床意义】 胆道炎、胆囊炎时十二指肠液做细菌涂片可查到细菌。

八、痰液检查

一般性状

【检验方法】 目测法

【检验标本】 痰液

【送检要求】 患者先用清水漱口,用力咳出气管深处的痰液置专用容器及时送检。

【参考区间】 无痰或少量,为无色或白色黏液样,无特殊气味

【临床意义】 黄色脓性痰提示呼吸道有化脓性感染。红色或棕红色痰是因含有血液或血红蛋白所致,见于肺癌、肺结核、支气管扩张等。铁锈色痰多因变性血红蛋白所致,见于细菌性肺炎、肺结核、肺梗死等。棕褐色或巧克力色痰见于阿米巴性肺脓肿、慢性充血性心脏病、肺淤血。烂桃样痰见于肺吸虫病。灰黑色痰见于各种肺尘埃沉着症。大量咳痰见于支气管扩张、肺脓肿、肺结核、肺水肿等。血性痰,有血腥味,见于各种呼吸道出血性疾病,肺脓肿、肺结核空洞性病变,晚期肺癌患者其痰常有恶臭味。干咳块痰见于肺坏疽和肺结核。

显微镜检查

(一)白细胞

【检验方法】 显微镜检查

【检验标本】　痰液

【送检要求】　及时送检。

【参考区间】　阴性

【临床意义】　大量的白细胞，见于呼吸道有炎症，如支气管炎、肺炎等常为中性粒细胞。嗜酸性粒细胞增多见于慢性支气管哮喘、过敏性支气管炎、肺吸虫病、热带嗜酸性粒细胞增多症患者。

（二）红细胞

【检验方法】　显微镜检查

【检验标本】　痰液

【送检要求】　及时送检。

【参考区间】　阴性

【临床意义】　脓性或黏液脓性痰中可见少量红细胞，血性痰液时可见大量红细胞。

（三）上皮细胞

【检验方法】　显微镜检查

【检验标本】　痰液

【送检要求】　及时送检。

【参考区间】　正常时，鳞状上皮细胞与纤毛上皮细胞偶见，圆形上皮细胞阴性

【临床意义】　鳞状上皮细胞增多见于急性喉炎、咽炎；纤毛柱状上皮细胞增多见于支气管哮喘、急性支气管炎；圆形上皮细胞增多见于肺部炎症，大量出现见于肺组织碎解。

（四）色素细胞

【检验方法】　显微镜检查

【检验标本】　痰液

【送检要求】　及时送检。

【参考区间】 阴性

【临床意义】 色素细胞见于肺部长期淤血和心功能不全患者。大量出现见于特发性肺含铁血黄素沉着症患者。

（五）结晶

【检验方法】 显微镜检查

【检验标本】 痰液

【送检要求】 及时送检。

【参考区间】 阴性

【临床意义】 夏科 – 雷登结晶见于支气管哮喘及肺吸虫病患者的痰液中。

（六）虫卵及原虫

【检验方法】 显微镜检查

【检验标本】 痰液

【送检要求】 及时送检。

【参考区间】 阴性

【临床意义】 痰液中可见肺吸虫卵、溶组织阿米巴滋养体、肺包囊虫等，在蛔虫病及钩虫病时偶可于痰中查到蛔虫及钩虫蚴。痰液检出虫卵或原虫可确诊相应的疾病。

（七）细菌染色检查

【检验方法】 革兰染色或抗酸染色

【检验标本】 痰液

【送检要求】 及时送检。

【参考区间】 阴性

【临床意义】 可检出肺炎链球菌、葡萄球菌、肺炎杆菌或抗酸杆菌，对诊断相应的疾病较有意义。尤其仅见单一的某种细菌时更有意义。

第三章 临床化学检验

第一节 无机物质测定及血气分析

钾（K$^+$）

【检验方法】 ISE 法（离子选择电极法）

【检验标本】 静脉血

【送检要求】 抽取静脉血 2mL 注入干燥试管尽快送检，避免溶血。

【参考区间】 3.5 ～ 5.3mmol/L

参考来源：中华人民共和国卫生行业标准《WS/T404.3—2012临床常用生化检验项目参考区间》

【临床意义】

1. 血钾浓度增高 见于肾上腺皮质功能减退症、急性或慢性肾衰竭、休克、组织挤压伤、重度溶血、口服或注射含钾液过多等。

2. 血钾浓度降低 常见于严重腹泻、呕吐、肾上腺皮质功能亢进、服用利尿药、应用胰岛素等。家族性周期性麻痹在发作时血清钾下降，可低至 2.5mmol/L 左右，但发作间歇期血清钾正常。

钠（Na$^+$）

【检验方法】 ISE 法

【检验标本】 静脉血

【送检要求】 抽取静脉血2mL注入干燥试管，尽快送检。

【参考区间】 137～147mmol/L

参考来源：中华人民共和国卫生行业标准《WS/T404.3—2012临床常用生化检验项目参考区间》

【临床意义】

1.血钠浓度增高 临床少见，可见于肾上腺皮质功能亢进、严重脱水、中枢性尿崩症等。

2.血钠浓度减低 见于胃肠道疾病引起的消化液丢失、严重肾盂肾炎、肾小球严重损害、肾上腺皮质功能不全、糖尿病、应用利尿药、大量出汗、大面积烧伤等。

氯（Cl⁻）

【检验方法】 ISE法

【检验标本】 静脉血

【送检要求】 抽取静脉血2mL注入干燥试管，尽快送检。

【参考区间】 99～110mmol/L

参考来源：中华人民共和国卫生行业标准《WS/T404.3—2012临床常用生化检验项目参考区间》

【临床意义】

1.血氯浓度增高 常见于高钠血症、失水大于失盐、高血氯性代谢性酸中毒、过量输入生理盐水等。

2.血氯浓度减低 临床上低氯血症较为多见，常见原因有胃肠疾病引起的消化液丢失、肾小管严重损害、肾上腺皮质功能不全、糖尿病、应用利尿药、低盐饮食等。

钙（Ca²⁺）

【检验方法】 邻钾酚酞络合铜比色法

【检验标本】　静脉血

【送检要求】　抽取静脉血 2mL 注入干燥试管，尽快送检。或用肝素抗凝血浆标本，但不能用 EDTA-Na$_2$ 及草酸盐作抗凝药。

【参考区间】　成人：2.11 ～ 2.52mmol/L

参考来源：中华人民共和国卫生行业标准《WS/T404.6—2015 临床常用生化检验项目参考区间》

【临床意义】

1. 血钙浓度增高　甲状旁腺功能亢进症、代谢性酸中毒、肾肿瘤、维生素 D 过多症等。

2. 血钙浓度降低　甲状旁腺功能减退症、佝偻病、软骨病、慢性肾小球肾炎、尿毒症、维生素 D 缺乏症等。

磷（P^{3+}）

【检验方法】　磷钼酸比色法

【检验标本】　静脉血

【送检要求】　抽取静脉血 2mL 注入干燥试管，尽快送检，溶血标本会使结果偏高，不宜采用。

【参考区间】　成人：0.81 ～ 1.51mmol/L

参考来源：中华人民共和国卫生行业标准《WS/T404.6—2015 临床常用生化检验项目参考区间》

【临床意义】

1. 血磷浓度增高　甲状旁腺功能减退症、慢性肾小球肾炎晚期、维生素 D 过多症、多发性骨髓瘤及骨折愈合期。

2. 血磷浓度减低　甲状旁腺功能亢进症、佝偻病或软骨病伴有继发性甲状旁腺增生、肾小管变性病变、肾小管重吸收磷功能发生障碍而致的血磷偏低（如范可尼综合征）。

镁（Mg^{2+}）

【检验方法】 甲基麝香草酚蓝比色法

【检验标本】 静脉血

【送检要求】 采样前避免大量使用维生素、利尿药等，此类药物可使血清镁降低。

【参考区间】 成人·0.75～1.02mmol/L

参考来源：中华人民共和国卫生行业标准《WS/T404.6—2015 临床常用生化检验项目参考区间》

【临床意义】

1. 血镁浓度增高 ①肾脏疾病；②内分泌疾病如甲状腺或甲状旁腺功能减退症、阿狄森病、长期服用皮质激素等；③其他疾病，如多发性骨髓瘤、原发性高血压、低温麻醉、脱水等。镁过高也可引起深部肌腱反射消失、房室传导阻滞、心动过速等。镁测定值≥2.5 mmol/L 时应立即采取治疗措施，并应考虑可能有肾功能不全存在。

2. 血镁浓度降低 急性胰腺炎、急性心肌梗死、晚期肝硬化、肾盂肾炎、原发性醛固酮增多症、甲状腺或甲状旁腺功能亢进症、佝偻病、长期腹泻、婴儿肠切除术后等。镁测定值＜0.6mmol/L 可考虑低镁血症。

锌（Zn）

【检验方法】 吡啶偶氮酚显色法

【检验标本】 血清

【送检要求】 抽取静脉血 2mL 注入干燥试管，尽快送检，避免标本溶血。

【参考区间】 9.0～20.7μmol/L

【临床意义】

1. 血锌浓度降低　见于酒精中毒性肝硬化、肺癌、心肌梗死、慢性感染、营养不良、恶性贫血、胃肠吸收障碍、妊娠、肾病综合征及部分慢性肾衰竭患者。儿童缺锌可出现嗜睡、生长迟缓、食欲缺乏、男性性腺发育不全和皮肤改变。

2. 血锌浓度增高　见于工业污染引起的急性锌中毒。

铜（Cu）

【检验方法】　原子吸收分光法

【检验标本】　静脉血

【送检要求】　静脉血 2mL 注入干燥试管送检，标本避免溶血。

【参考区间】　男性：$11.0 \sim 22.0 \mu mol/L$

女性：$12.6 \sim 24.4 \mu mol/L$

儿童：$12.6 \sim 29.9 \mu mol/L$

【临床意义】

1. 血铜浓度增高　见于色素沉着症、肝硬化、霍奇金病、急慢性白血病、巨细胞性贫血和再生障碍性贫血、创伤、结核病、急性感染、结缔组织病、甲状腺功能亢进症等；妇女妊娠期、雌激素增高、口服避孕药，肾透析者也可引起铜增高。

2. 血铜浓度降低　见于婴儿贫血或中性粒细胞减少症、腹泻、骨骼改变及低血铜症。肝豆状核变性症以及一些低蛋白血症，如营养不良和肾病综合征等。

硒（Se）

【检验方法】　原子吸收分光法

【检验标本】　全血

【送检要求】　静脉血用 $EDTA-K_2$ 抗凝，及时送检。

【参考区间】 全血 58 ～ 234 μg/L；血清或血浆 46 ～ 143 μg/L

【临床意义】

1. 血硒浓度增高 见于硒中毒。

2. 血硒浓度降低 见于克山病、心肌梗死、冠心病、肝炎、肝硬化、溶血性贫血、糖尿病性视网膜症及白内障和消化道癌症。

铬（Cr）

【检验方法】 原子吸收分光法

【检验标本】 静脉血

【送检要求】 静脉血 2mL 注入干燥试管送检，避免溶血。

【参考区间】 2.3 ～ 40.3nmol/L

【临床意义】 铬的生理作用与胰岛素的功能有关，被称为"葡萄糖耐量因子"。增高见于铬中毒、肾透析患者。降低见于糖尿病、冠心病。缺铬可造成血脂与脂类增加，出现动脉硬化的改变。

碘（I）

【检验方法】 化学比色法

【检验标本】 静脉血

【送检要求】 静脉血 2mL 注入干燥试管送检，避免溶血。

【参考区间】 无机碘 4.5 ～ 9.0 μg/L

【临床意义】

1. 血清碘浓度降低 主要见于长期碘摄入不足引起的一类疾病，如地方性甲状腺肿和地方性克汀病。

2. 血清碘浓度增高 通常见于摄入含碘量高的食物，及在治疗甲状腺肿等疾病中使用过量的碘剂等，常见有高碘性甲状腺肿、高碘性甲状腺功能亢进等。

锰（Mn）

【检验方法】　原子吸收分光法

【检验标本】　全血

【送检要求】　静脉血用 $EDTA-K_2$ 抗凝，及时送检。

【参考区间】　全血 $5.5 \sim 15\,\mu g/L$

【临床意义】

1.血锰浓度增高　见于心肌梗死、急慢性肝炎、坏死性肝硬化、日光过敏症、急性白血病、骨髓瘤、锰中毒、孕妇等。其中心肌梗死锰升高最快，可作为早期诊断心肌梗死的可靠指标之一。

2.血锰浓度降低　见于多发性硬化症、各种贫血、慢性淋巴细胞白血病、淋巴肉芽肿、软骨病、骨畸形等。

钼（Mo）

【检验方法】　原子吸收分光法

【检验标本】　静脉血或尿

【送检要求】　静脉血 2mL 注入干燥试管送检。留取、记录 24h 尿量并及时送检。

【参考区间】　血清 $4.8 \sim 5.9ng/mL$；尿 $296.9 \sim 319.0ng/24h$

【临床意义】

1.钼浓度增高见于白血病、缺铁性贫血。钼中毒在人类中相当罕见。

2.钼缺乏地区的人群中食管癌的发生率增加。癌症时血及尿钼减少。

镍（Ni）

【检验方法】　原子吸收分光法

【检验标本】　静脉血

【送检要求】 静脉血 2mL 注入干燥试管，及时送检。

【参考区间】 非职业接触者血清镍＜ 5μg/L

【临床意义】

1. 镍浓度增多 见于白血病，心肌梗死后血清镍显著增多，很有诊断价值。

2. 镍浓度降低 见于各种贫血病人，降低程度与贫血严重程度有关。

铝（Al）

【检验方法】 原子吸收分光法

【检验标本】 静脉血

【送检要求】 静脉血 2mL 注入干燥试管，及时送检；送检标本避免普遍存在的铝污染。

【参考区间】 血清铝浓度 2.1 ～ 4.3μg/L

【临床意义】 血清铝浓度增高见于铝中毒，铝中毒时可干扰钙磷代谢，导致骨软化及骨萎缩，并对神经系统造成不良影响，导致精神及神经障碍。

砷（As）

【检验方法】 原子吸收分光法

【检验标本】 全血或尿液

【送检要求】 静脉血 2mL 注入 EDTA–K_2 抗凝管及时送检。尿液及时送检。

【参考区间】 全血 0.4 ～ 12μg/L；尿液 2.3 ～ 31.0μg/L

【临床意义】 血砷浓度增高见于急、慢性砷中毒。

铅（Pb）

【检验方法】 原子吸收分光法

【检验标本】　全血

【送检要求】　肝素抗凝。

【参考区间】　全血: 儿童 $< 1.45\,\mu mol/L$; 成人 $1.93 \sim 4.83\,\mu mol/L$

【临床意义】

1. 铅浓度增高　见于铅中毒。铅中毒时可发生一系列临床反应, 如腹痛、恶心、虚弱、感觉异常; 儿童可发生呆滞、烦躁、呕吐等胃肠道及运动失调的症状。

2. 铅浓度降低　见于心肌梗死, 可出现在发病后的几天内。

镉（Cd）

【检验方法】　原子吸收分光法

【检验标本】　静脉血

【送检要求】　静脉血 2mL 注入干燥试管送检。

【参考区间】　吸烟者 $< 1mg/L$; 不吸烟者 $< 0.05mg/L$

【临床意义】　镉浓度增高见于镉中毒, 镉对机体各器官均有毒性作用, 并且与肾脏病、前列腺癌、高血压、贫血等密切相关, 尤以肾脏最为明显, 慢性中毒还可引起肺气肿及肺纤维化。

汞（Hg）

【检验方法】　原子吸收分光法

【检验标本】　全血或尿液

【送检要求】　静脉血 2mL 注入 EDTA–K_2 抗凝管混匀送检。

【参考区间】　血液 $< 1.5\,\mu mol/L$; 尿液 $< 0.25\,\mu mol/L$

【临床意义】　汞对人体有害, 过量汞进入人体可以破坏蛋白质的结构和功能。其毒性作用主要是损害肾脏、脑组织、肝脏等。

锂（Li）

【检验方法】 原子吸收分光法 / 磷酸酶法

【检验标本】 静脉血

【送检要求】 静脉血 2mL 注入干燥试管送检。

【参考区间】 治疗浓度: 0.5～1.4mmol/L。中毒浓度: ≥1.5mmol/L

【临床意义】 锂制剂为治疗和预防周期性精神病的药物，对中枢神经有调节作用，锂适量的浓度能安定情绪，如碳酸锂治疗狂躁型抑郁症有较好的效果。测定锂浓度对评价和监测精神抑郁症有较好的意义。升高: 见于锂中毒。

酸碱度（pH）

【检验方法】 电极法

【检验标本】 动脉血

【送检要求】 抽取动脉血 2mL 肝素抗凝，不能有气泡，用小橡皮封针头，双手搓动注射器，立即送检。

【参考区间】 7.35～7.45

【临床意义】

1. pH ＞ 7.45 为碱血症，＜ 7.35 为酸血症。pH 正常不能排除酸碱失衡。

2. 单凭 pH 不能区别是代谢性还是呼吸性酸碱失衡。

氧分压（PO_2）

【检验方法】 电极法

【检验标本】 动脉血

【送检要求】 抽取动脉血 2mL 肝素抗凝，不能有气泡，用小橡皮封针头，双手搓动注射器，立即送检。

【参考区间】　83～108mmHg

【临床意义】

1. PO_2 增高　见于吸入纯氧或含高浓度氧气的气体。

2. PO_2 降低　提示肺泡通气不足引起缺氧，见于高原生活者、一氧化碳中毒、呼吸窘迫症、肺部疾病、心力衰竭、休克等。

（注意：低于 55mmHg 即有呼吸衰竭，低于 30mmHg 即有生命危险。）

二氧化碳分压（PCO_2）

【检验方法】　电极法

【检验标本】　动脉血

【送检要求】　抽取动脉血 2mL 肝素抗凝，不能有气泡，用小橡皮封针头，双手搓动注射器，立即送检。

【参考区间】　35～45mmHg

【临床意义】

1. PCO_2 增高　提示存在肺泡通气不足，既可以是原发性的，也可以是继发性的（或代偿性），如多种原因所致的呼吸性酸中毒。

2. PCO_2 减低　提示肺泡通气过度，也同样有原发性、继发性两种，结果使体内 CO_2 排出过多，如呼吸性碱中毒、低氧血症、高热等所致的通气过度。

肺泡-动脉氧分压差（A-a DO_2）

【检验方法】　血气分析仪

【检验标本】　动脉血

【送检要求】　抽取动脉血 2mL 肝素抗凝，不能有气泡，用小橡皮封针头，双手搓动注射器，立即送检。

【参考区间】　儿童:0.66kPa（5.0mmHg）

年轻人:1.06kPa（8.0mmHg）

60～80岁:3.2～4.0kPa（24～30mmHg）

【临床意义】　肺泡氧分压与动脉血氧分压之间存在一个差值，即A-a DO$_2$，是判断肺换气功能正常与否的一个依据。

1. A-a DO$_2$显著上升，表示肺的氧合功能有障碍，可同时伴有PO$_2$明显降低，主要由肺内短路所致，如肺不张或成人呼吸窘迫症。此种低氧血症吸纯氧不能纠正。

2. A-a DO$_2$中度增加的低氧血症，如慢性阻塞性肺疾病，一般吸入纯氧可获得纠正。

3. 由于通气不足（主要表现为PCO$_2$上升），造成的低氧血症，若A-a DO$_2$正常，则提示基础病因多不在肺，多为中枢神经系统或神经肌肉病引起肺泡通气不足所致的低氧血症。

4. 若PO$_2$下降，而PCO$_2$与A-a DO$_2$正常时，可考虑是吸入氧浓度下降所致的低氧血症。

二氧化碳总含量（TCO$_2$）

【检验方法】　血气分析仪

【检验标本】　动脉血

【送检要求】　抽取动脉血2mL肝素抗凝，不能有气泡，用小橡皮封针头，双手搓动注射器，立即送检。

【参考区间】　24～32mmol/L

【临床意义】　TCO$_2$指存在血浆中一切形式的二氧化碳总量，为真实的碳酸氢盐和碳酸的总和。

1. TCO$_2$增高　见于:①呼吸性酸中毒（肺气肿、肺纤维化、呼吸肌麻痹、气胸、呼吸道阻塞）;②代谢性碱中毒（呕吐、肾上腺皮质功能亢进、缺钾及服用碱性药物过多）。

2. TCO$_2$降低　见于:①代谢性酸中毒（尿毒症、休克、糖尿病酮症酸中毒、严重腹泻及脱水）；②呼吸性碱中毒（呼吸中枢兴奋及呼吸加快等）。

缓冲碱（BB）

【检验方法】　血气分析仪

【检验标本】　动脉血

【送检要求】　抽取动脉血 2mL 肝素抗凝，不能有气泡，用小橡皮封针头，双手搓动注射器，立即送检。

【参考区间】　45 ～ 55mmol/L（平均 50mmol/L）

【临床意义】　BB 指碳酸氢盐、血红蛋白、血浆蛋白、磷酸盐等起到缓冲作用的全部碱量的总和。其缓冲碱量分别为 20、15、8、7mmol/L，总量 45 ～ 55mmol/L。

BB 升高表示碱中毒，BB 降低表示酸中毒。由于 BB 指标不仅受血浆蛋白和 Hb 的明显影响，而且还受呼吸因素及电解质的影响，因此，目前认为，它不能确切反映体内酸碱代谢情况。

碱剩余（BE）

【检验方法】　血气分析仪

【检验标本】　动脉血

【送检要求】　抽取动脉血 2mL 肝素抗凝，不能有气泡，用小橡皮封针头，双手搓动注射器，立即送检。

【参考区间】　（–2）～（+3）mmol/L

【临床意义】　当 BE 为正值时，说明缓冲碱增加，为代谢性碱中毒；BE 负值时，说明缓冲碱减少，为代谢性酸中毒。BE 不易受呼吸因素影响，为酸碱平衡中反映代谢性因素的一个客观指标。

标准碳酸氢盐（SBC）

【检验方法】 血气分析仪

【检验标本】 动脉血

【送检要求】 抽取动脉血 2mL 肝素抗凝，不能有气泡，用小橡皮封针头，双手搓动注射器，立即送检。

【参考区间】 21.3 ～ 24.8mmol/L

【临床意义】 标准碳酸氢盐指在 PCO_2 为 5.33kPa（40mmHg）时，37℃及 Hb 完全氧合状态下的实际碳酸氢盐的含量，它排除了呼吸因素的影响。代谢性酸中毒如尿毒症、糖尿病酮症酸中毒、严重腹泻时 SB 下降，代谢性碱中毒如肾上腺功能亢进、缺钾时 SB 升高。

常结合实际碳酸氢盐（AB）来判断呼吸对血浆 HCO_3^- 的影响程度，正常情况下，SB=AB，当 SB ＞ AB 时，表示 CO_2 排出增加为呼吸性碱中毒；当 SB ＜ AB 时，表示有 CO_2 潴留为呼吸性酸中毒。

实际碳酸氢盐（ABC/ HCO_3^- ）

【检验方法】 血气分析仪

【检验标本】 动脉血

【送检要求】 抽取动脉血 2mL 肝素抗凝，不能有气泡，用小橡皮封针头，双手搓动注射器，立即送检。

【参考区间】 21 ～ 28mmol/L

【临床意义】 HCO_3^- 主要由碳酸氢盐解离而来，当其他阴离子缺乏时，HCO_3^- 增加，代替其他阴离子而与阳离子保持平衡。HCO_3^- 可因原发性代谢酸碱紊乱而致，也可因呼吸性酸碱紊乱的 PCO_2 变化而继发性改变，因而 AB 受呼吸和代谢双重影响。

实际应用中常结合 SB 来判断，正常情况下，SB=AB，当 SB > AB 时，表示有呼吸性碱中毒存在；当 SB < AB 时，表示有呼吸性酸中毒存在；SB=AB，且均低于正常为代谢性酸中毒；SB=AB，且均高于正常为代谢性碱中毒。

血氧饱和度（SaO_2）

【检验方法】　血气分析仪

【检验标本】　动脉血

【送检要求】　抽取动脉血 2mL 肝素抗凝，不能有气泡，用小橡皮封针头，双手搓动注射器，立即送检。

【参考区间】　95% ～ 98%

【临床意义】　SaO_2 是了解血红蛋白氧合程度和血红蛋白缓冲系统能力的指标，受氧分压和 pH 的影响。

血氧饱和度50%时的氧分压（P50）

【检验方法】　血气分析仪

【检验标本】　动脉血

【送检要求】　抽取动脉血 2mL 肝素抗凝，不能有气泡，用小橡皮封针头，双手搓动注射器，立即送检。

【参考区间】　3.5kPa（26.6mmHg）

【临床意义】　P50 反映血液运输氧的能力以及血红蛋白对氧的亲和力。P50 增加，提示氧离解曲线右移，氧与 Hb 亲和力降低，易释放氧。P50 降低，提示氧离解曲线左移，氧与 Hb 亲和力增加，易结合氧，但不易释放氧。因此，P50 降低时，尽管 SaO_2 较高，实际上组织同样缺氧。

氧含量（O_2Ct）

【检验方法】　血气分析仪

【检验标本】 动脉血

【送检要求】 抽取动脉血 2mL 肝素抗凝，不能有气泡，用小橡皮封针头，双手搓动注射器，立即送检。

【参考区间】 6.69 ～ 9.81mmol/L

【临床意义】 O_2Ct 是判断机体缺氧程度的指标。贫血时血氧总量会降低，但不表明呼吸衰竭。

碳氧血红蛋白定性试验（HbCO）

【检验方法】 碱溶血法

【检验标本】 静脉血

【送检要求】 EDTA-K_2 抗凝管，取患者及正常对照者静脉血各 2mL 即刻混匀，及时送检。

【参考区间】 阴性

【临床意义】 碳氧血红蛋白定性试验用于诊断急性煤气中毒。该实验敏感度较差，血液中一氧化碳含量到一定程度时才呈阳性，如患者事先已采取通气措施，血中一氧化碳含量下降，试验可呈阴性。在重度吸烟者和锅炉工人的血液中，碳氧血红蛋白含量会升高。

附 3-1　急诊生化仪报告模式及临床意义

（美国 NOVA，Stat Profile®pHOx Ultra）

项目	英文缩写	参考范围
血液酸碱度	pH	7.35 ～ 7.45
氧分压	PO_2	83 ～ 108mmHg
二氧化碳分压	PCO_2	35 ～ 45mmHg
氧分压温度校正值	PO_2TC	83 ～ 108mmHg
二氧化碳分压温度校正值	PCO_2TC	35 ～ 45mmHg
实际碳酸氢根	ABC/HCO_3^-	21 ～ 28mmol/L
标准碳酸氢根	SBC	21.3 ～ 24.8mmol/L

（续　表）

项目	英文缩写	参考范围
二氧化碳总量	TCO_2	$22 \sim 29$mmol/L
全血剩余碱	BE-b	$-2 \sim 3$mmol/L
细胞外液剩余碱	BE-ecf	$-2 \sim 3$mmol/L
动脉氧含量	O_2Ct	$18 \sim 24$mL/dL（男） $15 \sim 21$mL/dL（女）
动脉氧容量	O_2Cap	$18 \sim 25$mL/dL（男） $15 \sim 22$mL/dL（女）
动脉血氧饱和度	$SO_2\%$	$95\% \sim 98\%$
血红蛋白	Hb	$132 \sim 173$g/L（男） $117 \sim 155$g/L（女）
肺泡氧分压	A	$89 \sim 132$mmHg
动脉肺泡氧分压比	a/A	$0 \sim 0.75$mmHg
氧合指数	PO_2/FiO_2	$400 \sim 500$mmHg
红细胞压积	Hct	$39\% \sim 49\%$（男） $35\% \sim 45\%$（女）
钠离了	Na^+	$136 \sim 146$mmol/L
钾离子	K^+	$3.5 \sim 5.1$mmol/L
氯离子	Cl^-	$98 \sim 106$mmol/L
离子钙	iCa	$1.09 \sim 1.3$mmol/L
离子镁	iMg	$0.45 \sim 0.6$mmol/L
血糖	Glu	$3.61 \sim 5.28$mmol/L
乳酸	Lac	$0.7 \sim 2.5$mmol/L
尿素氮	BUN	$7 \sim 18$mg/dL
尿素	Urea	$15 \sim 38.6$mg/dL
肌酐	Creat	$0.7 \sim 1.3$mg/dL（成年男性） $0.6 \sim 1.1$mg/dL（成年女性）
血浆渗透压	Osm	$275 \sim 295$mOsmol/kg
总血红蛋白	tHb	$140 \sim 178$g/L（男） $120 \sim 156$g/L（女）
氧合血红蛋白	O_2Hb	$94\% \sim 97\%$
碳氧血红蛋白	COHb	$0 \sim 1.5\%$
脱氧血红蛋白	HHb	$0 \sim 5\%$
高铁血红蛋白	MetHb	$0 \sim 1.5\%$
成人胆红素	tBil	$0.2 \sim 1$mg/dL

【Ultra 质控管理】

1. 两点定标：在电极灵敏度最佳浓度进行，反映电极真实状态。

2. 一点定标：监测仪器及电极稳定性，状态异常立即提示。

3. 空气检测器定标：监测各个空气检测器的状态，状态异常立即提示。

4. 质控：医学决定水平内的与定标点协同的多水平验证。全自动液体质控包最大程度节约成本，保证质量。

5. 肌酐 / 血糖性能测试：每 24 小时监测电极及电极膜性能，确保检测正常。

6. 乳酸定标电压值：每 2 小时监测电极及电极膜性能，确保检测正常。

7. 流速测试：监测仪器管路状态，状态异常立即提示。

8. 错误记录：为仪器日常状态查询提供详细记录。

9. 试剂包被污染监测：测定定标液中的氧分压电压值来判断。

【临床意义】

pH

1. pH > 7.45 为碱血症，< 7.35 为酸血症。pH 正常不能排除酸碱失衡。

2. 单凭 pH 不能区别是代谢性还是呼吸性酸碱失衡。

PO_2

1. PO_2 增高 见于吸入纯氧或含高浓度氧气的气体。

2. PO_2 降低 提示肺泡通气不足引起缺氧，见于高原生活者、一氧化碳中毒、呼吸窘迫症、肺部疾病、心力衰竭、休克等。

（注意：低于 55mmHg 即有呼吸衰竭，低于 30mmHg 即有生命危险。）

PCO_2

1. PCO_2 增高 提示存在肺泡通气不足，既可以是原发性的，也可以是继发性的（或代偿性），如多种原因所致的呼吸性酸中毒。

2. PCO_2 减低　提示肺泡通气过度，也同样有原发性、继发性两种，结果使体内 CO_2 排出过多，如呼吸性碱中毒、低氧血症、高热等所致的通气过度。

ABC/HCO_3^-

HCO_3^- 主要由碳酸氢盐解离而来，当其他阴离子缺乏时，HCO_3^- 增加，代替其他阴离子而与阳离子保持平衡。HCO_3^- 可因原发性代谢酸碱紊乱而致，也可因呼吸性酸碱紊乱的 PCO_2 变化而继发性改变，因而 ABC 受呼吸和代谢双重影响。

实际应用中常结合 SBC 来判断，正常情况下，SBC=ABC，当 SBC > ABC 时，表示有呼吸性碱中毒存在；当 SBC < ABC 时，表示有呼吸性酸中毒存在；SBC=ABC，且均低于正常为代谢性酸中毒；SBC=ABC，且均高于正常为代谢性碱中毒。

SBC

标准碳酸氢盐指在 PCO_2 为 5.33kPa（40mmHg）时，37℃及 Hb 完全氧合状态下的实际碳酸氢盐的含量，它排除了呼吸因素的影响。代谢性酸中毒如尿毒症、糖尿病酮症酸中毒、严重腹泻时 SBC 下降，代谢性碱中毒如肾上腺功能亢进、缺钾时 SBC 升高。

常结合实际碳酸氢盐（ABC）来判断呼吸对血浆 HCO_3^- 的影响程度，正常情况下，SBC=ABC，当 SBC > ABC 时，表示 CO_2 排出增加为呼吸性碱中毒；当 SBC < ABC 时，表示有 CO_2 潴留为呼吸性酸中毒。

TCO_2

1. TCO_2 增高　见于：①呼吸性酸中毒（肺气肿、肺纤维化、呼吸肌麻痹、气胸、呼吸道阻塞）；②代谢性碱中毒（呕吐、肾上腺皮质功能亢进、缺钾及服用碱性药物过多）。

2. TCO_2 降低　见于：①代谢性酸中毒（尿毒症、休克、糖尿病酮症酸中毒、严重腹泻及脱水）；②呼吸性碱中毒（呼吸中枢兴奋及呼吸加快等）。

BE-b

当 BE 为正值时，说明缓冲碱增加，为代谢性碱中毒；BE 负值时，说明缓冲碱减少，为代谢性酸中毒。BE 不易受呼吸因素影响，为酸碱平衡中反映代谢性因素的一个客观指标。

O_2Ct

O_2Ct 是判断机体缺氧程度的指标。贫血时血氧总量会降低，但不表明呼吸衰竭。

Hb

俗称血色素，主要功能为运输氧和二氧化碳，但同时又是很重要的缓冲物质。血红蛋白携带氧时偏酸性，当动脉血流经组织时，氧合血红蛋白释放出氧而成为酸性较小的血红蛋白。正是由于氧合血红蛋白和血红蛋白的酸性差别才能使组织中生成 HCO_3^- 运至肺部，转变成二氧化碳而排出体外。在计算缓冲碱、剩余碱和碳酸氢根等参数时，与血红蛋白值均有关系。

Hct

是指一定容积血液中红细胞所占容积的百分比。增高见于大面积烧伤、各种原因引起的红细胞和血红蛋白增多、脱水等。减低见于各类贫血时随红细胞数的减少而有程度不同的降低。

AG

为阳离子总数与阴离子总数的差，是评价体液酸碱平衡状态的一个重要指标。

计算公式为：$AG = Na^+ - (Cl^- + HCO_3^-)$ 或者 $AG = (Na^+ + K^+) - (Cl^- + HCO_3^-)$

PaO_2/FIO_2

如果 PaO_2 明显下降，加大吸入气中氧浓度无助于进一步提高 PaO_2，氧合指数小于 300mmHg，则提示，肺呼吸功能障碍。呼吸治疗的目标，是使器官组织可以得到足够的氧气，以便进行氧合作用获得能源。但由于细胞内的氧合状况无法直接检测，所以临床上使用许多氧合指标来反映身体的氧合状况，这些指标的意义及应用，是医护人员该有的认知。大气中的氧气从呼吸道进入肺泡，经由扩散作用至肺微血管，与血色素结合后借着以心脏为动力的动脉血流送至微血管供组织细胞使用，产生的二氧化碳及剩下的氧气再经由静脉血回流到肺微血管而完成呼吸循环。在整个过程中，代表氧合的各项指标可分为四类：①氧气压力及相关指数；②氧气含量及相关指数；③氧气饱和度及相关指数；④局部组织氧合指数。

Na$^+$

正常成人体内钠总量为每 kg 体重 40～44mmol。60kg 体重的成人总量为 60g，其中 50% 分布于细胞外液，40%～45% 分布于骨骼，其余 5%～10% 分布于细胞内液。血清钠为 135～145mmol/L，占血浆阳离子总量的 92%。钠离子升高见于肾上腺皮质功能亢进、输入液体过多、脱水、心衰、肝硬化、肾病。降低见于呕吐、腹泻、尿钠排出过多等。

K$^+$

正常成人体内钾含量为每 kg 体重 49～54mmol。60kg 体重的成人总量为 120g，其中 98% 分布于细胞内液，2% 分布于细胞外液。红细胞内钾浓度为 110～125 mmol/L，血清钾为 3.5～5.5 mmol/L。血清钾升高可见于肾上腺皮质功能减退症、急性或慢性肾功能衰竭、休克、组织挤压伤、重度溶血、口服或注射含钾液等，降低见于严重腹泻、呕吐、肾上腺皮质功能亢进、服用利尿剂等。

Cl$^-$

氯化物为细胞外液主要的阴离子，它的代谢和钠有密切关系，人体内主要以氯化钠的形式存在。血钠的升高或降低常伴有氯化物的升高或降低。血中氯化物浓度也和酸碱平衡有关，HCO_3^- 升高时，氯化物常降低；HCO_3^- 降低时，氯化物常升高，即酸中毒伴高血氯，碱中毒伴低血氯。它和钠离子共同维持细胞外液渗透压和体液容量，决定体内水流动方向。

iCa

食物中钙在 pH 较低的小肠上段吸收，钙化合物一般不溶于水，故消化道中吸收比较困难。使消化道 pH 下降的食物可促进钙盐吸收。碱性食物会降低钙的吸收。血液中钙几乎全部存在于血浆中，故血钙指血浆钙。血钙主要以离子钙、结合钙二种形式存在，约各占 50%。结合钙绝大部分和血浆蛋白结合。结合后的钙不能透过毛细血管壁，它和离子钙之间处于动态平衡。pH 上升，结合钙升高；pH 下降，离子钙升高。

iMg

镁是人体所必需元素，占人体内阳离子的第四位。人体物质代谢中的许多酶需要镁离子参与。有些酶作为它的组成部分，有些酶需要镁作为激动剂。对心血管系统和神经系统有明显的抑制作用。镁对维持甲状旁腺功能非常重要。钙镁二者之一出现代谢紊乱，就会影响到另一个成分。

镁的生理功能

1. 细胞活动与代谢：镁是重要的辅助酶。在血管内镁能激活许多重要的酶。

2. 对心血管的抑制作用：低镁时也可出现心动过速、心律失常等，还参与心肌的收缩过程。

3. 与钾代谢有关：病人在低血钾的同时，往往合并低镁。如果低血镁得不到较好的纠正，低血钾也很难纠正。

4. 与血管和胃肠道平滑肌作用：镁能扩张血管，使血压下降，镁也能解除胃肠道平滑肌痉挛，有较好的利胆和导泻作用。

5. 中枢神经系统作用：镁有抗惊厥和和镇静作用。低血镁时，病人可出现激动、精神混乱及不安。

6.抑制呼吸：镁过量或中毒能引起呼吸抑制，并造成呼吸衰竭。

Glu

正常情况下血糖浓度在各种调节因素作用下，维持相对恒定；一旦调节发生紊乱，可导致高糖血症或低糖血症。血糖的升高和降低都极易引起代谢紊乱。

Lac

广泛分布于人体各组织中，是糖无氧氧化的终产物。由于组织细胞中的酶活性远远高于血清，所以即使少量组织损伤，血清中酶活性也表现明显增加。红细胞中乳酸较血清高100倍，故溶血标本也会影响乳酸的检测。

BUN

是人体蛋白质代谢终产物，占血中非蛋白氮量45%，占非蛋白氮排泄量的75%。体内尿素90%经肾以尿的形式排出，其余部分由胃肠及皮肤排出。增高常见于肾功能不全，心功不全，休克等；降低常见于严重肝病，如肝炎合并广泛性肝坏死等。

Creat

是肌酸的脱水缩合物。食物中肌酐量对肌酐排出量影响很小。肾功能正常时肌酐排出率相当恒定，与内源性肌酐生成量成正比。肾功能衰竭血浆肌酐水平上升，肌酐清除率所计算出的肾小球滤过率不一样。当肌酐水平明显升高于正常水平，会从肾小管分泌肌酐，所以求出的清除率及肾小球滤过率偏高。

O_2Hb

此参数表示 O_2 从肺泡到组织细胞的传送能力。血红蛋白在肺泡内结合 O_2 释放到组织细胞，并在组织细胞采集 CO_2 释放到肺泡内呼出体外。

COHb

此参数表示 CO 与血红蛋白的结合程度。在 CO 分压增高时，血红蛋白与 CO 的亲合力比与 O_2 的亲合力大200倍，因此，如果未得到及时诊治，将因吸入大量 CO 而导致死亡。

MetHb

血红蛋白中的二价铁被氧化成三价铁，即形成高铁血红蛋白，之后 Hb 即丧失携氧能力。氧与高铁血红蛋白结合但又不能释放到组织细胞，这可能是遗传性或是药物诱发所致。

15%～20%：巧克力色血，氰化物中毒。

20%～45%：昏眩，致伤，头痛，昏倒，倦怠。

45%～55%：深度失去知觉。

55%～70%：心脏病发作，心脏衰竭。

＞70%：死亡。

HHb

此参数由未与氧结合的血红蛋白组成，但它在肺泡内极易与氧结合。

tBil

主要用来诊断是否有肝脏疾病或胆道是否发生异常的指标。

1. 升高见于　①肝脏疾患：急性黄疸型肝炎、急性黄色肝坏死、慢性活动性肝炎、肝硬化等；②肝外的疾病：溶血型黄疸、血型不合的输血反应、新生儿黄疸、胆石症等。

2. 降低见于　总胆红素偏低的原因有可能是因为缺铁性贫血；厌食的人如果缺锌，也会引起总胆红素偏低。

第二节　蛋白质及多肽类检验

血清总蛋白（TP）

【检验方法】　双缩脲法

【检验标本】　静脉血

【送检要求】　抽取空腹静脉血 2mL 注入干燥试管送检。

【参考区间】　成人:（65 ～ 85）g/L

参考来源:中华人民共和国卫生行业标准《WS/T404.2—2012 临床常用生化检验项目参考区间》

【临床意义】

1. TP 增高　常见于脱水和血液浓缩,多发性骨髓瘤（主要是球蛋白的增加,其量可超过 50g/L,总蛋白则可超过 100g/L）。

2. TP 减低　常见于血浆水分增加（水钠潴留）、肝功能障碍（蛋白质的合成减少,以白蛋白的下降最为显著）、消耗性疾病（严重结核病、甲状腺功能亢进症和恶性肿瘤）、营养不良、广泛烧伤、肾病综合征、溃疡性结肠炎、大量反复放胸腔积液和腹水。

血清白蛋白（Alb）

【检验方法】　透射免疫比浊法 *

【检验标本】　静脉血

【送检要求】　抽取空腹静脉血 2mL 注入干燥试管送检。

【参考区间】　成人:（40 ～ 55）g/L

参考来源:中华人民共和国卫生行业标准《WS/T404.2—2012 临床常用生化检验项目参考区间》

【临床意义】

1. 血清白蛋白增高　见于脱水和血液浓缩。

2. 血清白蛋白减低　见于急性大量出血或严重烫伤、肝脏合成白蛋白功能障碍、营养不良、消耗性疾病、腹腔恶性肿瘤、肾病综合征、妊娠晚期。

注:*该方法学抗干扰性强,当血红蛋白≤ 5g/L,胆红素≤ 23mmol/L,抗坏血酸≤ 35mg/L 时不受干扰。

球蛋白（Globulin，G）

【检验方法】 公式计算法

【检验标本】 静脉血

【送检要求】 抽取空腹静脉血 2mL 注入干燥试管送检。

【参考区间】 成人：（20 ～ 40）g/L

参考来源：中华人民共和国卫生行业标准《WS/T404.2—2012 临床常用生化检验项目参考区间》

【临床意义】

1. 球蛋白增高见于 ① 感染性疾病：结核病、疟疾、血吸虫病等；②自身免疫性疾病：系统性红斑狼疮、硬皮病、风湿热、类风湿关节炎等；③多发性骨髓瘤，此时 γ 球蛋白可增至 20 ～ 50g/L；④慢性活动性肝炎、肝硬化。

2. 球蛋白减低见于 ①生理性降低：正常婴儿出生后至 3 岁内；②长期应用肾上腺皮质激素和其他免疫抑制药有抑制免疫功能的作用，会导致球蛋白的合成减少。

白蛋白/球蛋白比值（A/G）

【检验方法】 计算法

【检验标本】 静脉血

【送检要求】 抽取空腹静脉血 2mL 注入干燥试管送检。

【参考区间】 （1.2 ～ 2.4）：1

参考来源：中华人民共和国卫生行业标准《WS/T404.2—2012 临床常用生化检验项目参考区间》

【临床意义】

1. 比值增高 临床上少见，可能是白蛋白增多和球蛋白降低所致。

2. 比值降低 慢性活动性肝炎、肝硬化、肾病综合征、低蛋白血症。

血清前白蛋白（PA）

【检验方法】 免疫比浊法

【检验标本】 静脉血

【送检要求】 抽取空腹静脉血 2mL 注入干燥试管，避免溶血，及时送检。

【参考区间】 成人：男性 200～430mg/L；女性 180～350mg/L

参考来源：中华人民共和国卫生行业标准《WS/T404.9—2018临床常用生化检验项目参考区间》（注：本文件参考区间不适用于儿童、青少年（年龄＜18岁）以及孕妇。）

【临床意义】 前白蛋白是由肝脏细胞合成的糖蛋白，电泳时迁移在白蛋白之前，故名。

1. 营养不良的诊断和监测 蛋白质营养不良患者，血清前白蛋白浓度会降低。

2. 肝病的诊断 多数肝病患者前白蛋白下降至 50% 以下，在坏死性肝硬化时几乎可降至零。作为早期肝功能损伤的指标比 ALT 特异，比白蛋白和转铁蛋白敏感。

血清蛋白电泳（SPE）

【检验方法】 琼脂糖凝胶电泳法

【检验标本】 静脉血

【送检要求】 抽取空腹静脉血 2mL 注入干燥试管，避免溶血，及时送检。

【参考区间】 白蛋白 46.6%～61.9%；α_1 球蛋白 1.4%～4.6%；α_2 球蛋白 7.3%～13.9%；β 球蛋白 10.9%～19.1%；γ 球蛋白 9.5%～24.8%

【临床意义】 血清蛋白琼脂糖凝胶电泳法，通常可分离出 Alb、α_1、α_2、β、γ 球蛋白 5 个组分。以下几种疾病时电泳分析结果可有较显著的变化（表 3-1）。

表 3-1　血清蛋白电泳的临床意义

病名	白蛋白	球蛋白			
		α_1	α_2	β	γ
肾病	↓↓	↑	↑↑	↑	↓
弥漫性肝损害	↓↓	↑	↓	↓	↑
肝硬化	↓↓	↓	↓	$\beta-\gamma$ 桥	
原发性肝癌	↓↓	AFP			↑
多发性骨髓瘤*				↑	↑↑
慢性炎症	↓	↑	↑		↑
妊娠	↓			↑	↓
无丙种球蛋白血症					↓↓
双蛋白血症	双峰				

注：*异常球蛋白，可出现 M 区带。

视黄醇结合蛋白（RBP）

【检验方法】　透射比浊法

【检验标本】　静脉血

【送检要求】　抽取空腹静脉血 2mL 置于干燥试管送检。

【参考区间】　25 ～ 70mg/L

【临床意义】

1. 升高　见于肾病综合征、慢性肾衰竭、慢性肾小球肾炎、糖尿病性肾硬化、慢性肾盂肾炎、紫癜性肾炎、肾结石等肾脏疾病，且阳性率明显高于肌酐、尿素等指标。

2. 降低　见于肝硬化及急、慢性肝炎等肝脏疾病，重型肝炎患者 RBP 值越低，预后越差，随着病情好转，RBP 值逐渐升高。还见于营养不良，可检出早期营养不良和亚临床营养不良。

α_1-酸性糖蛋白（α_1-AG）

【检验方法】　比浊法

【检验标本】　静脉血

【送检要求】　抽取静脉血 2mL 注入干燥试管送检。

【参考区间】　$0.55 \sim 1.4g/L$

【临床意义】　α_1- 酸性糖蛋白由肝脏及白细胞合成，是主要的急性时相反应蛋白。

1.α_1-AG 升高　见于炎症、类风湿关节炎、SLE、恶性肿瘤（肝细胞癌）、手术病人及心肌梗死等。

2.α_1-AG 降低　见于营养不良、妊娠、严重肝损害等情况。

α_1抗胰蛋白酶（α_1-AT）测定

【检验方法】　免疫比浊法

【检验标本】　静脉血

【送检要求】　抽取静脉血 2mL 注入干燥试管送检。

【参考区间】　$90 \sim 200mg/L$

【临床意义】　α_1抗胰蛋白酶（α_1-AT）水平的检测用于辅助诊断青少年和成人肝硬化等重症疾病。AAT 的缺陷，特别是 ZZ 表现型可引起肝细胞的损害而致肝硬化，机制未明。此外，α_1抗胰蛋白酶缺乏症与肺气肿有关。AAT 水平检测也用于辅助诊断发现于胎儿呼吸窘迫综合征。

结合珠蛋白（HP）

【检验方法】　比浊法

【检验标本】　静脉血

【送检要求】　抽取静脉血 2mL 注入干燥试管送检。

【参考区间】 0.5～2.2g/L

【临床意义】 结合珠蛋白又称触珠蛋白。

1. 急性时相反应中血浆 HP 增高。有组织坏死时，12～24h 后，其含量升高，并在 72～96h 达峰值。烧伤和肾病综合征引起大量蛋白质丢失的情况下亦可见 HP 增加。

2. 血管内溶血时，由于 HP 与血红蛋白结合，其含量明显下降。

3. 严重肝病患者 HP 的合成降低。

转铁蛋白（Tf）

【检验方法】 免疫散射比浊法

【检验标本】 静脉血

【送检要求】 抽取静脉血 2mL 注入干燥试管送检。

【参考区间】 成人：2.6～3.0g/L

参考来源：中华人民共和国卫生行业标准《WS/T404.9—2018 临床常用生化检验项目参考区间》（注：本文件参考区间不适用于儿童、青少年（年龄＜18岁）以及孕妇。）

【临床意义】

1. 以转铁蛋白作为诊断与监测指标时，往往与血清铁、TIBC 及转铁蛋白饱和度联用。

2. Tf 增高见于缺铁性贫血、妊娠后期。

3. Tf 降低见于急慢性肝炎、肝硬化、肾病综合征、肾衰竭、蛋白丢失性肠病、重度烧伤、恶性肿瘤、慢性贫血、遗传性无转铁蛋白血症等。

β₂-微球蛋白（β₂-MG）

【检验方法】 免疫散射比浊法

【检验标本】 静脉血或尿液

【送检要求】　干燥试管，空腹取血 3mL，注意避免溶血，或随机中段尿 4mL，及时送检。

【参考区间】　血清: 成人（18～59 岁）1.0～2.3mg/L；（≥60 岁）1.3～3.0mg/L[*]

尿液：＜ 0.32mg/L

参考来源：[*] 中华人民共和国卫生行业标准《WS/T404.9—2018 临床常用生化检验项目参考区间》（注：本文件参考区间不适用于儿童、青少年（年龄＜18 岁）以及孕妇。）

【临床意义】

1. 血清 β_2-MG 升高　肾功能是影响血清 β_2- 微球蛋白浓度的主要因素，急性肾小球肾炎、慢性肾功能不全时升高；血液系统肿瘤、恶性实体瘤、自身免疫性疾病时亦升高。

2. 尿 β_2-MG 升高　用于肾小管性蛋白尿、上下尿路感染的鉴别诊断。肾移植排斥反应出现时明显升高，连续检测有一定的预后价值。

超敏C反应蛋白/常规C反应蛋白（hs-CRP/常规CRP）

【检验方法】　免疫散射比浊法（国赛）

【检验标本】　末梢血或抗凝血

【送检要求】　采集儿童末梢血或抽取成人静脉血 2mL 于 EDTA/ 肝素抗凝试管送检。

【参考区间】　hs-CRP ＜ 3mg/L；常规 CRP ＜ 5 mg/L

【临床意义】

1. 鉴别诊断细菌性或病毒性感染疾病　CRP 在细菌感染时明显升高，在病毒感染时无显著升高。

2. 监测病情　CRP 持续时间与病程相当，一旦疾病恢复，CRP 含量迅速下降，对临床有一个先驱的预报作用。若 CRP 持续升高或再度回升，则提示必须予以重视。

3.监测术后感染 创伤或手术后的患者，3～5h 血清CRP 开始升高，24～48h 可达到高峰，如患者无继发感染，5～7 天血清 CRP 浓度可恢复至正常；如患者术后并发感染，则 CRP 水平非但不下降，还有上升的现象。

4.心血管疾病风险预测 在健康人群中，hsCRP 持续低水平升高，未来发生心血管事件的概率比正常情况高 2～5 倍。

附 3-2 CRP/hcCRP 临床应用建议表

项目名称	应用类别	检测结果（mg/L）	临床应用建议
FR-CRP	鉴别感染	< 5	病程大于 6～12h，可基本排除细菌感染或细菌已被清除
		5～20	如病程尚短，不能排除细菌感染，应数小时后再复查
		20～100	通常是细菌感染，病毒感染不常见
		> 100	提示细菌感染，病毒感染基本可排除
FR-CRP/hsCRP	鉴别新生儿感染	> 2	提示新生儿细菌感染
		< 1	心血管疾病危险性评估为低危险性
hsCRP	心血管疾病评估	1～3	心血管疾病危险性评估为中危险性，建议给予抗炎治疗
		> 3	心血管疾病危险性评估为高危险性，建议给予抗炎与抗栓同时治疗

注：FR-CRP 全量程 CRP（Full Range CRP），指用全血样本能检测涵盖hs-CRP 和普通 CRP 检测范围的 CRP。

血清淀粉样蛋白A（SAA）

【检验方法】 免疫散射比浊法（国赛）
【检验标本】 静脉血

【送检要求】　抽取空腹静脉血 2mL 置于干燥试管送检。

【参考区间】　血清：≤ 10mg/L

【临床意义】

1.SAA 是反映感染性疾病早期炎症的敏感指标。一般在感染 3 ～ 6 小时 SAA 开始升高（早于 CRP），半衰期短（康复期浓度下降快于 CRP），也是炎症恢复更敏感的评价指标。

2. 鉴别细菌性或病毒性感染，减少抗生素的滥用。

附 3-3　感染急性期 SAA 与 CRP 联合检测结果的临床提示

SAA 浓度（mg/L）	CRP 浓度	临床提示
≤ 10	正常参考区间内	无急性期炎症
10 ～ 100	正常或轻度升高	病毒感染（轻症）
100 ～ 500	＞ 50mg/L	细菌感染，动态观察 SAA 及 CRP 评价治疗效果。
≥ 500	升高，但 ≤ 50mg/L	病毒感染（重症），细菌感染，12 ～ 24 小时复查

降钙素原（PCT）

【检验方法】　电化学发光法

【检验标本】　静脉血

【送检要求】　抽取静脉血 2mL 注入干燥试管避光及时送检，避免标本溶血。（血清样本须用标准试管或有分离胶的真空管收集）

【参考区间】　0 ～ 0.046ng/mL

【临床意义】　PCT 水平升高见于细菌性脓毒血症，尤其是重症脓毒血症和感染性休克。PCT 可作为脓毒血症患者的预后指标。它也是急性重症胰腺炎及其主要并发症的可靠指标。对于社区获得性呼吸道感染和空调诱导性肺炎患者，PCT 可作为抗生素选择以及疗效判断的指标。

白介素-6（IL-6）

【检验方法】 电化学发光法

【检验标本】 静脉血

【送检要求】 抽取静脉血 2mL 注入干燥试管避光及时送检，避免标本溶血。（血清样本须用标准试管或有分离胶的真空管收集）

【参考区间】 0 ~ 7pg/mL

【临床意义】 通过免疫检测体外定量测定人血清或血浆中的白介素 -6（IL-6），该检测可作为急性炎症的早期指标辅助管理危重病患者。

心型脂肪酸结合蛋白（H-FABP）

【检验方法】 胶乳免疫比浊法

【检验标本】 静脉血

【送检要求】 抽取空腹静脉血 2mL 置于干燥试管送检。

【参考区间】 < 5.0ng/mL

【临床意义】 H-FABP 是心脏细胞胞质中含量极为丰富的一种小分子蛋白质（分子量为 15kDa）。正常状态下血液中几乎检测不到，当心肌细胞受损时，H-FABP 释放并迅速进入血循环。主要应用于心肌损伤的早期诊断。在 AMI 患者症状发作后的第一个 24 小时内连续测量 H-FABP 可以：①识别 AMI 早期或高危患者进行再灌注治疗；②发现围手术期 AMI 患者；③早在血栓溶解疗法后 30 分钟区别再灌注和未再灌注梗死相关动脉的患者；④症状发作后 10 小时内出现，可以发现再梗死；⑤能准确估计心肌梗死面积以提供重要的预后信息等。

层粘连蛋白（LN）

【检验方法】　免疫层析法

【检验标本】　新鲜血清 / 血浆

【送检要求】　抽取空腹静脉血 2mL 置于试管送检。

【参考区间】　< 140ng/mL

【临床意义】　LN 与肝纤维化的形成有重要关系，是门脉高压发生的主要基础。同时 LN 与肿瘤的浸润、转移、糖尿病等有关。血清中 LN 水平常与透明质酸、Ⅳ型胶原等相平行，对血清 LN 水平的检测，有利于诊断肝纤维化和门脉高压，对于纤维化的普查、诊断、治疗效果的评价，以及高危人群随访观察等具有一定的临床指导意义。

肝素结合蛋白（HBP）

【检验方法】　免疫荧光干式定量法（中翰盛泰生物）

【检验标本】　静脉血

【送检要求】　静脉血 2mL 注入干燥试管送检。

【参考区间】　≤ 11.4ng/mL

【临床意义】　HBP 主要是由 PMN（中性粒细胞）受外界刺激所释放，所以正常人血中 HBP 含量很低，当有感染发生时，部分细菌侵入到血管内，菌体本身或者细菌释放的毒素等物质刺激 PMN 释放 HBP，从而导致血中 HBP 含量升高，HBP 在一般感染时能达到 20 ～ 30ng/mL，ICU 中严重感染会更高，可能超过 100ng/mL。因此 HBP 临床主要应用于：

1. 预测和诊断脓毒症，作为局部感染的诊断指标：当脑脊液 HBP 水平超过 20ng/mL 时，诊断急性细菌性脑膜炎可以达到 100% 的敏感性和 99.2% 的特异性以及 96.2% 的阳性预测值和 100% 的阴性预测值，因此脑脊液中 HBP 水平可以提高区分细菌性和病毒性神经系统感染的准确性。

2. 作为脓毒症治疗的预后评估。

3. 可作为药物治疗的靶标。

血清 α₂-巨球蛋白（α₂-MG）

【检验方法】 免疫比浊法

【检验标本】 静脉血

【送检要求】 静脉血 2mL 注入干燥试管送检。

【参考区间】 男 1.50 ～ 3.50g/L；女 1.75 ～ 4.70g/L

【临床意义】 α_2- 巨球蛋白是血浆中分子量最大的蛋白质，在肝细胞与单核 - 巨噬细胞系统合成，其具有酶抑制剂的作用，能调节细胞外蛋白水解，还可以刺激淋巴细胞和粒细胞发育。测定血液中 α_2- 巨球蛋白对诊断肝、肾疾病有一定的意义。升高可见于肾病综合征、肝硬化、糖尿病、急慢性肝炎。降低见于肺气肿、慢性肝炎、糖尿病、甲状腺功能亢进症、急性肾小球肾炎、急性胰腺炎、弥散性血管内凝血（DIC）、营养不良。妊娠、口服避孕药的妇女、雌激素药物治疗者，也可见 α_2- 巨球蛋白升高。

妊娠相关血浆蛋白A（PAPP-A）

【检验方法】 放射免疫法

【检验标本】 静脉血

【送检要求】 静脉血 2mL 注入干燥试管送检。

【参考区间】 < 320mg/L

【临床意义】 妊娠相关蛋白是唐氏综合征（DS）筛查标记物之一，是孕早期筛查胎儿染色体疾病的一个重要血清学指标。在怀孕期间，PAPP-A 由蜕膜大量产生并释放到母血循环中，其孕期水平随着孕周而增加，直至分娩。孕早期异常妊娠时，PAPP-A 水平明显降低，在孕中期与正常水平无差异。因此，PAPP-A 可作为孕早期筛查胎儿染色体疾病的指标，但不能作为二期筛查标记物。

糖缺失性转铁蛋白（CDT）

【检验方法】 乳胶增强散射比浊法

【检验标本】 静脉血

【送检要求】 静脉血 2mL 注入干燥试管送检。

【参考区间】 有文献报道：男性 %CDT 参考区间为 1.20% ～ 1.95%（18 ～ 44 岁）、1.30% ～ 2.29%（45 ～ 59 岁）、1.28% ～ 2.05%（≥ 60 岁），女性 1.16% ～ 1.63%（≥ 18 岁）

【临床意义】 CDT 作为评价饮酒状态的标志物，有较为理想的特异性。尤其是相对于其他肝脏酶类标志物，CDT 在肝脏疾病存在时对于酒精摄入表现出更好的特异性和抗干扰能力，更优于其他传统饮酒标志物且特异性更佳。对于由酒精引发的肝脏疾病有较好的特异性和敏感性。2001 年 CDT 已被批准用于评估饮酒状况。常用于：①重度饮酒者的治疗监测、酒驾监测等司法领域，还有严禁饮酒职业的入职检查；②糖缺失糖蛋白综合征的辅助诊断；③判断急性胰腺炎的发病是否与饮酒状态相关；④对于由酒精损害引起的肝脏疾病有指示作用；⑤无意识的颅内出血筛查等。

人血清Aβ1-42/P-tau-181蛋白联合检测

【检验方法】 酶联免疫双抗体夹心法（安群生物）

【检验标本】 静脉血

【送检要求】 抽取空腹静脉血 3mL 送检，采血后应及时分离，避免溶血。样本在 2 ～ 8℃或 -20℃冷冻可稳定 4 周。

【参考区间】 Aβ1-42 ≤ 110pg/mL; p-tau-181 ≤ 30pg/mL

【临床意义】 阿尔茨海默病（Alzheimer'sDisease，AD）是一种脑退行性疾患，患者的智力、记忆、感觉、定向、推理和判断能力都产生不可逆性的退化，严重危害人类健康。随着全球人口的老龄化，AD发病率也与日俱增，对社会和家庭造成巨大影响。

在早期的AD患者脑中，可溶性Aβ1-42含量高，晚期时含量降低。Aβ1-42现已作为诊断AD的标志物，在AD患者的脑组织和脑脊液中都选择性升高。最新的研究发现，AD患者血清中Aβ1-42水平的检测与脑脊液（CSF）中Aβ1-42的检测具有同样的意义，故这一无创性的检查更易被病人接受，也易于在临床上推广。

Tau蛋白是神经元细胞中众多微管相关蛋白（MAPs）之一，是一种低分子量含磷糖蛋白，它可以与神经轴突内的微管结合，并且具有诱导与促进微管蛋白聚合成微管、防止微管解聚和维持微管功能稳定的作用。当Tau蛋白发生高度磷酸化、异常糖基化、异常糖化以及泛素蛋白化时，Tau蛋白失去对微管的稳定作用，导致神经纤维退化，从而引起神经功能失调。AD早期神经元纤维缠结(NFT)病理改变较轻，以tau蛋白糖基化为主，而p-tau蛋白含量较低，随AD病情加重，NFT病理改变以tau蛋白的过度磷酸化为主，因此我们检测的AD中后期患者p-tau-181蛋白血清浓度显著增高。

临床上检测人血清中的β淀粉样蛋白1-42（Aβ1-42）和磷酸化蛋白tau-181(p-tau-181)可用于：

1.体检者易患风险筛查（便于筛查无症状高风险AD人群）。

2.门诊患者AD早期筛查、辅助诊断。

3.临床对疑似AD患者进行AD支持性诊断和排除性诊断。

4.对确诊的 AD 进展期患者可动态观察病情变化以及动态跟踪评估 AD 患者治疗效果。

第三节　肝胆疾病的实验诊断

总胆红素（T-Bili）

【检验方法】　改良 J-G 法

【检验标本】　静脉血

【送检要求】　抽取静脉血 2mL 注入干燥试管避光及时送检，避免标本溶血。

【参考区间】　成人：男性 ≤ 26.0 μmol/L；女性 ≤ 21.0 μmol/L（男/女 ≤ 23.0 μmol/L）

参考来源：中华人民共和国卫生行业标准《WS/T 404.4—2018 临床常用生化检验项目参考区间》

【临床意义】　总胆红素是直接胆红素与间接胆红素的总和。总胆红素、直接胆红素同时测定可对胆红素的来源作鉴别。总胆红素增加的原因：胆道阻塞、肝炎、肝硬化、溶血性综合征等。

注：咖啡因、胆碱药物、维生素 C、维生素 A、吗啡等能使测定值增高。

直接胆红素（D-Bili）

【检验方法】　重氮法

【检验标本】　静脉血

【送检要求】　抽取静脉血 2mL 注入干燥试管避光及时送检，避免标本溶血。

【参考区间】 成人 ≤ 4.0μmol/L

参考来源：中华人民共和国卫生行业标准《WS/T404.4—2018临床常用生化检验项目参考区间》（注：贝克曼 AU 系列配套系统）

【临床意义】 直接胆红素升高多属胆汁淤积性黄疸和肝细胞性黄疸，溶血性黄疸病人直接胆红素不变或稍高。结合间接胆红素（I-Bili）、尿胆红素和尿胆原定性等指标可进行黄疸类型的鉴别诊断。

间接胆红素（I-Bili）

【检验方法】 计算法

【检验标本】 静脉血

【送检要求】 抽取静脉血 2mL 注入干燥试管避光及时送检，避免标本溶血。

【参考区间】 3.4 ～ 13.7μmol/L

【临床意义】 间接胆红素增高见于溶血性黄疸、肝细胞性黄疸。

δ-胆红素（δ-BIL或δ-B）

【检验方法】 酶法

【检验标本】 静脉血

【送检要求】 静脉血 2mL 注入干燥试管避光及时送检，避免溶血。

【参考区间】 男：3.1 ～ 4.5mg/L；女：1.7 ～ 3.3mg/L

【临床意义】 δ - 胆红素（δ-BIL），它是一种白蛋白和胆红素间非酶促反应形成的共价结合物。δ - 胆红素与急性黄疸性肝炎的恢复期密切相关，恢复期总胆红素下降，尤其结合胆红素明显降低，而 δ - 胆红素的相对百分比却显著增高，最后达总胆红素的 80% 以上，这种表现可作为对急性黄疸性肝炎恢复期观察的可靠指征；严重肝功不全病人血清中δ-胆红素常小于总胆红素的35%，死前可降至20%以下，患者恢复后δ-胆红素占总胆红素的40%～90%。据此δ-胆红素可作为判断严重肝病预后的指征。

升高见于肝细胞性黄疸如（急性黄疸性肝炎、慢性活动性肝炎、肝硬化、肝坏死等）、阻塞性黄疸如胆石症、肝癌、胰头癌等。

总胆汁酸（TBA）

【检验方法】 酶比色法

【检验标本】 静脉血

【送检要求】 抽取静脉血2mL注入干燥试管避光及时送检，避免标本溶血。

【参考区间】 0～10μmol/L

【临床意义】 升高见于急性肝炎、慢性肝炎、慢性活动性肝炎、肝硬化、酒精性肝脏疾病、中毒性肝脏疾病和肝癌患者；胆管阻塞、胆汁淤积性肝硬化、新生儿胆汁淤积、妊娠性胆汁淤积，血清TBA均可显著增高。

甘胆酸（CG）

【检验方法】 胶乳增强免疫比浊法

【检验标本】 血清

【送检要求】 抽取静脉血3mL注入干燥试管送检，避免溶血。

【参考区间】 正常血清：0～2.7mg/L

孕妇血清：轻度肝内胆汁淤积：2.7～10mg/L

中度肝内胆汁淤积：10～30mg/L

重度肝内胆汁淤积：≥30mg/L

【临床意义】

1. 急性肝炎、肝硬化、慢性迁延性（活动性）肝炎、肝癌、胆囊炎均有不同程度升高。其浓度高低与肝脏病变范围及程度密切相关。

2. 血清甘胆酸测定是诊断妊娠期肝内胆汁淤积症（ICP）敏感、特异的指标。

3. 肠道功能的变化可引起甘胆酸结果异常。

透明质酸（HA）

【检验方法】 免疫层析法

【检验标本】 新鲜血清 / 新鲜血浆

【送检要求】 空腹取血 3mL，注意避免溶血。

【参考区间】 < 100ng/mL

【临床意义】 透明质酸（HA）水平是反映肝纤维化的重要指标，也可用于抗纤维化药物治疗时的动态观察。

血清Ⅲ型前胶原肽（PⅢNP）

【检验方法】 免疫层析法

【检验标本】 新鲜血清 / 新鲜血浆

【送检要求】 空腹取血 3mL，注意避免溶血。

【参考区间】 < 120ng/mL

【临床意义】 增高见于原发性肝癌、肝硬化、慢性迁延性肝炎等。血清 PⅢNP 含量可作为反映慢性肝病纤维化活动程度的指标。

血清Ⅳ型胶原（CⅣ）

【检验方法】 免疫层析法

【检验标本】 新鲜血清 / 新鲜血浆

【送检要求】　空腹取血 3mL，注意避免溶血。

【参考区间】　< 140ng/mL

【临床意义】　目前检测Ⅳ型胶原主要是它在血清中的降解片段，该指标主要用于肝纤维化早期诊断参考，临床证明其与肝纤维化程度呈正相关，可用于药物疗效和预后观察的指标。除肝病之外，糖尿病合并肾病、肾炎等亦有不同程度的升高。

血氨（BA）

【检验方法】　谷氨酸脱氢酶法

【检验标本】　静脉血

【送检要求】　抽取静脉血 2mL 注入干燥试管立即送检。

【参考区间】　10.63 ～ 47.57μmol/L

【临床意义】　血氨增高见于肝性脑病、重型肝炎、尿毒症、消化道出血等。

丙氨酸氨基转移酶（ALT）

【检验方法】　连续监测法

【检验标本】　静脉血

【送检要求】　抽取空腹静脉血 2mL 置于干燥试管送检，避免标本溶血。

【参考区间】　成人：男（9 ～ 50）U/L；女（7 ～ 40）U/L

参考来源：中华人民共和国卫生行业标准《WS/T404.1—2012 临床常用生化检验项目参考区间》（注：试剂中未含 5,-磷酸吡哆醛）

【临床意义】　ALT 活性增高见于以下疾病：①肝脏疾病，如传染性肝炎、肝癌、肝硬化活动期、中毒性肝炎、脂肪肝、胆管炎和胆囊炎；②心脑血管疾病，如心肌梗死、心肌炎、心功能衰竭时的肝脏淤血、脑出血等；③药物和毒物，如氯丙嗪、异烟肼、奎宁、水杨酸制剂、乙醇、铅、汞、四氯化碳及有机磷等引起 ALT 活性增高。

天门冬氨酸氨基转移酶（AST）

【检验方法】 连续监测法

【检验标本】 静脉血

【送检要求】 抽取空腹静脉血 2mL 置于干燥试管送检，避免标本溶血。

【参考区间】 成人：男（15～40）U/L；女（13～35）U/L

参考来源：中华人民共和国卫生行业标准《WS/T404.1—2012 临床常用生化检验项目参考区间》(注：试剂中未含 5,－磷酸吡哆醛)

【临床意义】 AST 在心肌细胞内含量较多，当心肌梗死时，血清中 AST 活性增高，在发病后 6～12h 显著增高，在 48h 内达到高峰，在 3～5d 恢复正常。血中 AST 也可来源于肝细胞，各种肝病可引起血清 AST 升高，有时可达 1200U/L，中毒性肝炎还可更高。

碱性磷酸酶（ALP/AKP）

【检验方法】 连续监测法

【检验标本】 静脉血

【送检要求】 抽取空腹静脉血 2mL 置于干燥试管送检，或用肝素抗凝血浆标本，但不能用 EDTA-Na$_2$ 及草酸盐作抗凝药。

【参考区间】 成人：男性（45～125）U/L

女性（20～49 岁）（35～100）U/L；

（50～79 岁）（50～135）U/L

参考来源：中华人民共和国卫生行业标准《WS/T404.1—2012 临床常用生化检验项目参考区间》

【临床意义】 碱性磷酸酶活性测定常作为肝脏疾病和骨骼疾病的临床辅助诊断指标。血清碱性磷酸酶活性增高可见于：

①肝胆疾病，胆汁淤积性黄疸、急性或慢性黄疸型肝炎、肝癌等；②骨骼疾病，纤维性骨炎、成骨不全症、佝偻病、骨软化病、骨转移癌和骨折修复愈合期等。

γ-L-谷氨酰转肽酶（γ-GT）

【检验方法】　连续监测法

【检验标本】　静脉血

【送检要求】　抽取空腹静脉血 2mL 置于干燥试管送检。

【参考区间】　成人：男（10～60）U/L；女（7～45）U/L

参考来源：中华人民共和国卫生行业标准《WS/T404.1—2012临床常用生化检验项目参考区间》

【临床意义】　轻度和中度增高见于病毒性肝炎、肝硬化、胰腺炎等。明显增高者见于原发或继发性肝癌、梗阻性黄疸、胆汁性肝硬化、胆管炎、胰头癌、肝外胆道癌等。嗜酒或长期接受某些药物如苯巴比妥、苯妥英钠等，血清 γ-GT 活性升高，口服避孕药也会使 γ-GT 活性升高。

甘氨酰脯氨酸二肽氨基肽酶（GPDA）

【检验方法】　GPN 底物法（北京九强）

【检验标本】　静脉血

【送检要求】　静脉血 2mL 注入干燥试管送检，避免溶血。

【参考区间】　44～116 U/L

【临床意义】　健康成人 GPDA 水平较为恒定，重症肝炎、酒精性肝炎 GPDA 明显升高，急性肝炎中度升高，其他肝胆疾病升高幅度大小依次为慢性活动性肝炎、慢性迁徙性肝炎、梗死性黄疸、肝硬化及胆结石；胃肠道病变时血清 GPDA 有下降。

5'-核苷酸酶测定（5'-NT）

【检验方法】 酶比色法

【检验标本】 血清

【送检要求】 抽取静脉血 2mL 注入干燥试管避光及时送检，避免标本溶血。

【参考区间】 0～11.0U/L

【临床意义】 5'-NT 在诊断肝胆疾病中特异性较高，一般与 ALP 联合检测，可以互补诊断肝胆疾病，并可以判断 ALP 升高是来源于肝胆疾病还是骨骼疾病。

α-L-岩藻糖苷酶（AFU）

【检验方法】 速率法（北京利德曼）

【检验标本】 静脉血

【送检要求】 抽取空腹静脉血 2mL 置于干燥试管送检，注意避免溶血。

【参考区间】 14.3～39.9U/L

【临床意义】

1. AFU 是原发性肝癌（PHC）的标志物和诊断指标。原发性肝癌时 AFU 活性不仅显著高于正常对照组，而且也显著高于转移性肝癌、胆管细胞癌、恶性间皮癌、恶性血管内皮细胞瘤、肝硬化、先天性肝囊肿和其他良性肝占位性病变。

2. AFU 的敏感性高于甲胎蛋白（AFP），特异性则差于 AFP；AFU 与 AFP 无明显相关，二者联合测定可提高肝癌的检出率，特别是对 AFP 阴性和小细胞肝癌的诊断价值更大。

3. 慢性肝炎和肝硬化患者血清 AFU 亦增高，但一般轻度升高，且随疾病的治愈和好转而下降。PHC 患者血清 AFU 持续升高，幅度较大，有助于鉴别诊断。

4. 血清 AFU 活性与转移性肝癌患者原病灶是否在消化道，PHC 患者肿瘤转移与否及分化程度无关。

5. 血清 AFU 还可作为 PHC 术后监测、追踪观察的较理想指标，其变化与病情严重程度相平行，且早于临床表现 1～2 个月，故可作为 PHC 疗效和预后判断的指标。

6. AFU 随妊娠周数的增加而增加，在自然分娩后或人工终止妊娠后，迅速下降，5d 后降至正常水平。

腺苷脱氨酶（ADA）

【检验方法】 速率法

【检验标本】 静脉血、胸腹水、脑脊液

【采样要求】 采静脉血、胸腹水或脑脊液 2～3mL 注入干燥试管送检。

【参考区间】 血清：4～24U/L；胸腹水：0～35U/L；脑脊液：0～6U/L

【临床意义】

1. 血清活性升高，常见于肝炎、肝硬化、血色素沉着症。肿瘤引起的梗阻性黄疸、前列腺和膀胱癌、溶血性贫血、风湿热、伤寒、痛风、重症地中海贫血、骨髓性白血病、结核、自身免疫性疾病、传染性单核细胞增多症和心力衰竭等也可以引起 ADA 升高。

2. ADA 在良恶性难辨的渗出液鉴别诊断上有重要价值。ADA 对诊断结核性渗出液的特异性和敏感性明显优于活检和细菌学检查。结核性胸腹水 ADA 活性显著增高，癌性胸腹水不增高，但血清 ADA 活性二者无显著差别。

3. 脑脊液 ADA 检测可作为中枢神经系统疾病诊断和鉴别诊断的重要指标。结核性脑膜炎显著增高，病毒性脑膜炎不增高，颅内肿瘤及中枢神经系统白血病稍增高。

胆碱酯酶（ChE）

【检验方法】 速率法

【检验标本】 静脉血

【送检要求】 抽取空腹静脉血 2mL 置于干燥试管送检。

【参考区间】 5000 ～ 12 000U/L（37℃）

【临床意义】 血清胆碱酯酶测定的临床意义在于酶活性降低。肝脏合成 ChE，故肝实质细胞损害时降低。有机磷毒剂是 ChE 的强烈抑制药，测定血清 ChE 是协助有机磷中毒诊断及预后估计的重要手段。

单胺氧化酶测定（MAO）

【检验方法】 化学法

【检验标本】 静脉血

【送检要求】 抽取空腹静脉血 3mL 置真空干燥管内送检。

【参考区间】 12 ～ 40U/mL

【临床意义】

1. MAO 存在于线粒体中，能促进结缔组织形成，其增高程度与肝结缔组织增生密切相关。增高主要见于肝硬化，阳性率＞80%；其他疾病包括肝坏死、慢性活动性肝炎、糖尿病、肢端肥大症、硬皮病、结缔组织病等。

2. 减低见于药物使用者，如肾上腺皮质素、避孕药、肼类、左旋多巴或高尿酸血症。

3. 血清 MAO 与纤维连接蛋白联合测定有助于肝纤维化的诊断。

纤维连接蛋白（FN）

【检验方法】 免疫比浊法

【检验标本】　静脉血

【送检要求】　抽取空腹静脉血 2mL 置于干燥试管送检。

【参考区间】　成人：250 ～ 400mg/L

【临床意义】

纤维连接蛋白（FN）降低　多见于中风、严重感染、肝硬化、营养不良、烧伤、弥漫性血管内凝血（DIC）、糖尿病酸性酮中毒急性胰腺炎以及创伤和大手术后。

纤维连接蛋白（FN）升高　多见于糖尿病伴微血管病变、脑梗死、妊娠高血压。

Ⅰ型胶原吡啶交联终肽（ICTP）

【检验方法】　酶联免疫吸附法

【检验标本】　静脉血

【送检要求】　抽取空腹静脉血 2mL 置于干燥试管送检。

【参考区间】　女性：16 ～ 42μg/L；男性：16 ～ 43μg/L

【临床意义】　ICTP 浓度升高与骨溶增加有关，比如多发性骨髓瘤、溶骨转移、类风湿关节炎等。

1. 肿瘤骨转移（乳腺癌、前列腺癌、肺癌、肝癌等）的诊断：在骨转移 / 非转移病人中 ICTP 水平差异明显，常在 2 倍以上。

2. 多发性骨髓瘤：诊断、评估多发性骨髓瘤骨病和监测治疗反应方面的有效工具，评估病程和预测存活率。

3. 类风湿关节炎：初次 ICTP 水平升高也可以预示类风湿关节炎有关节破坏；与常规实验室方法联合检测诊断类风湿关节炎，能提高疾病的早期诊断，有助于确认需要更积极药物治疗的病人。

亮氨酸氨基肽酶测定（LAP）

【检验方法】　速率法

【检验标本】 血清、血浆、尿液

【送检要求】 使用 EDTA 抗凝血浆会使测值偏低,请勿使用。

【参考区间】 血清:12 ～ 37U/L

尿液:2 ～ 8U/L

【临床意义】 亮氨酸氨基肽酶(LAP)广泛分布于各组织中,以肝、胆、胰和肾等脏器含量最多。患肝、胆、胰疾患时,肝细胞和胆管上皮细胞合成 LAP 增加,加上胆道梗阻时 LAP 排泄受阻、逆流入血,引起血清 LAP 升高。原发性肝癌 LAP 增高尤为显著,其水平明显高于慢性肝炎和肝硬化。各型慢性肝炎病人 LAP 活性均明显高于正常人,且增高的幅度与病情严重程度相关。

天门冬氨酸氨基转移酶线粒体同工酶(m-AST)

【检验方法】 免疫抑制法

【检验标本】 静脉血

【送检要求】 抽取空腹静脉血 2mL 置于干燥试管送检。

【参考区间】 ≤ 18U/L

【临床意义】 m-AST 广泛分布于人体,在心、肝、肺、骨骼肌、肾、胰腺等组织细胞中均存在,尤以心、肝含量最高。AST 有两种同工酶,分别是位于细胞质内的 AST 胞浆同工酶(C-AST)和位于细胞线粒体内的线粒体同工酶(m-AST)。当肝和心肌细胞损害严重,引起线粒体崩解时,可导致血清 m-AST 增高。因此,血清 m-AST 增高可反映亚细胞结构损害的严重性,是诊断细胞损害和心肌梗死的敏感指标,并可作为临床判断肝细胞和心肌细胞实质性损害程度及临床疗效评估、预后判断的重要指标。临床上可用于急慢性肝炎、酒精性肝炎及肝坏死的鉴别诊断;动态监测血清 m-AST/AST 比值的变化有助于鉴别和评估肝实质细胞损伤及坏死程度；急性心肌梗死的预后判断；肝切除及心脏手术前和预后判断。

谷胱甘肽还原酶（GR）

【检验方法】　速率法

【检验标本】　静脉血

【送检要求】　静脉血 2mL 注入干燥试管送检。

【参考区间】　33 ～ 73U/L

【临床意义】　谷胱甘肽还原酶检测应用于肝脏疾病、营养评估（核黄素状态）、遗传性缺乏症阶段的监测。急性肝炎早期阶段，血清谷胱甘肽还原酶敏感性很高；而急性肝炎患者 GR 比转氨酶更早增加达到峰值，是判断早期肝脏损伤的指标；在黄疸患者中，可用于区分良性阻塞和恶性黄疸。

谷胱甘肽过氧化物酶（GSH-PX/GPX）

【检验方法】　比色法（北京九强）

【检验标本】　静脉血

【送检要求】　静脉血 2mL 注入干燥试管送检。

【参考区间】　114.96 ～ 140.32U/L

【临床意义】　谷胱甘肽过氧化物酶（GSH-Px）是机体内广泛存在的一种重要的过氧化物分解酶。硒是 GSH-Px 酶系的组成成分，它能催化 GSH 变为 GSSG，使有毒的过氧化物还原成无毒的羟基化合物，同时促进 H_2O_2 的分解，从而保护细胞膜的结构及功能不受过氧化物的干扰及损害。GSH-Px 的活性中心是硒半胱氨酸，其活力大小可以反映机体硒水平。GPX 是机体抗过氧化能力指标之一。升高见于糖尿病、镰状红细胞性贫血、新生儿溶血、地中海贫血。降低见于克山病、大骨关节病、多发性硬化症、癌症、冠心病、慢性胰腺炎、烧伤、手术。

第四节　肾脏疾病的实验诊断

血清胱抑素C（Cys-C）

【检验方法】　透射比沖法

【检验标本】　静脉血

【送检要求】　抽取静脉血2mL注入干燥试管送检，可与Urea、Cr同测。

【参考区间】　0.55～1.55mg/L

【临床意义】　胱抑素C（CystainC，Cys-C）是一种非糖基化的碱性蛋白，相对分子量较小，包括木瓜蛋白酶家族中的组织蛋白、酶和钙离子激活蛋白酶家族中的钙离子激活蛋白。它能在细胞内肽类和蛋白质代谢特别是胶泵代谢中起重要作用。Cys-C在所有粒细胞中均有表达，产生速率十分稳定，在体内唯一的代谢途径是通过肾小球滤过排泄，不被肾小管上皮细胞分泌，但在近曲小管有一定的重吸收，只是在重吸收后被完全分解代谢，所以不会再返回血液中，且不受炎症、胆红素、饮食、体重、溶血、三酰甘油、性别、年龄等影响，在临床上可作为评估肾小球滤过率（GFR）的重要指标。

1.Cys-C作为肾病诊断的标志物。

2.评价老人肾功能状态的最佳指标。

3.作为各种肾病（糖尿病、高血压、肾炎）早期预测标志物。

4.用作监测肾移植病人术后肾功能及疗效动态跟踪。

5.用作评价肾小球滤过率（GFR）的指标。

6.肾小球损伤标志物，优于肌酐、尿酸、尿素氮等。

血尿素（Urea）

【检验方法】　尿素酶法

【检验标本】　静脉血

【送检要求】　抽取静脉血 2mL 注入干燥试管送检，可与 Cr 同测。

【参考区间】　成人：男（20～59 岁）3.1～8.0mmol/L；
　　　　　　　　　　（60～79 岁）3.6～9.5mmol/L
　　　　　　　　　女（20～59 岁）2.6～7.5mmol/L；
　　　　　　　　　　（60～79 岁）3.1～8.8mmol/L

参考来源：中华人民共和国卫生行业标准《WS/T404.5—2015 临床常用生化检验项目参考区间》

【临床意义】

1. 血尿素氮增高　各种原因引起脱水、休克、心功能衰竭的肾前性病理性增高，各种肾脏疾患所致肾功能不全或衰竭、尿路梗阻等。

2. 血尿素氮减少　少见，主要见于严重肝病、肝坏死等。

注：血氯升高可使尿素氮测定结果偏高，溶血标本对测定有干扰；磺胺类药物、水合氯醛、呋塞米、大麻可使测定值增高。

血肌酐（Cr）

【检验方法】　肌氨酸氧化酶法

【检验标本】　静脉血

【送检要求】　抽取静脉血 2mL 注入干燥试管送检。

【参考区间】　成人：男（20～59 岁）57～97μmol/L；
　　　　　　　　　　（60～79 岁）57～111μmol/L
　　　　　　　　　女（20～59 岁）41～73μmol/L；
　　　　　　　　　　（60～79 岁）41～81μmol/L

参考来源：中华人民共和国卫生行业标准《WS/T404.5—2015

临床常用生化检验项目参考区间》

【临床意义】 在肾脏疾病初期，血清肌酐值通常不升高，直至肾脏实质性损害时，血清肌酐值才增高。在正常肾血流条件下，肌酐值如升高在 $176 \sim 353 \mu mol/L$，提示为中度至严重的肾损害。所以血肌酐测定对晚期肾脏病临床意义较大。

血尿酸（UA）

【检验方法】 尿酸酶法

【检验标本】 静脉血

【送检要求】 抽取静脉血 2mL 注入干燥试管送检。

【参考区间】 $90 \sim 420 \mu mol/L$

【临床意义】

1. 尿酸测定对痛风诊断最有帮助，痛风患者血清中尿酸增高。

2. 核酸代谢增加时，如白血病、多发性骨髓瘤、真性红细胞增多症等，血清尿酸常见增高。

3. 在肾功能减退时，常伴有血清尿酸增高。

4. 氯仿中毒、四氯化碳中毒及铅中毒、子痫、妊娠反应及食用富含核酸的食物等，均可引起血中尿酸含量增高。

尿微量白蛋白（U-mAlb）

【检验方法】 胶体金双抗体夹心法

【检验标本】 尿液

【送检要求】 取晨尿 10mL 置干净容器及时送检（防腐：每 100mL 尿中加入甲苯 0.5mL）。

【参考区间】 < 30mg/L（晨尿）；< 20mg/L（随意尿）

【临床意义】

1. 尿微量白蛋白增加 见于妊娠毒血症、充血性心力衰竭、肾小球肾炎、尿路感染、风湿病、高血压肾病、良性肾动脉硬化症、发热、体力活动或运动后等。

2. 尿中白蛋白增高同时伴有 β_2-微球蛋白增加　预示早期糖尿病肾病。

N-酰-β-D-氨基葡萄糖苷酶（NAG）测定

【检验方法】　连续监测法

【检验标本】　静脉血、尿液

【送检要求】　抽取空腹静脉血 2mL 置于干燥试管送检，尿液及时送检。

【参考区间】　血清：15 ～ 27U/L（37℃）

尿液：（6.39 ± 3.19）U/g 肌酐

【临床意义】

1. 肝硬化和慢性活动性肝炎晚期，肝组织有纤维化倾向者，血清 NAG 活性升高；中晚期妊娠血清 NAG 活性亦见升高。

2. 尿液 NAG 水平升高见于急慢性肾小球肾炎、慢性肾衰竭、狼疮肾炎、肾病综合征、肾移植术后排斥反应、中毒性肾病、流行性出血热、肝硬化晚期等。

24h尿蛋白定量

【检验方法】　邻苯三酚红 / 钼酸法

【检验标本】　尿液

【送检要求】　收集 24h 尿液，每 100mL 尿用 1mL 甲苯防腐，记录总尿量，并取 10mL 尿液送检。

【参考区间】　< 100mg/L；< 120mg/24h 尿量

【临床意义】

1. 生理性蛋白尿　见于功能性蛋白尿和体位性蛋白尿。特点是一过性，且尿蛋白一般 < 500mg/L。

2.病理性蛋白尿 ①肾小球性蛋白尿：常见于急、慢性肾小球肾炎、狼疮肾炎、过敏性紫癜性肾炎、肾静脉血栓形成、心功能不全、肾肿瘤；②肾小管性蛋白尿：活动性肾盂肾炎、Fanconi 综合征、肾移植、镉等重金属中毒等；③混合性蛋白尿：由于炎症或中毒累及肾小球和肾小管而产生的蛋白尿；④组织性蛋白尿：如 Tamm-Horsfall 糖蛋白、IgA、黏蛋白；⑤溢出性蛋白尿：见于骨髓瘤、重链病、轻链病等。

α_1-微球蛋白（α_1-MG）

【检验方法】 免疫比浊法

【检验标本】 静脉血或尿液

【送检要求】 抽取空腹静脉血 2mL 注入干燥试管送检，或随机中段尿 4mL，及时送检。

【参考区间】 血清：10 ～ 30mg/L；尿液：0 ～ 12mg/L

【临床意义】 α_1 微球蛋白主要在淋巴细胞和肝脏中生成，广泛分布于体液及淋巴细胞表面。正常情况下，血液中游离 α_1-MG 可自由通过肾小球滤过膜，并在近曲小管被重吸收和代谢。

1.α_1-MG 升高 见于原发性肾小球肾炎、糖尿病性肾病、狼疮性肾病、急慢性肾衰竭。

2.α_1-MG 降低 见于肝炎或肝硬化等肝实质性病变。

中性粒细胞明胶酶相关脂质运载蛋白（NGAL）

【检验方法】 胶乳增强免疫比浊法

【检验标本】 尿液、EDTA 抗凝血浆

【送检要求】 抽取空腹静脉血 2mL 置于 EDTA 抗凝试管送检或尿液（需离心）。

【参考区间】 EDTA 血浆：37 ～ 180ng/mL

尿液：0.9 ～ 100ng/mL

【临床意义】 中性粒细胞明胶酶相关脂质运载蛋白（NGAL）是在包括肾小管在内的一些组织器官的中性粒细胞和上皮细胞中表达的小分子蛋白。NGAL 在肾脏中的表达会因不同原因的肾损伤而显著升高，并且释放到尿液和血浆中。NGAL 水平可在损伤的 2 小时内升高，因此被作为早期敏感的肾损伤生物标志物。可用于：重症监护、急诊室伤检分类、心肺搭桥手术后监测、肾移植预后评估、评估静脉内造影剂肾毒性。

β-半乳糖苷酶（GAL）

【检验方法】 CNP-GAL 法

【检验标本】 新鲜尿液

【送检要求】 随机尿 5mL 送检。

【参考区间】 尿中 GAL 排出率 2.5 ～ 14.3IU/gCr

【临床意义】 尿中 GAL 活性可反映肾实质，特别是肾小管的早期损伤。尿中 GAL 和 NAG 同属细胞溶酶体酶，主要来源于肾小管上皮细胞，因而对肾小管损伤和后天性疾患有较敏感的反应，在肾实质损伤的不同阶段，GAL 和 NAG 的排出率曲线有一定差异，二者一同测定作尿酶谱分析，有助于病程观察和预后评价。在遗传学领域中对人类 β-半乳糖苷酶缺陷病的诊断（包括产前诊断）和基础研究也是重要的指征。

轻链（LC）

【检验方法】 免疫比浊法

【检验标本】 静脉血或者尿液

【送检要求】 静脉血 2mL 注入干燥试管送检 / 随机尿 5mL 送检。

【参考区间】 λ 轻链：0.93 ～ 2.42g/L；κ / λ：血清 1.17 ～ 2.93，尿液 0.75 ～ 4.50

【临床意义】 定量检测不同种类的轻链的含量有助于诊断多发性骨髓瘤（浆细胞异常增生的肿瘤）、淋巴瘤（淋巴组织的恶性肿瘤）、巨球蛋白血症（巨型球蛋白生成增多）及结缔组织病（如类风湿性关节炎、系统性红斑狼疮）等疾病。

在正常情况下，每个浆细胞克隆都产生一种均一的含有 κ 或 λ 轻链的免疫球蛋白分子，在血清中 κ：λ 的比值正常应为 2：1。完整的免疫球蛋白由于其分子量很高而不会在尿液中出现。游离的轻链由于其分子量较低，则使其可以通过肾小球滤过，但同时也能在肾小管中被重吸收。因此虽然它可以进入原尿，但终尿中的免疫球蛋白的浓度正常情况下仍然很低。

细胞克隆的异常增生将导致单克隆的球蛋白或游离免疫球蛋白片段（游离的轻链）的增加，这将造成 κ 与 λ 链的比例失衡。κ 与 λ 的比值失常预示了单克隆的 γ 球蛋白血症。在生成增加的情况下，游离的轻链的滤过也增加，当超出肾小管的重吸收能力时，就会在尿液中出现（如：本－周蛋白）。游离轻链在尿液中出现是单克隆 γ 球蛋白血症的重要预示。

第五节　心肌疾病的实验诊断

血清肌钙蛋白I（TnI）

【检验方法】 金标法

【检验标本】 静脉血

【送检要求】 抽取空腹静脉血 2mL 注入干燥试管送检。

【参考区间】 阴性

【临床意义】 肌钙蛋白（Troponin）是一种控制肌肉收缩的蛋白质，它通常有三个亚型：TnT、TnI、TnC。研究表明，

TnI 是心肌梗死特异的生化标记物，其敏感性和特异性明显高于 CK-Mb。一般于心肌梗死后 4～6h 在血液中出现，于14h 达到高锋，持续升高约 190h。TnI 检测对于心肌梗死早期诊断和监视心肌梗死病人的预后十分有用。

血清肌红蛋白（MB）

【检验方法】　化学发光法

【检验标本】　静脉血

【送检要求】　干燥试管，空腹取血 3mL，注意避免溶血。

【参考区间】　< 72ng/mL

【临床意义】　血清 MB 测定被用作急性心肌梗死的早期诊断指标，急性心肌梗死后 1～3h，血清 MB 开始升高，4～12h 达峰值，12h 开始下降，24h 后大部分恢复正常。血清 MB 升高的幅度和持续时间与梗死面积及心肌坏死程度呈正相关。连续检测 MB 对药物溶栓治疗后的效果诊断也有一定帮助。其他因素也会导致 MB 升高，故测定结果要结合临床分析。心肌标志物判读参考见表 3-2。

表 3-2　心肌标志物（TnI / CK—MB / Myo）判读参考

检验结果			结果意义
Myo	CK–MB	cTnI	
+	+	+	心肌梗死发生在 12 小时内
–	+	+	心肌梗死距首次发作超过 12 小时
+	–	+	基本可确定为心肌梗死
–	–	+	心肌梗死发作已 24～96 小时
+	+	–	早期肌肉或心肌损伤，建议在 4～8 小时内用肌钙蛋白 I 连续检测
–	+	–	早期肌肉或心肌损伤，建议在 4～8 小时内用肌钙蛋白 I 连续检测

（续　表）

检验结果			结果意义
Myo	CK-MB	cTnI	
+	-	-	早期肌肉或心肌损伤，建议在 4～8 小时内用肌钙蛋白 I 连续检测
-	-	-	没有发生心肌梗死，如有怀凝，可在 2～4 小时内重新检测

α-羟丁酸脱氢酶（α-HBD）

【检验方法】　连续监测法

【检验标本】　静脉血

【送检要求】　抽取空腹静脉血 2mL 置于干燥试管送检。

【参考区间】　72～182U/L（37℃）

【临床意义】　α-HBD 与 LD、AST、CK 及 CK-MB 一起组成心肌酶谱，对诊断心肌梗死有重要意义。心肌梗死患者，血清 α-HBD 活性增高。此外，活动性风湿性心肌炎、急性病毒性心肌炎、溶血性贫血等，因 LD1 活性增高，故 α-HBD 活性亦增高。

肌酸激酶同工酶（CK-MB）

【检验方法】　免疫抑制法

【检验标本】　静脉血

【送检要求】　抽取空腹静脉血 2mL 置于干燥试管送检。

【参考区间】　＜25U/L

【临床意义】　血清中 CK-MB 升高是公认的诊断急性心肌梗死和确定有无心肌坏死的重要指标。特别是心电图无 Q 波的急性心肌梗死和再发性心肌梗死，血清中 CK-MB 升高具有决定性诊断的作用。急性心肌梗死 3 ～ 4h CK-MB 开始升高，12 ～ 24h 达峰值，3d 后恢复至正常。若梗死再次发生，已趋于下降的 CK-MB 会再次升高。

缺血修饰白蛋白（IMA）

【检验方法】　ACB 试验 (颐康科技)

【检验标本】　静脉血

【送检要求】　抽血前避免剧烈运动，需静坐 5min 后抽取静脉血 2mL 置于干燥试管送检。

【参考区间】　血清：ACB > 64.7U/mL

IMA < 85.0U/mL

【临床意义】

1. IMA 是检测早期心肌缺血的敏感指标，故能更早发现急性心肌缺血，更早预测心脏事件的相对危险。

2. IMA 是检测冠状动脉痉挛导致缺血的生化标志物。

3. IMA 不仅可以用于急性冠脉综合征（ACS）患者的早期诊断，还可用于冠脉时间 PCI 术后的预后判断指标。无侧支循环患者的 IMA 值明显高于有侧支循环者，IMA 值升高与病变严重程度相关。

4. IMA 值可作为早期辨别急性脑卒中生化标志物 --- 脑出血发作初期，其中位数水平增加。

注：ACB（alumin cobalt binding，即血清白蛋白钴结合力）值越小，则 IMA 含量越高，两者成反比。

同型半胱氨酸（Hcy）

【检验方法】　循环酶法

【检验标本】　静脉血

【送检要求】　抽取空腹静脉血 2mL 置于干燥试管送检。

【参考区间】 0 ～ 18 μ mol/L

【临床意义】 同型半胱氨酸（Hcy）的代谢与心血管疾病和卒中有着密切的关联。Hcy 是一种含硫的氨基酸，系由甲硫氨酸代谢生成的中间代谢物。在体内 Hcy 多数以氧化形式与一般蛋白结合，并在血液中循环。健康人体内的 Hcy 浓度非常低，Hcy 的代谢途径有二：其一是叶酸和维生素 B_{12} 需求性的甲硫氨酸合成酶代谢合成甲硫氨酸；其二是经维生素 B_6 辅助生成半胱氨酸。当这些代谢途径损坏时，Hcy 就会累积并释放到血液中。近年来，过量的 Hcy 被视为心脏病发作的独立致病因子。统计发现在正常范围内高值的前 5% 人群相对于低值的 10% 人群，其引发心血管疾病的概率高达 3 倍。因此经常监测 Hcy 的浓度，比降低胆固醇对预防心血管疾病更为重要。

N端-B型钠尿肽前体（NT-ProBNP）

【检验方法】 双抗体夹心法 / 化学发光法

【检验标本】 静脉血

【送检要求】 抽取静脉血 3mL 注入干燥试管送检。

【参考区间】 ＜ 125pg/mL。75 岁以上＜ 450pg/mL（化学发光法）（表 3-3）

表 3-3　氨基末端脑钠肽前体的临床判定

	排除心衰	诊断心衰
门诊	小于 125pg/mL 排除心衰	大于 125pg/mL 怀疑心衰，进一步做心动超声或其他检查
急症	小于 300pg/mL 排除心衰	＜ 50 岁大于 450pg/mL 50 ～ 75 岁大于 900pg/mL ＞ 75 岁大于 1800pg/mL 怀疑心衰，进一步做心动超声或其他检查

【临床意义】　氨基末端脑钠肽前体是排除和诊断心力衰竭的量化指标。NT-proBNP 水平与心力衰竭的严重程度相关；NT-proBNP 水平越高病变越严重，预后也越差；NT-proBNP 有利于在早期阶段或病变轻微阶段发现心力衰竭；NT-proBNP 可以区分无症状或症状轻微的心力衰竭患者（NYHA Ⅰ级和Ⅱ级）与非心力衰竭患者。

髓过氧化物酶（MPO）

【检验方法】　免疫比浊法

【检验标本】　静脉血

【送检要求】　静脉血 2mL 注入干燥试管送检。

【参考区间】　< 127ng/mL

【临床意义】　大量文献数据表明，MPO 可作为冠心病的预测因子和急性冠脉综合征预后判断指标：MPO 升高提示患者存在冠状动脉炎症，斑块不稳定，但血管未完全堵塞，并未引起心肌坏死，所以 MPO 可早期识别不稳定斑块，是 ACS 早期诊断的炎症标记物之一。

MPO 作为一种新的预测 ACS 的炎症标志物，能识别心肌肌钙蛋白 T（cTnT）阴性的 ACS 患者未来发生不良心血管事件的危险性。有国外文献指出，MPO 基线水平能独立预测其未来 30 天到 6 个月内突发心脏不良事件（心肌梗死、再梗死、血管重建或死亡）的危险性。

MPO 预测 35 岁以上健康人群未来发生心血管疾病的风险。MPO 可独立预测健康人未来患心血管疾病的风险，而不依赖 C 反应蛋白和其他炎症标记物。

可溶性生长刺激表达基因2蛋白（ST2）

【检验方法】　免疫荧光干式定量法（中翰盛泰 FIC-S100）

【检验标本】 血清

【送检要求】 红色管（干燥管）采样，48 小时内检验可贮存于 2 ～ 8℃，48 小时以上检验需贮存在 –20 ～ –80℃。

【参考区间】 ≤ 35.0ng/mL

【临床意义】 可溶性生长刺激表达基因 2 蛋白（ST2）是反映心衰患者心肌纤维化和心脏重构的标志物，可以预测心衰患者的再入院和死亡概率及评价治疗效果，ST2 浓度持续升高反映心肌纤维化和心脏重构在持续进展，通过治疗降低患者 ST2 浓度并控制在单一阈值（35ng/mL）以下，可降低心衰患者发生不良事件的风险（表 3-4）。

表 3-4 可溶性生长刺激表达基因 2 蛋白（ST2）结果判读参考表

ST2 检测结果（ng/mL）	数据解读
ST2 值≤ 35	患者病情稳定，维持原本治疗方案可长期随访观察病情
ST2 值＞ 35	患者未来不良事件发生率较高，门诊需增加随访频率
低→低	患者情况良好，不良事件发生率低，维持现有治疗方案
高→低	患者病情得到控制，趋于稳定，预后较好，未来不良事件发生率较低，建议维持当前的治疗方案
低→高	患者预后较差，未来不良事件发生率较高，需要密切关注。建议调整治疗方案（制定个体化治疗方案）
高→更高	患者病情可能正在继续发展，预后较差，未来不良事件发生率较高，需要密切关注。建议调整治疗方案（制定个体化治疗方案）

一氧化氮（NO）

【检验方法】　比色法

【检验标本】　血清

【送检要求】　清晨空腹采血，采集到样本后应及时分离血清，尽早于采血后常温下 4 小时内安排检测。

【参考区间】　30 ～ 60μmol/L

【临床意义】　NO 检测项目主要适用于心 / 脑血管疾病、内分泌疾病（如糖尿病等）、肝脏疾病、肾病、感染性休克、脓毒症、高血压、子痫等患者。对疾病的临床辅助诊断、病情的跟踪分析与判定、临床治疗疗效动态跟踪和预后评价，以及疾病预防、健康状况评价有重要的意义，对疾病发病机制的探讨及有效地指导临床治疗也具有一定的价值。

注：溶血样本会影响测定结果。

总抗氧化状态（TAS）

【检验方法】　比色法

【检验标本】　静脉血

【送检要求】　静脉血 2mL 注入干燥试管送检。

【参考区间】　1.20 ～ 1.80mmol/L

【临床意义】　TAS 是反映机体抗氧化能力的一个重要指标，人体内的抗氧化系统对于消除机体高水平氧化物，维护细胞及神经元的正常生理功能有着重要的作用。总抗氧化态（TAS）代表体内酶类和非酶类抗氧化物质的总和，是反映机体抗氧化能力的重要指标。机体抗氧化防御体系的能力强弱（即 TAS 高低）与其健康程度和疾病状态之间存在着密切的联系，当其降低时，将引起炎性反应和免疫系统疾病等。

中枢神经特异蛋白（S100β）

【检验方法】 免疫层析法

【检验标本】 静脉血

【送检要求】 静脉血 2mL 注入干燥试管送检。

【参考区间】 < 0.18ng/mL

【临床意义】 S-100B 蛋白是一种反映脑损伤的血清标志物，其特异性很高。研究发现：动脉瘤性蛛网膜下腔出血（SAH）后，血清 S-100B 蛋白水平不但能反映脑损伤的程度，还能根据其预测脑血管痉挛的发生，对临床判断 SAH 病人的预后有一定参考价值。并可运用于新生儿缺血缺氧性脑病（HIE）早期诊断、严重程度判断、预后判断。

第六节 血脂及脂蛋白测定

总胆固醇（TC）

【检验方法】 酶法（COD-PAP 法）

【检验标本】 静脉血

【送检要求】 抽血前保持 2 周平常饮食习惯，取坐位抽取空腹静脉血 2mL 置于干燥试管（穿刺成功后应立即松开止血带），及时送检。

【参考区间】 3.10 ～ 5.70mmol/L

【临床意义】 TC 测定主要用于原发性和继发性脂代谢异常症的诊断，动脉粥样硬化疾病的危险性预测，重症肝病及营养学评价。

1. TC 升高　可见于原发性高 TC 血症，如家族性高 TC 血症、家族性 APo B 缺陷症、多源性高 TC、混合性高脂蛋白血症。继发的见于肾病综合征、甲状腺功能减退症、糖尿病、妊娠等。

2. TC 减低　见于原发性低 TC 血症，如家族性无 β 或低 β 脂蛋白血症。继发的见于甲状腺功能亢进症、溶血性贫血、肝功能衰竭、营养不良等。

注：降血脂药、避孕药、β 受体阻滞药、免疫抑制药、某些降压药、降糖药、胰岛素及其他激素制剂均可影响血脂测定。

三酰甘油（TG）

【检验方法】　酶法（GPO-PAP 法）

【检验标本】　静脉血

【送检要求】　抽血前保持 2 周平常饮食习惯，禁食（可少量饮水）12h 后采血，采血前 24h 不饮酒。取坐位抽取空腹静脉血 2mL 置于干燥试管（穿刺成功后应立即松开止血带），及时送检。

【参考区间】　0.56 ～ 1.70mmol/L

【临床意义】

1. 高 TG 血症　有原发性与继发性两类，前者包括家族性高 TG 血症与家族性混合型高脂（蛋白）血症等。继发的见于糖尿病、糖原累积病、甲状腺功能减退症、肾病综合征、妊娠、口服避孕药、酗酒等。一般认为，单独有高 TG 不是冠心病的独立危险因素，只有伴以高 TC、高 LDL-C、低 HDL-C 等情况才有意义。

2. 低 TG 血症　见于肾上腺皮质功能降低、甲状腺功能亢进症和肝功能严重低下等。

注：妊娠后期各项血脂都会增高，应在产后或终止哺乳后 3 个

月查血才能反映其基本血脂水平。

高密度脂蛋白胆固醇（HDL-C）

【检验方法】 匀相测定法

【检验标本】 静脉血

【送检要求】 抽血前保持 2 周平常饮食习惯，取坐位抽取空腹静脉血 2mL 置于干燥试管（穿刺成功后应立即松开止血带），及时送检。

【参考区间】 男性：1.16 ～ 1.42mmol/L

女性：1.29 ～ 1.55mmol/L

【临床意义】 HDL-C 与冠心病成负相关，HDL-C 低于 0.9mmol/L 是冠心病危险因素，HDL-C 下降也多见于脑血管病、肝炎、肝硬化等患者。高 TG 血症往往伴低 HDL-C。肥胖者 HDL-C 也多偏低。吸烟可使 HDL-C 下降。

低密度脂蛋白胆固醇（LDL-C）

【检验方法】 匀相测定法

【检验标本】 静脉血

【送检要求】 抽血前保持 2 周平常饮食习惯，取坐位抽取空腹静脉血 2mL 置于干燥试管（穿刺成功后应立即松开止血带），及时送检。

【参考区间】 2.7 ～ 3.1mmol/L

【临床意义】 LDL-C 增高是动脉粥样硬化发生、发展的主要脂类危险因素。美国国家胆固醇教育计划（NCEP）的成人治疗专家（ATP）第二个报告（ATPⅡ）中以总胆固醇（TC）作为高血液胆固醇的分类和治疗标准，是因为 Framingham 建立的数据中，TC 与危险的相关性更强。ATPⅢ 中提出以 LDL-C 作为分类和治疗的标准主要是疗效观察时以降低

LDL-C 为有效标准。

小而密低密度脂蛋白胆固醇（sd LDL-C）

【检验方法】　过氧化物酶法（北京九强）

【检验标本】　静脉血

【送检要求】　静脉血 2mL 注入干燥试管送检。

【参考区间】　年轻男性（20～44 岁）：0.246～1.393mmol/L

年轻女性（20～54 岁）：0.243～1.109mmol/L

老年人（45～79 岁男性、55～79 岁女性）：

0.264 ~ 1.362mmol/L

【临床意义】　sd LDL 是 LDL 的致病亚组分，是独立的致动脉粥样硬化危险因素，是心血管病的一个重要标志物，可以预测冠心病的风险。近年提出的脂质异常三联症（Lipid triad）理论，指 TG 增高，HDL-C 降低，sd LDL 增高，是导致冠心病的发病因素。sd LDL 高水平的个体发生 2 型糖尿病的危险性增加。sd LDL 可以作为降脂药物效果监测指标。

载脂蛋白AI（Apo AI）

【检验方法】　免疫比浊法

【检验标本】　静脉血

【送检要求】　抽血前保持 2 周平常饮食习惯，取坐位抽取空腹静脉血 2mL 置于干燥试管（穿刺成功后应立即松开止血带），及时送检。

【参考区间】　1.2 ～ 1.6g/L

【临床意义】　Apo AI 为 HDL-C 的主要结构蛋白，血清 Apo AI 可以代表 HDL-C 水平。病理状态下 Apo AI 的升降不一定与 HDL-C 成比例。同时测定 Apo AI 与 HDL-C 对病理生理状态的分析更有帮助。冠心病患者 Apo AI 偏低，脑血管病患者 Apo AI 也明显降低。家族性高 TC 血症患者 HDL-C 往往偏低，但 Apo AI 不一定低，不增加冠心病危险。

载脂蛋白A II（ApoA II）

【检验方法】 免疫比浊法

【检验标本】 静脉血

【送检要求】 静脉血 2mL 注入干燥试管送检。

【参考区间】 25～35mg/dL

【临床意义】 载脂蛋白 AII 是构成高密度脂蛋白的主要组成部分，同时在胆固醇的逆转运输和脂类新陈代谢中扮演很重要的角色。测定它对诊断脂质代谢疾病有价值。ApoA II 与 ApoA I 同存于高密度脂蛋白中，抑制卵磷脂胆固醇甲酰转移酶（LCAT）的活性，激活肝脏甘油三酯酶（HTGL）的活性，当患动脉粥样硬化时 ApoA II 含量下降，ApoA II 在脂质代谢中作用重要。载脂蛋白 AII 可以水解乳糜微粒（CM）和极低密度脂蛋白（VLDL）中的甘油三酯。其血清浓度与发生冠心病的危险性呈负相关。

载脂蛋白B100（Apo B100）

【检验方法】 免疫比浊法

【检验标本】 静脉血

【送检要求】 抽血前保持 2 周平常饮食习惯，取坐位抽取空腹静脉血 2mL 置于干燥试管（穿刺成功后应立即松开止血带），及时送检。

【参考区间】 0.6～1.1g/L

【临床意义】 Apo B100 为低密度脂蛋白（LDL）主要结构蛋白，它与 LDL-C 成显著正相关。Apo B100 是冠心病的危险因素，是各项血脂指标中较好的动脉粥样硬化标志物。

载脂蛋白CⅡ（ApoCⅡ）

【检验方法】　免疫比浊法（北京九强）

【检验标本】　静脉血

【送检要求】　静脉血 2mL 注入干燥试管送检。

【参考区间】　1.6～4.2mg/dL

【临床意义】　载脂蛋白 C 是血浆中一组水溶性的低分子量蛋白质，包括载脂蛋白 CⅠ、CⅡ、CⅢ和新近发现的 CⅣ四个亚类，它们主要分布在乳糜微粒（CM）、极低密度脂蛋白（VLDL）和高密度脂蛋白（HDL）。ApoCⅡ存在时，脂蛋白脂肪酶（LPL）活性可增加 10～15 倍，因此 ApoCⅡ具有促进 CM 和 VLDL 降解的作用。血清 ApoCⅡ水平改变可能比血清胆固醇异常更早、更敏感的反映脂质代谢异常状态。异常结果：Apo CⅡ缺乏为常染色体隐性遗传病，表现为Ⅰ型高脂蛋白血症，严重时可引起肝脾肿大，诱发急性胰腺炎。需要检查的人群：高脂蛋白血症患者。

载脂蛋白CⅢ（ApoCⅢ）

【检验方法】　免疫比浊法（北京九强）

【检验标本】　静脉血

【送检要求】　静脉血 2mL 注入干燥试管送检。

【参考区间】　5.5～9.5mg/dL

【临床意义】　载脂蛋白CⅢ（Apo CⅢ）是一个多功能蛋白质，是脂质代谢的重要调控因子，不仅与血脂代谢异常密切相关，还直接参与致内皮细胞功能失调过程，从而加速动脉粥样硬化（AS）进程，与高甘油三酯血症和心血管疾病发病相关，被视为一个独立的促炎和促粥样硬化因素，是心血管疾病进展的重要预测因子。Apo CⅢ在动脉粥样硬化和糖尿病发展进程中起到重要的作用，与胰岛素抵抗、肥胖、冠心病

（CHD）的发生发展密切相关。因此，调控 Apo C Ⅲ 水平可能是控制患者脂质代谢异常和治疗心血管疾病的重要策略。

载脂蛋白E（ApoE）

【检验方法】 免疫比浊法（北京九强）

【检验标本】 静脉血

【送检要求】 静脉血 2mL 注入干燥试管送检。

【参考区间】 2.7 ～ 4.9mg/dL

【临床意义】 载脂蛋白 E 在脂蛋白代谢中发挥着重要的作用，同时载脂蛋白 E 也参与神经系统的正常生长和损伤后修复过程。载脂蛋白 E 与胆固醇和甘油三酯的水平相关，会导致动脉粥样硬化。ApoE 增高见于 Ⅰ、Ⅲ、Ⅴ 型高脂蛋白血症、阻塞性黄疸、肾病综合征、急性肝炎等。降低：ApoE 缺乏症等。

β-羟丁酸（β-HB）

【检验方法】 酶法

【检验标本】 静脉血

【送检要求】 抽取空腹静脉血 2mL 置于干燥试管，30min 内送检，尽快分离血清及时检测。

【参考区间】 0.03 ～ 0.30mmol/L

【临床意义】 乙酰乙酸、β-羟丁酸和丙酮总称为酮体，一般情况下 78% 为 β-羟丁酸，20% 为乙酰乙酸和 2% 为丙酮。β-羟丁酸测定，对酮症酸中毒鉴别诊断和监护很有帮助。

脂蛋白a[Lp（a）]

【检验方法】 免疫比浊法

【检验标本】 静脉血

【送检要求】 干燥试管，空腹取血 3mL，注意避免溶血。

【参考区间】　< 300mg/L

【临床意义】

1. Lp（a）增高　①生理性增高：妊娠时可明显升高；②病理性增高：见于动脉粥样硬化、脑梗死、脑动脉硬化、急性时相反应等。已有不少研究证明，血液中 Lp（a）水平持续增高与心绞痛、心肌梗死、脑出血密切相关。

2. Lp（a）降低　见于严重肝病。

游离脂肪酸（NEFA）

【检验方法】　酶法（ACS-ACOD 法）

【检验标本】　静脉血

【送检要求】　静脉血 2mL 注入干燥试管送检，不可使用肝素抗凝管。

【参考区间】　0.1 ～ 0.9mmol/L

【临床意义】　血中游离脂肪酸可反映人体脂肪代谢情况及血脂水平。NEFA 增高多见于肥胖，糖尿病，心肌梗死，甲状腺机能亢进，肢端肥大症，严重肝病和饥饿；NEFA 降低见于甲状腺机能减退，脑垂体功能不全，阿狄森氏病。餐后可引起生理性降低。

磷脂（PLIP）

【检验方法】　酶法

【检验标本】　静脉血

【送检要求】　静脉血 2mL 注入干燥试管送检。

【参考区间】　男性 1.5 ～ 3.mmol/L；女性 1.4 ～ 3.26mmol/L

【临床意义】　升高见于梗阻性黄疸、原发性胆汁性肝硬化、原发性硬化性胆管炎、Ziere 综合征、糖原累积病、肥胖症、糖尿病、急慢性胰腺炎、肾病综合征、甲状腺功能减低症、脂肪肝、脂肪营养不良、妊娠、口服避孕药等。降低见于重症肝炎、失代偿肝硬化、丹吉尔（Tangier）病、甲状腺功能亢进症、吸收不良综合征、骨髓增殖性疾病、多发性骨髓瘤、Wolman 病、Leye 综合征、多发性硬化症等。

VAP血脂亚组分检测

【检验方法】 连续密度扫描法（美康盛德）

【检验标本】 血清或血浆

【送检要求】 抽取空腹静脉血 2mL 送检，采血后应及时分离，避免溶血。样本在 2～8℃环境中可稳定 7 天。

【参考区间】 见表 3-5

表 3-5 VAP 血脂亚组分检测参考值表

序号	项目	参考值
1	T-CH	合适水平：< 5.18mmol/L(200mg/dL) 边缘升高：5.18～6.22mmol/L(200～240mg/dL) 升高：≥ 6.22mmol/L(≥ 240mg/dL)
2	HDL-C	≥ 1.04 mmol/L(40mg/dL)
3	LDL-C	理想水平：< 2.59mmol/L(100mg/dL) 合适水平：< 3.37mmol/L(130mg/dL) 边缘升高：3.37～4.14mmol/L(130～160mg/dL) 升高：≥ 4.14mmol/L(≥ 160mg/dL)
4	IDL-C	理想水平：< 0.52mmol/L(20mg/dL) 边缘升高：0.52～0.78mmol/L(20～30mg/dL) 升高：≥ 0.78mmol/L(≥ 30mg/dL)
5	VLDL-C	< 0.78mmol/L(30mg/dL)
6	HDL_2-C	> 0.26mmol/L(10mg/dL)
7	HDL_3-C	> 0.78mmol/L(30mg/dL)
8	$LDL_{4+3+2+1}$-C	理想水平：< 2.59mmol/L(100mg/dL) 边缘升高：2.59～3.37mmol/L(100～130mg/dL) 升高：≥ 3.37mmol/L(≥ 130mg/dL)
9	sdlDL-C	0.243～1.393mmol/L

（续　表）

序号	项目	参考值
10	RLP-C	< 0.78mmol/L(30mg/dL)
11	Non-HDL	合适水平：< 4.14mmol/L(160mg/dL) 边缘升高：4.14～4.92mmol/L(160～190mg/dL) 升高：≥ 4.92mmol/L(≥ 190mg/dL)
12	LDL 分型	理想水平：A 型 边缘升高：A/B 升高：B 型

【临床意义】

VAP 血脂亚组分检测用于人血清或血浆中脂蛋白主要组分、脂蛋白亚组分的体外定量测定，以及低密度脂蛋白类型的分型。VAP 血脂亚组分检测采用的超速离心法是甘油三酯 ≥ 400mg/dL(4.52mmol/L) 时指南推荐的唯一准确检测血脂的方法，也是当 LDL-C 达到调脂目标患者心血管疾病仍在发生或进展时，指南推荐进一步血脂亚组分检测的方法之一。VAP 血脂业组分检测可提高动脉粥样硬化风险/残留风险评估准确性及预后判断准确性，指导临床调脂方案选择和药物种类/剂量调整，为早发心血管疾病家族史患者的一级亲属提供帮助。

附 3-4　血脂亚组分检测临床意义一览表

检测项目	对心血管疾病的临床意义
脂蛋白残粒胆固醇（RLP-C）	是心血管事件的独立风险因素。其比低密度脂蛋白胆固醇更容易堆积在血管壁内，不氧化也会使血管壁变厚，易致血管痉挛，引起猝死
LDL 密度模式（LDL density pattern）	按密度和体积的不同，低密度脂蛋白可分为 A 型、A/B 型和 B 型三种模式。A 型颗粒大而疏松，较易被清除，多见于血脂正常的人群。B 型颗粒小而密集，更易被氧化，在血液中停留的时间也更长。在 B 型颗粒中暴露的时间越长，患 ASCVD 的风险就越大

（续　表）

检测项目	对心血管疾病的临床意义
（真正的）低密度脂蛋白胆固醇（LDL4+3+2+1-C）	在体内循环的"真正的"低密度脂蛋白胆固醇，是总低密度脂蛋白胆固醇的组成部分
非高密度脂蛋白胆固醇（Non-HDL-C）	① LDL4+3+2+1+Lp(a)+IDL+VLDL 的总和数量越多，患心脏病的风险就越大 ②为 ASCVD 及高危人群防治时调脂治疗的次要目标，适用于 TG 升高、LDL-C 不高或已达治疗目标的个体
极低密度脂蛋白胆固醇（VLDL-C）	直接检测。其是富含能量的甘油三酯的主要载体，过量的极低密度脂蛋白会增加患心脏病和糖尿病的风险
中间密度脂蛋白（IDL-C）	直接检测。具有致动脉粥样硬化作用，IDL-C 升高常易伴发周围动脉粥样硬化
高密度脂蛋白3（HDL3-C）	HDL3 升高可降低 CVD 风险，是独立的风险预测因子
高密度脂蛋白2（HDL2-C）	HDL2 升高可降低 CVD 风险
低密度脂蛋白胆固醇（LDL-C）	直接检测。LDL-C 是"坏"胆固醇，LDL-C 水平升高会增加患冠状动脉心脏病的危险性
高密度脂蛋白胆固醇（HDL-C）	直接检测。HDL-C 是"好"胆固醇，起保护作用
总胆固醇（TC）	为 HDL+LDL+VLDL 的总和，总胆固醇通常不用来单独预测心脏病或中风的风险
甘油三酯（TG）	甘油三酯升高，导致 VLDL 及其残粒增高，B 型 LDL 颗粒增多，ASCVD 的余生危险增加

注：CVD：心血管疾病。

ASCVD：动脉粥样硬化性心血管疾病。

第七节 糖及代谢产物

葡萄糖（GLU）

【检验方法】 葡萄糖氧化酶法

【检验标本】 静脉血

【送检要求】 空腹抽取 2mL 静脉血，注入干燥管内，1h 内送检。

【参考区间】 3.89～6.11mmol/L

【临床意义】

1. 血糖升高 ①生理性增高：饭后 1～2h；摄入高糖食物后；情绪紧张，肾上腺分泌增加时；②病理性增高：原发性糖尿病、颅外伤、颅内出血、脑膜炎引起的颅内高压；脱水引起的高血糖；急慢性胰腺炎、肝功能障碍等。

2. 血糖降低 ①生理性低血糖：饥饿和剧烈运动后；②病理性低血糖：高胰岛素血症、糖原贮积症、自身免疫性疾病、半乳糖血症及肝肾疾病等。

口服葡萄糖耐量试验（OGTT）

【检验方法】 葡萄糖氧化酶法

【检验标本】 静脉血

【送检要求】 空腹抽取 2mL 静脉血，口服 75g 葡萄糖后，分别于 0.5h、1h、2h、3h 各抽静脉血 1mL，抽血后 1h 内送检。

【参考区间】 正常糖耐量：空腹血糖（FPG）≤ 6.1mmol/L，且 2h 血糖（2hPG）≤ 7.8mmol/L（表 3-6）

【临床意义】 糖尿病患者空腹血糖超过正常值，服糖后更高，2h PG ＞ 11.1mmol/L（表 3-7）。肝病患者服糖 1h 左右血糖急剧增高，显示糖耐量降低。内分泌疾病患者，空腹血糖低于正常水平，服糖后血糖无明显增高，糖耐量曲线偏低，尿糖为阴性。

表 3-6　糖代谢状态分类（WHO 1999）

糖代谢分类	静脉血浆葡萄糖（mmol/L）	
	空腹血糖	糖负荷后 2 小时血糖
正常血糖	< 6.1	< 7.8
空腹血糖受损（IFG）	6.1 ~ 7.0	< 7.8
糖耐量减低（IGT）	< 7.0	7.8 ~ 11.1
糖尿病	≥ 7.0	≥ 11.1

注：IFG 和 IGT 统称为糖调节受损，也称糖尿病前期。

表 3-7　糖尿病的诊断标准（WHO 1999）

诊断标准	静脉血浆葡萄糖水平（mmol/L）
典型糖尿病症状（多饮、多尿、多食、体重下降）加上随机血糖检测或加上	≥ 11.1
空腹血糖检测或加上	≥ 7.0
葡萄糖负荷后 2h 血糖检测无糖尿病症状者，需改日重检查	≥ 11.1

注：空腹状态指至少 8h 没有进食热量；随机血糖指不考虑上次用餐时间，一天中任意时间的血糖，不能用来诊断空腹血糖受损或糖耐量异常。

1，5-脱水-D-山梨醇（1，5-AG）

【检验方法】　吡喃糖氧化酶法（安帝宝 AdiBo）

【检验标本】　静脉血

【送检要求】　抽取空腹静脉血 2mL 置于干燥试管。

【参考区间】　69 ~ 265 μmol/L

【临床意义】

1.1，5-AG 可以联合空腹血糖用于糖尿病筛查；血清 1，

5-AG 浓度与血糖浓度成反比；1，5-AG 是比 HbA1c 更为敏感的糖尿病筛查指标。

2.1，5-AG 能更准确地检测 1～2 周内发生的血糖控制变化，且不受进餐影响，不受前中期肾病影响；能评估糖尿病患者治疗 1～2 周血糖控制情况，尤其是血糖波动。

3.1，5-AG 可以独立预测糖尿病并发症风险。

注：

1.中华医学会内分泌学分会 2017 年发布的《糖尿病患者波动管理专家共识》中明确指出：血糖波动是评价血糖控制的重要指标之一，糖尿病患者理想的血糖控制不仅要 HbA1c 达标，还应尽可能减少血糖波动的幅度。

2.中华医学会糖尿病学分会发布的《中国血糖监测临床应用指南（2015 年版）》明确指出，1，5-AG 可准确而迅速地反映 1～2 周内的血糖控制情况，尤其是对餐后血糖波动的监测具有明显优越性。

3.国际糖尿病学会在 Treatment Guide for Diabetes 2016—2017 中明确指出，1，5-AG 是描述血糖代谢水平发生显著变化的有效指标。

乳酸

【检验方法】　比色法

【检验标本】　静脉血

【送检要求】　抽取空腹静脉血 2mL 置于干燥试管，30min 内送检，尽快分离血清及时检测。

【参考区间】　0.5～1.6mmol/L

【临床意义】

1.血中乳酸生理性升高见于剧烈运动或脱水。

2.血中乳酸病理性升高见于休克、心力衰竭等引起的低氧血症，糖尿病，肝脏疾病，恶性肿瘤，甲醇或酒精中毒，维生素 B_1 缺乏。

丙酮酸

【检验方法】 速率法

【检验标本】 静脉血

【送检要求】 抽取空腹静脉血 2mL 置于干燥试管，30min 内送检，尽快分离血清及时检测。

【参考区间】 ＜ 0.1mmol/L

【临床意义】

1. 组织严重缺氧可导致三羧酸循环中丙酮酸需氧氧化障碍，丙酮酸还原成乳酸的酵解作用增强，血中乳酸与丙酮酸值增高。测定丙酮酸浓度并计算丙酮酸 / 乳酸比值，可推测出循环衰竭的严重程度。

2. 丙酮酸测定主要用于维生素 B_1 缺乏的诊断。维生素 B_1 缺乏时，体内丙酮酸的氧化发生障碍，使丙酮酸的含量增加。

糖化血红蛋白（HbA1c）

【检验方法】 高效液相色谱法

【检验标本】 静脉血（抗凝）

【送检要求】 静脉血 2mL 注入 EDTA-K_2 抗凝管混匀送检。

【参考区间】 健康成人 4% ～ 6%

【临床意义】 用于评定糖尿病的控制程度，当病情失控时，糖化血红蛋白浓度可高至正常值的 2 倍以上。糖化血红蛋白的所占比率能反映测定前 1 ～ 2 个月血糖的平均水平，可作为糖尿病较长时间控制的良好观察指标。

糖化血清蛋白（GSP）

【检验方法】 速率法

【检验标本】 静脉血

【送检要求】　抽取静脉血 2mL 注入干燥试管送检。

【参考区间】　健康成人（1.9 ± 0.25）mmol/L

【临床意义】　血清蛋白半衰期较短，不受临时血糖浓度波动的影响，可有效地反映患者过去 2 周左右的平均血糖水平。同一患者前后连续检测结果的比较更有价值。

糖化白蛋白（Glycated albumin，GA）

【检验方法】　过氧化物酶法

【检验标本】　血清、血浆

【送检要求】　抽取空腹静脉血 2mL 送检。

【参考区间】　10.8% ～ 17.1%

【临床意义】　糖化白蛋白（Glycated albumin，GA）是血液中葡萄糖与白蛋白发生非酶促反应的产物，由于白蛋白在体内的半衰期较短（17 ～ 19 天），所以 GA 可有效的反映患者过去 2 ～ 3 周的血糖水平。因此，在需要对血糖进行短期控制评价时，有显著的临床应用价值。

唾液酸（SA）

【检验方法】　酶法

【检验标本】　静脉血

【送检要求】　静脉血 2mL 注入干燥试管送检。

【参考区间】　45.6 ～ 75.4mg/dL

【临床意义】　唾液酸为 N- 乙酰神经胺酸的衍生物，是细胞膜表面受体的重要组成部分，不仅具有"导"入侵病菌的作用，目前认知是神经节苷脂的传递递质，并且是大脑的组成部分。在发生各种炎症性疾病及恶性肿瘤病时会增高，如肺癌、胃癌、肠癌、肝癌、卵巢癌。

脂联素（ADP）

【检验方法】 胶乳增强免疫比浊法

【检验标本】 静脉血

【送检要求】 抽取静脉血 2mL 注入干燥试管避光及时送检，避免标本溶血。

【参考区间】 1.12 ～ 40 μg/mL

【临床意义】 脂联素是糖尿病预测风险指标，肥胖的监测指标。脂联素可提前 4 ～ 7 年筛查出处于前糖尿病期（可能血糖指标正常）的高风险人群。脂联素可反应胰岛素抵抗的情况，可帮助临床医生进行分型诊断，也可对胰岛素的应用提供指导。

尿半乳糖

【检验方法】 半乳糖氧化酶法

【检验标本】 新鲜尿液

【送检要求】 排空尿液并饮奶后（牛奶量 10mL/KG）1 到 2 小时之间的尿取 5mL 送检。

【参考区间】 14 ～ 40mg/2h

【临床意义】 先天性半乳糖血症是一种常染色体隐性遗传性疾病。由于缺乏半乳糖 –1– 磷酸尿苷转化酶或半乳糖激酶，不能将食物内半乳糖转化为葡萄糖所致，患儿可出现肝大、肝功损害、生长发育停滞、智力减退、哺乳后不安、拒食、呕吐、腹泻、肾小管功能障碍等，此外还可查出氨基酸尿（精、丝、甘氨酸等）。由半乳糖激酶缺乏所致白内障患者也可出现半乳糖尿。先天性乳糖不耐受症也可升高，可见于哺乳期妇女。

第八节　其他酶类测定

酸性磷酸酶（ACP）

【检验方法】　连续监测法

【检验标本】　静脉血

【送检要求】　抽取空腹静脉血 2mL 置于干燥试管送检，避免溶血。

【参考区间】　0.5 ～ 1.9U/L（37℃）

【临床意义】　前列腺癌，特别是有转移时，血清 ACP 可明显增高；溶血性疾病、骨骼疾病、肝胆疾病、急性尿潴留及近期做过前列腺按摩者等，ACP 可轻度增高。

乳酸脱氢酶（LDH）

【检验方法】　连续监测法

【检验标本】　静脉血

【送检要求】　抽取空腹静脉血 2mL 置于干燥试管送检，或用肝素抗凝血浆标本，但不能用 EDTA-Na$_2$ 及草酸盐作抗凝药。

【参考区间】　成人：120 ～ 250U/L

参考来源：中华人民共和国卫生行业标准《WS/T404.7—2015 临床常用生化检验项目参考区间》

【临床意义】　乳酸脱氢酶增高见于心肌梗死、肝炎、肺梗死、某些恶性肿瘤、白血病等。某些肿瘤转移所引起的腹水中乳酸脱氢酶活性往往升高。目前，常用于心肌梗死、肝病和某些恶性肿瘤的临床诊断。

乳酸脱氢酶同工酶1（LDH-1）

【检验方法】　化学抑制法

【检验标本】　静脉血

【送检要求】　抽取空腹静脉血 2mL 置于干燥试管送检。

【参考区间】　15～65U/L

【临床意义】　乳酸脱氢酶（LDH）在人血清中有 5 种同工酶，其分布有明显的组织特异性，可以根据其组织特异性来协助诊断疾病。心脏中富含 LDH-1，心梗发作后 6 小时内血中 LDH-1 就明显升高，其升高幅度与心肌细胞损害程度之间有良好相关性。LDH-1 酶活性增高已被认为是急性心肌梗死诊断的特异性指标。目前主要应用于急性心肌梗死、心肌损伤、活动性风湿性心脏病、急性病毒性心肌炎、溶血性贫血、肾坏死病人的辅助诊断和预后。LDH 仅用于 AMI（急性心肌梗死）的排除诊断，LDH-1 用于 AMI 的诊断特异性要远远高于总 LDH 和 a-HBDH；因 CK-MB 窗口期较短，而 LDH 1 在血液中持续时间长，因此更能提高诊断准确率。

脂肪酶（LPS）

【检验方法】　比浊法

【检验标本】　静脉血

【送检要求】　抽取空腹静脉血 2mL 置于干燥试管及时送检。

【参考区间】　0～190U/L

【临床意义】　胰腺是人体 LPS 最主要来源。血清 LPS 增高最常见于急性胰腺炎及胰腺癌，偶见于慢性胰腺炎。急性胰腺炎时，血清淀粉酶增加的时间较短，而血清 LPS 活性上升可持续 10～15d。胆总管结石或癌、肠梗阻、十二指肠穿孔等，LPS 有时亦可增高。

淀粉酶（AMS）

【检验方法】　EPS 速率法

【检验标本】　静脉血、尿液

【送检要求】　抽取空腹静脉血 2mL 置于干燥试管送检；留取约 5mL 尿液送检。

【参考区间】　血清：成人 35 ～ 135U/L[*]

尿液：0 ～ 1200U/L

参考来源：[*]中华人民共和国卫生行业标准《WS/T404.8—2015 临床常用生化检验项目参考区间》

【临床意义】

1. 急性胰腺炎时，血和尿中 AMS 活性显著升高。急性胰腺炎发病后 8 ～ 12h 血清 AMS 开始升高，12 ～ 24h 达高峰，2 ～ 5d 下降至正常；尿中 AMS 升高和下降均比血清 AMS 慢，急性胰腺炎后期测定尿 AMS 更有价值。流行性腮腺炎、胰腺癌、胰腺外伤、慢性胰腺炎、急性阑尾炎、溃疡病穿孔等，AMS 也可升高，但常低于 500U/L。

2. 血清及尿中 AMS 减低见于肝病。

肌酸激酶（CK）

【检验方法】　酶偶联测定法

【检验标本】　静脉血

【送检要求】　抽取空腹静脉血 2mL 置于干燥试管送检。

【参考区间】　成人：男性 50 ～ 310U/L；女性 40 ～ 200 U/L

参考来源：中华人民共和国卫生行业标准《WS/T404.7—2015 临床常用生化检验项目参考区间》

【临床意义】　急性心肌梗死后 2 ～ 4h 就开始增高，可高达正常上限 10 ～ 20 倍。CK 对诊断心肌梗死较 AST、LDH

的特异性高，但此酶增高持续时间短，2～4d就恢复正常。病毒性心肌炎时也明显升高，对诊断及预后有参考价值。

血管紧张素转化酶（ACE）

【检验方法】 放免法

【检验标本】 静脉血

【送检要求】 区分体位：抽血卧位为早晨起床前采血；立位为起床后用呋塞米40mg并站立2h后采血。

计算值：肾素活性（PRA）=血管紧张素Ⅰ（37℃）—血管紧张素Ⅰ（4℃）×0.74

【参考区间】 PRA普食卧位：0.15～2.33ng/（mL·nr）

PRA普食立位：1.31～3.95ng/（mL·nr）

【临床意义】

1. ACE活性升高是心肌梗死的危险因素，DD基因型与高血清ACE浓度相关，易导致心肌梗死和心肌病。

2. 用ACE监测高血压药ACE抑制药治疗时，检测ACE的浓度有利于ACE抑制药的用药量监控。

3. 血清ACE活性明显升高对未治疗的活动期结节病患者是重要的诊断依据。活动期结节病血清ACE升高的程度与肉芽肿病变范围呈正相关。ACE活动性明显增高时，又可以排除肉状瘤病，大部分可能是戈谢病。

脂蛋白相关磷脂酶A2（LP-PLA2）

【检验方法】 酶联免疫法

【检验标本】 静脉血（无需空腹）

【送检要求】 抽取静脉血2mL置于干燥试管送检。

【参考区间】 ＜168ng/mL为低风险

≥168ng/mL为高风险

【临床意义】 LP-PLA2 是血管特异性的炎症因子。主要由炎症细胞如成熟的巨噬细胞、淋巴细胞合成和分泌，强特异性血管炎症的标志物，不受其他部位炎症的影响；80% 与低密度脂蛋白（LDL）结合，能水解低密度脂蛋白上的氧化卵磷脂，生成促炎物质溶血卵磷脂 lyso-PC 氧化脂肪酸 ox-FA，因此具有促炎症和促动脉粥样硬化的作用；LP-PLA2 在血液中的浓度就能够反映动脉粥样斑块的炎症程度。临床上可用于血管特异性炎症即动脉粥样硬化的炎症程度及其稳定性的动态监测指标，作为冠心病和缺血性脑卒中动脉粥样硬化相关疾病的临床超前预测指标；各种血栓性疾病风险评估的血液检测指标；可预警心肌梗死和脑血栓的发生，对预防心脑血管突发事件具有重要的意义；可判断心脑血管栓塞性疾病的复发风险及评估治疗效果。

谷氨酸脱氢酶（GLDH）

【检验方法】 比色法

【检验标本】 血清、肝素或 EDTA 血浆

【送检要求】 抽取空腹静脉血 2mL 送检。

【参考区间】 女性：≤ 5.0U/L

男性：≤ 7.0U/L

【临床意义】 GLDH 是评价肝细胞损害时的良好指标。肝细胞坏死时 GLDH 活力会显著上升，如急性中毒性肝坏死和缺氧性肝病。GLDH 检测可用于评估肝实质损伤的程度，与 ALT/GPT 和 ALT/GOT 联合检测时，可用于肝脏紊乱的鉴别诊断。计算（ALT+AST）/GLDH 的比率可区分炎症性肝病和中毒性或缺血性肝坏死。

骨源性碱性磷酸酶（BAP）

【检验方法】 酶联免疫法

【检验标本】 静脉血

【送检要求】 空腹静脉血 3mL 置真空干燥管内送检。

【参考区间】

1. 作为佝偻病不同分期的诊断参考依据

正常 ≤ 200U/L

维生素 D 缺乏状态（亚临床佝偻病）> 200 且 ≤ 250U/L

佝偻病初期或恢复期 > 250 且 ≤ 300U/L

佝偻病期 > 300U/L

后遗症期 ≤ 200U/L

2.BAP 活性高低与钙营养水平相关性

正常水平 ≤ 200U/L（孕产妇 ≤ 150U/L，更年期 ≤ 100U/L）

预防水平 ≤ 200 ～ 250U/L（孕产妇 ≤ 150 ～ 200U/L，更年期 ≤ 100 ～ 150U/L）

治疗水平 > 250U/L（孕产妇 > 200U/L，更年期 > 150U/L）

【临床意义】

1. 用下小儿佝偻病的早期诊断，指导生长发育期的儿童科学补钙。

2. 指导孕产妇安全有效地补钙。

3. 预测骨质疏松，进行疗效评价。

胃蛋白酶原 I/II 测定（PG I/II）

【检验方法】 胶乳增强免疫比浊法

【检验标本】 静脉血

【送检要求】 抽取空腹静脉血 2mL 置于干燥试管送检。

【参考区间】 PG I > 40ng/mL；PG II < 27ng/mL（表 3-8）

表 3-8　血清胃蛋白酶原Ⅰ/Ⅱ胶乳增强免疫比浊法
检测阳性结果判断规则

血清胃蛋白酶原结果	PG 阳性度结果判断
PGⅠ ≥ 70ng/mL 或者 PGⅠ/PGⅡ > 3	阴性范围
PGⅠ < 70ng/mL 或者 PGⅠ/PGⅡ < 3	阳性（＋）
PGⅠ < 40ng/mL 或者 PGⅠ/PGⅡ < 3	中度阳性（2+）
PGⅠ < 30ng/mL 或者 PGⅠ/PGⅡ < 2	强阳性（3+）

【临床意义】 胃蛋白酶原（PG）对胃部疾病的发展历程（浅表性胃炎胃黏膜糜烂溃疡－萎缩性胃炎胃癌）及其他疾病具有良好的诊断和筛选作用。血清 PG 水平反映了不同部位胃黏膜的状态和功能。根据文献报道，当 PGⅠ < 70ng/mL 时，建议结合 PGⅡ结果进行解释：随着胃病的发展，血清中 PGⅠ先升高再降低、PGⅡ升高后维持较高水平，这样 PGⅠ、PGⅡ、PGⅠ/PGⅡ 比值的异常会提示不同的胃病，所以 PG 是浅表性胃炎、糜烂性胃炎、胃溃疡、十二指肠溃疡、萎缩性胃炎、胃癌等胃部疾病的初筛指标和治疗的监控指标。

1. PG 作为胃癌筛选与普查的判定指标。胃癌是最常见的恶性疾病，在我国胃癌的发病率也较高，胃癌患者中有 80% 以上伴有慢性萎缩性胃炎，慢性萎缩性胃炎可导致胃黏膜主细胞丢失，从而影响分泌功能，引起 PGⅠ水平下降，胃癌患者血清 PGⅡ含量变化不大，这样就造成 PGⅠ/PGⅡ比值水平下降，因此，测定 PG，特别是 PGⅠ/PGⅡ比值和 PGⅠ水平，对于诊断慢性萎缩性胃炎和肠化生有很高的价值，可以发现胃癌发生的高危者。

2. PG 作为胃黏膜萎缩检测的高敏感性标记物。慢性胃炎、消化性溃疡如果没有得到及时有效的治疗，可发展导致萎缩性胃炎，血清 PG I、PG II 的升高可作为胃炎和胃溃疡的危险因素，其患者血清 PG I、PG II 均升高，但 PG II 的升高率常为 PG I 的三倍，可使 PG I /PG II 比率下降。

3. PG 作为根除 HP 治疗效果的评价指标。早在 1998 国外就有文献报道，血清 PG I /PG II 的百分率变化是判断胃十二指肠溃疡病人幽门螺杆菌根除疗效的最好方法之一。HP 胃炎经多年后可发展成萎缩性胃炎，有 60% 的胃癌可归因于原始的 HP 感染，若早期 HP 感染得到控制胃癌的发生可以避免。

超氧化物歧化酶测定（SOD）

【检验方法】 比色法

【检验标本】 静脉血

【送检要求】 抽取空腹静脉血 3mL 置真空干燥管内送检。

【参考区间】 129～300U/L

【临床意义】 体内过量的自由基会损伤蛋白质、细胞膜，促使细胞组织 DNA 突变，从而诱发或加速人体多种疾患的产生与恶化。在辐射损伤、炎症和应急反应、肿瘤病变、在灌注损伤、衰老等多种情况下，多伴随自由基异常剧增。超氧化物歧化酶是体内自由基超氧阴离子重要的清除剂，从而导致 SOD 水平下降。

1. 病理性降低见于：①脑部神经疾病：急性脑梗死、脑出血、蛛网膜下腔出血、HIE 和颅脑损伤；②缺血性心脏病：心肌缺血（冠状动脉粥样硬化性心脏病）、急性心肌梗死；③医学手术救治治疗后继发损伤。

2. 生理性降低见于：①机体抗氧化营养素摄入不足；②一般老年人清除酶活力下降。

胸苷激酶1（TK1）

【检验方法】　化学发光免疫分析法（春康生物）

【检验标本】　静脉血

【送检要求】

1. 必须使用无任何添加剂的真空采血管。

2. 清晨空腹静脉采血 2mL（室温）。

3. 采血完成后，室温（25℃左右）静置 30 ~ 60 分钟或于 37℃水浴 30 分钟。

4. 如果条件有限，室温放置时间不得超过 3 小时。

5. 分离血清，离心转速：1500 转 / 分钟，离心时间：10 分钟。

【参考区间】　< 2.0 pM

【临床意义】　胸苷激酶 1（细胞质胸苷激酶）简称 TK1，是一种国际公认的细胞增殖特异性标志物；它参与 DNA 补救合成途径，是 DNA 合成的特殊标志酶。临床上可用于监测和评估体内细胞的异常增殖速度。目前用于：

1. 监控治疗效果：能够对各种实体肿瘤（例如：肺癌、胃癌、结肠癌、直肠癌、食道癌、乳腺癌、宫颈癌、前列腺癌等）以及白细胞和淋巴癌患者的治疗效果进行评估，为治疗方案的改善提供参考。

2. 评估预后：大量临床应用案例表明，检测 TK1 浓度并跟踪其水平变化的方法，在预后评估方面，有较高的应用价值，和现有预后因素联合评估，有利于预后准确性的提高。

3. 评估肿瘤复发风险：对肿瘤患者手术及治疗恢复期的残留肿瘤细胞的增殖状态进行动态评估，较影像学更早发现复发转移风险。

4. 评估各类增殖类疾病恶变风险：处于过度增殖的增殖类疾病是肿瘤形成的第一步。基于 TK1 与细胞增殖的密切关系，能够灵敏地检查出 TK1 浓度的变化，从而发现恶性增殖风险，为肿瘤的预防提供增殖信息，适用于健康人群的肿瘤预防检测。

附 3-5　TK1 检测应用范围

推荐	理由	备注
年龄超过 35 岁	大部分人此时身体机能开始出现各种各样的改变：免疫功能开始降低；出现肿瘤疾病的风险升高，可能会由于正常基因突变而致肿瘤形成，并缓慢生长	至少 1 年检测一次
有肿瘤家族史	有肿瘤易感或突变基因，可在适当条件随时诱发细胞恶变至恶性肿瘤	建议其 6 个月检测　次
有良性肿瘤者	良性肿瘤在年龄老化和身体条件改变下，其细胞恶变风险比正常人高数倍。良性肿瘤一旦出现 TK1 持续升高，需高度警惕，及时处置	建议其 6 个月检测一次

（续　表）

推荐	理由	备注
5种类型的组织增生： ①凡是上皮组织来源的异常增生 ②间叶组织来源的病变 ③淋巴组织来源的病变 ④骨组织来源的病变 ⑤神经外胚叶来源的病变	出现这5种类型组织增生，即是癌前病变的征兆，这些人群发展成为恶性肿瘤的风险比健康人高8～14倍（视增生程度而定）	不限年龄。如女性乳腺病变、宫颈病变等，有条件者或不典型增生者，建议6个月检查一次；重度糜烂或不典型增生者应保持3个月复检频率
特殊行业的职工：如采矿业、石化业、电力、交通运输等	长期接触化学污染物质、放射线和高浓度空气污染的人，容易诱发细胞病变	推荐40岁前1年一次，40岁后半年一次
肿瘤高发区的人	因环境，水质，食物，气候等因素导致的某些特定肿瘤高发情况	成人，推荐1年1～2次
肿瘤治疗后康复期的患者	存在复发、转移风险	术后两年内，每3个月检测一次；如恢复至正常人水平或自己基础水平稳定至两年后，每6个月检测一次，直至五年

醛缩酶（ALD）

【检验方法】　比色法

【检验标本】 静脉血

【送检要求】 静脉血 2mL 注入干燥试管送检。

【参考区间】 成人为 5 ～ 27U/L

【临床意义】 血清醛缩酶测定主要用于诊断肌肉和肝脏疾病。①肌肉疾病：肌营养不良症、多发性肌炎等患者血清醛缩酶活性升高。在肌营养不良症中，以假肥大型、肢带型和远端型的酶活性最高，肩胛型和眼肌型仅轻度升高或正常。通常，醛缩酶活性随年龄增加而递减，在活动期和肌肉萎缩之前酶活力增高最显著，故其测定有助于本病的诊断；②肝脏疾病：急性病毒性肝炎醛缩酶活性的升降与 ALT 相平行。慢性肝炎、肝硬化、阻塞性黄疸仅轻度升高。

第九节　脑脊液、浆膜腔积液、尿液生化检测

脑脊液总蛋白（CSF-PRO）

【检验方法】 浊度法

【检验标本】 脑脊液

【送检要求】 临床医生常规腰穿抽取脑脊液 3 ～ 5mL 盛于无菌试管中，立即送检。

【参考区间】 成人 150 ～ 450mg/L

【临床意义】 见表 3-9。

表 3-9　脑脊液总蛋白的临床意义

临床情况	脑脊液蛋白含量（mg/L）
球菌性脑膜炎	1000 ～ 3000
结核性脑膜炎	500 ～ 3000，偶可达 10000
脑炎	500 ～ 3000
神经梅毒	500 ～ 1500
脊髓肿瘤	1000 ～ 2000
脑瘤	150 ～ 2000
脑脓肿	300 ～ 3000
脑出血	300 ～ 1500

脑脊液葡萄糖（CSF-Glu）

【检验方法】　葡萄糖氧化酶法

【检验标本】　脑脊液

【送检要求】　临床医生常规腰穿抽取脑脊液 3 ～ 5mL 盛于无菌试管中，立即送检。

【参考区间】　成人：2.5 ～ 4.4mmol/L

儿童：3.9 ～ 5.0mmol/L

【临床意义】　CSF 葡萄糖测定，常用于细菌性脑膜炎与病毒性脑膜炎的鉴别诊断。化脓性或结核性脑膜炎时，葡萄糖被感染的细菌所分解而浓度降低。病毒感染时，脑脊液葡萄糖含量正常。糖尿病及某些脑炎患者脑脊液葡萄糖可见增高。

脑脊液氯化物（CSF-Cl）

【检验方法】　ISE 法

【检验标本】　脑脊液

【送检要求】 临床医生常规腰穿抽取脑脊液 3 ～ 5mL 盛于无菌试管中，立即送检。

【参考区间】 成人 120 ～ 132mmol/L

【临床意义】 脑脊液为细胞外液的一部分，低钠血症均伴有 CSF 低氯症。重症细菌性脑膜炎时，氯化物含量显著降低，结核性脑膜炎、真菌性脑膜炎时氯化物降低。普通型脊髓灰质炎与病毒性脑炎时基本正常。重型中枢神经系统感染时，抗利尿素分泌增多时，因水潴留而发生稀释性低钠、低氯血症时，CSF 氯化物亦相对减低。

脑脊液乳酸

【检验方法】 比色法

【检验标本】 脑脊液

【送检要求】 临床医生常规腰穿抽取脑脊液 3 ～ 5mL 盛于无菌试管中，立即送检。

【参考区间】 ＜ 2.8mmol/L

【临床意义】 脑脊液乳酸增加见于脑血管病变（如颅内出血）、细菌性脑膜炎、癫痫及其他中枢性疾病。当细菌、真菌或结核杆菌感染时，CSF 乳酸浓度 ＞ 4.0mmol/L，与病毒感染有明显的区别。

浆膜腔积液蛋白（PSF）

【检验方法】 双缩脲法

【检验标本】 浆膜腔积液

【送检要求】 由临床医生穿刺抽取积液 5mL，用 EDTA-Na_2 抗凝，及时送检。

【参考区间】 漏出液＜ 25g/L；渗出液＞ 30g/L

【临床意义】 PSF 为鉴别渗出液与漏出液的指标之一。

1.胸腔积液　充血性心力衰竭、上腔静脉阻塞或上腔静脉血栓形成时多为漏出液；恶性肿瘤、结核性胸膜炎为渗出液。肺栓塞时，约 3/4 为渗出液，1/4 为漏出液。

2.腹水　肝硬化一般多为漏出液，但合并感染时可为渗出液；结核性腹膜炎多为渗出液。恶性肿瘤或感染性腹水时，蛋白定量有时也可在漏出液范围内。

浆膜腔积液乳酸脱氢酶（LD SF）

【检验方法】　连续监测法

【检验标本】　浆膜腔积液

【送检要求】　由临床医生穿刺抽取积液 5mL，用 EDTA–Na_2 抗凝，及时送检。

【参考区间】　腹水 < 200U/L；胸腔积液 < 500U/L

【临床意义】　肿瘤细胞可分泌大量的 LD，当患者胸膜腔积液中 LD 含量高于血清中的含量，其比值 > 1 时，提示为恶性积液。恶性腹腔积液中的 LD 活性比肝硬化腹水中 LD 活性高 7 倍左右。此外，胸膜腔积液 LD 增高还可见于类风湿性疾病及个别结核性胸腔积液中，但这些非肿瘤液中 LD 含量一般均低于血清中的 LD 含量，其比值 < 1。风湿性关节炎 LD > 700U/L，而系统性红斑狼疮时不超过 500U/L，有助于鉴别诊断。

浆膜腔积液淀粉酶（AMS SF）

【检验方法】　连续监测法

【检验标本】　浆膜腔积液

【送检要求】　由临床医生穿刺抽取积液 5mL，用 EDTA–Na_2 抗凝，及时送检。

【参考区间】　见报告单

【临床意义】　浆膜腔积液内淀粉酶增高见于急性胰腺炎、

胰腺创伤及其他胰腺疾病。此外原发性或继发性胰腺肿瘤，其浆膜腔积液中淀粉酶活性可明显增高。

浆膜腔积液葡萄糖（Glu SF）

【检验方法】 葡萄糖过氧化物酶法

【检验标本】 浆膜腔积液

【送检要求】 由临床医生穿刺抽取积液 5mL，用 EDTA-Na_2 抗凝，及时送检。

【参考区间】 3.6 ～ 5.5mmol/L

【临床意义】 浆膜腔积液中葡萄糖含量降低常见于感染性炎症及类风湿关节炎等的渗出液中。恶性胸腔积液葡萄糖含量亦低于正常，但一般不＜ 3.3mmol/L，而化脓性、结核性、类风湿性胸腔积液的糖含量降低明显，其中化脓性积液糖值明显降低，类风湿积液糖值下降最甚（＜ 1.1mmol/L）。红斑狼疮性渗出液的糖含量常＞ 3.3mmol/L，可与类风湿性渗出液鉴别。

尿钾（UK）

【检验方法】 ISE 法

【检验标本】 尿液

【送检要求】 收集 24h 尿液，每 100mL 尿用 1mL 甲苯防腐，记录总尿量，并取 10mL 尿液送检。

【参考区间】 51 ～ 102mmol/24h 尿量

【临床意义】 尿钾测定主要用来协助肾上腺皮质功能紊乱的诊断。升高见于肾上腺皮质功能亢进、使用利尿药或皮质醇激素后、代谢性碱中毒、糖尿病、肾小管病变、高钾饮食而尿量正常时；降低见于急、慢性肾衰竭、尿毒症、肾上腺皮质功能减退等。

尿钠（UNa）

【检验方法】　ISE 法

【检验标本】　尿液

【送检要求】　收集 24h 尿液，每 100mL 尿用 1mL 甲苯防腐，记录总尿量，并取 10mL 尿液送检。

【参考区间】　130 ～ 260mmol/24h 尿量

【临床意义】　尿钠升高见于糖尿病、肾小管病变、肾上腺皮质功能减退、摄入过多钠盐或应用过多盐水。降低见于急性肾衰竭少尿期、肾上腺皮质功能亢进、充血性心力衰竭、肝硬化、失水、烧伤、腹泻、缺钠饮食、出汗过多等。

尿钙（UCa）

【检验方法】　邻甲酚酞络合酮比色法

【检验标本】　尿液

【送检要求】　收集 24h 尿液，每 100mL 尿用 1mL 甲苯防腐，记录总尿量，混匀后取 10mL 尿液送检。

【参考区间】　2.5 ～ 7.5mmol/24h 尿量

【临床意义】

1. 尿钙升高　见于甲状旁腺功能亢进症、维生素 D_3 摄入过多、特发性高尿钙症、溶解性骨癌及肉瘤骨转移、Paget 病、结节病、骨质疏松症、肢端肥大症及肾小管损伤等。

2. 尿钙降低　见于维生素 D 缺乏、佝偻病、软骨病、手足抽搐症、低钙膳食、慢性肾衰竭、尿毒症、甲状旁腺功能减退症等。

尿氯化物（UCl）

【检验方法】　ISE 法

【检验标本】　尿液

【送检要求】 收集 24h 尿液，每 100mL 尿用 1mL 甲苯防腐，记录总尿量，混匀后取 10mL 尿液送检。

【参考区间】 110 ～ 250mmol/24h 尿量

【临床意义】

1. 尿氯化物增高 见于肾小管损伤、肾上腺皮质功能不全、糖尿病酮症酸中毒、头颅外伤、碱中毒、使用利尿药及氯化物摄入过多等。

2. 尿氯化物降低 见于高氯性酸中毒、醛固酮症、肾病晚期少尿、肾上腺质功能亢进、使用肾上腺皮质激素、肺炎、烧伤及大量出汗、呕吐、腹泻等。

尿碘（UI）

【检验方法】 碘砷铈反应显色法

【检验标本】 尿液

【送检要求】 用一次性干燥容器留取约 5mL 新鲜尿液，即时送检。

【参考区间】 正常人：100 ～ 300μg/L

孕妇：200 ～ 400μg/L

【临床意义】

1. 尿碘增高 表示甲状腺功能亢进、甲状腺肿大、碘中毒。

2. 尿碘减低 表示甲状腺功能减退，基础代谢水平降低，可引起地方性甲状腺肿大、死胎和流产、早产和畸形、新生儿和儿童甲状腺功能低下等，影响生长发育。

尿胰蛋白酶原 Ⅱ 测定（U-Trype-Ⅱ）

【检验方法】 金标法

【检验标本】 尿液

【送检要求】 采集随机尿液 5mL，至洁净容器内及时送检。

【参考区间】 阴性

【临床意义】 尿胰蛋白酶原Ⅱ可作为急性胰腺炎的筛选试验（表3-10）。

表3-10 尿胰蛋白酶原Ⅱ与淀粉酶的比较

U-Trype-2	AMY
升高快，在病理病变后6小时即阳性	发病后S-AMY 6～12小时升高
维持时间7～10天	1～3天开始下降
与疾病严重程度相关	与疾病严重程度无关
准确性高，阴性排除率高达99%	准确性较差

尿微量白蛋白（MA）

【检验方法】 免疫比浊法

【检验标本】 尿液

【送检要求】 患者自留取新鲜尿液（以清晨空腹第1次尿为宜），1h内送检。

【参考区间】 尿液：成人 < 15mg/L 或 < 30mg/24h

【临床意义】 MA是早期肾小球电荷屏障损伤的标志性蛋白，同时也是心血管疾病及和肾脏病损伤的独立风险因子。微量白蛋白尿增高还见于：①大多数肾小球疾病、狼疮性肾炎、肾小管间质疾病等；②妊娠子痫前期、自身免疫性疾病、多发性骨髓瘤的肾功能衰竭、充血性心力衰竭、肝癌、肝硬化等；③高血压、肥胖、高脂血症、吸烟、剧烈运动与饮酒等。

尿肌酐

【检验方法】 肌氨酸氧化酶法/终点法

【检验标本】 尿液

【送检要求】 患者自留取新鲜尿液（以清晨空腹第 1 次尿为宜），1h 内送检。

【参考区间】 男：3.45 ～ 22.90mmol/L；女：2.47 ～ 19.20mmol/L

【临床意义】 尿肌酐的测定是辅助评价肾脏功能的必要指标。尿肌酐和尿蛋白的排泄受相同内环境因素的影响，随机测定 MA/ 尿 CRE 值与 24h 蛋白尿的临床意义具有良好的相关性，能更方便准确地诊断出早期肾损伤。

尿微量白蛋白/尿肌酐比值（A/C比值）

【检验方法】 计算法

【检验标本】 尿液

【送检要求】 患者自留取新鲜尿液（以清晨空腹第 1 次尿为宜），1h 内送检。

【参考区间】 男 ≤ 2.5；女 ≤ 3.0

【临床意义】 尿 A/C 比值偏高，说明患者出现了蛋白尿，比值越高说明患者的尿蛋白越多，能够比较准确的反应患者是否有肾脏相关疾病（肾病综合征、糖尿病肾病、高血压肾病、肾小球肾炎等），但临床上还需要作进一步的检查，如尿蛋白定量、肾脏彩超、甚至肾穿刺来进一步的明确诊断。目前临床上也有将该项目纳入体检以作为早期肾功能筛查。

＊肌酐的校正作用可以避免因为尿量及其他因素对白蛋白的影响而出现假阳性或假阴性的结果。

尿转铁蛋白（TRU）

【检验方法】 比浊法 / 终点法

【检验标本】 尿液

【送检要求】 患者自留取新鲜尿液（以清晨空腹第 1 次尿为宜），1h 内送检。

【参考区间】　< 2mg/L

【临床意义】　尿转铁蛋白是早期肾小球电荷屏障的敏感指标。尿转铁蛋白的负电荷比尿微量白蛋白少，当肾小球的电荷屏障发生早期损害时，尿转铁蛋白比尿微量白蛋白更容易漏出，更敏感地反映电荷屏障损伤。肺源性心脏病患者尿转铁蛋白水平明显升高，合并心衰使肾功能进一步恶化，动态观察尿转铁蛋白可指导临床用药。

尿免疫球蛋白G（IgG）

【检验方法】　免疫比浊法

【检验标本】　尿液

【送检要求】　患者自留取新鲜尿液（以清晨空腹第 1 次尿为宜），1h 内送检。

【参考区间】　< 17.5mg/L

【临床意义】　IgG 是肾小球机械屏障损伤的标志蛋白。当 IgG 排泄量＞250mg/d，提示肾功能开始逐步恶化，尿中出现大量 IgG，表明肾小球基底已经丧失了选择功能。糖尿病患者代谢紊乱，会导致弥漫性及渗出肾脏病变，可能在初期出现大量的 IgG。

尿 α1-微球蛋白（α_1-mG）

【检验方法】　乳胶比浊法 / 终点法

【检验标本】　尿液

【送检要求】　患者自留取新鲜尿液（以清晨空腹第 1 次尿为宜），1h 内送检。

【参考区间】　< 12mg/L

【临床意义】　α_1-MG 的测定可作为反映肾小管及肾功能的指标，对肾功能损伤有早期诊断意义。尿 α_1-MG 的排泄较少受肾外因素的影响，在各种 pH 值中的稳定性优于 β_2 微球蛋白，在尿中浓度远高于 β_2 微球蛋白，能更敏感地反映早期肾损伤。

尿 β2-微球蛋白（β_2-mG）

【检验方法】 乳胶比浊法 / 终点法

【检验标本】 尿液

【送检要求】 患者自留取新鲜尿液（以清晨空腹第 1 次尿为宜），1h 内送检。

【参考区间】 0 ～ 0.7mg/L

【临床意义】 肾小管间质损伤的敏感指标。肾小管性蛋白尿的鉴别：尿白蛋白 / 尿 β_2- 微球蛋白比值 > 1000 提示原发性肾小球肾病；比值 < 40 提示肾小管疾病。上尿路感染时尿 β_2- 微球蛋白含量明显增高，而下尿路感染时正常，尿中 β_2- 微球蛋白升高也见于肾移植后的急性排斥反应早期。

尿胱抑素C（Cys C）

【检验方法】 免疫比浊法 / 终点法

【检验标本】 尿液

【送检要求】 患者自留取新鲜尿液（以清晨空腹第 1 次尿为宜），1h 内送检。

【参考区间】 男：0.70 ～ 1.15mg/L；女：0.58 ～ 0.96mg/L

【临床意义】 尿胱抑素 C 能自由通过肾小球滤过膜，仅当肾小管功能损伤时，尿中胱抑素 C 明显升高。在反映肾小管功能方面尿胱抑素较 β_2 微球蛋白更有特异性，尿中胱抑素 C 产生恒定，没有 24 小时昼夜节律变化，可检测随机尿，更具有实用性。

尿视黄醇结合蛋白（RBP）

【检验方法】　胶乳增强免疫比浊法 / 终点法

【检验标本】　尿液

【送检要求】　患者自留取新鲜尿液（以清晨空腹第 1 次尿为宜），1h 内送检。

【参考区间】　$0 \sim 0.7$mg/L

【临床意义】　是早期近端肾小管损伤的敏感指标。尿 RBP 可作为狼疮性肾病活动期的标志物，可直接反映肾小管—间质病变的严重程度。升高见于急慢性肾炎，糖尿病肾病，肾移植急性排斥反应早期，慢性肾衰。

尿kappa轻链（KAP）

【检验方法】　免疫比浊法 / 终点法

【检验标本】　尿液

【送检要求】　患者自留取新鲜尿液（以清晨空腹第 1 次尿为宜），1h 内送检。

【参考区间】　< 5.0mg/L

【临床意义】　肾病、自身免疫病、糖尿病等患者尿中可出现 κ 、λ 同时增多。对于多发性骨髓瘤导致的肾损害及骨髓瘤性肾病和慢性肾病有重要的鉴别诊断意义。当近端小管上皮细胞受体饱和或肾小管受损时，轻链则出现在远端小管尿液中。在糖尿病肾小管损伤早期，κ 、λ 临床价值近于 α_1-mG，在灵敏性上优于 α_1-mG。

尿Lambda轻链（LAM）

【检验方法】　免疫比浊法 / 终点法

【检验标本】　尿液

【送检要求】 患者自留取新鲜尿液（以清晨空腹第 1 次尿为宜），1h 内送检。

【参考区间】 < 15.0mg/L

【临床意义】 同尿 kappa 轻链。

尿 α2 巨球蛋白（$α_2$-mG）

【检验方法】 免疫比浊法 / 终点法

【检验标本】 尿液

【送检要求】 患者自留取新鲜尿液（以清晨空腹第 1 次尿为宜），1h 内送检。

【参考区间】 < 4.0mg/L

【临床意义】 鉴别肾小球性血尿和非肾小球性血尿的标志蛋白。当肾小球基底膜严重损伤或血液成分进入尿中时，尿中 $α_2$-mG 与 MA 的比值来鉴别肾小球性和非肾小球性血尿。当尿 MA > 100mg/L 时，尿 $α_2$-mG/MA < 0.02，提示存在肾小球性血尿，当尿 $α_2$-mG/MA ≥ 0.02 时提示存在非肾小球性血尿。

尿丙氨酸氨基肽酶（UAAP）

【检验方法】 L- 丙氨酰对硝基苯胺法

【检验标本】 新鲜尿液

【送检要求】 随机尿 5mL 送检。

【参考区间】 男：8.83 ～ 16.37U/L（7.3 ～ 16.7U/gCr）
女：5.25 ～ 10.05U/L（4.8 ～ 9.8U/gCr）

【临床意义】 尿丙氨酸氨基肽酶对肾脏疾病诊断有一定价值。当肾脏受到损害发生病理性改变时，尿中丙氨酸氨基肽酶显著增多。尿丙氨酸氨基肽酶可作为评价肾损伤的敏感指标。升高常见于急性肾小球肾炎、急性肾盂肾炎、急性肾功能衰竭及药物（如庆大霉素、磺胺类等）引起的肾小管损害。

尿香草扁桃酸（VMA）

【检验方法】　均相酶免疫法

【检验标本】　尿液

【送检要求】　收集 24h 尿液，每 100mL 用 1mL 甲苯防腐，记录总尿量，混匀后取 10mL 尿液送检。

【参考区间】　≤ 12mg/24h

【临床意义】　体内儿茶酚胺大部分经降解代谢后变成香草扁桃酸（VMA）由尿排出。VMA 增高：见于嗜铬细胞瘤、交感神经母细胞瘤、原发性高血压和甲状腺功能减退等。减低：见于甲状腺功能亢进、原发性慢性肾上腺皮质功能减退等。

尿液11脱氢血栓素B2检测（11-DH-TXB2）

【检验方法】　化学发光

【检验标本】　尿液

【送检要求】　尿液样本 5 天内测定的样本可放置 4℃ 保存。样本放置在 –20℃ 至少可保存 3 个月。样本避免反复冻融。混浊或有沉淀的样本应离心或过滤澄清后再检测。

【参考区间】　≤ 1500 pg/mg

【临床意义】　尿液 11-DH-TXB2 是花生四烯酸代谢的 TXA2 的终末代谢产物，不具备生物活性作用，但其水平能反应血小板活性及阿司匹林的抗血小板效果。

增高见于血栓前状态及血栓性疾病，如心绞痛、心肌梗死、短暂性脑缺血发作（TIA）、脑梗死、动脉粥样硬化、糖尿病、妊娠期高血压疾病、大手术后等。

降低见于环氧化酶或 TXA2 合成酶缺乏症，服用抑制环氧化酶或 TXA2 合成酶的药物，如阿司匹林等。

开展项目的意义：

中国第三次全国死因调查报告表明，脑血管病已成为我国首位死亡原因。而脑梗死、心肌梗死的发生，多因动脉内血栓形成堵塞血管，引起脑组织、心肌缺血缺氧和坏死所致，是最常见的死亡原因，存活者大多伴有残疾。防治心脑血管疾病，关键是预防血栓形成。自1897年拜尔公司人工合成乙酰水杨酸，阿司匹林经历百余年的光辉，从最初的解热镇痛到如今的抗血小板聚集，国内外各类指南均有阿司匹林作为抗栓治疗的一级、二级预防推荐，临床上用于缺血性脑血管病、预防短暂脑缺血发作、急性冠脉综合征、心肌梗死、人工心脏瓣膜和静脉瘘或其他手术后血栓的形成。在标准阿司匹林治疗情况下，仍有部分患者发生动脉血栓事件，提示人群对阿司匹林的反应存在较大的差异，最初被称为阿司匹林抵抗，目前多使用阿司匹林治疗下的血小板高反应性（High on-aspirin platelet reactivity，HAPR）表述这种对阿司匹林反应不完全的状态。

血管损伤后血小板内信号途径被激活，在环氧化酶（Cycloxygenase，COX）作用下经过一系列反应，血小板释放多种具有生物活性的前列腺素类物包括血栓烷A2（Thromboxane A2，TXA2）、前列环素I2、前列腺素D2、前列腺素E2和前列腺素F2α等。TXA2具有强烈的聚集血小板作用，参与动脉粥样硬化的发生和进展全过程。TXA2在体内不稳定，进一步代谢为血栓素B2（TXB2），最终代谢为11-DH-TXB2通过尿液排出。尿液11-DH-TXB2水平高低可以反映体内血小板高反应性状态。

尿羟脯氨酸（HYP）

【检验方法】 比色法

【检验标本】 尿液

【送检要求】　收集 24h 尿液，每 100mL 用 1mL 甲苯防腐，记录总尿量，混匀后取 10mL 尿液送检。

【参考区间】　20 ～ 40mg/24h

【临床意义】　羟脯氨酸是亚氨基酸之一，是一种非必需氨基酸，是胶原组织的主要成分之一，且为胶原中特有的氨基酸，约占胶原氨基酸总量的 13%。利用羟脯氨酸在胶原蛋白中含量最高这一特点，通过血液和尿液对羟脯氨酸的测定，可了解体内胶原蛋白分解代谢情况，可作为结缔组织分解情况指标。很多疾病可伴有胶原代谢变化而引起血、尿及组织羟脯氨酸的含量改变。当体内结缔组织较大量增生或破坏时，如严重骨折、烧伤、重症肺结核和肝硬化、甲状腺功能亢进症、羟脯氨酸血症均可造成血、尿中羟脯氨酸含量的增加。此外，对皮肌炎、恶性肿瘤、尘肺等疾病的诊断及疗效观察有一定的参考价值，也是观察儿童生长速度的重要指标。测定羟脯氨酸也是了解骨吸收、骨代谢情况的指标，骨组织的主要成分为胶原蛋白，血钙降低时，出现骨的溶解吸收，尿羟脯氨酸排出增多。

第十节　维生素与血药浓度测定

维生素A（VitA）

【检验方法】　超高效液相色谱法（UPLC）

【检验标本】　静脉血

【送检要求】　抽取静脉血 1mL 注入干燥试管送检（需及时分离血清）。

【参考区间】 0 ～ 6 岁：113 ～ 647ng/mL

7 ～ 12 岁：128 ～ 812ng/mL

13 ～ 17 岁：144 ～ 977ng/mL

≥ 18 岁：325 ～ 780ng/mL

【临床意义】 VitA 是维持视力正常、皮肤的生长和完整、骨骼的形成、免疫功能及胚胎发育所必需的基本营养物质。定量检测 VitA 浓度可对某些病症（VitA 缺乏症、VitA 过剩症）等相关疾病的诊断有重要意义。

维生素E（VitE）

【检验方法】 超高效液相色谱法（UPLC）

【检验标本】 静脉血

【送检要求】 抽取静脉血 1mL 注入干燥试管送检（需及时分离血清）。

【参考区间】 0 ～ 1 岁：1 ～ 5ng/mL

2 ～ 12 岁：3 ～ 9ng/mL

13 ～ 19 岁：6 ～ 10ng/mL

＞ 19 岁：5 ～ 18ng/mL

【临床意义】 定量检测 VitE 可用于监测相关人群维生素 E 的营养状况，辅助诊断和评估由于维生素 E 缺乏引起的病症。

25-羟基维生素D（25-OH-VD）

【检验方法】 电化学发光法

【检验标本】 静脉血

【送检要求】 抽取静脉血 3mL 注入干燥试管送检。

【参考区间】 见表 3-11 维生素检测十四项参考区间表

【临床意义】 25- 羟基维生素 D 是衡量人体维生素 D 的营养状况的最佳指标。

1.检测体内25-OH-VD水平,有效预防维生素D不足或缺乏。

2.诊断特异性紊乱(骨软化、近前端肌病、维生素D中毒)。

3.佝偻病鉴别诊断及治疗监测。

4.各种相关疾病的病理学探究及风险评定(骨质疏松、跌倒、骨折、肿瘤、1型和2型糖尿病、多发性硬化症、风湿性关节炎等)。

5.联合其他骨标志物监测骨疾病治疗疗效。

维生素检测十四项

【检验方法】 串联质谱法(LC-MS)

【检验标本】 静脉血

【送检要求】 抽取静脉血3mL注入干燥试管送检(需及时分离血清)。

【参考区间】 见表3-11

表3-11 维生素检测十四项参考区间表

单位:ng/mL

项目	年龄	参考区间
维生素A	0～6岁	113～647
	7～12岁	128～812
	13～17岁	144～977
	≥18岁	325～780
维生素B_1		2.40～9.02
维生素B_2		2.33～14.69
维生素B_3		5.2～72.1
维生素B_5		12.9～253.1
维生素B_6		4.9～30.9
维生素B_7		0.05～0.83
维生素B_9(叶酸)		＞4
维生素C		2～23

（续　表）

项目	年龄	参考区间
25- 羟基维生素 D（D_2+D_3）	＜ 14 岁	≤ 5 严重缺乏
		5.01 ～ 15 缺乏
		15.01 ～ 20 不足
		20.01 ～ 100 正常
		≥ 100.01 过量
	≥ 14 岁	≤ 10 严重缺乏
		10.01 ～ 20 缺乏
		20.01 ～ 30 不足
		30.01 ～ 100 正常
		≥ 100.01 过量
25- 羟基维生素 D_2		
25- 羟基维生素 D_3		
维生素 E	0 ～ 1 岁	1 ～ 5
	2 ～ 12 岁	3 ～ 9
	13 ～ 19 岁	6 ～ 10
	＞ 19 岁	5 ～ 18
维生素 K	0 ～ 1 岁	0.13 ～ 3.37
	2 ～ 17 岁	0.13 ～ 1.39
	＞ 17 岁	0.13 ～ 1.88

【临床意义】　该维生素联合检测可以为原发性和继发性维生素缺乏症患者提供诊疗依据，提升治疗效果；可指导孕妇妊娠时期科学补充维生素，提高新生儿体质；可为儿童均衡营养提供参考，预防疾病，健康成长；也可为老年人提供预防亚健康和老年人慢性病补充维生素的科学方案。

苯妥英（phenytoin）

【检验方法】　荧光偏振免疫法

【检验标本】 静脉血

【送检要求】 干燥试管，下次给药前取静脉血 1mL，注意避免溶血。

【治疗范围】 10～20mg/L

【临床意义】 苯妥英的治疗指数低，安全范围窄，毒副作用强，个体差异大，测定其血药浓度，可用于苯妥英的中毒诊断或确定治疗浓度，调整用药剂量、给药浓度和给药方案，提高合理用药水平，避免或降低毒性反应的发生并取得最佳治疗效果。

卡马西平（CBZ）

【检验方法】 荧光偏振免疫法

【检验标本】 静脉血

【送检要求】 干燥试管，下次给药前取静脉血 1mL，注意避免溶血。

【治疗范围】 4～10mg/L

【临床意义】 对于治疗癫痫，其血药浓度与疗效及主要的不良反应有关，服用相同剂量的患者所达到血药浓度悬殊，个体差异大，加之卡马西平具有自身酶诱导的性质，用药以后肝脏对该药的代谢能力增强，故需监测血药浓度。

丙戊酸（VAL）

【检验方法】 荧光偏振免疫法

【检验标本】 静脉血

【送检要求】 测峰浓度在上次剂量后 1～4（或 1～8）h，测谷浓度则是在下次剂量前即刻采血。

【治疗范围】 50～100mg/L

【临床意义】 丙戊酸对各种类型的癫痫发作都有一定疗效。

其血药浓度与疗效及毒性反应有关，故监测血药浓度有利于合理用药。另须注意的是该药能显著提高苯妥英钠、苯巴比妥、氯硝西泮和乙琥胺的血药总浓度，而苯妥英钠、苯巴比妥、扑米酮和卡马西平则能降低丙戊酸的血药浓度和抗癫痫作用。

地高辛（DIG）

【检验方法】 荧光偏振免疫法
【检验标本】 静脉血
【送检要求】 在上次剂量后 $8 \sim 12h$ 采血送检。
【治疗范围】 $0.8 \sim 2.0 \mu g/L$
【临床意义】 地高辛治疗指数低，安全范围窄，毒副作用强，个体差异大，测定地高辛浓度可用于地高辛中毒诊断或确定治疗浓度，调整用药剂量或给药方案，提高合理用药水平，避免或降低毒性反应的发生并取得最佳治疗效果，缩短住院周期，减轻病人的经济负担。

利多卡因（lidocaine）

【检验方法】 荧光偏振免疫法
【检验标本】 静脉血
【送检要求】 干燥试管，下次给药前取静脉血 1mL，注意避免溶血。
【治疗范围】 $1.5 \sim 5.0 \mu g/L$
【临床意义】 利多卡因治疗指数低，安全范围窄，毒副作用强，个体差异大，测定其血药浓度，可用于利多卡因中毒诊断或确定治疗浓度，调整用药剂量或给药方案，提高合理用药水平，避免或降低毒性反应的发生并取得最佳治疗效果。

茶碱（THE）

【检验方法】　荧光偏振免疫法

【检验标本】　静脉血

【送检要求】　下次用药前取静脉血 1mL，注意避免溶血，立即送检。

【治疗范围】　成人及儿童 8 ～ 20mg/L；早产儿 6 ～ 11mg/L

【临床意义】　茶碱是一种支气管扩张药，还用于早产儿窒息的治疗。由于明显的个体差异，因此仅依据体重来制订摄入量是不可靠的，对患者来说有时甚至是危险的。在怀疑中毒、治疗失败（如由于病人合作不好及药代动力学原因）、连续静脉注射给药、不明确先前的茶碱使用情况、患者有药代动力学改变时，都可以通过测定茶碱浓度，来调整个体的剂量。

阿米卡星（amikacin）

【检验方法】　荧光偏振免疫法

【检验标本】　静脉血

【送检要求】　30min 的静脉注射过程结束后半小时或肌内注射结束后 1h 测峰值，测谷值在下次剂量前即刻采血送检。

【治疗范围】　20 ～ 30mg/L（峰）；＜ 5（或 8）mg/L（谷）

【临床意义】　阿米卡星主要用于对其他氨基糖苷类抗生素耐药菌株所引起的严重感染。若肾功能受损则其清除率下降。如发生脱水则分布体积下降。当存在某些高浓度的青霉素制剂时，不论体内还是体外都可使氨基糖苷失活。当氨基糖苷在组织中积聚时可产生耳和神经的毒性作用。谷值是判断这些药物是否积聚的一个重要指标。用药代动力学的方法来调整个体的剂量是一个很好的方法。

万古霉素（vancomycin）

【检验方法】　荧光偏振免疫法

【检验标本】 静脉血

【送检要求】 测峰值在静脉输注后 1h，测谷值在下次剂量前即刻采血送检。

【治疗范围】 20 ～ 40mg/L（峰）; 5 ～ 10mg/L（谷）

【临床意义】 万古霉素对革兰阳性细菌有效。肾功能减退可使其浓度上升甚至产生毒性。肝功能减退可使其清除轻度延迟。当万古霉素的浓度超过治疗范围时会对耳和神经产生毒副作用。药代动力学方法可用于调整个体的剂量。

环孢霉素A（CSA）

【检验方法】 荧光偏振免疫法

【检验标本】 静脉血

【送检要求】 下次剂量前即刻采静脉血 1mL，EDTA 抗凝送检。

【治疗范围】 根据肾移植术后用药参考值（表 3–12）。

表 3-12　肾移植术后用药参考值

肾移植后时间（月）	参考范围（ng/mL）
0 ～ 3	300 ～ 900
3 ～ 6	250 ～ 750
6 ～ 12	150 ～ 450
12 ～ 24	100 ～ 300

【临床意义】 环孢霉素 A 是很有效的抗移植后排异的免疫抑制药。因其免疫抑制作用，所以有潜在感染的危险，特别是达到毒性剂量时危险性更大。药代动力学显示环孢素有明显的个体间差异。监测环孢素 A 浓度有利于适时调整剂量，对于提高肾移植成功率，防止毒副作用有重要的临床意义。

第十一节　激素及其代谢产物测定

促甲状腺素（TSH）

【检验方法】　化学发光法

【检验标本】　静脉血

【送检要求】　抽取静脉血 3mL 注入干燥试管送检，一般与 T4、T3 同时测定。

【参考区间】　0.56 ～ 5.91mIU/L

【临床意义】　增高见于原发性甲状腺功能低下，其增加值与甲状腺功能低下的程度成正比；亦可见于局限性垂体小腺瘤、缺碘性甲状腺肿及服用抗甲状腺药品（丙基硫脲嘧啶）。

总甲状腺素（T4）

【检验方法】　化学发光法

【检验标本】　静脉血

【送检要求】　抽取静脉血 3mL 注入干燥试管送检，一般与 TSH、T3 同时测定。

【参考区间】　78.38 ～ 157.4nmol/mL

【临床意义】

1. T4 增高　见于甲状腺功能亢进症、高 TBG（甲状腺结合球蛋白）血症、结节性毒性甲状腺肿、亚急性甲状腺炎、局限性垂体小腺瘤、妊娠。某些药物可导致升高，如雌激素、避孕药、右旋甲状腺素、促甲状腺激素等。

2. T4 减低　见于甲状腺功能减退症、低 TBG 血症、垂体功能减退症、剧烈活动等。某些药物可导致减低，如苯妥英钠、睾酮、皮质类固醇。

总三碘甲状腺原氨酸（T3）

【检验方法】　化学发光法

【检验标本】　静脉血

【送检要求】　抽取静脉血 3mL 注入干燥试管送检，一般与 TSH、T4 同时测定。

【参考区间】　3.8 ～ 6pmol/mL

【临床意义】　较 T4 更敏感，特别是对诊断 T3 性甲状腺功能亢进症有特异性。

1. T3 增高　见于甲状腺功能亢进症、高 TBG 血症，服用甲状腺制剂可使结果增高。

2. T3 减低　见于甲状腺功能减退症、低 TBG 血症，服用普萘洛尔、肾上腺糖皮质激素、造影剂可使 T3 降低。

游离三碘甲状腺原氨酸（FT3）

【检验方法】　化学发光法

【检验标本】　静脉血

【送检要求】　抽取静脉血 2mL 注入干燥试管送检，与 FT4 同时测定。

【参考区间】　3.67 ～ 10.43pmol/L

【临床意义】　临床意义同 T3，但较 T3 敏感且不受结合蛋白影响（血液循环中 FT3 占总 T3 的 0.5％，是真正具有生物活性的部分）。

游离甲状腺素（FT4）

【检验方法】　化学发光法

【检验标本】　静脉血

【送检要求】　抽取静脉血 2mL 注入干燥试管送检，与 FT3 同时测定。

【参考区间】　7.86 ～ 14.41pmol/L

【临床意义】　临床意义与 T4 基本相同，但不受结合蛋白影响，且较 T4 敏感（血液循环中 FT4 占总 T4 的 0.03%）。

促卵泡激素（FSH）

【检验方法】　化学发光法

【检验标本】　静脉血

【送检要求】　抽取静脉血 3mL 注入干燥试管送检，一般与 LH、PRL、Progesterone、E2、E3 同时测定。

【参考区间】　男性：1.27 ～ 19.26IU/L

正常月经女性：卵泡期：3.95 ～ 8.78IU/L

排卵期：4.54 ～ 22.51IU/L

黄体期：1.79 ～ 5.12IU/L

绝经期：16.7 ～ 113.6IU/L

【临床意义】

1. FSH 增高　见于原发性性腺功能减退症、卵巢或睾丸发育不全、绝经后等。

2. FSH 减低　见于腺垂体功能减退、不育等。

促黄体生成素（LH）

【检验方法】　化学发光法

【检验标本】　静脉血

【送检要求】　抽取静脉血 3mL 注入干燥试管送检，一般与 FSH、PRL、Progesterone、E2、E3 同时测定。

【参考区间】　男性（50 岁）：1.24 ～ 8.62IU/L

正常月经女性:卵泡期:2.12～10.89IU/L

排卵期:19.18～103.00IU/L

黄体期:1.2～12.86IU/L

多数绝经期:10.87～58.60IU/L

【临床意义】

1. LH 增高　见于卵巢切除、提早绝经、卵巢发育不全、初期睾丸衰退、曲细精管发育不全、睾丸切除、无睾丸、睾丸发育不全等。

2. LH 减低　见于腺垂体功能减退、黄体功能不全、口服避孕药后。

注:测定血清 LH 峰值是预测排卵的最有效方法,通常与 FSH 同时测定。

雌二醇(E2)

【检验方法】　化学发光法

【检验标本】　静脉血

【送检要求】　抽取静脉血 3mL 注入干燥试管送检,一般与 FSH、LH、PRL、Progesterone、E3 同时测定。

【参考区间】　男性:15 ～ 38.95pg/mL

女性:卵泡早期:15.16 ～ 127.81pg/mL

卵泡早期:19.86 ～ 148.13pg/mL

排卵高峰期:29.42 ～ 442.62pg/mL

黄体期:30.34 ～ 274.24pg/mL

绝经期:＜ 25.1pg/mL

【临床意义】

1. E2 升高　妊娠、多胎妊娠、卵巢癌、男性乳房发育等。

2. E2 降低　卵巢功能不全、围绝经期综合征、服用避孕药。

雌三醇（E3）

【检验方法】 化学发光法

【检验标本】 静脉血

【送检要求】 抽取静脉血 3mL 注入干燥试管送检，一般与 FSH、LH、PRL、Progesterone、E2 同时测定。

【参考区间】 男性及未孕妇女 < 7nmol/L（2ng/mL）

【临床意义】 主要用于高危妊娠监测，妊娠后 3 个月时血 E3 急剧减少 30% ～ 40%，提示胎盘功能减退；急剧减少 50% 以上，提示胎盘功能显著减退。

孕酮（Progesterone）

【检验方法】 化学发光法

【检验标本】 静脉血

【送检要求】 抽取静脉血 3mL 注入干燥试管送检，一般与 FSH、LH、PRL、E2、E3 同时测定。

【参考区间】 男性：$0.1 \sim 0.84 \mu g/L$

女性：卵泡期：$0.31 \sim 1.52 \mu g/L$

孕期 < 3 周：$4.73 \sim 50.74 \mu g/L$

3 周 < 孕期 < 6 周：$19.41 \sim 45.3 \mu g/L$

黄体期：$5.16 \sim 18.56 \mu g/L$

绝经期：$0.1 \sim 0.78 \mu g/L$

【临床意义】

1. 孕酮增高 见于先天性肾上腺皮质增生、库欣综合征、葡萄胎等。

2. 孕酮减低 见于流产、妊娠高血压综合征、无脑儿畸胎妊娠、胎儿宫内死亡、腺垂体功能减退症、绒毛膜上皮癌、黄体功能不全等。

泌乳素（PRL）

【检验方法】 化学发光法

【检验标本】 静脉血

【送检要求】 抽取静脉血 3mL 注入干燥试管送检，与 LH、FSH、Progesterone、E2、E3 同时测定。

【参考区间】 男性：$2.64 \sim 13.13 \mu g/L$

女性：绝经前：$3.34 \sim 26.72 \mu g/L$

绝经后：$2.74 \sim 19.64 \mu g/L$

【临床意义】

1. PRL 增高 见于妊娠、哺乳、恶性肿瘤（下丘脑垂体）、产后闭经泌乳综合征、甲状腺功能减退症、乳腺癌、多囊卵巢、某些药物影响（雌性激素、避孕药等）。

2. PRL 减低 见于腺垂体功能减退症、单纯性 PRL 分泌缺乏症。

睾酮（testosterone）

【检验方法】 化学发光法

【检验标本】 静脉血

【送检要求】 抽取静脉血 3mL 注入干燥试管送检，与 LH、PRL、FSH、E2、E3 同时测定。

【参考区间】 男性：$1.75 \sim 7.81 \mu g/L$

女性：$0.1 \sim 0.75 \mu g/L$

【临床意义】

1. 睾酮增高 见于先天性肾上腺皮质增生、库欣综合征、睾丸或卵巢肿瘤、女性多毛症、应用雄性激素等。

2. 睾酮减低 见于腺垂体功能减退症、先天性睾丸发育不良、阳萎等。

胰岛素（INS）

【检验方法】　化学发光法

【检验标本】　静脉血

【送检要求】　抽取静脉血 2mL 注入干燥试管送检，一般与 C- 肽同时测定。

【参考区间】　13 ～ 161pmol/L

【临床意义】

1.INS 增高　见于胰岛细胞瘤、嗜铬细胞瘤、甲状腺功能亢进症、肥胖症、胰岛素自身免疫综合征。

2.INS 降低　见于糖尿病、胰腺炎、胰切除术后、腺垂体功能减退等。

C-肽（CP）

【检验方法】　化学发光法

【检验标本】　静脉血

【送检要求】　抽取静脉血 2mL 注入干燥试管送检，一般与 INS 同时测定。

【参考区间】　2.5 ～ 10.5ng/mL

【临床意义】　C- 肽测定的临床意义同胰岛素，但其对糖尿病治疗措施的选择有参考价值。如非胰岛素依赖型糖尿病病人（NIDDM）是由于胰岛素受体不足，或亲和力降低，或存在胰岛素抗体等原因，则应用胰岛素并无效果，因为这种病人 C- 肽不降低（反映胰岛素分泌并不缺少）；若为胰岛素依赖型糖尿病病人（IDDM），则血浆 C- 肽含量降低，应用胰岛素治疗有效。

人绒毛膜促性腺激素（β-HCG）

【检验方法】 化学发光法

【检验标本】 静脉血

【送检要求】 抽取静脉血 2mL 注入干燥试管送检。

【参考区间】 正常男性：< 0.5 ～ 2.67U/L

正常女性：< 0.5 ～ 2.9U/L

妊娠妇女：< 1 周：7 · 65U/L

1 ～ 2 周：65 ～ 650U/L

2 ～ 3 周：130 ～ 6500U/L

3 ～ 4 周：650 ～ 13 000U/L

4 ～ 5 周：1300 ～ 65 000U/L

5 ～ 6 周：13 000 ～ 130 000U/L

6 ～ 7 周：19 500 ～ 260 000U/L

7 ～ 8 周：13 000 ～ 130 000U/L

【临床意义】 HCG 在月经逾期 3d 左右即可检测出，妊娠 9 ～ 12 周血中浓度达高峰，可高达 150 000U/L 以上，此后逐渐下降，18 周降至最低水平为 12 000 ～ 28 000U/L，直至分娩后 4d 到正常水平。因此可用以诊断早孕及宫外孕，进行先兆流产的动态观察及判断预后，还可作为孕期的监护观察指标。此外，也可用于绒癌、恶性葡萄胎等作为辅助诊断及治疗后随访的观察指标。男性非精原细胞的睾丸肿瘤患者血中 HCG 值也很高（升高率在 48% ～ 86%），故测定 HCG 亦可作为睾丸肿瘤高危人群（隐睾、睾丸肿瘤患者单卵孪生兄弟）的筛查试验。

性激素结合球蛋白（SHBG）

【检验方法】 化学发光法

【检验标本】 静脉血

【送检要求】 抽取静脉血 3mL 注入干燥试管送检，与 LH、FSH、AMH、DHEA-S、testosterone 同时测定。

【检验部门】 内分泌室

【参考区间】 男性：13.6 ～ 76.3nmol/L

女性：12.9 ～ 134.9nmol/L

【临床意义】

1. SHBG 增高 见于男性性腺功能减退、甲状腺功能亢进、肝硬化、脂肪肝等。

2. SHBG 减低 见于女性多毛症、多囊卵巢综合征、肥胖、甲状腺功能减退等。

硫酸脱氢表雄酮（DHEA-S）

【检验方法】 化学发光法

【检验标本】 静脉血

【送检要求】 抽取静脉血 3mL 注入干燥试管送检，与 LH、FSH、AMH、SHBG、testosterone 同时测定。

【检验部门】 内分泌室

【参考区间】 男性：18 ～ 19 岁：54.34 ～ 492.87 μg/dL

20 ～ 24 岁：202.79 ～ 491.37 μg/dL

25 ～ 34 岁：160.21 ～ 453.16 μg/dL

35 ～ 44 岁：89.05 ～ 432.79 μg/dL

45 ～ 54 岁：44.67 ～ 347.34 μg/dL

55 ～ 64 岁：51.67 ～ 295.01 μg/dL

65 ～ 70 岁：33.67 ～ 256.78 μg/dL

女性：18 ～ 19 岁：65.60 ～ 368.77 μg/dL

20 ～ 24 岁：149.01 ～ 407.53 μg/dL

24 ～ 34 岁：96.02 ～ 369.24 μg/dL

35 ～ 44 岁：60.56 ～ 340.36 μg/dL

45～54岁：36.64～258.75μg/dL

55～64岁：20.11～206.07μg/dL

65～70岁：9.32～246.88μg/dL

【临床意义】

1. DHEA-S 增高　见于肾上腺肿瘤、多囊卵巢综合征、高雄激素血症等。

2. DHEA-S 减低　随着年龄增高逐渐下降。

抑制素B（INH B）

【检验方法】　化学发光法

【检验标本】　静脉血

【送检要求】　抽取静脉血 3mL 注入干燥试管送检，与 LH、FSH、AMH、testosterone 同时测定。

【检验部门】　内分泌室

【参考区间】　男性：17～299pg/mL

　　　　　　　女性：1～10岁：≤53pg/mL

　　　　　　　　　　 11～50岁：19～112pg/mL

　　　　　　　　　　 ≥50岁：＜19pg/mL

【临床意义】

1. INHB 增高　见于卵巢颗粒细胞瘤等。INHB 与卵巢反应高度相关，可把 INHB 作为预测卵巢反应性的一项指标。

2. INHB 减低　见于男性生精功能障碍、精索静脉曲张、无睾症、隐睾症、克氏综合征、无精症、唯支持细胞综合征等

AMH（抗缪勒氏管激素）

【检验方法】　化学发光法

【检验标本】　静脉血

【送检要求】　抽取静脉血 3mL 注入干燥试管送检，与 LH、FSH、E2、DHEA-S、SHBG 同时测定。

【检验部门】　内分泌室

【参考区间】　男性：2.04 ～ 19.22ng/mL

女性：20 ～ 24 岁：0.97 ～ 12.53ng/mL

25 ～ 29 岁：1.02 ～ 11.41ng/mL

30 ～ 34 岁：0.67 ～ 10.92ng/mL

35 ～ 39 岁：0.33 ～ 7.21ng/mL

40 ～ 44 岁：0.19 ～ 3.33ng/mL

45 ～ 50 岁：0.09 ～ 2.63ng/mL

【临床意义】

1. AMH 增高　提示卵巢储备功能良好。也见于多囊卵巢综合征、高雄激素血症、卵巢颗粒细胞瘤、卵巢过度刺激综合征等疾病。

2. AMH 减低　提示卵巢储备不佳。见于早发性卵巢功能不全、卵巢早衰、绝经期女性等。男童性别发育异常。

超敏抗缪勒氏管激素（hs-AMH）

【检验方法】　化学发光法

【检验标本】　静脉血

【送检要求】　抽取静脉血 3mL 注入干燥试管送检，与 LH、FSH、E2、DHEA-S、SHBG 同时测定。

【检验部门】　内分泌室

【参考区间】　男性：2068 ～ 19780pg/mL

女性：20 ～ 24 岁：946 ～ 12391pg/mL

25 ～ 29 岁：1025 ～ 11124pg/mL

30 ～ 34 岁：666 ～ 10463pg/mL

35 ～ 39 岁：332 ～ 7114pg/mL

40 ～ 44 岁：188 ～ 3304pg/mL

45 ～ 49 岁：93 ～ 2595pg/mL

50 ～ 54 岁：12 ～ 292pg/mL

PCOS 女性：2432 ～ 19780pg/mL

【临床意义】

1. AMH 增高　提示卵巢储备功能良好。也见于多囊卵巢综合征（PCOS）、高雄激素血症、卵巢颗粒细胞瘤、卵巢过度刺激综合征等疾病。

2. AMH 减低　提示卵巢储备不佳。见于早发性卵巢功能不全、卵巢早衰、绝经期女性等。男童性别发育异常。

骨钙素（osteocalcin）

【检验方法】　放免法

【检验标本】　静脉血

【送检要求】　抽取静脉血 2mL 注入干燥试管送检，避免溶血。

【参考区间】　1.8 ～ 8.4ng/mL

【临床意义】　血清骨钙素是骨形成的标志物，当骨代谢活跃时，血清骨钙素升高，如甲状旁腺功能亢进症、肢端肥大症、Paget's 骨病、癌伴骨转移。在甲状腺功能低下和糖皮质激素治疗时，血清骨钙素降低。骨钙素测定还能用作骨质疏松症治疗疗效监测指标。

甲状旁腺激素（PTH）

【检验方法】　化学发光法

【检验标本】　静脉血

【送检要求】　抽取静脉血 2mL 注入干燥试管送检，避免溶血。

【参考区间】　1.3 ～ 7.33pmol

【临床意义】　PTH 是细胞外液钙浓度控制的主要因素，通过减少肾脏钙排出和加速骨骼储存钙释放使血钙升高。血钙浓度升高会抑制 PTH 分泌。检测血清中 PTH 主要用于原发性甲状旁腺功能亢进症的诊断，由肾衰竭引起的继发性甲状旁腺功能亢进症的确诊，高钙血症的鉴别诊断，非甲状旁腺恶性肿瘤引起的高钙血症的鉴别诊断等。

皮质醇（cortisol）

【检验方法】　化学发光法

【检验标本】　静脉血

【送检要求】　抽取静脉血 3mL 置真空干燥管内送检。

【参考区间】　上午：138 ～ 690nmol/L

　　　　　　　下午：69 ～ 345nmol/L

【临床意义】

1. 皮质醇升高或节律异常见于皮质醇增多症、高皮质醇结合球蛋白血症、肾上腺癌、垂体促肾上腺皮质激素瘤、异位促肾上腺皮质激素综合征、休克或严重创伤所引起的应激反应等。其他如肥胖、肝硬化、妊娠等亦可升高。

2. 降低见肾上腺皮质功能低下，Graves 病、家族性皮质醇结合球蛋白缺陷症。

3. 单纯性肥胖 17-OH 皮质类固醇增加，但皮质醇在正常范围。

尿17-羟皮质类固醇（17-OHCS）

【检验方法】　色谱法

【检验标本】　尿液

【送检要求】　以 3 ～ 5mL 浓盐酸防腐，留取 24h 尿液，计尿总量，取 10mL 尿液送检。（留样前服用中药、四环素、维生素 B₂、降压药以及地西泮对结果有影响，应避免）。

【参考区间】　男性：3 ～ 10mg/24h 尿

　　　　　　　女性：2 ～ 8mg/24h 尿

【临床意义】

1. 增高见于肾上腺功能亢进症，如库欣综合征、肾上腺皮质瘤及双侧增生、肥胖和甲状腺功能亢进症等。尤以肾上腺皮质肿瘤增生最为显著。

2. 减低见于肾上腺皮质功能不全，如艾迪生病和希恩综合征。某些慢性病，如肝病、结核病等。当注射 ACTH 后，正常人和皮质腺癌、双侧增生患者，尿液中 17- 羟皮质类固醇可显著增高；而肾上腺皮质功能减退症和肾上腺癌患者，则变动不明显。

尿17-酮类固醇（17-KS）

【检验方法】　色谱法

【检验标本】　尿液

【送检要求】　以 3 ～ 5mL 浓盐酸防腐，留取 24h 尿液，计尿总量，取 10mL 尿液送检。（留样前服用中药、四环素、维生素 B₂、降压药以及地西泮对结果有影响，应避免。）

【参考区间】　男性：10 ～ 25mg/24h 尿

　　　　　　　女性：6 ～ 14mg/24h 尿

【临床意义】

1. 17-KS 增多见于肾上腺皮质功能亢进、增生、肿瘤及垂体肿瘤、肢端肥大症、睾丸间质细胞瘤、肾上腺性异常症（如性早熟、先天性肾上腺增生所致女性假两性畸形）。

2. 降低见于肾上腺皮质功能减退如艾迪生病、希恩综合征；垂体功能减退症、性腺功能减退症、慢性疾病、肝硬化。

降钙素（CT）

【检验方法】　化学发光法

【检验标本】　静脉血

【送检要求】　抽取空腹静脉血 3mL 置真空干燥管内送检。

【参考区间】　男性：0 ～ 2.46pmol/L

　　　　　　　女性：0 ～ 1.46pmol/L

【临床意义】

1. 降钙素升高见于孕妇、儿童、甲状旁腺功能亢进症、血促胃液过多、肾衰竭、慢性炎症、髓状甲状腺癌、甲状腺降钙素分泌细胞癌、白血病、骨髓外骨髓增生症、肺癌、乳腺癌。还可用于监测疗效和癌症复发。

2. 降低见于甲状腺切除病人。

甲状腺球蛋白（TG）

【检验方法】　化学发光法

【检验标本】　静脉血

【送检要求】　干燥试管，空腹取血 3mL，注意避免溶血。

【参考区间】　10 ～ 78mg/L

【临床意义】　甲状腺滤泡状癌，TG 可明显升高；亚急性甲状腺炎、突眼性甲状腺肿，TG 可升高；甲状腺瘤、甲状腺囊肿、甲状腺功能亢进症、慢性淋巴细胞性甲状腺炎也可见 TG 升高。

甲状腺结合球蛋白（TBG）

【检验方法】　化学发光法

【检验标本】　静脉血

【送检要求】　抽取空腹静脉血 2mL 置于干燥试管送检。

【参考区间】　男性及非妊娠女性：13 ～ 39 μ g/mL

妊娠：27 ～ 66μg/mL

妊娠末 3 个月：47 ～ 59μg/mL

【临床意义】 测定 TBG 对诊断和鉴别甲状腺疾病有重要意义。

1.甲状腺功能亢进症时 TBG 明显低于正常，治疗后随病情缓解可以恢复正常。其他疾病造成 TBG 低于正常，例如肢端肥大症、肾病综合征、重症糖尿病、遗传性 TBG 缺乏症、重度营养不良等。

2.甲状腺功能减退症时 TBG 明显升高，随着病情缓解可以恢复正常。甲状腺、肝硬化、多发性骨髓瘤、结缔组织病等可以引起 TBG 升高。

胰岛素样生长因子结合蛋白-1（IGFBP-1）

【检验方法】 免疫层析法

【检验标本】 羊水

【送检要求】 阴道内使用任何杀菌液或药物后 6 小时内不要检测。

【参考区间】 阴性

【临床意义】 胎膜早破是当今产科临床遇到的最为棘手的难题之一，发生率约为 10%，并可由此引发产前产后的多种并发症。胎膜早破如果不能及时诊断和治疗（在破裂后的 24 小时内），孕妇和婴儿均有可能被感染或患上其他并发症。因此，及时准确地诊断胎膜早破是实施恰当治疗的关键。本试验能定性检测到胎膜破裂后出现在阴道分泌物中的一种痕量的羊水蛋白 - 胰岛素样生长因子结合蛋白 -1（IGFBP-1），用于胎膜早破的早期诊断。

1. IGFBP-1 在胎膜早破高危人群筛查中的应用：①生殖道上行感染的孕妇（细菌、病毒、微生物感染）；②部分营养素缺乏的孕妇（VitC、铜元素缺乏以及吸烟孕妇）；③宫颈内口松弛的孕妇（手术机械性扩张、产伤或先天性因素）；④胎膜受力不均的孕妇（胎位异常、头盆不称）；⑤羊膜腔压力增高的孕妇（双胎、羊水过多）。

2. IGFBP-1 在孕妇常规产前检查中的应用：①突然阴道流水，疑似胎膜破裂的孕妇，确诊检查；②妊娠满 28 周，不足 37 周的孕妇，常规产检；③妊娠满 37 周，用于临产前常规检查。

肾素活性（PRA）

【检验方法】　化学发光法

【检验标本】　静脉血

【送检要求】　抽取空腹静脉血 3mL 置于 EDTA 抗凝管送检。

【参考区间】　普通饮食：卧位 0.13 ～ 1.94 ng/mL/h

普通饮食：立位 1.9 ～ 5 ng/mL/h

低钠饮食：卧位 0.6 ～ 1 ng/mL/h

低钠饮食：立位 2 ～ 6 ng/mL/h

【临床意义】　用于高血压分型，肾病等疾病研究。

醛固酮（ALD）

【检验方法】　化学发光法

【检验标本】　静脉血

【送检要求】　抽取空腹静脉血 3mL 置于 EDTA 抗凝管送检。

【参考区间】　普通饮食：卧位 30 ～ 170 pg/mL

普通饮食：立位 50 ～ 313 pg/mL

低钠饮食：卧位 60 ～ 300 pg/mL

低钠饮食：立位 60 ～ 610 pg/mL

【临床意义】　原发性高血压辅助诊断，了解水钠代谢。

血管紧张素 I / 血管紧张素 II

【检验方法】 化学发光法

【检验标本】 静脉血

【送检要求】 抽取空腹静脉血 3mL 置于 EDTA 抗凝管送检。

【参考区间】

1. 血管紧张素 I：普通饮食：卧位 0.6 ～ 2.2 ng/mL

　　　　　　　普通饮食：立位 2.1 ～ 6 ng/mL

　　　　　　　低钠饮食：卧位 0.6 ～ 2 ng/mL

　　　　　　　低钠饮食：立位 2.4 ～ 7.2 ng/mL

2. 血管紧张素 II：普通饮食：卧位 23 ～ 75 pg/mL

　　　　　　　普通饮食：立位 32 ～ 90 pg/mL

　　　　　　　低钠饮食：卧位 30 ～ 60 pg/mL

　　　　　　　低钠饮食：立位 40 ～ 150 pg/mL

【临床意义】

↑生理性：见于低钠饮食，月经周期黄体期、妊娠等。病理性：见于继发性醛固酮增多症、Bartter 综合征、肾血管瘤、单侧肾动脉狭窄、肾脏球旁细胞肿瘤、Desmit 综合征、出血、肾上腺功能低下、利尿治疗所致的血容量减少、口服避孕药、肝硬化、肾炎、充血性心力衰竭、原发性高血压、甲亢、嗜铬细胞瘤等。

↓生理性：高钠饮食、月经周期卵泡期等。病理性：见于类固醇治疗、原发性高血压病等。

第四章 临床免疫学检验

第一节 免疫功能监测

补体C1q（C1q）

【检验方法】 免疫比浊法

【检验标本】 静脉血

【送检要求】 抽取静脉血 2mL 注入干燥试管避光及时送检，避免标本溶血。

【参考区间】 5 ～ 40mg/dL

【临床意义】 反映血清样本中补体 C1q 动态浓度变化，体内炎症性自身免疫性疾病引起的肾小球肾炎、狼疮性肾炎等诊断治疗和预后的观察。补本 C1q 水平下降：补体 C1q 肾病，活动性免疫复合物性疾病，如狼疮性肾炎、类风湿关节炎、肾小球肾炎等疾病的急性期、活动期的重要标志。营养不良性下降。

补体C3

【检验方法】 免疫比浊法

【检验标本】 静脉血

【送检要求】 抽取静脉血 2mL 注入干燥试管送检，可与 C4 同测。

【参考区间】 成人：0.7 ～ 1.4g/L

参考来源：中华人民共和国卫生行业标准《WS/T645.1—2018临床常用免疫学检验项目参考区间》（注：本文件参考区间不适用于儿童、青少年（年龄＜18岁）以及孕妇。）

【临床意义】

1. 补体C3增高　见于某些急性炎症或传染病早期，如疟疾、结核病、伤寒、麻疹、流行性脑脊髓膜炎、肿瘤、结缔组织病。

2. 补体C3减低　见于急慢性肾小球肾炎、亚急性心内膜炎、系统性红斑狼疮、肝疾病。

补体C4

【检验方法】　免疫比浊法

【检验标本】　静脉血

【送检要求】　抽取静脉血2mL注入干燥试管送检，可与C3同测。

【参考区间】　成人：0.1～0.4g/L

参考来源：中华人民共和国卫生行业标准《WS/T645.1—2018临床常用免疫学检验项目参考区间》（注：本文件参考区间不适用于儿童、青少年（年龄＜18岁）以及孕妇。）

【临床意义】

1. 补体C4增高　见于多发性骨髓瘤（比正常值大8倍）、风湿热急性期、结节性动脉周围炎、皮肌炎、心肌梗死。

2. 补体C4减低　见于流行性出血热低血压期及少尿期（C4下降程度反映病情轻重）、系统性红斑狼疮、类风湿关节炎等。

血清总补体活性CH$_{50}$

【检验方法】　50%溶血法、脂质体法

【检验标本】 新鲜血清

【送检要求】 抽取静脉血 2mL 注入干燥试管送检。由于补体对热不稳定，在室温下很快失活，故要求必须是新鲜抽取的血清，在离体后 2 小时内测定，才能得到可靠的结果。

【参考区间】 50% 溶血法：50 ～ 100IU/mL

【临床意义】 总补体活性测定，主要是反映补体（C1 ～ C9）经传统途径活化的活性。

1. 总补体活性升高：见于各种急性炎症、感染、组织损伤、恶性肿瘤等，一些传染病，如风湿热、伤寒、结核、麻疹等也可见补体代偿性升高。

2. 总补体活性降低，可能有以下几种原因：①补体消耗增多：常见于血清病、急性肾小球肾炎、慢性肾炎、SLE 活动期、恶性类风湿性关节炎、自身免疫性溶血性贫血等；②补体大量丧失：多见于肾病综合征及大面积烧伤等情况；③补体合成不足：主要见于各种肝病患者，如肝硬化、慢性活动性肝炎及急性重症肝炎等。

免疫球蛋白G（IgG）

【检验方法】 免疫比浊法

【检验标本】 静脉血

【送检要求】 抽取静脉血 2mL 注入干燥试管送检，可与 IgA、IgM 同测。

【参考区间】 成人：8.6 ～ 17.4g/L

参考来源：中华人民共和国卫生行业标准《WS/T645.1—2018 临床常用免疫学检验项目参考区间》（注：本文件参考区间不适用于儿童、青少年（年龄＜18 岁）以及孕妇。）

【临床意义】

1. IgG 增高 见于 IgG 型多发性骨髓瘤、系统性红斑狼疮、类风湿关节炎、慢性活动性肝炎、某些感染性疾病。

2. IgG 减低　见于非 IgG 型多发性骨髓瘤、重链病、轻链病、肾病综合征、某些肿瘤、某些白血病、原发性无丙种球蛋白血症、继发性免疫缺陷病。

免疫球蛋白G4（IgG4）

【检验方法】　免疫比浊法

【检验标本】　静脉血

【送检要求】　空腹抽取 2mL 静脉血（不溶血的血清）注入干燥试管送检。

【参考区间】　≤ 2.01g/L

【临床意义】

1. 辅助诊断 IgG4 相关疾病的重要指标。《IgG4 相关性疾病管理和治疗国际指南共识》以及《美国风湿病学会 / 欧洲抗风湿病联盟 IgG4 相关性疾病的分类标准（2019）》均明确指出 IgG4 实验室检查对于诊断 IgG4 相关疾病具有重要意义，IgG4 水平升高是 IgG4-RD 诊断标准中的必要条件。

2. 监测 IgG4-RD 治疗药物疗效。血清 IgG4 水平对于监测评价 IgG4-RD 患者治疗情况有重要意义，随着病情的好转，血清 IgG4 水平逐渐恢复正常。在 IgG4-RD 患者治疗过程中，只有 IgG4 这一亚型有明显变化，免疫球蛋白 G 的其他三种亚型并无明显变化。

免疫球蛋白A（IgA）

【检验方法】　免疫比浊法

【检验标本】　静脉血

【送检要求】　抽取静脉血 2mL 注入干燥试管送检，可与 IgG、IgM 同测。

【参考区间】 成人：1.0～4.2g/L

参考来源：中华人民共和国卫生行业标准《WS/T645.1—2018临床常用免疫学检验项目参考区间》（注：本文件参考区间不适用于儿童、青少年（年龄＜18岁）以及孕妇。）

【临床意义】

1. IgA增高 见于IgA型多发性骨髓瘤、系统性红斑狼疮、类风湿关节炎、肝硬化、某些感染性疾病、湿疹等。

2. IgA减低 见于非IgA型多发性骨髓瘤、重链病、轻链病、自身免疫性疾病。

免疫球蛋白M（IgM）

【检验方法】 免疫比浊法

【检验标本】 静脉血

【送检要求】 抽取静脉血2mL注入干燥试管送检，可与IgG、IgA同测。

【参考区间】 成人：男性0.3～2.2g/L；女性0.5～2.8g/L

参考来源：中华人民共和国卫生行业标准《WS/T645.1—2018临床常用免疫学检验项目参考区间》（注：本文件参考区间不适用于儿童、青少年（年龄＜18岁）以及孕妇。）

【临床意义】

1. IgM增高 见于多发性骨髓瘤、巨球蛋白血症、类风湿关节炎、肝脏病、某些感染，脐血中IgM升高是胎儿宫内感染的标志。

2. IgM减低 见于原发性无丙种球蛋白血症。

免疫球蛋白E（IgE）

【检验方法】 免疫比浊法

【检验标本】 静脉血

【送检要求】 抽取 2mL 静脉血（不溶血的血清）注入干燥试管送检。

【参考区间】 ≤ 375IU/mL

【临床意义】

1.血清 IgE 升高 常见于超敏反应性疾病如过敏性鼻炎、外源性哮喘、枯草热、慢性荨麻疹，以及寄生虫感染、急慢性肝炎、药物所致的间质性肺炎、支气管肺曲菌病、湿疹、类风湿性关节炎和 IgE 型多发性骨髓瘤等。

2.血清 IgE 降低 见于原发性无丙球蛋白血症、肿瘤及化疗药物应用后、共济失调 – 毛细血管扩张症等。

B 因子

【检验方法】 免疫比浊法

【检验标本】 静脉血

【送检要求】 抽取 2mL 静脉血（不溶血的血清）注入干燥试管送检。

【参考区间】 105 ～ 395mg/L

【临床意义】 用于体外定量检测人体样本（血清）中的 B 因子，B 因子（BF）为 C3 激活剂前体，是补体旁路活化途径中的一个重要因子。血清 B 因子含量增高多见于自身免疫性疾病、慢性肾病等；血清 B 因子含量减少常见于自身免疫性溶血性贫血、急性肾小球肾炎、慢性活动性肝炎、肝硬化等。

铜蓝蛋白（CP）

【检验方法】 免疫比浊法

【检验标本】 静脉血

【送检要求】 抽取空腹静脉血 2mL 注入干燥试管，避免溶血及时送检。

【参考区间】　180～450mg/L

【临床意义】　CP 是一种由肝脏合成的具有酶活性的含铜糖蛋白，作为初级的铜转运蛋白，CP 还能激活补体系统，结合毒素，因而具有免疫调节作用。

1. CP 升高　妊娠、服用雌激素和甲状腺素者、恶性肿瘤、矽肺等。

2. CP 降低　肾病综合征、低蛋白血症、急性肝炎、肝豆状核变性（Wilson）患者明显减少。

第二节　自身抗体测定

抗核抗体（ANA）

【检验方法】　化学发光法

【检验标本】　静脉血

【送检要求】　抽取静脉血 2mL 注入干燥试管，避免溶血，及时送检。

【参考区间】　32～48AU/mL

【临床意义】　抗核抗体（ANA）识别的各种细胞核组分，可特征性地出现于许多疾病中，尤其是风湿性疾病。ANA 在系统性红斑狼疮、药物性狼疮、混合结缔组织病、干燥综合征、进行性全身硬化症、类风湿关节炎、多发性肌炎、皮肌炎等疾病中都可被检出。另外，ANA 在少量正常人中也能被检出。

抗双链DNA测定（Anti-dsDNA）

【检验方法】　化学发光法（iFlash）

【检验标本】　静脉血

【送检要求】 抽取静脉血 2mL 注入干燥试管送检。

【参考区间】 24 ～ 36IU/mL

【临床意义】 抗双链 DNA 抗体是系统性红斑狼疮（SLE）标志性抗体，几乎存在于所有患者的血清中，与临床表现密切相关，它是 SLE 活动期的标志。有研究证明，抗双链 DNA 和 DNA 结合成为免疫复合物在肾小球基底膜沉积，或抗体直接作用于肾小球抗原而造成 SLE 患者的肾损伤。dsDNA IgG 测定对于 SLE 的诊断和鉴别诊断、监视治疗和病情追踪以及判断预后等有重要意义。抗双链 DNA 抗体 IgG 测定试剂盒（化学发光法）中使用的 dsDNA 抗原是来自鲑鱼精子 DNA。

抗ENA抗体

【检验方法】 化学发光法（iFlash）

【检验标本】 静脉血

【送检要求】 抽取静脉血 2mL 注入干燥试管送检。

【参考区间】 16 ～ 24AU/mL

【临床意义】 ENA（extractable nuclear antigens）是可提取核抗原的总称，检测抗 ENA 抗体谱（包括 Sm、RNP70、SSA、SSB、Jo–1、Scl–70）在协助诊断和鉴别诊断自身免疫性疾病方面具有重要的临床意义。

1. 抗 Sm 抗体由 Tan&kunkel 于 1966 年首先在一名叫 Smith 的患者体内发现。抗 Sm 抗体约 25% 的系统性红斑狼疮患者（SLE）中可见，被认为是 SLE 的一个非特异的标志物。抗 Sm 抗体所作用的抗原 U 族小分子细胞核核糖核蛋白颗粒，其由富含尿苷酸（U）RNA 与一组核蛋白组成。该组核蛋白可分为 B、D、E、F 和 G 亚组多肽。其中 D 亚组多肽被认为是主要 Sm 自身抗原。抗 Sm 抗体 IgG 测定试剂盒（化学发光法）可用于辅助诊断系统性红斑狼疮。

2.抗 RNP70 抗体 IgG 是针对 U1snRNP 中 70KD 蛋白的抗体，属于抗核抗体谱中的抗 ENA 抗体谱。可见于 35%～45% 的系统性红斑狼疮（SLE）病人和 95%～100% 的混合性结缔组织病（MCTD）病人，是混合性结缔组织病的诊断标志。抗核糖核蛋白 70 抗体 IgG 测定试剂盒（化学发光法）用于辅助诊断混合性结缔组织病和系统性红斑狼疮（SLE）。

3.抗 SS-A 抗体（也称 Anti-Ro），可出现于不同结缔组织病。如系统性红斑狼疮（30%～50%），干燥综合征（50%～80%），原发性胆汁肝硬化（20%）和新生儿狼疮综合征（NLE）（95%～100%），亚急性皮肤型红斑狼疮（SCLE）（60%），类风湿关节炎（3%～5%）等。并且与某些特异的临床表现密切相关，例如光敏性皮疹、干燥症、高丙种球蛋白血症性紫癜等。

4.抗 SS-B 抗体实际就是 La&Ha。主要存在于干燥综合征（SS）和系统性红斑狼疮中（SLE），在其他结缔组织病人中，该两种抗体亦可存在，但阳性率较低。抗 SS-B 抗休在原发性干燥综合征（pSS）患者中的阳性率为 25%～87%，是 pSS 的标记抗体。抗 SS-B 抗体 IgG 测定试剂盒（化学发光法）中使用的 SS-B 抗原为纯化后的重组蛋白。

5.抗 Scl-70 抗体靶抗原为碱性非组蛋白，为 DNA 拓扑异构酶 I 的降解物，是细胞内参与重要生物学功能的酶。因最初仅在分析仪性硬皮病（SSc）患者中发现该抗体，且其抗原分子为 70KD，故称抗 Scl-70 抗体。它是细胞内具有重要生物功能的关键蛋白。Scl-70 抗体被视为系统性硬化病的血清标记性抗体，阳性常与弥漫性皮肤病变、近端皮肤累及、心脏受累、并发肿瘤及肺间质纤维化密切相关，被认为是预后不良的指标。检测 Scl-70 抗体可提高 SSc 的诊断率，有利于临床的鉴别诊断和提高治疗效果。

6. 抗 Jo-1 抗体见于多发性肌炎或皮肌炎（PM/DM），其靶抗原为组氨酰 -tRNA 合成酶。Jo-1 抗原是细胞内参与重要生物学功能的酶。这些合成酶抗体的抗原成分是由蛋白及与之相结合的 tRNA 组成，在催化细胞中游离氨基酸与相应 tRNA 结合、并以 mRNA 为模板形成多肽中发挥了重要作用。Jo-1 抗体是 PM/DM 的血清标记性抗体，与疾病的严重程度有密切关系，随抗体滴度的增高而病情加重。开展 Jo-1 抗体的检测对于 PM/DM 及肌炎合并间质性肺病的诊断和治疗有重要的临床指导意义。

抗心磷脂抗体（ACA）

【检验方法】 化学发光法（iFlash）

【检验标本】 静脉血

【送检要求】 抽取静脉血 2mL 注入干燥试管送检。

【参考区间】 16 ～ 24AU/mL

【临床意义】 抗心磷脂抗体是一种能与多种含有磷脂结构的抗原物质发生反应的抗体，抗原为参与多种细胞膜组成的带负电荷的磷脂成分。临床上主要存在于抗心磷脂抗体综合征、各种自身免疫性疾病和心脑血管疾病中。抗磷脂综合征（APS）包括多种自身性免疫性疾病，多见于年轻人，男女发病比率约为 2∶8。患者可出现一种或多种表现，可累及多个系统、器官，主要有：静脉和动脉血栓形成、血小板减少症、习惯性流产、心肌病、心脏病 β、大脑和肾脏梗死、肺高压。恶性 APS 可表现为短期内进行性广泛血栓形成，造成多器官功能衰竭甚至死亡。可继发于系统性红斑狼疮或者其他自身免疫病，但也可单独出现（原发抗磷脂综合征）。APS 患者可出现多种抗体，其中最具有诊断价值的是抗心磷脂抗体和抗 2-GPI 抗体。抗心磷脂抗体可有 IgA、IgG 或 IgM 亚型，诊断价值最高的是高浓度 IgG 抗体，但很多患者血清中可检出 IgA 和 IgM 型抗心磷脂抗体。此外，有证据表明高浓度的抗心磷脂 IgG 型抗体与血小板减少症高度有关，而高浓度的抗心磷脂 IgM 型抗体和溶血性贫血高度有关。

抗心磷脂抗体IgG（ACA-IgG）

【检验方法】　化学发光法（iFlash）

【检验标本】　静脉血

【送检要求】　抽取静脉血 2mL 注入干燥试管送检。

【参考区间】　8 ～ 12GPLU/mL

【临床意义】　详见抗心磷脂抗体（ACA）临床意义部分。

抗心磷脂抗体IgM（ACA-IgM）

【检验方法】　化学发光法（iFlash）

【检验标本】　静脉血

【送检要求】　抽取静脉血 2mL 注入干燥试管送检。

【参考区间】　8 ～ 12GPLU/mL

【临床意义】　详见抗心磷脂抗体（ACA）临床意义部分。

抗心磷脂抗体IgA（ACA-IgA）

【检验方法】　化学发光法（iFlash）

【检验标本】　静脉血

【送检要求】　抽取静脉血 2mL 注入干燥试管送检。

【参考区间】　8 ～ 12GPLU/mL

【临床意义】　详见抗心磷脂抗体（ACA）临床意义部分。

目前，抗心磷脂抗体 IgA 的临床或实验室检测方法主要为化学发光法。化学发光法具有灵敏度高、检测范围广，反应时间短等优势，适于临床使用；本试剂盒所用方法即属化学发光法。

抗β₂糖蛋白Ⅰ抗体（aβ₂-GPⅠ）

【检验方法】 化学发光法（iFlash）

【检验标本】 静脉血

【送检要求】 抽取静脉血2mL注入干燥试管送检。

【参考区间】 16～24AU/mL

【临床意义】 $β_2$糖蛋白Ⅰ（$β_2$-GPI），又称为人载脂蛋白II，在1961年首次确认它是一种50kD的血浆蛋白。并在1984年确定其分子生物学特性，其功能是作为抗心磷脂抗体核心磷脂结合的辅助因子。抗磷脂综合征（APS）包括多种自身性免疫性疾病，多见于年轻人，男女发病比率约为2∶8。患者可出现一种或多种表现，可累及多个系统、器官，主要有：静脉和动脉血栓形成、血小板减少症、习惯性流产、心肌病、心脏病、大脑和肾脏梗死、肺高压。恶性APS可表现为短期内进行性广泛血栓形成，造成多器官功能衰竭甚至死亡。可继发于系统性红斑狼疮或者其他自身免疫病，但也可单独出现（原发抗磷脂综合征）。APS患者可出现多种抗体，其中最具有诊断价值的是抗心磷脂抗体和抗$β_2$-GPI抗体。APS患者抗$β_2$GPI IgG和/或IgM的阳性发生率为30%～60%，但无症状患者也可检出。有研究结果显示：抗$β_2$GPI抗体的灵敏度为54%，低于抗心磷脂抗体的灵敏度。但是，抗$β_2$GPI抗体对APS的特异性可高达98%，而抗心磷脂抗体的特异性仅为75%。

抗β₂糖蛋白Ⅰ抗体IgG（aβ₂-GPⅠ-IgG）

【检验方法】 化学发光法（iFlash）

【检验标本】 静脉血

【送检要求】 抽取静脉血2mL注入干燥试管送检。

【参考区间】　16～24AU/mL

【临床意义】　详见抗 β_2 糖蛋白 I（β_2-GPI）抗体临床意义部分内容。

抗 β_2 糖蛋白 I 抗体IgM（β_2-GPI-IgM）

【检验方法】　化学发光法（iFlash）

【检验标本】　静脉血

【送检要求】　抽取静脉血 2mL 注入干燥试管送检。

【参考区间】　16～24AU/mL

【临床意义】　详见抗 β_2 糖蛋白 I（β_2-GPI）抗体临床意义部分内容。目前，抗 β_2 糖蛋白 I 抗体 IgM 的临床或实验室检测方法主要为酶联免疫法。化学发光法具有灵敏度高、检测范围广，反应时间短等优势，适于临床使用；本试剂盒所用方法即属化学发光法。

抗 β_2 糖蛋白 I 抗体IgA（β_2-GPI-IgA）

【检验方法】　化学发光法（iFlash）

【检验标本】　静脉血

【送检要求】　抽取静脉血 2mL 注入干燥试管送检。

【参考区间】　16～24AU/mL

【临床意义】　详见抗 β_2 糖蛋白 I（β_2-GPI）抗体临床意义部分内容。目前，抗 β_2 糖蛋白 I 抗体 IgA 的临床或实验室检测方法主要为酶联免疫法。化学发光法具有灵敏度高、检测范围广，反应时间短等优势，适于临床使用。本试剂盒所用方法即属化学发光法。

类风湿因子（RF）

【检验方法】　化学发光法（iFlash）

【检验标本】 静脉血

【送检要求】 抽取静脉血 2mL 注入干燥试管送检。

【参考区间】 ≥ 20AU/mL

【临床意义】 类风湿因子是由于感染因子（细菌、病毒等）引起体内产生的以变性 IgG 为抗原的特异抗体，主要存在类风湿性关节炎患者血清中。人体内普遍存在着类风湿因子，并起着一定的生理作用。RF-IgM，RF-IgG 和 RF-IgA 在 RA（类风湿性关节炎）中的检出率明显高于其他风湿病患者。检测三种 RF 能提高 RF 在类风湿性关节炎中的检出率和特异性，RF 浓度可作为判断 RA 活动度及药物治疗效果的指标之一。

类风湿因子IgM抗体（RF-IgM）

【检验方法】 化学发光法（iFlash）

【检验标本】 静脉血

【送检要求】 抽取空腹静脉血 3mL 置于干燥试管送检。

【参考区间】 < 15IU/mL

【临床意义】 详见类风湿因子（RF）临床意义部分内容。RF 的检测，目前临床常用方法主要检测血清中的 IgM 型 RF。IgM 型 RF 水平的增高会造成更多关节的炎症反应。IgM 型 RF 在类风湿关节炎患者中的阳性率最高，达 80%，如伴类风湿结节和脾肿大等时，阳性率达 85%，严重病例可超过 90%，是诊断类风湿性关节炎的血清学指标之一。

类风湿因子IgG抗体（RF-IgG）

【检验方法】 化学发光法（iFlash）

【检验标本】 静脉血

【送检要求】 抽取空腹静脉血 3mL 置于干燥试管送检。

【参考区间】 16 ～ 24AU/mL

【临床意义】 详见类风湿因子（RF）临床意义部分内容。类风湿性关节炎患者血清或滑膜液中 IgG 型 RF 的出现与患者的滑膜液、血管炎和关节的症状密切相关。在正常人及非类风湿性关节炎患者中很难检测出 IgG 型 RF。IgG 型 RF 在关节软骨表面的沉积可激活补体引起关节的炎性损伤，是引起关节损伤的一个重要因素，因此检测 IgG 型 RF 具有重要病理意义。

抗角蛋白抗体（AKA）

【检验方法】 间接荧光免疫法

【检验标本】 静脉血

【送检要求】 抽取静脉血 3mL 注入干燥试管送检。

【参考区间】 阴性

【临床意义】 用于类风湿关节炎早期诊断和判断预后的指标之一，甚至在临床表现前出现。

抗环瓜氨酸肽抗体（CCP）

【检验方法】 化学发光法（iFlash）

【检验标本】 静脉血

【送检要求】 抽取空腹静脉血 3mL 置于干燥试管送检。

【参考区间】 < 5U/mL

【临床意义】 类风湿性关节炎（RA）是一种主要侵犯人体多关节滑膜的慢性全身性炎症性病变。抗 CCP 抗体在 RA 疾病的很早期阶段即可出现阳性，并且具有很高的灵敏度与特异性。2007 年，欧洲风湿病防治联合会（EULAR）将抗环瓜氨酸肽抗体检测定为早期类风湿关节炎诊断的血清学标记物之一。抗环瓜氨酸多肽抗体测定试剂盒（化学发光法）中使用的 CCP 抗原是化学合成的多肽混合物。

抗中性粒细胞质抗体 （ANCA）

【检验方法】 免疫印迹法

【检验标本】 静脉血

【送检要求】 抽取静脉血 3mL 注入干燥试管送检。

【参考区间】 阴性

【临床意义】 对系统性血管炎、炎症性肠病等疾病的诊断与鉴别诊断具有重要意义，被认为是原发性小血管炎的特异性血清标志物。最常见的疾病如：韦格纳肉芽肿、原发性局灶性节段坏死性肾小球肾炎、新月形肾小球肾炎、结节性多动脉炎等均可检出 ANCA。

抗RA33抗体（RA33）

【检验方法】 化学发光法（iFlash）

【检验标本】 静脉血

【送检要求】 抽取空腹静脉血 3mL 置于干燥试管送检。

【参考区间】 16 ～ 24AU/mL

【临床意义】 1989 年 Hassfeld 等首次报道抗 RA33 抗体，因该抗体是诊断类风湿关节炎（RA）较为特异的抗体，且与分子量 33KD 的核酸蛋白发生反应，因此定名为抗 RA33 抗体。

抗 RA33 抗体靶抗原为 33KD 的核酸结合蛋白，与 hnRNP 中的 A2 蛋白一致。在各项 RA 早期诊断指标中，抗 RA33 抗体特异性最高，在 RA 中的阳性率为 27% ～ 45%，尤其在 RA 早期出现。抗 RA33 抗体 IgG 测定试剂盒（化学发光法）中使用的 RA33 抗原为纯化后的重组蛋白。

抗髓过氧化物酶抗体（MPO-ANCA）

【检验方法】 化学发光法（iFlash）

【检验标本】 静脉血

【送检要求】 抽取静脉血 3mL 注入干燥试管送检。

【参考区间】 16 ～ 24AU/mL

【临床意义】 抗中性粒细胞胞浆髓过氧化物酶抗体（MPO-ANCA）是抗中性粒细胞胞浆抗体相关性血管炎（anti-neutrophil cytoplasmic antibody associated vasculitis，AAV）的主要自身抗体之一，是我国 AAV 患者 pANCA 阳性者血清中的最主要自身抗体。MPO IgG 的测定可用于诊断自身免疫性血管炎等疾病，同时对于监视治疗和病情追踪以及判断预后等有重要意义。抗髓过氧化物酶抗体 IgG 测定试剂盒（化学发光法）中使用的抗原是从人血清中提纯的 MPO 抗原。

抗蛋白酶3抗体（PR3-ANCA）

【检验方法】 化学发光法（iFlash）

【检验标本】 静脉血

【送检要求】 抽取静脉血 3mL 注入干燥试管送检。

【参考区间】 16 ～ 24AU/mL

【临床意义】 抗中性粒细胞胞浆抗体（ANCA）是鉴别诊断血管炎的重要标记物，PR3（Proteinase 3）为胞浆型 ANCA（C-ANCA）的主要靶抗原。PR3 是中性丝氨酸蛋白酶，可以消化、降解不溶于水的弹力蛋白，还可以消化、降解某些吞噬的微生物。PR3-ANCA 在临床上与韦格纳氏肉芽肿病（WG）密切相关，C-ANCA 诊断 WG 的特异性大于 90%，外加 PR3-ANCA 可超过 95%。PR3-ANCA 抗体滴度与病情活动一致，在 WG 等原发性血管炎患者，常被作为判断疗效、估计复发的指标，从而指导临床治疗。

抗蛋白酶 3 抗体 IgG 测定试剂盒（化学发光法）中使用的 PR3 抗原为纯化后的天然蛋白。

抗肾小球基底膜抗体（GBM）

【检验方法】 化学发光法（iFlash）

【检验标本】 静脉血

【送检要求】 抽取静脉血 3mL 注入干燥试管送检。

【参考区间】 16 ～ 24AU/mL

【临床意义】 抗肾小球基底膜抗体相关疾病是循环中的肾小球基底膜抗体在脏器中沉积所引起的一组自身免疫性疾病，主要累及肺脏和肾脏。病变局限在肾脏时表现为急进型肾小球肾炎，肺肾同时受累则表现为肺出血肾炎综合征。该病的特点是外周血中可以检测到抗 GBM 抗体和（或）肾活检时在肾小球基底膜上可见到抗 GBM 抗体呈线样沉积，但也有少数患者在肾脏存在免疫复合物，提示可能是在原有肾小球疾病如膜性肾病基础上再发生免疫复合物型肾小球肾炎。抗肾小球基底膜抗体 IgG 的主要靶抗原位于肾和肺组织基底膜Ⅳ型胶原的 α3 链非胶原区 1[α3（Ⅳ）NC1]，其两个主要的抗原表位分别为 EA 和 EB，隐匿于 α3（Ⅳ）NC1 的立体结构中，只有六聚体解聚才能使完整的抗原表位暴露。Ⅳ型胶原是 GBM 的重要组成成分，生理状态下以六聚体的形式存在。抗体与自身抗原结合后激活补体，并与中性粒细胞和巨噬细胞结合，后者通过释放溶菌酶及细胞因子，导致基底膜的溶解断裂及局部炎症的产生。

抗M2型线粒体抗体（AMA-M2）

【检验方法】 化学发光法（iFlash）

【检验标本】 静脉血

【送检要求】 抽取空腹静脉血 2mL 置于干燥试管送检。

【参考区间】 16 ～ 24AU/mL

【临床意义】 原发性胆汁性肝硬化（PBC）是一种自身免疫性疾病，好发于中年以上女性，多数病例明确诊断时并无临床症状。PBC 常伴有高滴度的 AMA，病程早期就出现 AMA 是本病的特点。AMA 在 PBC 患者血清中用间接免疫荧光法首次发现，其后的研究显示，PBC 患者的 AMA 阳性率可高达 90%，此项检测已成为 PBC 诊断的主要检查项目。近年研究发现，AMA 存在若干亚型，迄今已发现的亚型共有 9 种（M1–M9），其中与 PBC 有关的有 4 种，即 M2、M4、M8、M9。抗 M2 被认为是 PBC 敏感、特异的诊断标志抗体。抗线粒体抗体 M2 型测定试剂盒（化学发光法）中使用的 AMA–M2 抗原为纯化后的天然蛋白。

抗平滑肌抗体（SMA）

【检验方法】 化学发光法（iFlash）

【检验标本】 静脉血

【送检要求】 抽取空腹静脉血 2mL 置于干燥试管送检。

【参考区间】 COI < 0.9

【临床意义】 抗平滑肌（SMA）抗体是以机体平滑肌组织为抗原的一种自身抗体，无器官及种属特异性。SMA IgG 主要见于自身免疫性肝炎（autoimmune hepatitis，AIH），自身免疫性肝炎是以肝细胞为靶抗原引起的自身免疫性疾病。原发性胆汁性肝硬化和慢性活动性肝炎时，该抗体阳性率较高，但后者血清 SMA IgG 效价较低，急性病毒性肝炎时 SMA IgG 阳性率可高达 80%，多在发病第 1 周出现。SMA IgG 亦见于其他一些疾病，如支原体肺炎、传染性单核细胞增多症、麻风、患皮肤黏膜淋巴结综合征的小儿、梅毒、干燥综合征、类风湿性关节炎等，肿瘤及病毒感染者也有不同程度的阳性检出率。

抗胰岛细胞抗体（ICA）

【检验方法】 化学发光法（iFlash）

【检验标本】 静脉血

【送检要求】 抽取静脉血 2mL 注入干燥试管送检。

【参考区间】 COI ≥ 1.0

【临床意义】 胰岛细胞抗体在糖尿病前驱阶段和 1 型糖尿病中的阳性率为 60% ～ 90%。检测该指标可有助于评估 1 型糖尿病的发病危险，对糖尿病患者的一级亲属具有很高的诊断及预后评估价值。

抗胰岛素抗体（IAA）

【检验方法】 化学发光法（iFlash）

【检验标本】 静脉血

【送检要求】 抽取静脉血 2mL 注入干燥试管送检。

【参考区间】 COI < 0.9

【临床意义】 其在糖尿病前驱阶段和 1 型糖尿病中的阳性率为 20% ～ 30%。检测该指标可有助于评估 1 型糖尿病的发病危险，对糖尿病患者的一级亲属具有很高的诊断及预后评估价值。

抗谷氨酸脱羧酶抗体（GAD-Ab）

【检验方法】 化学发光法（iFlash）

【检验标本】 静脉血

【送检要求】 抽取空腹静脉血 2mL 置于干燥试管送检。

【参考区间】 < 10IU/mL

【临床意义】 谷氨酸脱羧酶（GAD）催化合成 γ 丁酸，由 GAD65 和 GAD67 两种异构体组成，GAD65 为 1 型糖尿病中抗 GAD 抗体主要的靶抗原。GAD-Ab 在糖尿病前驱阶段和

1 型糖尿病中的阳性率为 60% ～ 80%，是糖尿病高危人群最敏感的指标。检测该指标可有助于评估 1 型糖尿病的发病危险，对糖尿病患者的一级亲属具有很高的诊断及预后评估价值。

酪氨酸磷酸酶抗体（IA-2A）

【检验方法】　化学发光法（iFlash）

【检验标本】　静脉血

【送检要求】　抽取空腹静脉血 2mL 置于干燥试管送检。

【参考区间】　< 10IU/mL

【临床意义】　IA-2A 是诊断 1 型糖尿病的一种重要的自身抗体，在年轻的初发病患者中的阳性发生率更高。检测该指标可有助于评估 1 型糖尿病的发病危险，对糖尿病患者的一级亲属具有很高的诊断及预后评估价值。

锌转运蛋白8抗体（ZnT8A）

【检验方法】　化学发光法（iFlash）

【检验标本】　静脉血

【送检要求】　抽取空腹静脉血 2mL 置于干燥试管送检。

【参考区间】　< 10IU/mL

【临床意义】　ZnT8A 是最新发现的 1 型糖尿病的特异性抗体，在 1 型糖尿病初发病例中阳性率仅次于抗 GAD 抗体。检测 ZnT8A 可有助于评估 1 型糖尿病的发病危险，对糖尿病患者的一级亲属具有很高的诊断及预后评估价值。

促甲状腺素受体抗体（TRAb）

【检验方法】　化学发光法（iFlash）

【检验标本】　静脉血

【送检要求】　抽取静脉血 3mL 注入干燥试管送检。

【参考区间】 ≤ 1.75 IU/L

【临床意义】

1. 有助于甲状腺功能亢进的分型：Gravs 甲状腺功能亢进此抗体阳性率高，其他病引起的甲状腺功能亢进多为阴性。

2. 甲亢治疗监测：判断疗效及预后，提示免疫缓解与否的参考指标。

抗甲状腺球蛋白抗体（TGAh）

【检验方法】 化学发光法（iFlash）

【检验标本】 静脉血

【送检要求】 抽取静脉血 2mL 注入干燥试管送检。

【参考区间】 < 115IU/mL

【临床意义】 桥本甲状腺炎、原发性甲状腺功能减退症患者血清中均有高效价抗 TG 自体抗体，尤以甲状腺炎患者检出率为高，在 90% ～ 95%。甲状腺抗体的检测可以代替甲状腺活检，以区别桥本甲状腺炎和单纯性甲状腺肿、甲状腺瘤等非自身免疫性疾病。另有文献报道，40 岁以上妇女抗 TG 检出率可达 18%，并认为这可能是自身免疫性甲状腺病的早期反映。

抗甲状腺过氧化物酶抗体（TPOAb）

【检验方法】 化学发光法（iFlash）

【检验标本】 静脉血

【送检要求】 抽取静脉血 2mL 注入干燥试管送检。

【参考区间】 < 34IU/mL

【临床意义】 血清中 TPO 抗体增高对许多甲状腺疾病的评估都十分有用。90% 以上的桥本甲状腺炎病人 TPO 抗体增高，抗体增高的量与病情严重程度无相关性，增高的抗体随病程延长或药物治疗而转为阴性，如果抗体再度升高，有复发可能性。先天性甲状腺功能低下、产后甲状腺炎、萎缩性甲状腺炎及部分结节性甲状腺囊肿患者 TPO 抗体也有增高。

抗甲状腺微粒体抗体（TM-Ab）

【检验方法】　化学发光法（iFlash）

【检验标本】　静脉血

【送检要求】　抽取静脉血 2mL 注入干燥试管送检。

【参考区间】　0 ～ 3ng/mL

【临床意义】　与 TG-Ab 大致相同，阳性者主要见于桥本甲状腺炎、原发性甲状腺功能减退症患者。某些患者 TG-Ab 阴性，但 TM-Ab 阳性，故两种抗体同时测定可提高甲状腺自身抗体检出水平。

抗精子抗体（As-Ab）

【检验方法】　ELISA 法

【检验标本】　血清、精液、宫颈黏液

【送检要求】　抽取静脉血 2mL 注入干燥试管送检；收集精液小瓶内送检；或用棉拭子取宫颈黏液浸入 0.5mL 生理盐水中送检。

【参考区间】　< 150mU/100μL

【临床意义】　抗精子抗体存在于男性精液、女性宫颈黏液或男女血液中。体内存在抗精子抗体可导致不育，因为 As-Ab 对精子有制动和细胞毒作用。治疗使其转阴后，有些患者可恢复生育能力。

抗人绒毛膜促性腺激素抗体（HCG-Ab）

【检验方法】　ELISA 法

【检验标本】　血清、精液、宫颈黏液

【送检要求】 抽取静脉血 2mL 注入干燥试管送检；收集精液小瓶内送检；或用棉拭子取宫颈黏液浸入 0.5mL 生理盐水中送检。

【参考区间】 阴性

【临床意义】 某些不孕与患者体内出现的抗 HCG 抗体密切相关，HCG 在配子着床和维持妊娠中有重要作用，而抗 HCG 抗体可灭活 HCG，导致流产。抗 HCG 抗体可作为某些免疫不孕患者的一个辅助诊断指标。

抗卵巢抗体（Ao-Ab）

【检验方法】 ELISA 法

【检验标本】 血清、宫颈黏液

【送检要求】 抽取静脉血 2mL 注入干燥试管送检；或用棉拭子取宫颈黏液浸入 0.5mL 生理盐水中送检。

【参考区间】 阴性

【临床意义】 抗卵巢抗体是位于卵巢颗粒细胞、卵母细胞、黄体细胞和间质细胞内的自身抗体。该类患者卵巢抗原作为卵巢抗体的靶抗原，发生抗原抗体反应，可引起卵母细胞变异和数量减少，加速卵泡闭锁和卵子退化，影响排卵和卵子质量，引起不孕。抗卵巢抗体还与自身免疫病理反应关系密切，它的存在还可以影响卵巢功能，有显著的抗生育效应。多次穿刺取卵患者、B 超监测无排卵者抗卵巢抗体多为阳性。

抗子宫内膜抗体（EmAb）

【检验方法】 ELISA 法

【检验标本】 血清、宫颈黏液

【送检要求】 抽取静脉血 2mL 注入干燥试管送检；或用棉拭子取宫颈黏液浸入 0.5mL 生理盐水中送检。

【参考区间】　阴性

【临床意义】　子宫内膜抗体是子宫内膜异位症患者受到异位内膜的刺激，或经血逆流等因素引起的免疫应答紊乱产生的一种自身抗体，并与子宫内膜中靶抗原结合，在补体参与下，引起子宫内膜免疫病理损伤，影响孕卵着床，也容易发生早期流产。该项目可为不孕及流产的免疫因素诊断提供一个特异性的参考指标。

抗卵子透明带抗体（AZP-Ab）

【检验方法】　ELISA 法

【检验标本】　静脉血

【送检要求】　抽取静脉血 2mL 注入干燥试管送检。

【参考区间】　阴性

【临床意义】　抗卵子透明带抗体可破坏包有透明带的卵子和受精卵；可遮盖透明带表面的精子受体，抑制精子吸附，阻止精子与卵子结合。阳性见于女性不孕症。

封闭抗体（APLA）

【检验方法】　ELISA 法

【检验标本】　静脉血

【送检要求】　抽取空腹静脉血 3mL 置真空干燥管内送检。

【参考区间】　阳性

【临床意义】　封闭抗体即抗丈夫淋巴细胞抗体（anti-patemal lymphocyte antibody，APLA），是人类白细胞抗原、滋养层及淋巴细胞交叉反应抗原等刺激母体免疫系统，所产生的一类 IgG 型抗体。APLA 检测是与丈夫淋巴细胞主动免疫疗法相结合的一种检测方法，通过对自然流产的患者主动免疫治疗前后进行检测，根据患者体内封闭抗体的变化来判断淋巴细胞免疫治疗的效果。对于反复性（3个月内）不明原因流产患者（RSA），先进行 APLA 检查，如果 APLA 阴性，则采用丈夫淋巴细胞主动免疫疗法，免疫疗法疗程结束后复查 APLA，如 APLA 转为阳性，则可计划受孕，如 APLA 仍为阴性，则需继续治疗，直至 APAL 转为阳性后再考虑受孕。大量研究证实，淋巴细胞主动免疫治疗能提高 RSA 患者 APLA 的阳性率及再次妊娠的成功率，APLA 对预计再次妊娠的结局有良好的参考价值。

第三节　感染性疾病的免疫学检验

新型冠状病毒（2019-nCoV）IgM抗体（2019-nCoV IgM）

【检验方法】　胶体金法（珠海丽珠）/ 磁微粒化学发光（安图）

【检验标本】　静脉血

【送检要求】　抽取静脉血 2mL 注入干燥试管送检。

【参考区间】　阴性或 < 1S/CO

【临床意义】　IgM 最早产生（SARS-CoV-2 特异性抗体 IgM 多在发病 3 ~ 5d 后开始出现阳性），但浓度和亲和力较低、维持时间短，是急性感染的诊断指标。

新型冠状病毒（2019-nCoV）IgG抗体（2019-nCoV IgG）

【检验方法】　胶体金法（珠海丽珠）/ 磁微粒化学发光（安图）

【检验标本】 静脉血

【送检要求】 抽取静脉血 2mL 注入干燥试管送检。

【参考区间】 阴性或 < 1S/CO

【临床意义】 IgG 产生较晚（一般在出现症状一周后），但浓度和亲和力高，维持时间长，是感染中后期或既往感染的诊断指标。

甲型肝炎病毒抗体（HAV-IgM/HAV-IgG）

【检验方法】 ELISA/ 磁微粒化学发光（安图）

【检验标本】 静脉血

【送检要求】 抽取静脉血 2mL 注入干燥试管送检。

【参考区间】 阴性或 < 1S/CO

【临床意义】 HAV-IgM 在急性 HAV 感染时出现较早，上升较快，但持续时间较短，为早期诊断甲型肝炎的依据。HAV-IgG 阳性表明甲型肝炎感染或接种疫苗后机体获得对 HAV 免疫力。

乙型肝炎病毒表面抗原定性（HBsAg）

【检验方法】 ELISA/ 磁微粒化学发光（安图）

【检验标本】 静脉血

【送检要求】 抽取静脉血 3mL 注入干燥试管送检，一般与 HBsAb、HBeAg、HBeAb、HBcAb 同时测定。

【参考区间】 阴性或 < 0.05IU/mL

【临床意义】 HBsAg 一般在感染 HBV 后 1 ～ 2 个月出现于血清中，短时在 2 周内即能检出，可维持数月、数年以致长期携带。HBsAg 虽然本身不具有传染性，但由于其常与 HBV 同时存在，因此，HBsAg 阳性常被用作传染性的标志之一。HBsAg 阳性见于乙肝潜伏期和急性期、慢性迁延性肝炎、慢性活动性肝炎、肝硬化、肝癌、慢性 HBsAg 携带者。血清 HBsAg 仅为 HBV 感染的标志，不反映有无复制、复制程度、传染性强弱及预后等情况。

乙型肝炎病毒表面抗体定性（HBsAb）

【检验方法】 ELISA/ 磁微粒化学发光（安图）

【检验标本】 静脉血

【送检要求】 抽取静脉血 3mL 注入干燥试管送检， 一般与 HBsAg、HBeAg、HBeAb、HBcAb 同时测定。

【参考区间】 阴性或 < 10mIU/mL（浓度值为 8.0 ～ 12.0mIU/mL 是弱反应性可疑样本）

【临床意义】 HBsAb 是机体针对 HBsAg 产生的一种保护性抗体，表明对 HBV 具有一定的免疫力。HBsAb 阳性见于既往感染 HBV 现已恢复；接种乙肝疫苗后，仅出现单项 HBsAb 阳性，被动性获得 HBsAb。

乙型肝炎病毒e抗原定性（HBeAg）

【检验方法】 ELISA/ 磁微粒化学发光（安图）

【检验标本】 静脉血

【送检要求】 抽取静脉血 3mL 注入干燥试管送检，一般与 HBsAg、HBsAb、HBeAb、HBcAb 同时测定。

【参考区间】 阴性或 < 0.1IU/mL

【临床意义】 HBeAg 阳性常见于 HBsAg 阳性患者，患者血清中含有较多的 HBV 颗粒，由于 HBeAg 与 HBV-DNA 密切相关，因此是 HBV 复制活跃且有较强传染性的标志。急性 HBV 感染时，HBeAg 出现稍晚于 HBsAg，消失先于 HBsAg，长期存在提示病情趋于慢性化。

乙型肝炎病毒e抗体定性（HBeAb）

【检验方法】　ELISA/ 磁微粒化学发光（安图）

【检验标本】　静脉血

【送检要求】　抽取静脉血 3mL 注入干燥试管送检，一般与 HBsAg、HBsAb、HBeAg、HBcAb 同时测定。

【参考区间】　阴性或 < 0.15PEIU/mL（浓度值 0.15 ～ 0.4PEIU/mL 为灰区结果）

【临床意义】　HBeAb 是在 HBeAg 消失后，机体产生的一种非保护性抗体，HBeAb 阳转表示病毒复制多处于静止状态，但并不代表病毒复制停止或无传染性。HBeAb 出现的快慢与肝炎转归有关，在乙肝急性期出现 HBeAb，易发展为慢性肝炎。

乙型肝炎病毒核心抗体定性（HBcAb）

【检验方法】　ELISA/ 磁微粒化学发光（安图）

【检验标本】　静脉血

【送检要求】　抽取静脉血 3mL 注入干燥试管送检，一般与 HBsAg、HBsAb、HBeAg、HBeAb 同时测定。

【参考区间】　阴性或 < 0.7PEIU/mL（浓度值 0.6 ～ 2.7PEIU/mL 为灰区结果）

【临床意义】　HBcAb 是针对 HBcAg 而产生的非保护性抗体，也是机体感染 HBV 后血清中最早出现的特异性抗体。急性期滴度升高，是诊断急性乙型肝炎与慢性活动性肝炎、判断病毒复制活跃及具有强传染性的指标。低滴度则表明既往感染，体内持续时间长，具有流行病学意义。

乙型肝炎病毒表面抗原定量（HBsAg）测定

【检验方法】　化学发光法

【检验标本】　静脉血

【送检要求】 抽取静脉血 3mL 注入干燥试管送检。

【参考区间】 ＜ 0.05IU/mL

【临床意义】 HBsAg 升高见于乙型肝炎潜伏期和急性期、慢性 HBsAg 携带者、慢性活动性肝炎、慢性迁延性肝炎、肝硬化、肝癌等。

乙型肝炎病毒表面抗体定量（抗HBs）测定

【检验方法】 化学发光法

【检验标本】 静脉血

【送检要求】 抽取静脉血 3mL 注入干燥试管送检。

【参考区间】 ＜ 10mIU/mL

【临床意义】 升高见于既往感染 HBV，现已恢复，且对 HBV 有一定免疫力；接种乙肝疫苗后，免疫性获得抗体。

乙型肝炎病毒e抗原定量（HBeAg）测定

【检验方法】 化学发光法

【检验标本】 静脉血

【送检要求】 抽取静脉血 3mL 注入干燥试管送检。

【参考区间】 ＜ 1S/CO

【临床意义】 升高见于 HBV 活跃复制期，传染性强，该指标持续升高者易转变为慢性肝炎，也可由患乙型肝炎的孕妇垂直传播给新生儿。

乙型肝炎病毒e抗体定量（Anti-HBe）测定

【检验方法】 化学发光法

【检验标本】 静脉血

【送检要求】 抽取静脉血 3mL 注入干燥试管送检。

【参考区间】 ＞ 1S/CO

【临床意义】　升高见于急性感染恢复期，慢性乙肝、肝硬化、肝癌病人可检出。

乙型肝炎病毒核心抗体定量（Anti-HBc）测定

【检验方法】　化学发光法

【检验标本】　静脉血

【送检要求】　抽取静脉血 3mL 注入干燥试管送检。

【参考区间】　< 1S/CO

【临床意义】　高滴度表示患者正在感染乙型肝炎病毒，低滴度则为既往感染乙型肝炎病毒，具有流行病学意义。

乙型肝炎病毒外膜蛋白前S$_1$抗原测定（Pre-S$_1$）

【检验方法】　ELISA/ 磁微粒化学发光（安图）

【检验标本】　静脉血

【送检要求】　抽取静脉血 2mL 注入干燥试管送检。

【参考区间】　阴性或 < 6AU/mL

【临床意义】　Pre-S$_1$ 可用于诊断乙型肝炎病毒的早期感染；在乙型肝炎病毒检测中，Pre-S$_1$ 与 HBeAg 及 HBV-DNA 高度相关是乙型肝炎病毒复制的标志；Pre-S$_1$ 持续阳性，提示病程的慢性化；同时可以判断乙型肝炎的预后及药物疗效。

乙型肝炎病毒外膜大蛋白抗原测定（LHBs）

【检验方法】　酶联免疫法

【检验标本】　静脉血

【送检要求】　抽取静脉血 3mL 注入干燥试管送检。

【参考区间】　阴性

【临床意义】

1. 诊断小三阳（e 抗原阴性）肝炎唯一血清免疫学指标。

临床研究表明，在血液中 HBV-DNA 阳性而 HBeAg 阴性的患者，LHBs 为 79%～91% 的阳性率，与 HBV-DNA 有很高的一致性，因此，LHBs 可以视作 HBeAg 阴性患者中病毒复制的一个新的血清学指标。

2. LHBs 具有反式激活病毒复制能力，LHBs 残留预示病情反弹，LHBs 转阴是病毒消除的最早迹象。

丙型肝炎病毒核心抗原（HCVcAg）

【检验方法】 ELISA 法

【检验标本】 静脉血

【送检要求】 抽取静脉血 2mL 注入干燥试管送检。

【参考区间】 阴性

【临床意义】

1. HCV 早期诊断（直接检测 HCV 抗原，从而大大缩短目前普遍使用的抗体诊断试剂的 2～3 个月 "窗口期"，减少丙型肝炎病毒感染的漏检率）。

2. 急、慢性丙型肝炎辅助诊断。

3. 监测病毒复制，评价抗病毒治疗效果。

4. 血液安全筛查。

丙型肝炎病毒抗体（HCV-IgG）

【检验方法】 ELISA/ 磁微粒化学发光（安图）

【检验标本】 静脉血

【送检要求】 抽取静脉血 2mL 注入干燥试管送检。

【参考区间】 阴性或 < 1S/CO

【临床意义】 HCV-IgG 阳性提示感染丙型肝炎病毒，但不能用以区分急、慢性感染或估测感染的活动状态。亦见于与乙型肝炎合并感染者，输血是主要传播形式。急性丙型肝炎

40% ～ 50% 易转化为慢性肝炎、肝硬化，少数变为肝细胞癌。

丁型肝炎病毒抗体（Anti-HDV）

【检验方法】 ELISA 法

【检验标本】 静脉血

【送检要求】 抽取静脉血 2mL 注入干燥试管送检。

【参考区间】 阴性

【临床意义】 抗–HDV 阳性可诊断为丁型肝炎病毒感染。HDV 是一种缺陷性单股 RNA 病毒，表面被 HBV 包膜蛋白包裹。HDV 的致病性依赖 HBV，可与 HBV 重叠感染或共同感染，HDV 感染与暴发型肝炎、重症肝炎及肝硬化密切相关。

戊型肝炎病毒IgM抗体（HEV IgM）

【检验方法】 磁微粒化学发光（安图）

【检验标本】 静脉血

【送检要求】 抽取静脉血 2mL 注入干燥试管送检。

【参考区间】 阴性 S/CO < 1

【临床意义】 抗 HEV 阳性可确诊为戊型肝炎病毒感染。戊型肝炎的临床症状和流行病学都与甲型肝炎相似，其急性肝炎的死亡率高（1% ～ 2%），孕妇可达 20%。

戊型肝炎病毒IgG抗体（HEV IgG）

【检验方法】 磁微粒化学发光（安图）

【检验标本】 静脉血

【送检要求】 抽取静脉血 2mL 注入干燥试管送检。

【参考区间】 阴性 S/CO < 1

【临床意义】 抗 HEV 阳性可确诊为戊型肝炎病毒感染。戊型肝炎的临床症状和流行病学都与甲型肝炎相似，其急性肝炎的死亡率高（1% ～ 2%），孕妇可达 20%。

甲型/乙型流感病毒抗原快速检测

【检验方法】 胶体金免疫层析

【检验标本】 鼻咽部分泌物

【送检要求】 医生采取病人鼻／咽拭子后立即送检。

【参考区间】 阴性

【临床意义】 流行性感冒，通常称为流感，是由流感病毒引起的急性呼吸道传染病，具有很强的传染性，主要通过咳嗽和打喷嚏传播，一般春季和冬季暴发。分为 A 型（甲型）流感病毒、B 型（乙型）流感病毒和 C 型（丙型）流感病毒。A 型流感病毒具有极强的变异性，B 型病毒次之，而 C 型病毒非常稳定，故 A 型病毒比 B 型病毒更为流行和严重。

免疫层析式双抗体夹心法定性检测人鼻咽拭子样本中的甲／乙型流感病毒抗原，用于甲型／乙型流感病毒感染的辅助诊断。

抗麻疹病毒抗体（MVAb）

【检验方法】 ELISA 法

【检验标本】 静脉血

【送检要求】 抽取静脉血 2mL 注入干燥试管送检。

【参考区间】 阴性

【临床意义】 麻疹病毒仅感染人类。经 10 ～ 14d 的潜伏期后，大多数病例疾病严重发展。临床症状是结膜炎、口腔黏膜出现麻疹口腔黏膜斑以及多少不等的典型皮疹。IgM 阳性显示（相对）新感染。IgM 在 2 周的潜伏期后的 1 ～ 3d 出现。

EB病毒抗体检测

【检验方法】 酶联免疫法

【检验标本】 静脉血

【送检要求】 用真空干燥管抽取静脉血 3mL 送检。

【参考区间】 EBV-CAIgM；EBV-CAIgG；EBV-EAD-IgG；EBNA-IgG；EBV-CA-IgA；EBV-EA-IgA 六种抗体阴性

【临床意义】 通过对 EBV-CAIgM；EBV-CAIgG；EBV-EAD-IgG；EBNA-IgG 四种抗体的检测，判断儿童是否是传染性单核细胞增多症，此项传染病是儿童常见病，也是引起儿童发热的主要原因之一。

通过对 EBV-CA-IgA；EBV-EA-IgA 的检测，可对鼻咽癌进行辅助诊断。

EB病毒Rta蛋白抗体IgG

【检验方法】 酶联免疫法

【检验标本】 静脉血

【送检要求】 用真空干燥管抽取静脉血 2mL 送检。

【参考区间】 阴性

【临床意义】 Rta 蛋白是在 EB 病毒诱发人体鼻咽癌最早时期表现，适于早期辅助诊断鼻咽癌。经过原卫生部等相关部门审核，"EB 病毒 Rta 蛋白抗体 IgG 检测"项目已经被新增进入国家临检目录，并经 SFDA 批准该产品明确用于用于鼻咽癌早期辅助诊断，成为鼻咽癌肿瘤标志物。

肺炎支原体MP-IgM抗体（MP-IgM）

【检验方法】 直接化学发光技术的两步间接法（iFlash）

【检验标本】 血清和血浆

【送检要求】 肝素锂、肝素钠、EDTA 和柠檬酸钠抗凝是推荐使用的样本类型。

【参考区间】 阴性COI＜0.9，无反应性；COI在0.9～1.1

时，需复查或进行综合判断；COI ≥ 1.1 时，视为有反应性

【临床意义】 肺炎支原体是引起社区获得性肺炎（CAP）的主要病原体，特别是 5 ～ 18 岁的 CAP 患者中，肺炎支原体感染占比较高。IgM 阳性可作为急性期感染的诊断指标，IgM 阴性，不能否定肺炎支原体感染。

肺炎支原体MP-IgG抗体（MP-IgG）

【检验方法】 直接化学发光技术的两步间接法（iFlash）

【检验标本】 血清和血浆

【送检要求】 肝素锂、肝素钠、EDTA 和柠檬酸钠抗凝是推荐使用的样本类型。

【参考区间】 样本浓度 < 24AU/mL 时，视为无反应性；24AU/mL ≤ 样本浓度 < 36AU/mL 时，需复查或进行综合判断；样本浓度 ≥ 36AU/mL 时，视为有反应性

【临床意义】 肺炎支原体 MP-IgG 抗体水平出现 4 倍以上增高时，可作为肺炎支原体感染的诊断指标。

肺炎衣原体IgM抗体（CP-IgM）

【检验方法】 直接化学发光技术的两步间接法（iFlash）

【检验标本】 血清和血浆

【送检要求】 肝素锂、肝素钠、EDTA 和柠檬酸钠抗凝是推荐使用的样本类型。

【参考区间】 COI < 0.9，无反应性；COI 在 0.9 ～ 1.1 时，需复查或进行综合判断；COI ≥ 1.1 时，视为有反应性

【临床意义】 肺炎衣原体主要引起人的社区获得性肺炎（CAP），同时还可致支气管炎、咽炎、鼻窦炎、中耳炎、虹膜炎等疾病，也是艾滋病、白血病等继发感染的重要病原菌之一。初次肺炎衣原体感染 3 周左右能检出 IgM 抗体，IgM

阳性提示感染急性期，是早期诊断的特异性指标。

肺炎衣原体IgG抗体（CP-IgG）

【检验方法】　直接化学发光技术的两步间接法（iFlash）

【检验标本】　血清和血浆

【送检要求】　肝素锂、肝素钠、EDTA 和柠檬酸钠抗凝是推荐使用的样本类型。

【参考区间】　样本浓度 < 20AU/mL 时，视为无反应性；20 AU/mL ≤样本浓度 < 25AU/mL 时，需复查或进行综合判断；样本浓度 ≥ 25AU/mL 时，视为有反应性

【临床意义】　高滴度或相隔大约两周的双份血清样本 IgG 明显升高，可判定处于感染发展期。

抗嗜肺军团菌抗体

【检验方法】　ELISA 法

【检验标本】　静脉血

【送检要求】　抽取静脉血 2mL 注入干燥试管送检。

【参考区间】　阴性

【临床意义】　嗜肺军团菌引起的肺炎，因缺乏特异的临床表现故诊断困难。抗嗜肺军团菌抗体阳性是诊断军团菌肺炎的重要依据。第二份血清（恢复期）较急性期（发病 1 周内）血清抗体滴度增长 4 倍并达到 128 或单份血清滴度达 256 均有诊断价值。

奈瑟氏淋球菌抗原检测

【检验方法】　免疫荧光法

【检验标本】　女性宫颈分泌物；男性尿道口分泌物、前列腺液或精液

【送检要求】 男性：尿道拭子，前列腺液或精液收集于无菌试管送检；女性：用阴道拭子取阴道分泌物收集于无菌试管送检。

【参考区间】 阴性

【临床意义】 奈瑟氏淋球菌是造成淋病的病原微生物，可引发泌尿生殖道化脓性炎症，宫内感染可导致自然流产，分娩时母婴垂直感染，可导致新生儿淋病性结膜炎。

腺病毒抗原（Adv-Ag）

【检验方法】 胶体金法

【检验标本】 粪便

【送检要求】 采集新鲜粪少量，置于洁净容器内及时送检。

【参考区间】 阴性

【临床意义】 腺病毒是小儿病毒感染性肠炎中仅次于轮状病毒的病原。感染高峰年龄为 5 岁以下儿童，特别是 2 岁以下婴幼儿。定性检测粪便中的 40 型和 41 型腺病毒抗原，适用于临床婴幼儿腹患者腺病毒感染的辅助诊断。

腺病毒IgM抗体（ADV-IgM）

【检验方法】 磁微粒化学发光（安图）

【检验标本】 静脉血

【送检要求】 抽取静脉血 3mL 注入干燥试管送检。

【参考区间】 阴性：S/CO 或 COI < 1.00；阳性：S/CO 或 COI ≥ 1.00

【临床意义】 腺病毒是小儿病毒感染性肠炎中仅次于轮状病毒的病原。感染高峰年龄为 5 岁以下儿童，特别是 2 岁以下婴幼儿。定性检测粪便中的 40 型和 41 型腺病毒抗原，适用于临床婴幼儿腹患者腺病毒感染的辅助诊断。

呼吸道合胞病毒IgM抗体（RSV-IgM）

【检验方法】　磁微粒化学发光（安图）

【检验标本】　静脉血

【送检要求】　抽取静脉血 2mL 注入干燥试管送检。

【参考区间】　阴性：S/CO < 1.00；　阳性：S/CO ≥ 1.00

【临床意义】　RSV-IgM 阳性可确诊合胞病毒感染，婴幼儿感染后多表现为具有特征的喘息性细支气管炎，成人则表现为普通感冒。

附 4-1　呼吸道病原体谱荧光检测（欧蒙）

包括呼吸道合胞病毒（RSV）、腺病毒（ADV）、嗜肺军团菌（LP）、肺炎衣原体（CP）、肺炎支原体（MP）、流感病毒（IV）、副流感病毒（PIV）、柯萨奇病毒 A（COX-A）、柯萨奇病毒 B（COX-B）、埃可病毒（ECHO）。

【检验方法】　荧光分析技术（FIA）

【检验标本】　静脉血

【送检要求】　抽取空腹静脉血 3mL 置于干燥试管送检。

【参考区间】　阴性

【临床意义】　肺炎支原体、嗜肺军团菌、呼吸道合胞病毒、流感病毒、腺病毒、肺炎衣原体等是呼吸道疾病发病率较高的病原体。荧光分析技术（FIA）为呼吸道感染提供了及时、全面的病原体筛查，对于临床诊断和合理使用抗生素起到重要的指导作用。

呼吸道合胞病毒（RSV）：呼吸道合胞病毒是一种 RNA 病毒，侵入人体后，可导致严重的支气管炎和肺炎。上呼吸道感染 70% ～ 80% 由病毒引起，呼吸道合胞病毒是主要的病毒之一。部分地区性的呼吸道病原体流调显示，RSV 的阳性率在

11.58% ～ 36%。

腺病毒（ADV）：腺病毒可引起多种临床疾病，呼吸道、胃肠道、尿道、膀胱、眼和肝脏等均可被感染，世界上 6% 的呼吸道感染是由腺病毒引起的。呼吸道感染的典型症状是咳嗽、鼻塞和咽炎，同时伴有发热、寒战和头痛等症状。部分地区数据显示，腺病毒在婴儿呼吸道感染病毒谱中的比例在 11.3% ～ 31%。

嗜肺军团菌（LP）：嗜肺军团菌为军团菌属的短小球杆菌，又名退伍军人杆菌。军团菌感染可能为散发、医院内感染或社区获得性感染。院内感染性军团菌肺炎和需要住院治疗的社区获得性军团菌肺炎估计只占每一类型的全部肺炎病例的 1% ～ 4%，根据近来社区获得性散发的军团菌肺炎的研究估计，全国每年发生 17000 ～ 23000 例病例，由于缺乏有效的诊断手段，会造成在医院或社区不发生军团菌的错觉。大多数军团菌感染由血清型 1 型、6 型或麦氏军团菌所引起。

肺炎衣原体（CP）：肺炎衣原体是人类呼吸道疾病的重要病原体，可引起急慢性呼吸道疾病、社区获得性肺炎、支气管炎和鼻窦炎等。在社区获得性肺炎病人中，感染率可达 5.7%。

肺炎支原体（MP）：肺炎支原体可引起非典型性肺炎和常见的上呼吸道感染，在社区获得性肺炎的病人中，检出率可达到 19.8%。其症状主要表现为：咽痛、头痛、发热以及食欲减退、恶心等胃肠道症状。

流感病毒（IV）：流感病毒典型的临床表现为咽炎、发热、重度不适和普通的急性呼吸道感染症状。在幼儿中还可出现胃痛和呕吐等胃肠道症状。流感主要在寒冷的季节流行，潜伏期为 1 ～ 5 天。流感病毒属于正粘病毒，可分为 A 型、B 型和 C 型。

副流感病毒（PIV）：副流感病毒分布于世界各地，约35% 的儿童和婴幼儿急性呼吸道感染是由副流感病毒所引起的。在严重病例中，可引起假义膜性喉炎。成人感染副流感病毒可引起上呼吸道疾病，经常伴有发热。副流感病毒感染通过气溶胶传播，可呈地方性流行，高发季节在晚秋至第二年春天之间。

柯萨奇病毒 A（COX-A）：柯萨奇病毒是一种肠病毒，柯萨奇病毒 A 型，多有上呼吸道感染症状，伴有起病急、流涕、咳嗽、咽痛、发烧，全身不适等症状。典型症状为疱疹性咽炎，常伴发脑膜炎及肺部损害。儿童感染多见，多表现为手足口病。成人感染率约为 21.7%。

柯萨奇病毒 B（COX-B）：柯萨奇病毒 B 型会引起特征性传染性胸肋痛，可合并脑膜炎、心肌炎、发烧、溶血性贫血和肺炎等症状。一般表现为：发热、头痛、出汗、呕吐、胃肠道症状、呼吸道症状等。柯萨奇病毒中约 80% 能引起无菌性脑膜炎综合征，其主要发生于婴幼儿。

埃可病毒（ECHO）：埃可病毒感染主要为无症状感染（90%～95%），病毒在肠道进行复制，经淋巴管进入血液引起循环性感染，并扩散至靶器官。埃可病毒可引起多种疾病，并可累及消化系统、脑膜、中枢神经系统、心肌、心包膜、横纹肌、呼吸道和皮肤等多个系统和器官。

柯萨奇病毒A16型IgM抗体检测

【检验方法】　酶联免疫法

【检验标本】　静脉血

【送检要求】　抽取静脉血 3mL 注入干燥试管送检。

【参考区间】　阴性

【临床意义】　手足口病是全球性儿童传染病，世界大部分地区均有流行报道，患者以 5 岁以下小儿多见。此病一年四季均可发病，以夏秋季多见，冬季较少，潜伏期为 2～5d。病原体以柯萨奇病毒 A16 型（CA16）和肠道病毒 71 型 EV71

最为常见。手足口病传染性强,传播速度快,并可造成局部暴发流行。疫情暴发初期,重症病例常常难以明确诊断,及时快速检测对手足口病的治疗和控制十分重要。

柯萨奇病毒 A16 型 IgM 抗体与 EV71-IgM 联合检测,用于儿童手足口病的早期诊断。

肠道病毒71型IgM抗体检测(EV71-IgM)

【检验方法】 磁微粒化学发光(安图)

【检验标本】 静脉血

【送检要求】 抽取静脉血 3mL 注入干燥试管送检。

【参考区间】 阴性:S/CO < 1.00;阳性:S/CO ≥ 1.00

【临床意义】 手足口病是全球性儿童传染病,多种肠道病毒均可引起手足口病,其中肠道病毒 71 型(EV71)为最常见的病毒之一。EV71 导致的手足口病引起中枢神经系统损伤,感染 EV71 的重症患者比例及病死率均明显高于其他肠道病毒。EV71 感染累及神经系统多发生于 5 岁以下儿童,其中 1 ~ 2 岁幼儿发病率最高。因此,早期诊断对挽救重症患儿的生命极其重要。

EV71-IgM 用于儿童手足口病的早期诊断。患者在感染 EV71 发病后 1 ~ 2d,即可检测到 IgM 抗体。

轮状病毒抗原(RVAg)

【检验方法】 胶体金法

【检验标本】 粪便

【送检要求】 留取新鲜粪便(≥ 1mL 或 ≥ 1g)放入专用采样器内送检。

【参考区间】 阴性

【临床意义】 轮状病毒是引起婴幼儿腹泻的最常见的病原

体之一，每年在夏秋冬季流行，既往称为"秋季腹泻"，经常引起患儿体液和电解质的大量丧失。潜伏期 1～3d，发病急，腹泻可持续 1 周左右，每天稀便次数可多达 6 次，粪便一般无血或脓性黏液，体温一般在 38℃以上。轮状病毒也是重要的院内感染病毒。

伤寒血清凝集试验（Widal test）

【检验方法】　凝集反应

【检验标本】　静脉血

【送检要求】　抽取静脉血 2mL 注入干燥试管送检。

【参考区间】　凝集效价 H < 1：160；O < 1：80；A，B，C < 1：80

【临床意义】

1. O，H 效价增高　伤寒病。

2. O，A，B，C 效价增高　副伤寒。

3. 仅 H 效价高　可能是以往预防接种或非特异性回忆反应。

4. 仅 O 效价高　可能是感染早期或其他沙门菌感染引起的交叉反应。

注：此试验有时需作动态观察，如效价显著升高者，诊断意义更大，个别伤寒患者可因多种原因出现阴性结果。

外斐反应（Weil-Felix test）

【检验方法】　凝集反应

【检验标本】　静脉血

【送检要求】　抽取静脉血 2mL 注入干燥试管送检。

【参考区间】　OX19 < 1：40；OX2 < 1：40；OXK < 1：40

【临床意义】　效价增高见于流行性斑疹伤寒、地方性斑疹伤寒、恙虫病。

登革病毒NS1抗原检测

【检验方法】 酶联免疫法

【检验标本】 静脉血

【送检要求】 抽取静脉血 2mL 注入干燥试管送检。

【参考区间】 阴性

【临床意义】 登革热（DF）是由登革病毒（DENV）经蚊媒传播引起的急性虫媒传染病，广泛流行于全球热带和亚热带地区。登革病毒 NS1 蛋白是登革病毒的一种非常重要的非结构糖蛋白，广泛存在于登革病毒 1–4 型中，在登革热发病早期即在病人血清中存在，且出现时间早于 IgM 抗体。登革病毒 NS1 抗原检测人血清或血浆中的登革病毒 NS1 抗原，用于登革热的早期辅助诊断。

抗结核杆菌抗体（TB-Ab）

【检验方法】 金标法

【检验标本】 血液、胸腹水

【送检要求】 抽取静脉血或胸腹水 2mL 注入干燥试管送检。

【参考区间】 阴性

【临床意义】 TB-Ab 检测用于诊断活动性结核病、抗结核疗效观察以及监测 BCG 接种效果。

结核感染T细胞检测（QFT）

【检验方法】 γ 干扰素释放试验分析技术——酶联免疫法

【检验标本】 静脉血

【送检要求】 抽取空腹静脉血 6mL 置于肝素抗凝试管送检。

【参考区间】 阴性

【临床意义】

1. 结核与其他疾病的鉴别诊断。

2. 肺结核和肺外结核的辅助诊断。

3. 免疫力低下 / 受抑制病人、生物制剂 / 免疫抑制剂治疗前后的结核排查。

4. 潜伏性感染临控和抗结核治疗效果评估。

结核分枝杆菌特异性细胞免疫反应（TB-IGRA）

【检验方法】　磁微粒化学发光（安图）

【检验标本】　静脉血

【送检要求】　抽取静脉血 6mL 注入干燥试管送检。

【参考区间】　N > 10IU/mL，任何情况均为不确定。

N ≤ 10IU/mL：

1. T 减去 N < 0.438 且 P 减去 N ≥ 0.625，为阴性。

2. T 减去 N ≥ 0.438 和 < 25%N 值且 P 减去 N ≥ 0.625，为阴性。

3. T 减去 N ≥ 0.438 和 ≥ 25%N 值且 P 减去 N 为任何，为阳性。

4. T 减去 N < 0.438 且 P 减去 N < 0.625，为不确定。

5. T 减去 N ≥ 0.438 和 < 25%N 值且 P 减去 N < 0.625，为不确定。

【临床意义】　TB-IGRA 应用于：不明原因发热 / 免疫力低下 / 受抑制患者的结核诊断；"菌阴"结核的辅助诊断；肺外结核的鉴别诊断；HIV 感染 / 肾透析 / 器官移植患者的结核诊断；抗结核治疗的疗效评估；儿童结核病的辅助诊断；高危人群结核感染筛查；常规体检 / 出国体检。

抗幽门螺杆菌抗体（HP-IgG）

【检验方法】　金标法

【检验标本】 静脉血

【送检要求】 抽取静脉血 2mL 注入干燥试管送检。

【参考区间】 阴性

【临床意义】 胃幽门螺杆菌是引起胃和十二指肠溃疡的主要原因之一。而用多种抗生素抑制或杀灭胃幽门螺杆菌有助于溃疡痊愈。

人类对胃幽门螺杆菌感染会产生特异性抗体，通过检测 HP-IgG 的存在，可确诊胃幽门螺杆菌的感染，有助医生选择有效的治疗方法。

^{13}C-尿素呼气试验

【检验方法】 红外吸光光度法

【检验标本】 呼气采集

【送检要求】 早上空腹腔时或禁食两小时以上受试。

【参考区间】 阴性

【临床意义】 目前广泛用于幽门螺杆菌（HP）感染的诊断中，尤其适用对儿童、孕妇及老人的诊断。

抗链球菌溶血素O试验（ASO）

【检验方法】 胶乳增强免疫比浊法

【检验标本】 静脉血

【送检要求】 抽取静脉血 2mL 注入干燥试管送检。

【参考区间】 0 ～ 200U/mL

【临床意义】 ASO 升高见于风湿热、急性肾小球肾炎、结节性红斑狼疮、猩红热、扁桃体炎等与溶血性链球菌感染有关的疾病。

沙眼衣原体抗原检测（CT-Ag）

【检验方法】 乳胶免疫层析法

【检验标本】　眼结膜分泌物、尿道分泌物及尿液、阴道和宫颈分泌物等

【送检要求】　由专科医生取宫颈分泌物或尿道分泌物拭子，及时送检。

【参考区间】　阴性

【临床意义】　沙眼衣原体是性接触疾病中最常见的病原体，可引起泌尿生殖系感染、新生儿经产道分娩时感染以及其他并发症，主要有新生儿包涵体结膜炎、新生儿肺炎、非淋菌性尿道炎、附睾炎、前列腺炎、宫颈炎、输卵管炎、直肠炎等，女性可导致不孕和异位妊娠等严重后果。

梅毒快速血浆反应素试验（RPR）

【检验方法】　间接凝集法

【检验标本】　静脉血

【送检要求】　抽取静脉血 2mL 注入干燥试管送检。

【参考区间】　阴性

【临床意义】　作为诊断梅毒的初筛试验。人体感染梅毒螺旋体后，除产生特异性的抗梅毒螺旋体抗体外，受损的宿主细胞可释放一种具抗原性的类脂质，它又能刺激机体产生抗类脂质的抗体，即反应素。RPR 为非梅毒螺旋体抗原试验，此试验敏感性很高，而特异性较差，一些非梅毒病人血清中可暂时或长期测出反应素，称为生物学假阳性（BFP）。故对结果的解释需结合临床具体分析。

梅毒甲苯胺红不加热血清试验（TRUST）

【检验方法】　间接凝集法

【检验标本】　静脉血

【送检要求】　抽取静脉血 2mL 注入干燥试管送检。

【参考区间】 阴性

【临床意义】 同 RPR 试验。

梅毒螺旋体特异性抗体定性（TPPA/ Anti-TP）

【检验方法】 明胶凝集法 / 磁微粒化学发光（安图）

【检验标本】 静脉血

【送检要求】 抽取静脉血 2mL 注入干燥试管送检。

【参考区间】 阴性或 S/CO < 1.00

【临床意义】 TPPA 试验敏感性高、特异性强，是梅毒诊断较好的确证试验。TPPA 试验阳性患者，即使经抗梅毒治疗也可终身阳性，因此不能作为治疗效果观察的指标。此类试验特异性强，很少出现假阳性。但据统计，也可有 1% 生物假阳性存在，应结合临床症状综合分析。

梅毒荧光抗体（FTA-ABS）测定

【检验方法】 荧光免疫法

【检验标本】 静脉血

【送检要求】 抽取静脉血 2mL 注入干燥试管送检。

【参考区间】 阴性

【临床意义】 FTA-ABS 试验被认为是梅毒诊断的"金标准"，特异性高、敏感性强，可用于各期梅毒的诊断（相对其他血清确证试验）。

梅毒螺旋体暗视野镜检

【检验方法】 暗视野显微镜检查法

【检验标本】 硬下疳组织渗出液、淋巴结穿刺液、羊水

【送检要求】

1. 皮肤黏膜损害部位取材 先在载玻片上加无菌生理盐

水 1 滴，用无菌棉拭子擦去皮损部位污物，如有痂皮，可用钝刀除去，嘱患者用手挤压皮损周围，使组织渗出，用钝刀轻轻刮取组织液（避免出血），将组织渗出液与载玻片上无菌盐水混合，立即送检。

2. 淋巴结取材　用 1mL 注射器配 12 号针头，吸取 0.25 ～ 0.5mL 无菌生理盐水，按无菌操作穿刺淋巴结并注入生理盐水，再吸入注射器内，如此反复 2 ～ 3 次，抽取淋巴液立即送检。

3. 羊膜穿刺　由妇科有经验医生行羊膜穿刺术抽取羊水，立即送检。

【参考区间】　阴性

【临床意义】　暗视野检查可作为梅毒诊断的确证试验，被认为是"金标准"，若发现梅毒螺旋体，即可确诊为梅毒感染，此法特别适用于血清学试验阴性的早期梅毒诊断。

人类免疫缺陷病毒抗体（Anti-HIV）

【检验方法】　磁微粒化学发光（安图）

【检验标本】　静脉血

【送检要求】　抽取静脉血 2mL 注入干燥试管送检。

【参考区间】　阴性：S/CO 或 COI ＜ 1.00；阳性：S/CO 或 COI ≥ 1.00

【临床意义】　作为 HIV 感染的筛查。获得性免疫缺陷综合征（AIDS）是由 HIV 引起的（1981 年发现），该病毒主要侵犯人体 T 细胞（尤其是 TH 细胞），使患者细胞免疫功能缺陷，最终因条件致病菌繁殖引起感染致死。HIV 有两个血清型：HIV-Ⅰ和 HIV-Ⅱ，后者少见。此试验阳性者应进一步做证实试验。

弓形虫IgM抗体（TOX-IgM）

【检验方法】　磁微粒化学发光（安图）

【检验标本】 静脉血

【送检要求】 抽取静脉血 2mL 注入干燥试管送检。

【参考区间】 样本浓度值 < 6AU/mL 判为阴性；6AU/mL ≤ 浓度值 < 10AU/mL 判为可疑；浓度值 ≥ 10AU/mL 判为阳性

【临床意义】 样本检测浓度值 < 6AU/mL，提示为非近期感染，但不能完全排除没有 TOX 感染，因为不同人从感染 TOX 到产生抗体的时间不同，可能在检测时体内未产生足够能被检测到的抗体。样本检测浓度值 ≥ 10AU/mL，提示可能为近期感染，建议结合 IgG 抗体和 IgG 抗体亲和力检测结果综合判定是否为近期感染。6AU/mL ≤ 样本浓度值 < 10AU/mL，建议 1～2 周后重新取样检测或用其他检测方法进行确认。

弓形虫IgG抗体（TOX-IgG）

【检验方法】 磁微粒化学发光（安图）

【检验标本】 静脉血

【送检要求】 抽取静脉血 2mL 注入干燥试管送检。

【参考区间】 样本浓度值 < 0.8IU/mL 判为阴性；0.8IU/mL ≤ 浓度值 < 1.2IU/mL 判为可疑，浓度值 ≥ 1.2IU/mL 判为阳性。

【临床意义】 样本检测浓度值 < 0.8IU/mL，提示未感染或感染早期未产生足够可以检测到的抗体。样本检测浓度值 ≥ 1.2IU/mL，提示既往感染或近期感染，若怀疑近期感染，建议结合 IgM 抗体和 IgG 抗体亲和力检测结果综合判定。0.8IU/mL ≤ 浓度值 < 1.2IU/mL，建议检测 IgM 抗体，或 1～2 周后重新取样进行 IgG 抗体检测。

风疹病毒IgM抗体（RV-IgM）

【检验方法】 磁微粒化学发光（安图）

【检验标本】 静脉血

【送检要求】　抽取静脉血 2mL 注入干燥试管送检。

【参考区间】　样本浓度值 < 5AU/mL 判为阴性；5AU/mL ≤浓度值 < 8AU/mL 判为可疑；浓度值 ≥ 8AU/mL 判为阳性

【临床意义】　样本检测浓度值 < 5AU/mL，提示为非近期感染，但不能完全排除没有 RV 感染，因为不同人从感染 RV 到产生抗体的时间不同，可能在检测时体内未产生足够能被检测到的抗体。样本检测浓度值 ≥ 8AU/mL，提示可能为近期感染，建议结合 IgG 抗体和 IgG 抗体亲和力检测结果综合判定是否为近期感染。5AU/mL ≤样本浓度值 < 8AU/mL，建议 1～2 周后重新取样检测或用其他检测方法进行确认。

风疹病毒IgG抗体（RV-IgG）

【检验方法】　磁微粒化学发光（安图）

【检验标本】　静脉血

【送检要求】　抽取静脉血 2mL 注入干燥试管送检。

【参考区间】　样本浓度值 < 5IU/mL 判为阴性；5IU/mL ≤浓度值 < 10IU/mL 判为可疑，浓度值 ≥ 10IU/mL 判为阳性

【临床意义】　样本检测浓度值 < 5IU/mL，提示未感染或感染早期未产生足够可以检测到的抗体。样本检测浓度值 ≥ 10IU/mL，提示既往感染或近期感染，若怀疑近期感染，建议结合 IgM 抗体和 IgG 抗体亲和力检测结果综合判定。5IU/mL ≤样本浓度值 < 10IU/mL，建议检测 IgM 抗体，或 1～2 周后重新取样进行 IgG 抗体检测。

巨细胞病毒IgM抗体（CMV-IgM）

【检验方法】　磁微粒化学发光（安图）

【检验标本】　静脉血

【送检要求】　抽取静脉血 2mL 注入干燥试管送检。

【参考区间】 样本浓度值< 8AU/mL 判为阴性；8AU/mL ≤ 浓度值< 12AU/mL 判为可疑；浓度值≥ 12AU/mL 判为阳性

【临床意义】 样本检测浓度值< 8AU/mL，提示为非近期感染，但不能完全排除没有 CMV 感染，因为不同人从感染 CMV 到产生抗体的时间不同，可能在检测时体内未产生足够能被检测到的抗体。样本检测浓度值≥ 12AU/mL，提示可能为近期感染，建议结合 IgG 抗体和 IgG 抗体亲和力检测结果综合判定是否为近期感染。8AU/mL ≤样本浓度值< 12AU/mL，建议 1～2 周后重新取样检测或用其他检测方法进行确认。

巨细胞病毒IgG抗体（CMV-IgG）

【检验方法】 磁微粒化学发光（安图）

【检验标本】 静脉血

【送检要求】 抽取静脉血 2mL 注入干燥试管送检。

【参考区间】 样本浓度值< 10AU/mL 判为阴性；10AU/mL ≤ 浓度值< 14AU/mL 判为可疑，浓度值≥ 14AU/mL 判为阳性

【临床意义】 样本检测浓度值< 10AU/mL，提示未感染或感染早期未产生足够可以检测到的抗体。样本检测浓度值≥ 14AU/mL，提示既往感染或近期感染，若怀疑近期感染，建议结合 IgM 抗体和 IgG 抗体亲和力检测结果综合判定。10AU/mL ≤样本浓度值< 14AU/mL，建议检测 IgM 抗体，或 1～2 周后重新取样进行 IgG 抗体检测。

单纯疱疹病毒Ⅰ型IgM抗体（HSV-ⅠIgM）

【检验方法】 磁微粒化学发光（安图）

【检验标本】 静脉血

【送检要求】 抽取静脉血 2mL 注入干燥试管送检。

【参考区间】 样本浓度值< 6AU/mL 判为阴性；6AU/mL ≤

浓度值 < 10AU/mL 判为可疑；浓度值 ≥ 10AU/mL 判为阳性

【临床意义】　样本检测浓度值 < 6AU/mL，提示为非近期感染，但不能完全排除没有 HSV-1 感染，因为不同人从感染 HSV-1 到产生抗体的时间不同，可能在检测时体内未产生足够能被检测到的抗体。样本检测浓度值 ≥ 10AU/mL，提示可能为近期感染，建议结合 IgG 抗体和 IgG 抗体亲和力检测结果综合判定是否为近期感染。6AU/mL ≤ 样本浓度值 < 10AU/mL，建议 1～2 周后重新取样检测或用其他检测方法进行确认。

单纯疱疹病毒Ⅰ型IgG抗体（HSV-ⅠIgG）

【检验方法】　磁微粒化学发光（安图）

【检验标本】　静脉血

【送检要求】　抽取静脉血 2mL 注入干燥试管送检。

【参考区间】　样本浓度值 < 14AU/mL 判为阴性；14AU/mL ≤ 浓度值 < 19AU/mL 判为可疑；浓度值 ≥ 19AU/mL 判为阳性

【临床意义】　样本检测浓度值 < 14AU/mL，提示未感染或感染早期未产生足够可以检测到的抗体。样本检测浓度值 ≥ 19AU/mL，提示既往感染或近期感染，若怀疑近期感染，建议结合 IgM 抗体和 IgG 抗体亲和力检测结果综合判定。14AU/mL ≤ 浓度值 < 19AU/mL 判为可疑，建议检测 IgM 抗体，或 1～2 周后重新取样进行 IgG 抗体检测。

单纯疱疹病毒Ⅱ型IgM抗体（HSV-ⅡIgM）

【检验方法】　磁微粒化学发光（安图）

【检验标本】　静脉血

【送检要求】　抽取静脉血 2mL 注入干燥试管送检。

【参考区间】　样本浓度值 < 10AU/mL 判为阴性；10AU/mL ≤ 浓度值 < 14AU/mL 判为可疑；浓度值 ≥ 14AU/mL 判为阳性

【临床意义】 样本检测浓度值< 10AU/mL，提示为非近期感染，但不能完全排除没有 HSV-2 感染，因为不同人从感染 HSV-2 到产生抗体的时间不同，可能在检测时体内未产生足够能被检测到的抗体。样本检测浓度值 ≥ 14AU/mL，提示可能为近期感染，建议结合 IgG 抗体和 IgG 抗体亲和力检测结果综合判定是否为近期感染。10AU/mL ≤样本浓度值< 114AU/mL，建议 1 ～ 2 周后重新取样检测或用其他检测方法。

单纯疱疹病毒Ⅱ型IgG抗体（HSV-ⅡIgG）

【检验方法】 磁微粒化学发光（安图）

【检验标本】 静脉血

【送检要求】 抽取静脉血 2mL 注入干燥试管送检。

【参考区间】 样本浓度值< 9AU/mL 判为阴性；9AU/mL ≤浓度值< 13AU/mL 判为可疑；浓度值 ≥ 13AU/mL 判为阳性

【临床意义】 样本检测浓度值< 9AU/mL，提示未感染或感染早期未产生足够可以检测到的抗体。样本检测浓度值 ≥ 13AU/mL，提示既往感染或近期感染，若怀疑近期感染，建议结合 IgM 抗体和 IgG 抗体亲和力检测结果综合判定。9AU/mL ≤浓度值< 13AU/mL 判为可疑，建议检测 IgM 抗体，或 1 ～ 2 周后重新取样进行 IgG 抗体检测。

附4-2 开展 TORCH 筛查的临床意义

TORCH 是一组微生物，TO 即 Toxoplasma gondii（刚地弓形虫），R 即 Rubella virus（风疹病毒），C 即 Cytomegalo virus（巨细胞病毒），H 即 Herpes simplex virus Ⅰ、Ⅱ（单纯疱疹病毒Ⅰ型、Ⅱ型）。这组病原体引起的感染，在围生医学中称为 TORCH 综合征，受到全世界产科和儿科的重视。

孕期受到此组病原体中任何一种感染，都有可能造成严重后果。孕妇早期感染可致胎儿死亡、畸形或感染继续；孕中晚期可引起流产或早产；产时胎儿经产道感染可引起严重的新生儿疾病。

我国是一个人口众多的国家，残疾人的比例很高，全国达数千万。大量残疾、弱智人的存在，不仅给病人本身及其家庭带来痛苦，同时也给国家带来沉重的负担。在这些众多的残疾、弱智病人中，相当一部分人是由 TORCH 系列感染与某些先天代谢紊乱引起的。如孕妇被弓形虫（TOX）感染后可导致胎儿小头畸形、大脑发育受损、不同程度智力障碍，还可出现精神症状，有的表现为脑膜脑炎，还能导致多种眼病以及发热、皮疹、肺炎、肝脾肿大、黄疸和消化道症状等；风疹病毒（RV）对血管内皮细胞及胚胎细胞的损伤作用，导致先天性器官的缺损；先天性巨细胞病毒（CMV）感染不仅能使出生时具有症状的新生儿在出生后留下严重的并发症，而且使出生时无症状的新生儿呈进行性智力和功能的损害；单纯疱疹病毒（HSV）可通过胎盘感染胎儿，导致胎儿畸形、流产等。孕妇生殖道疱疹可于分娩时传染胎儿，引起新生儿疱疹。

近年来，世界许多先进国家已将 TORCH 作为妊娠期常规筛查项目，对未曾感染者作预防接种；对妊娠期感染者做进一步检查，了解是否有胎儿畸形；而对妊娠期急性感染者，则建议放弃此次妊娠。

唐氏综合征产前筛查

【检验方法】 磁微粒化学发光

【检验标本】 静脉血

【送检要求】 抽取静脉血 2mL 注入干燥试管送检。

【参考区间】 阴性

【临床意义】 唐氏综合征是一种严重的先天性智力障碍，又称"先天性痴呆""先天愚型"，是由于各种因素影响，导致母亲生殖细胞形成过程中第 21 号染色体变异成三体所致，本实验采用 Down 一步法快速检测试剂盒检测孕妇在怀孕第 14 ～ 15 周或第 16 ～ 17 周血液中的 AFP 及 HCG 激素水平判断阳性或阴性结果，在其生产前筛查出患病胎儿并进行确诊，减少了残障儿的出生，进一步提高人口素质。

传染病八项免疫抗体联合检测

【检验方法】 ELISA（武汉生命）

【检验标本】 静脉血

【送检要求】 抽取静脉血 3mL 注入干燥试管送检。

【参考区间】 见表 4–1

表 4–1 传染病八项免疫抗体联合检测参考区间表

项目	+/–	参考值
白喉类毒素 IgG 抗体检测	+	IgG ≥ 0.1IU/mL
破伤风类毒素 IgG 抗体检测	+	IgG ≥ 0.1IU/mL
腮腺炎病毒 IgG 抗体检测	+	IgG ≥ 100U/mL
麻疹病毒 IgG 抗体检测	+	IgG ≥ 200mIU/mL
百日咳类毒素和丝状血凝素 IgG 抗体检测	+	IgG ≥ 50IU/mL
水痘 – 带状疱疹病毒 IgG 抗体检测	+	IgG ≥ 100mIU/mL
甲型肝炎病毒 IgG 抗体检测	+	IgG ≥ 20mIU/mL
风疹病毒 IgG 抗体检测	+	IgG ≥ 10mIU/mL

【临床意义】

1. 白喉类毒素 IgG 抗体检测：检测结果为 + 时，判为阳性（白喉类毒素 IgG 抗体滴度不低于 0.1IU/mL），提示既往感染过白喉或者接种过白喉疫苗；检测结果为 − 时，判为阴性（白喉类毒素 IgG 抗体滴度低于 0.1IU/mL），提示不足以抵抗白喉类毒素侵害，属于白喉类毒素易感人群。

2. 破伤风类毒素 IgG 抗体检测：检测结果为 + 时，判为阳性（破伤风类毒素 IgG 抗体滴度不低于 0.1IU/mL），提示既往感染过破伤风或者接种过破伤风疫苗；检测结果为 − 时，判为阴性（破伤风类毒素 IgG 抗体滴度低于 0.1IU/mL），提示不足以抵抗破伤风类毒素侵害，属于破伤风类毒素易感人群。

3. 腮腺炎病毒 IgG 抗体检测：检测结果为 + 时，判为阳性（腮腺炎病毒 IgG 抗体滴度不低于 100U/mL），提示既往感染过腮腺炎或者接种过腮腺炎疫苗；检测结果为 − 时，判为阴性（腮腺炎病毒 IgG 抗体滴度低于 100U/mL），提示不足以抵抗腮腺炎病毒侵害，属于腮腺炎病毒易感人群。

4. 麻疹病毒 IgG 抗体检测：检测结果为 + 时，判为阳性（麻疹病毒 IgG 抗体滴度不低于 200mIU/mL），提示既往感染过麻疹病毒或者接种过麻疹疫苗；检测结果为 − 时，判为阴性（麻疹病毒 IgG 抗体滴度低于 200mIU/mL），提示不足以抵抗麻疹病毒侵害，属于麻疹病毒易感人群。

5. 百日咳类毒素和丝状血凝素 IgG 抗体检测：检测结果为 + 时，判为阳性（百日咳类毒素和丝状血凝素 IgG 抗体滴度不低于 50IU/mL），提示既往感染过百日咳或者接种过含百日咳成分的疫苗；检测结果为 − 时，判为阴性（百日咳类毒素和丝状血凝素 IgG 抗体滴度低于 50IU/mL）提示不足以抵抗百日咳类毒素和丝状血凝素侵害，属于百日咳类毒素和丝状血凝素易感人群。

6. 水痘 − 带状疱疹病毒 IgG 抗体检测：检测结果为 + 时，判为阳性（水痘 − 带状疱疹病毒 IgG 抗体滴度不低于 100mIU/

mL），提示既往感染过水痘或者接种过水痘疫苗已产生水痘 – 带状疱疹病毒抗体；检测结果为 – 时，判为阴性（水痘 – 带状疱疹病毒 IgG 抗体滴度低于 100mIU/mL），提示不足以抵抗水痘 – 带状疱疹病毒侵害，属于水痘 – 带状疱疹病毒易感人群。

7. 甲型肝炎病毒 IgG 抗体检测：检测结果为 + 时，判为阳性（甲型肝炎病毒 IgG 抗体滴度不低于 20mIU/mL），提示既往感染甲型肝炎或接种过甲型肝炎疫苗已产生甲型肝炎病毒抗体；检测结果为 – 时，判为阴性（甲型肝炎病毒 IgG 抗体滴度低于 20mIU/mL），提示无甲型肝炎病毒既往感染或未接种过甲型肝炎疫苗或甲型肝炎疫苗接种不成功。

8. 风疹病毒 IgG 抗体检测：检测结果为 + 时，判为阳性（风疹病毒 IgG 抗体滴度不低于 10mIU/mL），提示风疹病毒既往感染或接种过风疹疫苗已产生风疹病毒抗体；检测结果为 – 时，判为阴性（风疹病毒 IgG 抗体滴度低于 10mIU/mL），提示无风疹病毒既往感染或未接种过风疹疫苗或风疹疫苗接种不成功。

【检测原理】

1. 试剂盒采用酶联免疫间接法原理。本试剂盒系用（精制白喉类毒素抗原 / 精致的破伤风类毒素抗原 / 灭活纯化腮腺炎病毒抗原 / 灭活纯化麻疹病毒抗原 / 纯化的百日咳类毒素和丝状血凝素混合抗原 / 灭活纯化水痘 – 带状疱疹病毒抗原 / 灭活纯化风疹病毒抗原）包被微孔板。样品加入微孔后，其中对应抗体与微孔中固相化对应抗原形成抗原 – 抗体免疫复合物，洗涤去除未结合物，加入辣根过氧化酶标记小鼠抗人 IgG 单克隆抗体，与复合物反应形成抗原 – 抗体 – 酶标二抗复合物，洗涤去除未参与反应的酶结合物，加 TMB 底物显色，呈色的深浅与 IgG 抗体的含量成正比。

2. 试剂盒采用酶联免疫竞争抑制法原理。本试剂盒系用灭活纯化甲型肝炎病毒抗原固定于微孔板。样品加入微孔后，其中抗甲型肝炎病毒 IgG 抗体与微孔中固相化甲型肝炎病毒抗原形成抗原－抗体免疫复合物，洗涤去除未结合物，加入辣根过氧化酶标记的小鼠抗甲型肝炎病毒 IgG 单克隆抗体，洗涤去除未参与反应的酶结合物，加 TMB 底物显色，呈色的深浅与甲型肝炎病毒抗体的含量成反比。

第四节　肿瘤相关检测

甲胎蛋白（AFP）

【检验方法】　ELISA/ 化学发光法

【检验标本】　静脉血

【送检要求】　抽取静脉血 2mL 注入干燥试管送检。

【参考区间】　成人：≤ 7ng/mL

参考来源：中华人民共和国卫生行业标准《WS/T645.2—2018临床常用免疫学检验项目参考区间》（注：AFP 检测结果溯源至 WHO参考标准 72/225）

【临床意义】　检测 AFP 对原发性肝细胞癌有重要的辅助诊断价值（阳性率为 75% ～ 80%），但并无特异性。其他恶性肿瘤如胚胎细胞瘤、胃癌、胆道癌、胰癌、肺癌，某些肝脏疾病如病毒性肝炎、新生儿肝炎、肝硬化等，患者的血清 AFP 含量也可升高。

妊娠期异常 AFP 升高，常提示胎儿有脊柱裂、无脑畸形、食管闭锁等。

甲胎蛋白异质体（AFP-L3）

【检验方法】　化学发光法法

【检验标本】　静脉血

【送检要求】 抽取空腹静脉血 2mL 置于干燥试管送检。

【参考区间】 阳性结果：甲胎蛋白异质体（AFP-L3）占总甲胎蛋白（AFP）比率≥ 10%

阴性结果：甲胎蛋白异质体（AFP-L3）占总甲胎蛋白（AFP）比率< 10%

【临床意义】 不同病变组织产生的甲胎蛋白含有的糖基不同，借此可对 AFP 的来源作出判断，共分为 AFP-L1、AFP-L2、AFP-L3，其中 AFP-L3 为原发性肝细胞癌所特有，而 AFP-L1 主要存在于良性肝病中，AFP-L2 来自孕妇。AFP-L3 是原发性肝细胞癌的高度特异性指标。比单纯应用总 AFP（t-AFP）能显著提高准确率。

癌胚抗原（CEA）

【检验方法】 ELISA/ 化学发光法

【检验标本】 静脉血

【送检要求】 抽取静脉血 2mL 注入干燥试管送检。

【参考区间】 成人：≤ 5ng/mL

参考来源：中华人民共和国卫生行业标准《WS/T645.2—2018 临床常用免疫学检验项目参考区间》（注：CEA 检测结果溯源至 WHO 参考标准 73/601）

【临床意义】 CEA 测定主要用于对结肠癌、直肠癌、胃癌、胰癌、肝细胞癌、肺癌、乳腺癌以及甲状腺髓质癌等患者的临床检测。

结肠癌、直肠癌患者 CEA 测定的敏感性高于其他肿瘤标志物，70% ～ 90% 的病例 CEA 升高。

糖类抗原50（CA50）

【检验方法】 时间分辨法

【检验标本】　静脉血

【送检要求】　抽取静脉血 2mL 注入干燥试管送检。

【参考区间】　0 ～ 25U/mL

【临床意义】　增高：①恶性肿瘤：各类上皮癌，其中胰腺癌（80%～97%）、胆囊癌阳性率高达 94.4%，其他依次为肝癌（80%）、胃肠道癌（77%）。CA50 检查结果与 CA199 很接近；其他卵巢癌、子宫癌、结直肠癌、肺癌、泌尿生殖系统恶性肿瘤、乳腺癌；②非肿瘤性疾病：胰腺炎、结肠炎、肺炎等，随炎症消除而下降。

糖类抗原125（CA125）

【检验方法】　化学发光法

【检验标本】　静脉血

【送检要求】　抽取静脉血 2mL 注入干燥试管送检。

【参考区间】　成人：男性 ≤ 24U/mL

女性（18 ～ 49 岁）≤ 47U/mL；（≥ 50 岁）≤ 22U/mL

参考来源：中华人民共和国卫生行业标准《WS/T645.2—2018 临床常用免疫学检验项目参考区间》（注：雅培配套系统）

【临床意义】　卵巢癌时 CA125 的检出率可在 70%～90%。适用于浆液性囊腺癌和未分化的卵巢癌。黏液性卵巢癌阳性率较低。检测结果不能用作卵巢癌是否存在的绝对评价，应结合临床其他检查综合分析。不宜用作卵巢癌筛查，也无早期诊断价值，可用于治疗效果的监测和判定有无复发与转移。

糖类抗原153（CA153）

【检验方法】　化学发光法

【检验标本】　静脉血

【送检要求】　抽取静脉血 2mL 注入干燥试管送检。

【参考区间】 成人：≤ 20U/mL

参考来源：中华人民共和国卫生行业标准《WS/T645.2—2018 临床常用免疫学检验项目参考区间》（注：雅培配套系统）

【临床意义】 CA153 检测可用于乳腺癌患者治疗效果的监测和判定术后有无转移（有转移时 CA153 升高率在 60% ～ 80%），尤其是骨转移。CA153 水平不应作为有无恶性肿瘤的绝对评价。应结合临床和其他检查进行综合分析。不宜用作乳腺癌的筛查，无早期诊断价值。

糖类抗原199（CA199）

【检验方法】 化学发光法

【检验标本】 静脉血

【送检要求】 抽取静脉血 2mL 注入干燥试管送检。

【参考区间】 成人：≤ 43U/mL

参考来源：中华人民共和国卫生行业标准《WS/T645.2—2018 临床常用免疫学检验项目参考区间》（注：雅培配套系统）

【临床意义】 CA199 检出率以胰腺癌和胆管癌最高（为 85% ～ 95%），大部分病例的测定水平可超过 240U/L。结直肠的腺癌、黏液腺癌患者的 CA199 水平也较高，而乳头状腺癌和鳞癌较低。胰腺炎、梗阻性黄疸等患者可有轻度升高，并可随黄疸消退而恢复正常。

CA199 不适合在人群中进行肿瘤的筛查，其血清水平也不能作为是否存在肿瘤的绝对证据，结果的判断应结合临床与其他检查。

糖类抗原72-4（CA72-4）

【检验方法】 化学发光法

【检验标本】 静脉血

【送检要求】 抽取空腹静脉血 3mL 置于干燥试管送检。

【参考区间】 0 ～ 6.9U/mL

【临床意义】 升高见于胃癌、卵巢癌、大肠癌、乳腺癌，以及胰腺癌等肿瘤，但正常人胃肠道良性疾病也有一定的阳性率，与 CA125 联合检测对原发性及复发性卵巢癌诊断的特异性可达 95%。CA72-4 对胃癌尤其是较为早期或恶性度较高的胃癌诊断阳性率要高于其他血清学指标。

细胞角蛋白19片段/CYFRA21-1

【检验方法】 化学发光法

【检验标本】 静脉血

【送检要求】 抽取空腹静脉血 3mL 置于干燥试管送检。

【参考区间】 0 ～ 3.3ng/mL

【临床意义】 对非小细胞肺癌的诊断具有重要价值，特异性达 87%。血清 CF21-1 浓度及敏感性随病情进展而升高，从组织学角度看，CF21-1 对鳞状细胞肺癌的敏感性高达 76.5%，可以很好地区别肺鳞癌和良性肺部疾病，其浓度高低与肺鳞癌分期密切相关。另外，CF21-1 与 CEA 联合测定可将肺腺癌的检测敏感性提高到 55%。

人附睾蛋白测定（HE4）

【检验方法】 化学发光法

【检验标本】 静脉血

【送检要求】 抽取空腹静脉血 3mL 置于干燥试管送检。

【参考区间】 < 60.5pmol/L

【临床意义】

1. 作为辅助手段用来监控上皮性卵巢癌患者的疾病复发或恶化情况。此外，HE4 还可联合 CA125 测定用来辅助评估存在盆腔肿块的绝经前和绝经后妇女患有上皮性卵巢癌的风险和肿块属于良性还是恶性。

2. 对侵袭性上皮细胞型卵巢癌患者的治疗反应的辅助监控。测定结果应与其他卵巢癌治疗监控的临床方法联合使用。

总前列腺特异性抗原（TPSA）

【检验方法】 化学发光法

【检验标本】 静脉血

【送检要求】 抽取空腹静脉血 3mL 置于干燥试管送检。

【参考区间】 0～4ng/mL

【临床意义】 TPSA 升高见于：前列腺癌、前列腺增生、炎症、肾脏泌尿系统疾病、某些物理检查如前列腺按摩、直肠指诊、前列腺穿刺等。

游离前列腺特异性抗原（FPSA）

【检验方法】 化学发光法

【检验标本】 静脉血

【送检要求】 抽取空腹静脉血 3mL 置于干燥试管送检。

【参考区间】 0～1ng/mL

【临床意义】 FPSA 升高见于：前列腺癌，FPSA/TPSA 比值可帮助鉴别前列腺癌与前列腺增生，前列腺癌患者 FPSA/TPSA 比值明显低于前列腺增生患者。

鳞癌相关抗原（SCC）

【检验方法】 ELISA 法

【检验标本】 静脉血

【送检要求】 抽取静脉血 2mL 注入干燥试管送检。

【参考区间】 阴性

【临床意义】　SCC 主要用于监测宫颈、肺、食管、肛门和头颈部区域鳞状细胞癌患者的治疗效果和病程。SCC 并不是鳞状细胞癌的特异性肿瘤标志物。由于缺乏临床敏感度和特异性，SCC 不适合于疾病的筛选。

神经元特异烯醇化酶测定（NSE）

【检验方法】　ELISA 法

【检验标本】　静脉血

【送检要求】　抽取静脉血 2mL 注入干燥试管送检, 避免溶血。

【参考区间】　12.5 ～ 25 ng/mL

【临床意义】　大多数小细胞肺癌（SCLC）患者血清 NSE 水平显著增高，且其水平与临床进程相平行。神经母细胞瘤患者 NSE 水平也明显升高。

胃泌素释放肽前体（ProGRP）

【检验方法】　化学发光法

【检验标本】　静脉血

【送检要求】　抽取静脉血 2mL 注入干燥试管送检, 避免溶血。

【参考区间】　血清：< 63pg/mL；血浆：< 65pg/mL

【临床意义】　在小细胞肺癌早期就有可测浓度的 ProGRP 分泌，但其浓度水平与肿瘤大小不相关，对于小细胞肺癌疗效监测及首次治疗后的复发监测存在价值。

高尔基体蛋白（GP73）

【检验方法】　酶联免疫法

【检验标本】　静脉血

【送检要求】　抽取空腹静脉血 2mL 置真空干燥管内送检。

【参考区间】　正常人：< 50ng/mL

非肝癌患者：< 120ng/mL

肝癌患者：> 120ng/mL

【临床意义】 高尔基体蛋白（Golgi protein-73，GP73）是肝癌早期诊断的一种新标志物。GP73 是高尔基 II 型跨膜蛋白，在正常人亦有表达，但含量很低或无。在病毒性和非病毒性肝病患者肝组织中表达水平高于正常人；肝癌患者血清 GP73 显著高于非肝癌患者和正常人。国外研究表明 GP73 比 AFP 出现时间更早，HCC 患者的血清 CP73 含量显著高于肝硬化患者。在诊断早期 HCC 时，与 AFP 的敏感度（25%）相比，GP73 水平的敏感度明显更高（62%）。而且在血清 AFP 浓度低于 20ng/mL 的 HCC 患者，有 57% 的患者血清 GP73 浓度高于临界值。GP 是继甲胎蛋白（AFP）之后的另一个肝癌早期诊断指标。

热休克蛋白90α（HSP90α）

【检验方法】 酶联免疫法

【检验标本】 静脉血

【送检要求】

1. 检测对象为 EDTA-K$_2$ 抗凝管收集的血浆样本。样本应充分离心，如离心后样本有沉淀，需取血浆后再次离心。

2. 不得使用柠檬酸钠、草酸钠、肝素等其他抗凝剂采血管和血清采血管。

3. 避免使用高脂血、溶血样本。

4. 样本在 2～8℃下可稳定 3 天。如不能及时检测，样本应在 -18℃以下冷冻进行保存，只能冻融 1 次。使用前，冷冻的样本放置室温解冻，解冻后的样本应混匀，若含沉淀物，应进行离心分离。

【参考区间】 0～82.06ng/mL

【临床意义】

热休克蛋白 90α（Hsp90α）是一种细胞质蛋白质，在生物进化过程中高度保守，在正常细胞中约占细胞质蛋白的 1%～2%；在恶性肿瘤细胞中，Hsp90α 参与了肿瘤细胞增殖、肿瘤的侵袭和转移、恶性肿瘤新生血管生成、代谢方式转变等功能，其含量在 2%～7%。因此，Hsp90α 作为一种肿瘤标志物，可用于恶性肿瘤或临床疑似恶性肿瘤患者的筛查、辅助诊断、疗效评估及复发监测，最大可能地实现癌症早诊、早治，提高诊断的准确性。

附4-3　HSP90α 定量检测应用范围（普罗吉生物）

推荐	理由	备注
癌症高危人群	年龄大于 35 岁、长期抽烟、有肿瘤家族史、长期暴露于致癌环境中等人群，出现肿瘤疾病的风险升高，但处于癌症早期不易于通过影像学等检查手段发现	建议其 6 个月检测一次
癌症患者的辅助诊断	弥补了癌症早期影像学等检查方法的不足	建议其 2 个月检测一次
治疗期间肿瘤患者	已发现肿瘤，目前正在进行肿瘤治疗，可应用 HSP90α 进行疗效评价	建议其 1 个月检测一次
癌症治疗后康复期的患者	存在复发、转移风险	建议其 3 个月检测一次
癌症患者的预后评价	HSP90α 与肿瘤预后呈正相关，持续监测能够提示患者预后	建议其 2 个月检测一次

肿瘤特异性生长因子（TSGF）

【检验方法】 化学法

【检验标本】 静脉血

【送检要求】 静脉血 2mL 注入干燥试管送检。

【参考区间】 < 64U/mL

【临床意义】 血清 TSGF 是一种新的、敏感性和特异性较高的广谱肿瘤标志物，对恶性肿瘤的初筛、早期辅助诊断、疗效评价和预示肿瘤复发具有重要临床意义和应用价值。也可用于急性炎症监测、免疫系统紊乱的辅助诊断。

第五节 变应原相关项目测定

总IgE检测

【检验方法】 酶联免疫法

【检验标本】 静脉血

【送检要求】 抽取空腹静脉血 2mL 置于干燥试管送检。

【参考区间】 < 3 岁：< 20IU/mL

3 ~ 6 岁：< 35IU/mL

6 ~ 20 岁：< 51IU/mL

> 20 岁：< 100IU/mL

【临床意义】 辅助诊断各类过敏性疾病。

食入性变应原IgE筛查（食入性过敏原十项）

（小麦、花生、鸡蛋、大豆、牛奶、西红柿、鳕鱼、虾、蟹、

坚果）

　　【检验方法】　酶联免疫法

　　【检验标本】　静脉血

　　【送检要求】　抽取空腹静脉血 3mL 置于干燥试管送检。

　　【参考区间】　见表 4-2

表 4-2　食入性变应原 IgE 参考区间表

等级	浓度（IU/mL）	过敏程度
0 级	< 0.35	没有检测到特定抗体
1 级	0.35 ~ 0.7	检出非常低滴度的抗体，通常无临床症状但具备一定的敏感性
2 级	0.7 ~ 3.5	检测到低滴度的抗体，具备一定的敏感性，大量接触后通常会出现临床症状
3 级	3.5 ~ 17.5	有明确的抗体被检出，通常临床症状也会出现
4 级	17.5 ~ 50	检测出高滴度抗体，通常具有临床症状
5 级	≥ 50	非常高的抗体滴度

　　【临床意义】　主要应用于 IgE 介导的速发型过敏反应的诊断和治疗。

吸入性变应原 IgE 筛查（吸入性过敏原十项）

（螨、蟑螂、霉菌混合、梧桐、榆树、葎草、艾蒿、豚草、猫毛、狗毛）

　　【检验方法】　酶联免疫法

　　【检验标本】　静脉血

　　【送检要求】　抽取空腹静脉血 3mL 置于干燥试管送检。

　　【参考区间】　见表 4-3

表4-3　吸入性变应原IgE参考区间表

等级	浓度（IU/mL）	过敏程度
0 级	< 0.35	没有检测到特定抗体
1 级	0.35 ～ 0.7	检出非常低滴度的抗体，通常无临床症状但具备一定的敏感性
2 级	0.7 ～ 3.5	检测到低滴度的抗体，具备一定的敏感性，大量接触后通常会出现临床症状
3 级	3.5 ～ 17.5	有明确的抗体被检出，通常临床症状也会出现
4 级	17.5 ～ 50	检测出高滴度抗体，通常具有临床症状
5 级	≥ 50	非常高的抗体滴度

【临床意义】　主要应用于 IgE 介导的速发型过敏反应的诊断和治疗。

食物不耐受IgG抗体检测十四项

（牛肉、鸡肉、鳕鱼、玉米、蟹、蛋清/蛋黄、蘑菇、牛奶、猪肉、大米、虾、大豆、西红柿、小麦）

【检验方法】　酶联免疫法

【检验标本】　静脉血

【送检要求】　抽取空腹静脉血 3mL 置于干燥试管送检。

【参考区间】　阴性

【分级标准】　见表 4-4

表4-4　食物不耐受分级标准

检测值（U/mL）	分级	判断
< 50	0	阴性
50 ～ 100	+1	轻度敏感
100 ～ 200	+2	中度敏感
≥ 200	+3	高度敏感

【临床意义】　因食物不耐受由 IgG 介导，延迟性表现出临床病状或引起各系统的慢性病症（如消化道、皮肤、神经、呼吸、精神、肌肉、骨骼、泌尿生殖道、心血管等）。

附 4-4　食物不耐受和传统食物过敏的简单区别
（sIgG 和 sIgE 的区别）

项目	食物不耐受	传统食物过敏
发病率	50%（人群）	1.5%（人群）
发作特点	延迟性	速发性
作用机制	IgG 介导	IgE 介导
发病时间	一般在进食不耐受食物 2～24 小时后出现	进食后 2 小时发病
发病人群	各年龄段的人群	主要见于儿童，成人相对较少
常见症状	各种各样的慢性症状	主要表现为荨麻疹、湿疹、呕吐、腹泻等典型过敏症状
发病组织	人体各组织器官都可能受累	主要影响皮肤、呼吸道和消化系统
诊断难易	起始发病时间隐匿、涉及食物较多，患者难以自我发现不耐受食物	发作迅速，涉及食物较少，患者容易自我发现导致过敏的物质
敏感食物	多为常吃的食物	多为少食的物质
检测手段	IgG 检测	IgE 检测及皮肤试验
治疗措施	忌食不耐受食物	免疫及对症治疗
预后情况	忌食 6 个月后，症状多能消除	多为长期过敏

第五章　临床微生物学检验

第一节　临床标本涂片检查

涂片查细菌

【检验方法】　湿片法检查、涂片革兰染色镜检

【检验标本】　各类临床标本

【临床意义】

1. 菌体的形态特征、染色特性、细菌的数量及构成比例、分布特点，可为疾病的初步诊断提供依据。如男性尿道分泌物中发现细胞内外存在大量革兰阴性肾形双球菌，对淋病的初步诊断有重要意义。

2. 对疾病治疗可起指导作用。如在正常无菌部位血或脑脊液中发现大量革兰阴性杆菌，可经验性地选用针对革兰阴性菌的抗菌药。

涂片查真菌

【检验方法】　氢氧化钾法

【检验标本】　皮屑、甲屑、头发、脓液、尿、痰分泌物等标本。

【送检要求】　采用连柄手术刀或专用钝刀从皮损的边缘刮取皮屑、甲屑或用镊子拔取病变头发。

【参考区间】　阴性

【临床意义】 辅助诊断真菌感染。

涂片查抗酸菌

【检验方法】 涂片抗酸染色

【检验标本】 各类临床标本

【参考区间】 阴性

【临床意义】 由于分枝杆菌生长周期长，分离培养鉴定耗时，而涂片查抗酸菌快速、简便，可用于疾病诊断的初步报告，对治疗具有指导意义。但该法检出率较低。

墨汁染色查隐球菌

【检验方法】 涂片墨汁负染法

【检验标本】 痰液、脑脊液、脓液

【参考区间】 阴性

【临床意义】 本菌侵入人体后可引起全身感染，尤其是在一些恶病质、慢性病变时，引发肺部感染、隐球菌病、中枢神经系统隐球菌病、隐球菌性脑膜炎等，涂片检出隐球菌有助诊断。

涂片查蠕形螨

【检验方法】 涂片检查法

【检验标本】 面部皮脂

【送检要求】 在怀疑为毛囊虫病的扩张毛囊口处挤压，将挤出物置于清洁的载玻片上。

【临床意义】 蠕形螨（毛囊虫）常寄生于正常人的毛囊或皮脂腺内，一般不引起症状。如虫体繁殖增多导致皮脂腺增生肿胀，同时由于虫体的代谢物刺激，可引起局部慢性炎症，称之毛囊病或脂螨病。表现为面部红斑、丘疹、脓疱、脱屑，如查到蠕形螨，加上症状体征有助于本病的诊断。

第二节　临床标本细菌培养

血液标本细菌培养

【检验方法】　常规培养

【检验标本】　静脉血

【送检要求】　无菌采集静脉血，成人8～10mL，儿童3～5mL，婴幼儿不少于1mL，立即注入专用血培养瓶（含50mL）培养液，轻摇混匀送检。

【参考区间】　无菌生长

（血培养常见分离菌：①革兰阳性菌：葡萄球菌、草绿色链球菌、肠球菌、肺炎链球菌及流感嗜血杆菌等；②革兰阴性菌：大肠埃希菌、肺炎克雷伯菌、铜绿假单胞菌等。）

注：

1.只要考虑血液细菌感染，应立即采集。

2.尽可能在抗菌药物使用前采集。

3.对间歇性寒战或发热应尽量于高热、寒战高峰到来之前0.5～1小时采集，或于寒战或发热后1小时采集。

【临床意义】　通过检出并鉴定细菌或真菌，帮助诊断菌血症、败血症、人造瓣膜感染及化脓性血栓性静脉炎。

尿液标本细菌培养

【检验方法】　常规培养、特殊培养

【检验标本】　清洁中段尿、导尿管导尿、耻骨上膀胱穿刺尿

【送检要求】　2h内送至实验室，如不能及时送检，须置

4℃冰箱保存（＜8小时）。

【参考区间】　无菌生长

（尿培养常见病原菌：①革兰阳性菌：金黄色葡萄球菌、肠球菌、A群链球菌、腐生葡萄球菌、表皮葡萄球菌、结核分枝杆菌等；②革兰阴性菌：大肠埃希菌、变形杆菌、肺炎克雷伯菌、产气肠杆菌、沙门菌属、铜绿假单胞菌、沙雷菌、淋球菌等。）

【临床意义】　健康人的尿液是无菌的，而外尿道可存在正常寄居菌群。尿液标本的细菌学检验可以反映肾脏、膀胱及尿道的炎症变化。一般认为，尿标本中革兰阴性杆菌菌落计数＞10^5CFU/mL、革兰阳性球菌计数＞10^4CFU/mL方有诊断意义。

粪便标本细菌培养

【检验方法】　常规培养

【检验标本】　粪便

【送检要求】　挑取黏液脓血便盛于无菌容器内送检或采集肛拭子。

【参考区间】　无沙门菌及志贺菌等致病菌生长

肠道致病菌主要有沙门菌属及志贺菌属、大肠埃希菌（ETEC、EPEC、EIEC、EHEC、O_{157}：H_7）、弧菌属、小肠结肠耶尔森菌、副溶血性弧菌、弯曲菌属、葡萄球菌、艰难梭菌、真菌等九种。

【临床意义】　在健康人肠道内寄居有大量的厌氧菌和需氧菌，一般不引起疾病。一旦肠道发生病理改变时，可侵入病变部位而引起疾病。

脑脊液标本细菌培养

【检验方法】　常规培养

【检验标本】 脑脊液

【送检要求】 临床医生穿刺取脑脊液 1～2mL，盛于无菌试管中立即送检。

【参考区间】 无菌生长

【临床意义】 健康人的脑脊液是无菌的，故在脑脊液中检出细菌（排除标本污染），都应视作致病菌。引起脑脊液的常见微生物有脑膜炎奈瑟菌、流感嗜血杆菌、新型隐球菌和结核分枝杆菌等。

上呼吸道标本细菌培养

【检验方法】 常规培养

【检验标本】 鼻、咽、喉拭子

【送检要求】 采集鼻、咽、喉拭子，置于无菌试管中立即送检。

【参考区间】 正常人的上呼吸道中有许多共生菌存在

【临床意义】 因鼻、咽、喉拭子都是有菌的，分离出病原菌须根据病原微生物特点、检出量及患者临床症状综合分析。急性咽炎是上呼吸道最常见的炎症，主要由 A 群链球菌、病毒及白喉杆菌感染引起。急性细菌性鼻炎、鼻前庭炎、鼻腔疖肿、鼻中隔脓肿、鼻窦炎等的主要病原菌是金黄色葡萄球菌、溶血性链球菌、肺炎链球菌和流感嗜血杆菌等。百日咳是一种急性呼吸道感染性疾病，发病初期，百日咳鲍特菌检出率高。

下呼吸道标本细菌培养

【检验方法】 常规培养

【检验标本】 痰液、肺泡灌洗液、纤支镜刷取物

【送检要求】

1. 自然咳痰法 患者清晨起床后用清水反复漱口，用力自气管咳出第一口痰于灭菌容器内，立即送检。

2. 小儿取痰法　用弯压舌板向后压舌，将棉拭子深入咽喉，小儿经压舌刺激咳嗽时咳出肺部和气管分泌物，以棉拭子旋转蘸取。

3. 支气管镜采集法　用支气管镜在肺部病灶用导管或者支气管刷直接取材，毛刷浸于 0.5mL 无菌生理盐水或者大豆胰胨肉汤培养基中送检。

4. 支气管肺泡灌洗术采集法　按操作规程，以支气管镜向局部肺泡内注入无菌生理盐水，负压回收灌洗液于灭菌容器内送检。

5. 气管穿刺法　在环甲膜下穿刺抽取痰液，适用于厌氧菌培养。

【参考区间】　无病原菌生长

【临床意义】　主要用于确定肺炎病因，其中社区获得性肺炎最常由肺炎链球菌引起，葡萄球菌性肺炎多为金黄色葡萄球菌引起，流感嗜血杆菌引的肺炎占 12%～15%。医院获得性肺炎常见病原菌　半以上是革兰阴性菌，主要有铜绿假单胞菌、大肠埃希菌、肺炎克雷伯菌、沙雷菌属和肠杆菌属、不动杆菌属、流感嗜血杆菌、嗜麦芽窄食单胞菌等，革兰阳性菌则主要是金黄色葡萄球菌、肺炎链球菌等。

脓液及创伤分泌物标本细菌培养

【检验方法】　常规培养

【检验标本】　脓液、分泌物

【送检要求】　穿刺抽取或用无菌棉拭子采取脓汁或分泌物置无菌试管送检。

【参考区间】　无病原菌生长

【临床意义】　从脓液或创伤分泌物中能够查出的细菌种类甚多，某些化脓性感染常为多种细菌引起的混合感染。外伤、手术及烧伤感染、骨髓炎、脓肿等常可分离出病原菌。

穿刺液标本细菌培养

【检验方法】 常规培养

【检验标本】 穿刺液

【送检要求】 无菌穿刺抽取胸腔积液、腹水、关节液等置无菌试管送检。

【参考区间】 无病原菌生长

【临床意义】 凡于穿刺液中查出细菌，都可视为穿刺部位炎症的病原菌。胸膜炎以结核杆菌感染为最多见，腹膜炎除结核杆菌感染外，大多为大肠埃希菌、粪肠球菌等混合感染。

生殖道分泌物细菌培养

【检验方法】 常规培养

【检验标本】 分泌物

【送检要求】 男性：尿道拭子或前列腺液收集于无菌试管送检；女性：用无菌棉拭子采集阴道、子宫颈分泌物置无菌试管内送检。

【参考区间】 无病原菌生长

【临床意义】 正常的内生殖器应是无菌的，而在外生殖器可有多种细菌（如葡萄球菌、大肠埃希菌、变形杆菌、双歧杆菌等），泌尿生殖道感染及前列腺炎时，可检出相应的病原菌。

眼、耳、口腔等分泌物的细菌培养

【检验方法】 常规培养

【检验标本】 分泌物

【送检要求】 用无菌棉拭子采集眼、耳、口腔等部位脓汁或分泌物置于无菌试管送检。

【参考区间】 无病原菌生长

【临床意义】 眼部、耳部及口腔感染的病原体包括细菌、真菌、病毒、寄生虫等。不同细菌引起的感染可以有相同的临床表现，采集相应感染部位的标本，进行细菌学检验，对感染性疾病的确诊十分重要。

细菌对抗生素敏感试验

【检验方法】 琼脂扩散法或稀释法

【检验标本】 各类标本

【临床意义】 主要目的是为临床提供疗效最好的抗菌药物。药敏试验中常用的名词：

1. 敏感（susceptible）菌株能被使用推荐剂量治疗感染部位可达到的抗菌药物浓度所抑制。

2. 剂量依赖敏感（susceptible-dose dependent）菌株敏感性依赖于患者的所用剂量。当菌株的药敏结果（MIC 或 KB 法）在"SDD"范围时，临床应提高给药方案（如更高剂量和／或更频繁用药），以达到临床疗效。由于大剂量用药最可能覆盖"SDD"菌株，所以临床应考虑使用最大的允许剂量。

3. 中介（intermediate）抗菌药物 MIC 接近血液和组织中通常可达到的浓度，疗效低于敏感菌株。还表示药物在生理浓集的部位具有临床效力（如尿液中的喹诺酮类和 β－内酰胺类）或者可用高于正常剂量的药物进行治疗（如 β－内酰胺类）。另外，中介还作为缓冲区，以防止微小的、未受控制的技术因素导致较大的错误结果，特别是对那些药物毒性范围窄的药物。

4. 耐药（resistant）菌株不能被常规剂量抗菌药物达到的浓度所抑制，和／或证明 MIC 或抑菌圈直径落在某些特殊的微生物耐药机制范围（如 β－内酰胺酶），在治疗研究中表现抗菌药物对菌株的临床疗效不可靠。

5. 非敏感（nonsusceptible）由于没有耐药菌株或耐药菌株发

生罕见，特指仅有敏感解释标准的分离菌株。分离菌株 MICs 值高于或抑菌圈直径低于敏感折点时，应报告非敏感。

6.最低抑菌浓度（MIC）抗菌药物能够抑制细菌生长所需要的最低浓度。

第三节　特殊病原体培养

厌氧菌培养鉴定

【检验方法】　厌氧培养及鉴定

【检验标本】　各种临床标本

【送检要求】　用针筒抽取。标本绝对不能被正常菌群所污染，尽量避免接触空气。

【参考区间】　无病原菌生长

【临床意义】　厌氧菌引起的感染，在所有感染中占较大比例。其既可单独引起感染，也可与需氧菌一起引起混合感染，其中混合感染占多数。

分枝杆菌培养鉴定及药敏

【检验方法】　培养分离鉴定法

【检验标本】　根据感染部位不同留取不同标本，包括痰液、脑脊液、胸腹水、血液、粪便、尿液及脓液等

【送检要求】　取材前嘱患者停药。

1.痰液　收集晨痰，取脓性干酪样颗粒或带血丝痰。

2.脑脊液、胸腹水等　盛于无菌容器内送检。

3.尿液　收集首次晨尿或24h尿沉淀后取10～15mL送检。

4.粪便　收集粪便脓液部分5～10g送检。

5.脓液　直接取溃疡处的脓液，置于无菌试管内送检。

【参考区间】　培养阴性

【临床意义】　结核分枝杆菌可侵犯各种器官引起结核病。主要的感染部位为肺、肾、胸膜、脑膜、关节等部位，其中以肺结核最常见，并极易在人群中播散，近年来有上升趋势。非典型分枝杆菌亦可引起肺部、伤口感染等，此类菌多数对常用抗生素和抗结核药物耐药，故对此类菌的培养鉴定及药敏在临床鉴别诊断和选择药物治疗上有重要意义。分离培养鉴定及药敏耗时较长（4～8周），结合临床基因扩增检验方法可进行快速诊断。

淋病奈瑟菌培养鉴定及药敏

【检验方法】　涂片革兰染色镜检、分离培养鉴定及药敏

【检验标本】　生殖泌尿道、盆腔、口咽部、肛门直肠和眼结膜的分泌物及血液、浆膜腔液和脑脊液等

【送检要求】　用无菌棉拭子采集分泌物，置无菌试管内送检。

【临床意义】　淋病由淋病奈瑟菌引起，是常见性病之一。主要由直接接触传染引起急性化脓性炎症。男性可发生尿道炎、前列腺炎和附睾炎等。女性感染后多无症状或仅有少量分泌物，也可发生盆腔炎和输卵管炎。

霍乱弧菌培养鉴定及药敏

【检验方法】　直接革兰染色镜检、动力和制动试验、分离培养鉴定及药敏

【检验标本】　患者米泔水便、呕吐物等

【送检要求】　取样置无菌容器内，立即送检。

【临床意义】　霍乱弧菌是烈性传染病霍乱的病原菌，能引起人严重腹泻，若不及时救治，还可引起霍乱性休克，以致死亡。

因此对严重腹泻病人进行霍乱弧菌培养，对明确腹泻原因，及时救治霍乱患者，尽早采用防护措施，防止霍乱流行十分必要。

真菌培养鉴定及药敏

【检验方法】 真菌培养

【检验标本】 临床各种标本

【送检要求】 同细菌学检验。

【临床意义】 肿瘤等免疫功能低下的病人，以及长期使用广谱抗生素的病人，容易引起浅部和深部真菌感染。浅部真菌感染如皮肤癣等，深部真菌感染则能引起深部组织及内脏的慢性肉芽肿样炎症、溃疡及坏死。

解脲/人型支原体培养鉴定及药敏

【检验方法】 半定量培养及药敏＋选择分离固体培养基（微拉生物科技）

【检验标本】 尿道或宫颈分泌物、尿液、精液及前列腺液

【送检要求】 治疗前无菌试管收集上述标本，立即送检。

【参考区间】 阴性

【临床意义】 解脲支原体（U.urealyticum）与人体泌尿生殖道感染、不孕症的发生、宫外孕、胎儿的不良发育有高度的相关性；人型支原体（M.hominis）除了可引起泌尿生殖系统感染外还可引起绒毛膜炎、巴氏腺囊肿、盆腔炎、肾盂肾炎、慢性前列腺炎及新生儿结膜炎和肺炎等。药敏试验用于指导临床用药及支原体耐药性监测。

大肠埃希菌O157：H7检测

【检验方法】 分离培养、血清分型及生化反应鉴定法

【检验标本】 粪便

【送检要求】 挑取黏液脓血便盛于无菌容器送检或肛拭子法采集。

【临床意义】 肠出血型大肠埃希菌（EHEC）的 O157 ： H7 血清型可引起出血性大肠炎和溶血性尿毒综合征（HUS）。在北美许多地区，O157 ： H7 占肠道分离菌的第二位或第三位（多于志贺菌和耶尔森菌），是从血便中分离到的最常见的病原菌，分离率占血便的 40%，每年 6 ～ 8 月 O157 ： H7 感染发生率最高。

第四节 其他检验试验

碳青霉烯酶检测

【检验方法】 胶体金免疫层析法

【检验标本】 培养后获取的细菌样本。

【参考区间】 阴性

【临床意义】

1. 细菌耐药是临床上较为常见的问题，其中，肠杆菌科细菌和铜绿假单胞菌等逐渐出现了对碳青霉烯类抗生素耐药的情况，而碳青霉烯酶的产生是主要原因之一。本试验能快速检测细菌样本中是否存在 5 种碳青霉烯酶（KPC、OXA–48、VIM、IMP 和 NDM）中的一种或几种。

2. 该检测为定性检测，阳性或阴性检测结果不排除其他抗生素耐药性机制的存在。

内毒素定性试验

【检验方法】 鲎试剂

【检验标本】 透析用水、透析液、血液制品、药品等

【送检要求】 采用细菌内毒素检测专用除热原采样管或采样瓶采集标本。

【参考区间】 阴性

【临床意义】 内毒素是革兰氏阴性细菌的一种耐热脂多糖，它的污染性强，而且稳定。当内毒素污染血液制品、药品、透析用水、透析液后，如果应用可引起机体发冷发热，白细胞下降，血管通透性增加等"热原质反应"。

B族链球菌培养及药敏

【检验方法】 分离培养鉴定及药敏

【检验标本】 宫颈分泌物和直肠拭子

【送检要求】 无菌试管收集上述标本，立即送检。

【参考区间】 阴性

【临床意义】 B族链球菌（Group B Streptococcus，GBS），学名无乳链球菌，2006年，北京儿童医院对234例死亡新生儿进行检测，发现B群链球菌是导致新生儿死亡的主要病原菌。据研究，大约1/4的健康成年女性生殖道携带GBS，携带者大多无症状，直到孕晚期发病或在分娩过程中传染给新生儿。

孕妇感染GBS症状并不明显，但GBS新生儿感染发病进展迅速，因此GBS产前筛查刻不容缓。美国疾病控制中心（CDC）制定并实施了《B族链球菌筛查和处理指南》，美国妇产科协会（ACOG）、美国儿科协会（AAP）建议对所有35～37孕周的孕妇进行GBS筛查。

对产妇的危害：GBS对绒毛膜有较强吸附能力，且穿透能力最强，使胎膜局部张力减低，从而导致胎膜早破。胎膜早破后病原微生物侵入宫腔，可引起羊水、胎盘以及胎膜感染；引起泌尿生殖道感染时，会刺激子宫收缩导致早产；是造

成产褥感染的主要致病菌，发热出现早、产后出血和菌血症极易导致产妇死亡。易导致产后子宫内膜炎，影响子宫复旧和血管收缩，促使产后出血。

对新生儿的危害：据统计 10% ～ 30% 的孕妇感染 GBS，其中 40% ～ 70% 会在分娩过程中，因新生儿暴露于 GBS 感染的产道，吞进和吸入病菌，导致新生儿感染。有研究表明，产前携带 GBS 阳性孕妇，其婴儿出现早发型感染的概率是阴性的 25 倍。早发型感染多见于出生后 1 周内。80% 的早发型新生儿 GBS 感染在出生内 24 小时内即出现症状。母婴垂直传播是其主要传播途径。主要的临床表现为败血症（80%）、肺炎（7%）和脑膜炎（6%）。若治疗不及时，可引发远期后遗症，如智力发育迟缓、视觉听觉丧失等；晚发型感染多发生于出生 1 周后，常呈隐匿性发病，其特征性表现为脑膜炎。晚发型感染母亲的 GBS 感染对于新生儿晚发型疾病是一个重要的危险因素。由于 1/3 的晚发型疾病出现脑膜炎，故这些生存下来的新生儿中更易发生神经系统后遗症。

超广谱 β 内酰胺酶试验

超广谱 β 内酰胺酶（ESBLs）是一类水解相当广泛的 β 内酰胺酶，不仅能水解青霉素和一、二代头孢菌素，还能水解三代头孢菌素及单环 β – 内酰胺类，给临床治疗带来相当大的困难。

1. ESBLs 的基本概念

（1）主要由肺炎克雷伯菌、产酸克雷伯菌、大肠埃希菌和奇异变形杆菌产生。

（2）在体外试验中，可使三代头孢菌素和氨曲南的抑菌圈缩小，但并不一定在耐药范围。

（3）加入克拉维酸可使其抑菌环扩大。

（4）临床上对多种 β 内酰胺类药物（包括青霉素和头孢菌素）耐药，但对碳青霉烯和头孢烯类药物敏感。

（5）报告结果前，不再需要将头孢菌素类、氨曲南或青霉素类结果从敏感修正为耐药。

2. ESBLs 的测定方法

（1）纸片扩散初筛和确证试验：按《抗微生物药物敏感性试验执行标准（第 30 版资料增刊）》要求纸片扩散初筛和确证试验见表 5-1。

表 5-1　纸片扩散法测定大肠埃希菌和克雷伯菌的初筛和确证试验

试验	初筛试验	表型确证试验
培养基	M-H 琼基	M-H 琼基
抗菌药物浓度	肺炎克雷伯菌、产酸克雷伯菌和大肠埃希菌： 头孢泊肟 10μg 或 头孢他啶 30μg 或 氨曲南 30μg 或 头孢噻肟 30μg 或 头孢曲松 30μg 奇异变形杆菌： 头孢泊肟 10μg 或 头孢他啶 30μg 或 头孢噻肟 30μg 使用一种以上药物将会提高检测 ESBL 的敏感性	头孢他啶 30μg 头孢他啶 / 克拉维酸 　30/10μg 和 头孢噻肟 30μg 头孢噻肟 / 克拉维酸 　30/10μg （确证试验需要同时使用头孢噻肟和头孢他啶，单独和联合克拉维酸的复合物）
接种物	遵照标准的纸片扩散法	遵照标准的纸片扩散法
孵育条件	35±2℃；空气环境	35±2℃；空气环境
孵育时间	16～18h	16～18h

（续　表）

试验	初筛试验	表型确证试验
结果判读	肺炎克雷伯菌、产酸克雷伯菌和大肠埃希菌： 头孢泊肟抑菌圈直径≤17mm 头孢他啶抑菌圈直径≤22mm 氨曲南抑菌圈直径≤27mm 头孢噻肟抑菌圈直径≤27mm 头孢曲松抑菌圈直径≤25mm 奇异变形杆菌： 头孢泊肟抑菌圈直径≤22mm 头孢他啶抑菌圈直径≤22mm 头孢噻肟抑菌圈直径≤27mm 意味着可疑有 ESBLs 产生	2个药物中有任何一个，在加克拉维酸后，抑菌环直径与不加克拉维酸的抑菌环相比，增大值≥5mm 时，判定为产 ESBLs（例如，头孢他啶的抑菌环 =16mm；头孢他啶 / 克拉维酸的抑菌环 =21mm）
QC 推荐	当执行 ESBL 筛选试验时，肺炎克雷伯菌 ATCC® 700603 作为补充 QC 菌株（如，用于训练、能力或试验评价）。肺炎克雷伯菌 ATCC®700603 或大肠埃希菌 ATCC®25922 任一种菌，可用于常规 QC（如，每周或每天） 大肠埃希菌 ATCC® 25922（见表 3AQC 允许范围） 肺炎克雷伯菌 ATCC® 700603： 头孢泊肟 9～16mm 头孢他啶 10～18mm 氨曲南 10～16mm 头孢噻肟 17～25mm 头孢曲松 16～24mm	当执行 ESBL 确证试验时，肺炎克雷伯菌 ATCC® 700603 和大肠埃希菌 ATCC® 25922 应被用于常规试验（如每周或每天） QC 允许范围：大肠埃希菌 ATCC® 25922：所测试药物联合克拉维酸后的抑菌圈直径与单独药物抑菌圈直径相比，增大≤2mm 肺炎克雷伯菌 ATCC® 700603： 头孢他啶 – 克拉维酸对单独头孢他啶抑菌圈直径增大≥5mm 头孢噻肟 – 克拉维酸对单独头孢噻肟抑菌圈直径增大≥3mm

缩写：ATCC，美国模式菌种保藏所；CAMHB，调节阳离子的 Mueller-Hinton 琼脂；ESBL，超广谱 β－内酰胺酶；MHA，Mueller-Hinton 琼脂；MIC，最低抑菌浓度；PK-PD，药代动力学－药效学；QC，质量控制。

肉汤稀释法初筛和确证试验：按《抗微生物药物敏感性试验执行标准（第30版资料增刊）》要求，肉汤微量稀释法测定肺炎克雷伯菌、产酸克雷伯菌、大肠埃希菌和奇异变形杆菌的初筛和确证试验见表5-2。

（2）ESBLs测定意义：产ESBLs是革兰阴性杆菌对三代头孢菌素及氨曲南等耐药的主要机制，且携带产ESBLs耐药基因的质粒往往还带有氨基糖苷类、氟喹诺酮类的耐药基因而形成多重耐药。因此，临床实验室早期检测产酶菌对指导临床用药，采取有效措施减少和控制医院感染有重要意义。

表5-2　肉汤稀释法测定大肠埃希菌和克雷伯菌的初筛和确证试验

试验	初筛试验	表型确证试验
培养基	CAMHB	CAMHB
抗菌药物浓度	肺炎克雷伯菌、产酸克雷伯菌和大肠埃希菌： 头孢泊肟 $1\mu g/mL$ 或 头孢他啶 $1\mu g/mL$ 或 氨曲南 $1\mu g/mL$ 或 头孢噻肟 $1\mu g/mL$ 或 头孢曲松 $1\mu g/mL$ 奇异变形杆菌： 头孢泊肟 $1\mu g/mL$ 或 头孢他啶 $1\mu g/mL$ 或 头孢噻肟 $1\mu g/mL$ （使用一种以上药物进行筛选将会提高检测ESBL的敏感性）	头孢他啶 $0.25\sim128\mu g/mL$ 头孢他啶/克拉维酸 $0.25/4\sim128/4\mu g/mL$ 和头孢噻肟 $0.25\sim64\mu g/mL$ 头孢噻肟/克拉维酸 $0.25/4\sim64/4\mu g/mL$ （确证试验需要同时使用头孢噻肟和头孢他啶，单独和联合克拉维酸的复合物）
接种物	按标准肉汤稀释法进行	按标准肉汤稀释法进行
孵育条件	$35\pm2℃$；空气环境	$35\pm2℃$；空气环境
孵育时间	$16\sim20h$	$16\sim20h$

试验	初筛试验	表型确证试验
结果判读	在高于或等于上述筛选浓度生长可提示菌株产 ESBL（例如，大肠埃希菌、肺炎克雷伯菌和产酸克雷伯菌头孢泊肟 MIC ≥ 8μg/mL，或头孢他啶、氨曲南、头孢噻肟或头孢曲松 MIC ≥ 2μg/mL；奇异变形杆菌头孢泊肟、头他啶或头孢噻肟 MIC ≥ 2μg/mL）	与克拉维酸联合的药物 MIC 相对单独药物 MIC 减低 ≥ 3 个倍比稀释度 =ESBL（例如，头孢他啶 MIC=8μg/mL，头孢他啶 / 克拉维酸 MIC=1μg/mL）
QC 推荐	当执行 ESBL 筛选试验时，肺炎克雷伯菌 ATCC® 700603 作为补充 QC 菌株（如用于训练、能力或试验评价）。肺炎克雷伯菌 ATCC® 700603 或大肠埃希菌 ATCC® 25922 任一种菌，可用于常规 QC（如每周或每天） 大肠埃希菌 ATCC® 25922 = 不生长（也参见表 4AQC 允许范围）。 肺炎克雷伯菌 ATCC® 700603 = 生长： 头孢泊肟 MIC ≥ 8μg/mL 头孢他啶 MIC ≥ 2μg/mL 氨曲南 MIC ≥ 2μg/mL 头孢噻肟 MIC ≥ 2μg/mL 头孢曲松 MIC ≥ 2μg/mL	当执行 ESBL 确证试验时，肺炎克雷伯菌 ATCC® 700603 和大肠埃希菌 ATCC® 25922 应被用于常规试验（如每周或每大） QC 允许范围： 大肠埃希菌 ® 25922：与克拉维酸联合的药物 MIC 相对单独药物 MIC 减低 < 3 个二倍稀释浓度 肺炎克雷伯菌 ATCC® 700603：与克拉维酸联合的药物 MIC 相对单独药物 MIC 减低 ≥ 3 个二倍稀释浓度

　　缩写：ATCC，美国模式菌种保藏所；CAMHB，调节阳离子的 Mueller-Hinton 琼脂；ESBL，超广谱 β－内酰胺酶；MHA，Mueller-Hinton 琼脂；MIC，最低抑菌浓度；PK-PD，药代动力学－药效学；QC，质量控制

耐甲氧西林葡萄球菌检测

耐甲氧西林葡萄球菌（MRS）是引起临床感染的常见病原菌，特别是引起医院内感染的重要病原菌之一，其耐药特点是耐受甲氧西林的同时，还对临床广泛应用的多种抗生素呈现耐药，因而该菌所致感染已成为临床治疗的一大问题。MRS 测定方法很多，本节只介绍纸片法和微量肉汤稀释法。

1. 纸片扩散法　纸片扩散法是检测 MRS 可靠的方法之一。培养基为 M-H 琼脂，接种物为直接菌悬液，挑选来自过夜琼脂平板培养物，制备被检菌株悬液，调整至 0.5 麦氏比浊管浊度，具体操作如常规纸片法，贴头孢西丁纸片（30μg/片），$33 \sim 35℃$（试验温度高于 35℃ 不能检出 MRS）空气环境孵育 $16 \sim 18h$（金黄色葡萄球菌和路邓葡萄球菌）或 24h（除路邓葡萄球菌外的凝固酶阴性的葡萄球菌）。

【结果判断】　金黄色葡萄球菌和路登葡萄球菌 $\geq 22mm$ 为敏感；$\leq 21mm$ 为耐药。除路登葡萄球菌外的凝固酶阴性的葡萄球菌 $\geq 25mm$ 为敏感；≤ 24 为耐药。

对于头孢西丁纸片周围抑菌圈内有任何小菌落或稀释"菌膜"生长都应判为 MRS。

2. 微量肉汤稀释法　加一有定量阳离子的 M-H 肉汤（CAMHB，Ca^{2+} $20 \sim 25mg/L$，Mg^{2+} $10 \sim 12.5mg/L$），补充 2%NaCl；药物为苯唑西林，接种物为直接菌悬液（5×10^5CFU）；35℃ 孵育 24h。

【结果判断】　金黄色葡萄球菌和路登葡萄球菌：敏感（S）：$\leq 2.0μg/mL$ 耐药（R）：$\geq 4.0μg/mL$

除路登葡萄球菌外的凝固酶阴性的葡萄球菌：S：$\leq 0.25μg/mL$；R：$\geq 0.5μg/mL$

3. 质量控制　以金黄色葡萄球菌 ATCC 29213 为敏感性对照菌株，金黄色葡萄球菌 ATCC 43300 为耐药性对照菌株。

4. 测定意义　对于 MRS，头孢类和其他 β-内酰胺类，如阿莫西林/克拉维酸、氨苄西林/舒巴坦、替卡西林/克拉维酸、哌拉西林/他唑巴坦和亚胺培南在体外可显示活性，但临床应用无效，因此 MRS 株不应报告敏感。测定所有葡萄球菌分离株对万古霉素敏感性应采用 MIC 试验，纸片扩散法测试万古霉素结果不可靠。检测到万古霉素 MIC ≥ 8μg/mL 的任何金黄色葡萄球菌，应送到参考实验室。在长期万古霉素治疗过程中万古霉素敏感菌株可转变成万古霉素中介菌株，需每日分离菌株，做药物敏感试验。

真菌（1-3）-β-D 葡聚糖试验（G 试验）

【检验方法】 显色法（天津丹娜生物）配套使用全自动细菌内毒素/真菌葡聚糖检测仪（Funguy D240）

【检验标本】 静脉血

【送检要求】 抽取静脉血 3mL 注入无菌无热原真空采血管送检（不与其他项目共用标本）。建议与 GM 试验联合检测。

【参考区间】 阴性值 < 70pg/mL；灰区值：70 ~ 95pg/mL；阳性值 > 95pg/mL（实验室可随机选取健康人血清样本进行检测，取 95% 置信区间建立该参考区间）

【临床意义】 研究表明，大部分真菌细胞壁上都含有（1-3）-β-D-葡聚糖并占其胞壁成分 50% 以上，而其他微生物、动物及人的细胞成分和细胞外液都不含这种成分，因此在机体的体液中检测到（1-3）-β-D-葡聚糖是诊断侵袭性真菌（如念珠菌、曲菌、肺孢子菌及镰刀菌等）感染的有效依据；根据结果有针对性使用抗真菌类药物并可定期检测以评价药物的有效性。该检验方法的局限性是，只能检测（1-3）-β-D-葡聚糖含量，不能区分真菌种属，不能检测接合菌和隐球菌等。

曲霉半乳甘露聚糖检测（GM 试验）

【检验方法】 酶联免疫夹心法（天津丹娜生物）

配套使用酶标仪，所需波长 450nm 和 620/630nm。

【检验标本】　静脉血

【送检要求】　抽取静脉血 3mL 注入无菌无热原真空采血管送检 (不与其他项目共用标本)。建议与 G 试验联合检测。

【参考区间】　指数（I）< 0.5（阴性）；指数（I）> 0.5（阳性）

注：待测样本的指数（I）= 待测样本 OD 值 /cut-off 质控品 OD 值的平均值

【临床意义】　半乳甘露聚糖（Galactomannan,GM）是曲霉细胞壁的主要成分，被认为是曲霉感染后最早释放入血的标志性抗原，其释放量与菌量成正比，可以反映感染程度。此试验已被国内外专家共识及指南推荐。由于抗生素的滥用，侵袭性曲霉病（Invasive Aspergillosis,IA）的发病率逐年增高。有中性粒细胞缺乏、器官移植及血液病 / 恶性肿瘤、慢性阻塞性肺病、免疫缺乏等高危因素，同时有肺部影像学感染性病变及肺部感染相关症状的人群，为侵袭性肺曲霉病的高危人群。其中，IA 在血液病和造血干细胞移植（HSCT）患者中死亡率高达 70% ～ 90%。因此，选择 GM 试验作为 IA 的早期诊断方法具有重要的意义。

第五节　院内感染微生物监测

空气细菌培养

【监测项目】　空气细菌培养

【采样方法】　用直径 9cm 普通营养平板在采样点暴露 5min/15min 后送检培养。

【采样时间】　选择消毒处理后，进行医疗活动之前期间采样。

【采样高度】　与地面垂直高度 80 ～ 150cm

【布点方法】　室内面积 ≤ 30m²，设一条对角线上取 3 点，即中心一点，两端距墙 1m 处各取一点；室内面积 > 30m²，设东、西、南、北、中 5 点，其中东、西、南、北点均距墙 1m。

【结果计算】　按平均每皿的菌落数报告：CFU/（暴露时间·皿）

【卫生标准】　洁净手术部（室）和其他洁净场所，遵循 GB50333 要求。

非洁净手术部（室）、非洁净骨髓移植病房、产房、导管室、新生儿室、器官移植病房、烧伤病房重症监护病房、血液病病区 ≤ 4CFU/（15min. 直径 9cm 平皿）。

儿科病房、母婴同室、妇产科检查室、人流室、治疗室、注射室、换药室、输血科、消毒供应中心、血液透析中心（室）、急诊科、化验室、各类普通病室、感染疾病科门诊及其病房 ≤ 4CFU/（5min. 直径 9cm 平皿）。

物体表面细菌培养

【监测项目】　物体表面细菌培养

【采样方法】　用 5cm × 5cm 的标准灭菌规格板，放在被检物体表面，用浸有无菌生理盐水采样液的棉拭子 1 支，板内横竖往返涂抹 5 次，并随之转动棉拭子，连续采样 1 ～ 4 个规格板面积，剪去手接触部分，将棉拭子放入装有 10mL 采样液的试管中送检。

【采样时间】　选择消毒处理后 4h 内进行采样。

【采样面积】　被采面积 < 100cm²，取全部表面；被采面积 > 100cm²，取 100cm²。

【结果计算】　物体表面细菌菌落总数（CFU/cm²）= 平皿

上菌落的平均数 × 采样液稀释倍数 / 采样面积（cm^2）

【卫生标准】 洁净手术部、其他洁净场所，非洁净手术部（室）、非洁净骨髓移植病房、产房、导管室、新生儿室、器官移植病房、烧伤病房重症监护病房、血液病病区等 ≤ 5CFU/cm^2。

儿科病房、母婴同室、妇产科检查室、人流室、治疗室、注射室、换药室、输血科、消毒供应中心、血液透析中心（室）、急诊科、化验室、各类普通病室、感染疾病科门诊及其病房等 ≤ 10CFU/cm^2。

医护人员手部细菌培养

【监测项目】 医护人员手部细菌培养

【采样方法】 被检人员五指并拢，将浸有无菌生理盐水采样液的棉拭子一支在双手指屈面从指根到指端来回涂抹两次（一只手涂擦面积约 30cm^2），并随之转动采样棉拭子，剪去手接触部位，将棉拭子放入装有 10mL 采样液的试管内送检。

【采样时间】 在接触病人、从事医疗活动前进行采样。

【结果计算】 手细菌菌落总数（CFU/cm^2）= 平皿上菌落的平均数 × 采样液稀释倍数 /30 × 2cm^2

【卫生标准】 卫生手消毒 ≤ 10CFU/cm^2

外科手消毒 ≤ 5CFU/cm^2

使用中消毒剂细菌培养

【监测项目】 使用中消毒剂细菌培养

【采样方法】 在无菌条件下，用无菌吸管吸取 1mL 被检样液，加入在 9mL 中和液中混匀。根据消毒剂种类不同，稀释液（营养肉汤）中需加入相应的中和试剂。

【采样时间】 采取更换前使用中的消毒剂与无菌器械保存液。

【结果计算】 消毒液染菌量（CFU/mL）＝ 每皿菌落数 × 稀释倍数

【卫生标准】 使用中灭菌用消毒液：无菌生长

使用中皮肤黏膜消毒液：≤ 10CFU/mL

其他使用中消毒液：≤ 100CFU/mL

压力蒸汽灭菌效果检测

【监测项目】 压力蒸汽灭菌效果检测

【检测方法】 生物学指标。

1. 将嗜热脂肪杆菌芽胞菌片 2 个分别放入灭菌小纸袋内，置于标准试验包中心部位。

2. 灭菌炉室内，上、中层中央和排气口处各放一个标准试验包。

3. 手提压力蒸汽灭菌器用通气贮物盒代替标准试验包，盒内盛满试管，指示菌片放于中心部位两只灭菌试管内（管口用灭菌牛皮纸包封），将盒平放于灭菌器底部。

4. 灭菌后，无菌操作取出指示菌投入溴甲酚紫葡萄糖蛋白胨水培养基中，56℃ ±1℃、7d 后观察培养基颜色变化。

【结果判断】 培养基不变色——灭菌合格。

培养基变为黄色——灭菌不合格。

灭菌医疗器材监测

【监测项目】 灭菌的医疗器材灭菌效果监测

【采样时间】 在灭菌处理后，存放有效期内采样。

【采样方法】 可用破坏性方法取样的，如一次性输液（血）器、注射器和注射针等按照《中华人民共和国药典》中"无菌检查法"进行。对不能用破坏性方法取样的医疗器材，应在环境洁净度 10000 级下的局部洁净度 100 级的单向流空气区域内或隔离系统中，用浸有无菌生理盐水采样液的棉拭子在被检物体表面涂抹，采样取全部表面或不少于 $100cm^2$；然后将除去手接触部分的棉拭子进行无菌检查。

【卫生标准】 经过灭菌的医疗器材采样培养后应无菌生长。

牙科手机监测

【监测项目】 灭菌后牙科手机灭菌效果监测

【采样时间】 在灭菌处理后，存放有效期内采样。

【采样方法】 应在环境消净度 10000 级下的局部洁净度 100 级的单向流空气区域内或隔离系统中，将每支手机分别置于含 20 ～ 25mL 采样液的无菌大试管（内径 25mm）中，液面高度应大于 4.0cm，于漩涡混合器上洗涤震荡 30s 以上，取脱液进行无菌检查。

【卫生标准】 经过灭菌的医疗器材采样培养后应无菌生长。

牙科超声洁牙手柄消毒效果监测

【监测项目】 超声洁牙手柄消毒效果监测

【采样时间】 超声洁牙手柄处于消毒使用状态时采样。

【采样方法】 邻联甲苯胺法原理检测时先从超声洁牙手柄末端储水瓶滴入邻联甲苯胺液 1 ～ 2 滴再滴加 3% 过氧化氢 1 ～ 2 滴，轻踩脚踏开关使得洁牙手柄工作尖震动同时产出水滴，将水滴进行采样。

【检测方法】 使水滴置于隐血检测试纸上，根据试纸显色状态判断隐血试验结果

【结果判定】 临床使用中的洁牙手柄及工作尖消毒之后根据显色状态判断隐血试验结果：①强阳性：加入试剂后立即呈深蓝色；②阳性：加入试剂后立即呈蓝绿色；③弱阳性：加入试剂 30 ～ 60 秒内呈蓝色；④阴性：加入试剂 3 分钟后不呈

蓝绿色。阴性即可判定消毒合格。

参考来源：

1. 王康晋，段满乐，魏武，等.现代临床检验学 [M]. 北京：人民军医出版社，2000:200.

2. 戴金平，朱秀静，尤静洁.应用隐血试验监测普通手术器械清洁效果 [J]. 南方护理学报，2003，10(3):57.

牙科综合治疗椅水路系统生物膜清除效果的检测

【监测项目】 牙科综合治疗椅水路系统生物膜清除效果的检测

【采样时间】 水样采集时间分别在第 1 天、第 4 天、第 7 天清晨。

【采样方法】 每天开诊前，在未安装牙科手机前佩戴无菌手套，使用碘伏棉球擦拭漱口位出水端，再用酒精棉球擦拭，更换灭菌的三用枪头和牙科手机。在漱口位、牙科手机、三用枪分别进行 30s 空放水，使用火菌的离心管 50mL 接取 10mL 水样 1h 内必须检测。

【检测方法】 采用细菌定量检测的方法，对过氧化氢银离子消毒液清除牙科综合治疗台水路生物膜的效果进行观察。检测中将稀释至 0.5% 过氧化氢银离子溶液装在储水罐中，利用晚间牙椅停滞时间，保证其消毒时间在 10h 以上

【结果判定】 第 1 天采集水样培养出菌数较高，至第 4 天采集水样培养菌数明显降低，第 7 天菌达到最低值使用 4 周后检测结果显示，生物膜明显存在于冷却水软管内表面，显微镜观察基带平稳，管腔内径呈现条带连接，分布不均。治疗结束后，在牙椅储水罐中加入过氧化氢银离子溶液，过氧化氢银离子消毒液使用时间越长，生物膜越少，基带在第 7 天消失，管腔内径生物膜呈点状，冷却水菌数 < 200CFU/cm^2。

参考来源：

1. 俞雪芬, 李聪, 王欣芝, 等. 五倍子水提取物清除牙科综合治疗椅水路生物膜的效果 [J] 中华护理杂志, 2012, 46(6):554-556.

2. Kumar S, Atray D, Paiwal D, et al. Dental unit waterlines: source of contamination and cross-infection [J]. J Hosp Infect, 2010, 74(2): 99-111.

消毒医疗器材监测

【监测项目】 消毒后医疗器材消毒效果监测

【采样时间】 在消毒处理后, 存放有效期内采样。

【采样方法】 可整件放入无菌试管的, 用洗脱液浸没后振荡 30s 以上, 取洗脱液 1.0mL 接种平皿检测。可用破坏性方法取样的, 在 100 级超净工作台称取 1 ～ 10g 样品, 放入装有 10mL 采样液的试管内进行洗脱, 取洗脱液 1.0mL 接种平皿检测。对不能用破坏性方法取样的医疗器材, 在 100 级超净工作台, 用浸有无菌生理盐水采样液的棉拭子在被检物体表面涂抹采样, 被采表面 < 100cm^2, 取全部表面, 被采表面 ≥ 100cm^2, 取 100cm^2, 然后将除去手接触部分的棉拭子进行洗脱, 取洗脱液 1.0mL 接种平皿检测。

【卫生标准】

1. 中度危险性医疗器材消毒后的菌落总数应 ≤ 20CFU/ 件 (CFU/g 或 CFU/100cm^2), 不得检出致病微生物。

2. 低度危险性医疗器材消毒后的菌落总数应 ≤ 200CFU/ 件 (CFU/g 或 CFU/100cm^2), 不得检出致病微生物。

消毒后内镜监测

【监测项目】 消毒后内镜消毒效果监测

【采样时间】 内镜清洗消毒后采样。

【采样方法】 取清洗消毒后内镜，采用无菌注射器抽取50mL含相应中和剂的洗脱液，从活检口注入冲洗内镜管路，并全量收集（可使用蠕动泵）送检。将洗脱液充分混匀检测。

【卫生标准】 消毒后内镜的菌落总数应≤20CFU/件。

紫外线灯辐射照度值监测

【监测项目】 紫外线灯辐射照度值监测

【监测内容】 库存紫外线灯和使用中紫外线灯

【监测方法】

1.库存（新启用）紫外线灯辐射照度值检查方法按照GB19258进行。

2.使用中紫外线灯辐射照度值检查方法：①仪器法。开启紫外线灯5分钟后，将测定波长为253.7nm的紫外线辐照计探头置于被检紫外线灯下垂直距离1m的中央处，待仪表稳定后，所示数据即为该紫外线灯的辐射照度值；②指示卡法。开启紫外线灯5分钟后，将指示卡置紫外灯下垂直距离1m处，有图案一面朝上，照射1分钟，观察指示卡色块的颜色，将其与标准色块比较。

【结果判定】 库存（新启用）紫外线灯辐射照度值应不低于$90\mu W/cm^2$，使用中紫外线灯辐射照度值应不低于$70\mu W/cm^2$。

透析用水、透析液监测

【监测项目】 透析用水、透析液监测

【采样时间】 透析用水、透析液监测细菌培养应每月1次；透析用水、透析液监测内毒素至少每3个月1次；透析用水化学污染物至少每年监测1次。

【采样方法】 应在透析装置和供水回路的连接处收集试样，取样点应在供水回路的末端或在混合室的入口处。试样应在收集后4h内进行检测，或立即冷藏，并在收集后24h内检测。

【检验方法】 细菌培养应采用常规的微生物检测方法（倾注平板法、涂布平板法、薄膜过滤法）获得细菌总数（标准培养皿计数），薄膜过滤法是首选的检测方法，但不接受接种环法，可以参考采用《中华人民共和国药典（二部）（2010年版）》中规定的方法；或培养基宜选用胰化蛋白胨葡萄糖培养基（TGEA）、R2A营养琼脂培养基（R2A）或其他确认能提供相同结果的培养基，不能使用血琼脂培养基和巧克力琼脂培养基，推荐使用17～23℃的培养温度和168h（7d）的培养时间。应使用鲎试剂法测定内毒素，化学污染物检测使用的化学分析方法可以参考《中华人民共和国药典（二部）（2010年版）》、参考美国公共卫生协会的方法、参考美国环保局的方法，或其他等同有效的方法。

【卫生标准】

1. 细菌培养　细菌总数应不超过100CFU/mL，超过最大允许水平的50%应采取干预措施。

2. 内毒素　含量应不超过0.25EU/mL，超过最大允许水平的50%应采取干预措施。

3. 化学污染物　透析用水中化学污染物的浓度应不超出表5-3和表5-4的规定。

表5-3 透析用水中有毒化学物和透析溶液电解质的最大允许量

污染物	最高允许浓度（mg/L）
血液透析中已证明毒性的污染物	
铝	0.01
总氯	0.1
铜	0.1
氟化物	0.2

（续　表）

污染物	最高允许浓度（mg/L）
铅	0.005
硝酸盐（氮）	2
硫酸盐	100
锌	0.1
透析溶液中的电解质	
钙	2（0.05mmol/L）
镁	4（0.15mmol/L）
钾	8（0.2mmol/L）
钠	70（3.0mmol/L）

表5-4　透析用水中微量元素的最大允许量

污染物	最高允许浓度（mg/L）
锑	0.006
砷	0.005
钡	0.1
铍	0.0004
镉	0.001
铬	0.014
汞	0.0002

第六章　临床分子生物学及细胞遗传学检验

第一节　感染性疾病分子生物学检验

新型冠状病毒（2019-nCoV）核酸检测

【检验方法】　实时荧光 RT-PCR 法（达安基因）

【检验标本】　咽拭子和痰液

【送检要求】　咽拭子：用两根拭子同时擦拭扁桃体及咽喉壁，将拭子头浸入含采样液管中；痰液：要求病人深咳后，将咳出的痰液收集于含采样液的螺口管中。标本采集后应尽快进行检测，能在 24 小时内检测的标本可置于 4℃保存；24 小时内无法检测的标本，则应置于 –70℃或以下保存（如无 –70℃保存条件，则于 –20℃冰箱暂存）。标本运送期间应避免反复冻融，标本采集后应尽快送往实验室，如果需要长途运输标本，建议采用干冰等制冷方式进行保藏。

【检验原理】　选取新型冠状病毒 ORF1ab 和 N 基因作为扩增靶区域，设计特异性引物及荧光探针（N 基因探针采用 FAM 标记，ORFLab 探针采用 VIC 标记）用于标本中 2019 新型冠状病毒 RNA 的检测；同时包含内源性内标检测系统（内标基因探针采用 Cy5 标记），用于对标本采集、核酸提取过程及 PCR 扩增过程的监控，可减少假阴性结果的出现。

【结果判读】

1. 如果检测样品在 FAM 和 VIC 通道无扩增曲线或 Ct 值 > 40，且 Cy5 通道有扩增曲线，可判样品为新型冠状病毒（2019-nCoV）RNA 阴性。

2. 如果检测样品在 FAM 和 VIC 通道 Ct 值 ≤ 40，且有明显的扩增曲线，可判样品为新型冠状病毒（2019-nCoV）RNA 阳性。

3. 如果检测样品仅在 FAM 或 VIC 单一通道 Ct 值 ≤ 40，另一通道无扩增曲线，结果需复检，复检结果一致，可判样品为新型冠状病毒（2019-nCoV）RNA 阳性；复检均为阴性可判断为未检测到新型冠状病毒（2019-nCoV）RNA。

【参考区间】　阴性

【临床意义】　用于体外定性检测新型冠状病毒感染的肺炎疑似病例、疑似聚集性病例患者、其他需要进行新型冠状病毒感染诊断或鉴别诊断者的咽拭子、痰液样本中新型冠状病毒（2019-nCoV）ORFLab 和 N 基因。建议临床医生结合患者临床表现和其他实验室检测结果对病情进行综合分析。

甲型肝炎病毒（HAV）核糖核酸检测

【检验方法】　逆转录（RT）-PCR

【检验标本】　血清、血浆

【采样要求】　血清：无菌静脉血 2mL 注入无菌干燥试管中，室温静置 30 ～ 60min 自然析出血清或 1500 转离心 5min 吸取上层血清至 1.5mL 灭菌离心管；血浆：无菌静脉血 2mL，EDTA 抗凝。及时送检。

【参考区间】　低于检测下限（阴性）

【临床意义】　采用 RT-PCR 技术直接检测血循环中的 HAV-RNA，是一种高灵敏、高特异、快速、可靠的检测方法，可准确地检测出患者血清中 HAV 的存在，从而为及早诊断甲型病毒性肝炎，及早切断传染源、做好预防控制工作，提供了科学准确地流行病学依据。

乙型肝炎病毒（HBV）脱氧核糖核酸扩增定量检测

【检验方法】 实时荧光 PCR

【检验标本】 血清、血浆

【采样要求】 血清：无菌静脉血 2mL 注入无菌干燥试管中，室温静置 30～60min 自然析出血清或 1500 转离心 5min 吸取上层血清至 1.5mL 灭菌离心管；血浆：无菌静脉血 2mL，EDTA 抗凝。及时送检。

【参考区间】 低于检测下限（阴性）

【临床意义】 HBV–DNA 检测主要用于观察抗病毒药物疗效，指导用药。

血液循环中 HBV–DNA 水平与 HBV 感染者病情和预后的关系密切，尤其是急性和慢性乙型肝炎患者。HBV–DNA 一直保持较高水平的急性肝炎患者易慢性化，而 HBV 复制水平较高的慢性肝炎患者不仅对干扰素治疗的反应性差，而且肝组织炎症反应更明显，病情更重，更易发生肝硬化和肝癌。检测血清的 HBV–DNA 滴度的动态变化可在临床上对用药的剂量、用药时间、是否需要联合用药以及肝移植患者手术前后监测等提供参考。

高敏乙型肝炎病毒脱氧核糖核酸定量检测

【检验方法】 实时荧光 PCR

【检验标本】 血清、血浆

【采样要求】 血清：无菌静脉血 2mL 注入无菌干燥试管中，室温静置 30～60min 自然析出血清或 1500 转离心 5min

吸取上层血清至 1.5mL 灭菌离心管；血浆：无菌静脉血 2mL，EDTA 抗凝。及时送检。

【参考区间】 低于检测下限（阴性）

【临床意义】 适用于乙肝病毒感染的诊断、正确判断 HBV-DNA 的复制水平，根据病毒载量高低指导用药和药物治疗的疗效监控。与传统的 HBV-DNA 定量检测相比，高敏度 HBV-DNA 定量检测敏感度更高（10IU/mL），检测线性范围更广（$20 \sim 2.0 \times 10^9 IU/mL$），与临床需求更贴切。

乙型肝炎病毒核糖核酸扩增定量检测

【检验方法】 实时荧光 PCR 法（圣湘生物）

【检验标本】 血清、血浆

【采样要求】 血清：无菌静脉血 2mL 注入无菌干燥试管中，室温静置 30 ~ 60min 自然析出血清或 1500 转离心 5min 吸取上层血清至 1.5mL 灭菌离心管；血浆：无菌静脉血 2mL，EDTA 抗凝。及时送检。

【参考区间】 低于检测下限（阴性）

【临床意义】 HBV-RNA 与肝内 cccDNA 强相关性，血清 HBV-RNA 是研究 cccDNA 转录活性的一个新的指标。HBV-RNA 可作为 cccDNA 水平的替代标志，可预测 HBeAg 转阴，预测病毒学反弹风险，HBV-DNA 与 HBV-RNA 双阴性作为停药指标，HBV-RNA 可预测 IFN 治疗结果，建议 HBV-RNA 转阴作为准临床治愈的指标。

乙型肝炎病毒基因分型检测

【检验方法】 实时荧光 PCR

【检验标本】 血清、血浆

【采样要求】 血清：无菌静脉血 2mL 注入无菌干燥试管中，

室温静置 30～60min 自然析出血清或 1500 转离心 5min 吸取上层血清至 1.5mL 灭菌离心管；血浆：无菌静脉血 2mL，EDTA 抗凝。及时送检。

【参考区间】 低于检测下限（阴性）

【临床意义】 可检测 B、C、D 3 种基因型，为 HBV 感染的诊断，选择治疗方案和判断预后提供依据。

丙型肝炎病毒核糖核酸扩增定量检测

【检验方法】 实时荧光逆转录（RT）–PCR

【检验标本】 血清、血浆

【采样要求】 血清：无菌静脉血 2mL 注入无菌干燥试管中，室温静置 30～60min 自然析出血清或 1500 转离心 5min 吸取上层血清至 1.5mL 灭菌离心管；血浆：无菌静脉血 2mL，EDTA 抗凝。及时送检。

【参考区间】 低于检测下限（阴性）

【临床意义】 HCV–RNA 可作为 HCV 感染诊断指标，HCV–RNA 定量可指导用药，为疗效观察及预后判断提供客观指标。

丙型肝炎病毒基因分型检测

【检验方法】 实时荧光 PCR

【检验标本】 血清、血浆

【采样要求】 血清：无菌静脉血 2mL 注入无菌干燥试管中，室温静置 30～60min 自然析出血清或 1500 转离心 5min 吸取上层血清至 1.5mL 灭菌离心管；血浆：无菌静脉血 2mL，EDTA 抗凝。及时送检。

【参考区间】 阴性

【临床意义】 适用于定性检测临床血清或血浆样本中人丙型肝炎病毒常见基因型别 1b、2a、3a、3b 和 6a，用于指导临床用药。确定患者的 HCV 基因类型对于抗病毒治疗有很大的指导意义。

丁型肝炎病毒（HDV）核糖核酸扩增定量检测

【检验方法】 实时荧光 PCR

【检验标本】 血清、血浆

【采样要求】 血清：无菌静脉血 2mL 注入无菌干燥试管中，室温静置 30～60min 自然析出血清或 1500 转离心 5min 吸取上层血清至 1.5mL 灭菌离心管；血浆：无菌静脉血 2mL，EDTA 抗凝。及时送检。

【参考区间】 低于检测下限（阴性）

【临床意义】 检测 HDV 感染最灵敏、最特异的指标，可用于药物疗效的有效观察指标以及预后的判断、发现慢性肝炎的合并感染情况。

戊型肝炎病毒（HEV）核糖核酸扩增定量检测

【检验方法】 实时荧光 PCR

【检验标本】 血清、血浆

【采样要求】 血清：无菌静脉血 2mL 注入无菌干燥试管中，室温静置 30～60min 自然析出血清或 1500 转离心 5min 吸取上层血清至 1.5mL 灭菌离心管；血浆：无菌静脉血 2mL，EDTA 抗凝。及时送检。

【参考区间】 低于检测下限（阴性）

【临床意义】 用于 HEV 的早期诊断，筛查感染人群；判断 HEV 的严重程度和传染性以及慢性肝炎的合并感染。

庚型肝炎病毒核糖核酸扩增检测

【检验方法】 实时荧光 PCR

【检验标本】 血清、血浆

【采样要求】 血清:无菌静脉血 2mL 注入无菌干燥试管中,室温静置 30～60min 自然析出血清或 1500 转离心 5min 吸取上层血清至 1.5mL 灭菌离心管;血浆:无菌静脉血 2mL,EDTA 抗凝。及时送检。

【参考区间】 低于检测下限(阴性)

【临床意义】 适用于庚型病毒感染的诊断和庚肝病人药物治疗的疗效监控。

人类免疫缺陷病毒-核糖核酸扩增定量检测

【检验方法】 实时荧光逆转录(RT)-PCR

【检验标本】 血清、血浆

【采样要求】 血清:无菌静脉血 2mL 注入无菌干燥试管中,室温静置 30～60min 自然析出血清或 1500 转离心 5min 吸取上层血清至 1.5mL 灭菌离心管;血浆:无菌静脉血 2mL,EDTA 抗凝。及时送检。

【参考区间】 低于检测下限(阴性)

【临床意义】 适用于人类免疫缺陷病毒 I 型感染的诊断和艾滋病人药物治疗的疗效监控。

单纯疱疹病毒 I 型(HSV-I)脱氧核糖核酸检测

【检验方法】 实时荧光 PCR

【检验标本】 生殖泌尿道分泌物、疱疹溃疡部位刮片、脑脊液

【采样要求】

1. 生殖泌尿道分泌物 男性:用细小棉拭子深入尿道 2～4cm,捻动拭子采集分泌物(采集前 2h 禁止小便)。女性生殖道或尿道:用无菌生理盐水棉球洗去宫颈外或尿道口分泌

物，再用无菌棉拭子插入，旋动棉拭子采集宫颈分泌物。

2. 疱疹溃疡部位刮片　用刮片取溃疡病灶处疱疹液或脱落细胞，置入无菌管中。

3. 脑脊液　按常规标准方法抽取脑脊液 0.5 ～ 1mL，置入无菌管中，密闭送检。

【参考区间】　阴性

【临床意义】　HSV 可以通过母婴传播，是胎儿发育迟缓，先天性畸形或智力障碍，适用于 HSV 感染的诊断及疗效监控，为优生优育提供病原学鉴别。

单纯疱疹病毒 II 型（HSV-II）脱氧核糖核酸检测

【检验方法】　实时荧光 PCR

【检验标本】　生殖泌尿道分泌物、尿道口或患病部位刮片

【采样要求】

1. 生殖泌尿道分泌物　男性：用细小棉拭子深入尿道约 2 ～ 4cm，捻动拭子采集分泌物（采集前 2h 禁止小便）。女性生殖道或尿道：用无菌生理盐水棉球洗去宫颈外或尿道口分泌物，再用无菌棉拭子插入，旋动棉拭子采集宫颈分泌物。

2. 尿道口或患病部位刮片　用刮片刮取病变处脱落细胞，置入无菌管中。

【参考区间】　阴性

【临床意义】　单纯疱疹病毒 II 型引起生殖器疱疹等性传播疾病，用于 HSV-II 型感染的诊断及其药物治疗的疗效监控。

巨细胞病毒（CMV）脱氧核糖核酸扩增定量检测

【检验方法】　实时荧光 PCR

【检验标本】　全血、尿液、乳汁、血清

【采样要求】　全血：静脉血 2mL 注入无菌 EDTA 或枸橼酸钠

抗凝管中混匀；尿液、乳汁：取晨尿或成熟乳汁 10mL 于无菌干燥试管中；血清：无菌静脉血 2mL。

【参考区间】 低于检测下限（阴性）

【临床意义】 人群中感染 CMV 非常广泛，通常呈隐性感染，少数有症状。CMV 感染可发生在产前、产时、产后。母体发生 CMV 感染时，病毒可经过胎盘传至胎儿，引起宫内感染。PCR 具有高度的敏感性，既可检测活动的 CMV 感染，又可检出潜伏的感染。

弓形体（TOX）核酸检测

【检验方法】 实时荧光 PCR

【检验标本】 全血、绒毛、羊水

【采样要求】 全血：静脉血 2mL 注入无菌 EDTA 或枸橼酸钠抗凝管中混匀；绒毛：根据临床情况取适量绒毛于无菌管中；羊水：取羊水 10mL 于无菌管中。

【参考区间】 低于检测下限（阴性）

【临床意义】 如果孕 12 周内发生先天性感染，大约 40% 胎儿可能出现流产、死胎或心脑肝眼等的严重损害，适用于 TOX 感染的诊断及疗效监控，为优生优育提供病原学鉴别。

风疹病毒（RV）核糖核酸检测

【检验方法】 实时荧光 PCR

【检验标本】 血清、血浆、羊水

【采样要求】 血清：无菌静脉血 2mL 注入无菌干燥试管中，室温静置 30 ～ 60min 自然析出血清或 1500 转离心 5min 吸取上层血清至 1.5mL 灭菌离心管；血浆：无菌静脉血 2mL，EDTA 抗凝。羊水：取羊水 10mL 于无菌干燥管中。

【参考区间】 低于检测下限（阴性）

【临床意义】 风疹病毒可以通过母婴传播，使胎儿发生先天性畸形，适用于 RV 感染的诊断及疗效监控，为优生优育提供病原学鉴别。

EB病毒脱氧核糖核酸扩增定量检测

【检验方法】 实时荧光 PCR

【检验标本】 全血、咽拭子、组织

【采样要求】 全血：静脉血 2mL 注入无菌 EDTA 或枸橼酸钠抗凝管中混匀；咽拭子：取鼻咽拭子；组织：取可疑部位组织适量置入无菌管中。

【参考区间】 低于检测下限（阴性）

【临床意义】 EB 病毒（EBV）在世界各地感染比较普遍，成人＞90% 均曾感染过。EB 病毒感染可引起传染性单核细胞增多症，与 Burkitt 淋巴瘤、Hodgkin 病和鼻咽癌（NPC）等密切相关。儿童 EBV 感染非常普遍，尤其以幼儿及学龄前儿童多见，根据流行病学调查，3～5 岁患儿占 EBV 感染者的 90%以上，感染可涉及全身的各个脏器，临床表现复杂而多样。幼儿感染后多数无明显症状，或引起轻症咽炎和上呼吸道感染。学龄儿童和青少年发生原发感染，约有 50% 出现传染性单核细胞增多症。目前研究发现 EBV 感染与多种人类肿瘤发生相关。包括伯基特淋巴瘤、霍奇金淋巴瘤、胃癌、鼻咽癌等。

人细小病毒B19脱氧核糖核酸扩增定性检测

【检验方法】 实时荧光 PCR

【检验标本】 血清、血浆

【采样要求】 血清：无菌静脉血 2mL 注入无菌干燥试管中，室温静置 30～60min 自然析出血清或 1500 转离心 5min 吸取上层血清至 1.5mL 灭菌离心管；血浆：无菌静脉血 2mL，

EDTA 抗凝。及时送检。

【参考区间】 低于检测下限（阴性）

【临床意义】 适用于人细小病毒 B19 感染的辅助诊断和人细小病毒 B19 感染者药物治疗的疗效监测。

人乳头瘤病毒（6、11型）脱氧核糖核酸扩增检测

【检验方法】 实时荧光 PCR

【检验标本】 生殖泌尿道分泌物、宫颈脱落细胞、组织活检标本

【采样要求】

1.生殖泌尿道分泌物：男性：用细小棉拭子深入尿道 2～4cm，捻动拭子采集分泌物（采集前 2h 禁止小便）。女性生殖道或尿道：用无菌生理盐水棉球洗去宫颈外或尿道口分泌物，再用无菌棉拭子插入，旋动棉拭子采集宫颈分泌物。

2.宫颈脱落细胞：用刮片去宫颈病变处脱落细胞，置入无菌管中。

3.组织活检标本（包括宫颈组织、外阴组织、尖锐湿疣疣状组织等）。

【参考区间】 阴性

【临床意义】 6、11 等低危型乳头瘤病毒引起尖锐湿疣等良性泌尿生殖系统疾病，用于人乳头瘤病毒 6、11 型感染的诊断及其药物治疗的疗效监控。

人乳头瘤病毒（16、18型）脱氧核糖核酸扩增检测

【检验方法】 实时荧光 PCR

【检验标本】 生殖泌尿道分泌物、生殖道刮片

【采样要求】

1.生殖泌尿道分泌物 男性：用细小棉拭子深入尿道 2～4cm，

捻动拭子采集分泌物（采集前2h禁止小便）。女性生殖道或尿道：用无菌生理盐水棉球洗去宫颈外或尿道口分泌物，再用无菌棉拭子插入，旋动棉拭子采集宫颈分泌物。

2. 生殖道刮起片　用刮起片取宫颈病变处脱落细胞，置入无菌管中。

【参考区间】　阴性

【临床意义】　检测引起宫颈癌的最主要的2种高危型人乳头瘤病毒16、18型，用于宫颈癌重点人群的筛查。

15种高危型人乳头瘤病毒分型定量检测

【检验方法】　实时荧光PCR法

【检验标本】　生殖泌尿道分泌物、生殖道刮片、组织活检标本

【采样要求】

1. 生殖泌尿道分泌物　男性：用细小棉拭子深入尿道2～4cm，捻动拭子采集分泌物（采集前2h禁止小便）。女性生殖道或尿道：用无菌生理盐水棉球洗去宫颈外或尿道口分泌物，再用无菌棉拭子插入，旋动棉拭子采集宫颈分泌物。

2. 生殖道刮片　用刮片取宫颈病变处脱落细胞，置入无菌管中。

3. 组织活检标本　宫颈组织、外阴组织、尖锐湿疣疣状组织等。

【参考区间】　阴性

【临床意义】　人乳头瘤病毒（HPV）反复感染是导致宫颈癌发生的必要条件，宫颈癌病因的明确使宫颈癌的早期筛查显得尤为重要。本项目针对亚洲人群有流行病学意义的15种高危型别（HPV16、18、31、33、35、39、45、51、52、53、56、58、59、66、68型）。HPV-DNA检测可以为临床

提供预测病人患宫颈癌危险程度的依据；为患者治疗后的疗效观察、手术治疗预后以及为患者复查、追踪和观察提供依据。定量可以反映感染亚型的具体病毒载量。

人乳头瘤病毒（23个型）核酸分型检测

【检验方法】 实时荧光 PCR

【检验标本】 男性尿道分泌物、宫颈脱落细胞、疣体细胞

【采样要求】

1. 男性尿道分泌物　在无菌条件下，用棉拭子伸入尿道内，旋转数周并停留片刻后取出。

2. 宫颈脱落细胞　在无菌条件下，用宫颈刷伸入宫颈管内 2cm，旋转数周并停留片刻后取出。

3. 疣体细胞　用无菌棉拭子在疣体部位刮取上皮组织。

【参考区间】 阴性

【临床意义】 人乳头瘤病毒（HPV）是一种诱发外生殖器良性病变和女性宫颈癌的主要病原体。人乳头瘤病毒有许多不同的亚型，根据不同亚型与宫颈癌发生危险性的高低可将其分为 6 种低危型（HPV6、11、42、43、44、81）和 17 种中高危型（HPV16、18、31、33、35、39、45、51、52、53、56、58、59、66、68、73、82）。低危型 HPV 常引起外生殖器尖锐湿疣等良性病变和宫颈上皮内低度病变（CIN1）；而中高危型 HPV 与宫颈癌及宫颈上皮内低度病变（CIN2/3）的发生密切相关。因此，有针对性地进行 HPV 的分型检测，对于宫颈癌的早期诊断和治疗有一定的意义。

人乳头瘤病毒（37个型）核酸分型检测

【检验方法】 PCR– 导流杂交技术

【检验标本】 生殖泌尿道分泌物、生殖道刮片、组织活

检标本

【采样要求】

1. 生殖泌尿道分泌物 ①男性：用细小棉拭子深入尿道 2～4cm，捻动拭子采集分泌物（采集前 2h 禁止小便）；②女性生殖道或尿道：用无菌生理盐水棉球洗去宫颈外或尿道口分泌物，再用无菌拭子插入，旋动棉拭子采集宫颈分泌物。

2. 生殖道刮片 用刮片取宫颈病变处脱落细胞，置入无菌管中。

3. 组织活检标本 宫颈组织、外阴组织、尖锐湿疣疣状组织等。

【参考区间】 阴性

【临床意义】 37 种 HPV 型别（HPV6、11、16、18、26、31、33、34、35、39、40、42、43、44、45、51、52、53、54、55、56、57、58、59、61、66、67、68、69、70、71、72、73、81、82、83、84）。检测 HPV 型别覆盖面更广，辅助皮肤病、皮肤癌的诊断，扩大宫颈癌 HPV 型别检测范围，增大阴性预测值，有助于流行病学研究调查。

SOX1和PAX1基因甲基化检测

【检验方法】 PCR– 荧光探针法

【检验标本】 宫颈脱落细胞

【采样要求】 在无菌条件下，用宫颈刷伸入宫颈管内 2cm，旋转数周并停留片刻后取出。

【参考区间】 阴性

【临床意义】 与传统检测相比，宫颈癌基因甲基化检测可有效地提高 CIN3 级及以上或 HISL 的检测准确性，具有更好的灵敏度和阳性预测值；可检出人宫颈脱落细胞基因组 DNA 中低至 1% 甲基化的目的基因，是辅助临床诊疗的有效手段。

高危型人乳头瘤病毒E6/E7 mRNA检测

【检验方法】 b-DNA信号扩增法（b-DNA技术）或转录介导的逆转录扩增法（TMA技术）

【检验标本】 宫颈脱离细胞、组织活检标本

【采样要求】

1. 宫颈脱离细胞。在无菌条件下，用宫颈刷深入宫颈管内2cm，旋转数周并停留片刻后取出。

2. 组织活检标本。

【参考区间】 阴性

【临床意义】 HPV E6/E7 mRNA检测是一种针对HPV持续性感染的产物E6/E7 mRNA靶标检测的HPV mRNA检测技术。高危型人乳头瘤病毒（HPV）的持续感染是宫颈癌和癌前病变发生发展的重要原因，而HPV病毒致病基因E6/E7的高表达是高危HPV持续性感染的典型特征，是导致女性罹患宫颈癌的元凶。检测HPV DNA只说明病毒的存在，而E6/E7 mRNA的大量表达才具有临床诊断和预测价值。因此可通过检测E6/E7的mRNA转录水平来监视HPV致癌基因活跃转录及其对宿主细胞的影响。相比HPV DNA检测（包括分型检测），E6/E7 mRNA检测具有更高的临床特异性，可以有效地区分HPV一过性感染和持续性感染，避免对一过性HPV感染导致的良性病变的检测和过度治疗。

人轮状病毒核糖核酸检测

【检验方法】 实时荧光PCR

【检验标本】 粪便

【采样要求】 发病早期，服用抗菌药物之前，用棉拭子采取自然排出的新鲜大便，一般要求水样便采1～3mL，成形

便采指甲大小的粪量，置入无菌离心管中。

【参考区间】　阴性

【临床意义】　轮状病毒（Rotavirus，RV）可引起人类腹泻，在所有病毒性腹泻中占比最大。其中 A、B、C 组可对人有致病性，A 组主要引起婴幼儿急性胃肠炎，常导致婴幼儿重症腹泻，俗称"秋季腹泻"；B 组主要是引起成人腹泻的轮状病毒，至今只在我国有暴发流行；C 组在我国和国外有散发病例发生。

肠道病毒通用型、EV71型和柯萨奇病毒CA16型核酸检测

【检验方法】　实时荧光 PCR 法

【检验标本】　采取咽拭及粪便

【采样要求】　使用器具将粪便放入无菌试管中送检或用拭子在咽部拭咽后壁及两侧扁桃体部位，轻轻刮取样本，放入无菌试管中送检。

【参考区间】　阴性

【临床意义】　该病毒可作为其感染诊断指标，为疗效观察及预后判断提供客观指标，根据研究表明，应用粪标本进行肠道病毒核酸检测阳性率明显高于咽拭子标本，该病毒的诊断检测，对于儿童手足口病的预防和治疗具有临床指导意义。

甲型流感H1N1病毒核酸检测（H1N1-RNA）

【检验方法】　实时荧光 PCR 法

【检验标本】　使用含 EDTA 抗凝剂的无菌真空管采集血液 2mL，30min 内送检。

【参考区间】　阴性

【临床意义】　该病毒可作为其感染诊断指标，为疗效观察及预后判断提供客观指标。

人感染H7N9禽流感病毒核酸检测（H7N9-RNA）

【检验方法】 实时荧光 PCR 法

【检验标本】 使用含 EDTA 抗凝剂的无菌真空管采集血液 2mL，30min 内送检。

【参考区间】 阴性

【临床意义】 该病毒可作为其感染诊断指标，为疗效观察及预后判断提供客观指标。

呼吸道病毒核酸六重核酸联检

【检验方法】 实时荧光 PCR 法（卓诚惠生）

【检验标本】 鼻咽拭子

【采样要求】 采样人员一手轻扶被采集人员的头部，一手执拭子，拭子贴鼻孔进入，沿下鼻道的底部向后缓缓深入，由于鼻道呈弧形，不可用力过猛，以免发生外伤出血。待拭子顶端到达鼻咽腔后壁时，轻轻旋转一周（如遇反射性咳嗽，应停留片刻），然后缓缓取出拭子，将拭子头浸入含 2 ～ 3mL 病毒保存液（也可使用等渗盐溶液、组织培养液或磷酸盐缓冲液）的管中，尾部弃去，旋紧管盖。样本立即送检，距离实验室较远时，需冷藏运输。

【参考区间】 低于检测下限（阴性）

【临床意义】 呼吸道病毒是呼吸道感染常见的病原体。采用该法检测甲型流感病毒、乙型流感病毒、呼吸道合胞病毒、腺病毒、副流感 I 型、副流感 III 型等六种病原体多联检的核酸，为临床用药提供依据，帮助临床判断患者预后，且方便医生采取积极的院感措施，防止发生院内感染。

布尼亚病毒核酸检测（H7N9-RNA）

【检验方法】 实时荧光 PCR 法

【检验标本】 使用含 EDTA 抗凝剂的无菌真空管采集血液 2mL，30min 内送检。

【参考区间】 阴性

【临床意义】 该病毒可作为其感染诊断指标，为疗效观察及预后判断提供客观指标。感染该病毒的主要临床表现为伴乏力、明显纳差、恶心、呕吐等，部分病例有头痛、肌肉酸痛、腹泻等。查体常有颈部及腹股沟等浅表淋巴结肿大伴压痛、上腹部压痛及相对缓脉。

JC病毒核酸检测（JC-DNA）

【检验方法】 实时荧光 PCR 法

【检验标本】 使用含 EDTA 抗凝剂的无菌真空管采集血液 2mL，或者尿液 30min 内送检。

【参考区间】 阴性

【临床意义】 该病毒可作为器官、组织移植类的监测，其感染诊断指标，为疗效观察及移植术成败提供客观指标。对于自身免疫疾病及使用免疫抑制剂的患者有临床指导意义。

BK病毒核酸检测（BK-RNA）

【检验方法】 实时荧光 PCR 法

【检验标本】 使用含 EDTA 抗凝剂的无菌真空管采集血液 2mL，或者尿液 30min 内送检。

【参考区间】 阴性

【临床意义】 该病毒可作为器官、组织移植类的监测，其感染诊断指标，为疗效观察及移植术成败提供客观指标。对于自身免疫疾病及使用免疫抑制剂的患者有临床指导意义。

基孔肯雅病毒核酸检测（CHIK-V-PCR）

【检验方法】 实时荧光 PCR 法

【检验标本】 静脉血（抗凝）

【采样要求】 使用含 EDTA 抗凝剂的无菌真空管采集血液 2mL，30min 内送检。

【参考区间】 低于检测下限（阴性）

【临床意义】 该病毒可致基孔肯雅热，以发热、皮疹及剧烈关节疼痛为主要临床症状，2010 年 9 月在我国首次社区性爆发。可作为其感染诊断指标，为疗效观察及预后判断提供客观指标。

结核分枝杆菌核酸检测

【检验方法】 实时荧光 PCR

【检验标本】 痰液、胸腹水、脑脊液等

【采样要求】 痰液：肺深部咳出的痰液 1～3mL，盛于洁净容器内，及时送检；胸腹水、脑脊液等由临床医生按要求采集。

【参考区间】 阴性

【临床意义】

1. 结核杆菌因其培养周期长，临床很难用培养方法进行结核杆菌感染的快速检测，而采用 PCR 方法则具有简便、敏感性和特异性高的特点。可通过对痰、血液、淋巴液、脑脊液、胸腹水等标本中结核杆菌的 PCR 检测，快速诊断肺结核、结核杆菌菌血症、淋巴结核、结核性脑膜炎、结核性胸腹膜炎等。

2. 在抗结核治疗中，采用 PCR 方法定期检测，可评价抗结核药物的疗效。

肺炎支原体核酸检测

【检验方法】 实时荧光 PCR

【检验标本】 咽拭子、肺泡灌洗液等

【送检要求】 肺炎或有咳嗽、发热症状的其他呼吸道感染病人，采集咽拭子或肺泡灌洗液，置无菌管内，立即送检。距实验室较远时，须冷藏运送。

【参考区间】 阴性

【临床意义】 肺炎支原体是呼吸道感染较常见的致病菌，近几年有增加趋势，感染后除引起以往认为的非典型肺炎外，还可引起肺外各系统改变。采用该法检测肺炎支原体 DNA，可早期、快速、准确、敏感地诊断肺炎支原体感染。

幽门螺杆菌（HP）核酸检测

【检验方法】 实时荧光 PCR

【检验标本】 胃黏膜组织活检标本

【采样要求】 在胃镜直视下取可疑病变部位（常见胃窦部）黏膜 2～3 块，置入无菌玻璃管中。

【参考区间】 阴性

【临床意义】 HP 感染者会发展为慢性胃炎、十二指肠肠炎、消化性溃疡、胃癌、黏膜相关性淋巴瘤等疾病，用于 HP 感染的诊断。

淋球菌核酸检测

【检验方法】 实时荧光 PCR 法

【检验标本】 生殖泌尿道分泌物、前列腺液等

【采样要求】 生殖泌尿道分泌物：男性：用细小棉拭子深入尿道 2～4cm，捻动拭子采集分泌物（采集前 2h 禁止小便）；女性生殖道或尿道：用无菌生理盐水棉球洗去宫颈外或尿道口分泌物，再用无菌棉拭子插入，旋动棉拭子采集宫颈分泌物；男性患者如尿道分泌物过少，可取前列腺液 2～3 滴，置无菌试管内送检。

【参考区间】 阴性

【临床意义】 PCR 方法检测淋球菌，具有较高的敏感性和特异性，且操作简便快速，尤其适于泌尿生殖道早期感染及无症状的携带者的检测，为临床提供及时的诊断依据。

B族链球菌PCR检测（GBS-DNA）

【检验方法】 实时荧光 PCR

【检验标本】 围产妇阴道和者肛门拭了，新生儿鼻咽部分泌物

【送检要求】 先擦去生殖道内过多的分泌物，将无菌涤纶拭子放置于生殖道低位 1/3 处，沿生殖道壁轻轻旋转取得分泌物；再小心将该拭子插入肛门，在肛门括约肌以上 2～5cm 处，沿肠壁轻轻旋转取得标本，使该拭子上同时取得生殖道分泌物和直肠分泌物。将该采集好分泌物的无菌拭子放回无菌拭子套管中，密闭送检。新生儿取样遵循鼻咽部一般采样方法。

【参考区间】 阴性

【临床意义】 B 族链球菌是一种革兰阳性球菌，寄居于阴道和直肠，兼性厌氧培养难度大，采用 PCR 方法有敏感性，特异性的特点。B 族链球菌在围产期感染中是第一位的致病菌，可以导致围产儿死亡和新生儿感染败血症、脑膜炎、肺炎等。同时也是孕产妇生殖道感染的重要致病菌，可以导致泌尿系统感染、羊膜绒毛膜炎、产褥感染、孕产妇败血症和早产。

Ⅰ群肠道沙门氏菌PCR检测（HP-PCR）

【检验方法】 实时荧光 PCR 法

【检验标本】 静脉血（抗凝）

【采样要求】 使用含 EDTA 抗凝剂的无菌真空管采集血液 2mL，30min 内送检。

【参考区间】　低于检测下限（阴性）

【临床意义】　该病毒可作为其感染诊断指标，为疗效观察及预后判断提供客观指标，根据研究表明，应用粪标本进行肠道病毒核酸检测阳性率明显高于咽拭子标本，该病毒的诊断检测，对于儿童手足口病的预防和治疗具有临床指导意义。

沙眼衣原体核酸检测

【检验方法】　实时荧光 PCR 法

【检验标本】　生殖泌尿道分泌物、尿液、前列腺液等。

【采样要求】

1. 生殖泌尿道分泌物　男性：用细小棉拭子深入尿道 2～4cm，捻动拭子采集分泌物（采集前 2h 禁止小便）。女性生殖道或尿道：用无菌生理盐水棉球洗去宫颈外或尿道口分泌物，再用无菌棉拭子插入，旋动棉拭子采集宫颈分泌物

2. 尿液　与上次排尿间隔至少 2h，采集前 10 ～ 30mL 尿液，置无菌试管送检。

3. 前列腺液　在医师的按摩帮助下留取，置于无菌管内送检。

【参考区间】　阴性

【临床意义】　沙眼衣原体是 STD 中最常见的病原体，可引起泌尿生殖道感染、新生儿经产道分娩时感染以及其他合并症，主要有新生儿包涵体结膜炎、新生儿肺炎、NGU、附睾炎、前列腺炎、宫颈炎、输卵管炎、直肠炎等，且在女性可导致不孕和异位妊娠等严重后果。

PCR 方法检测 CT-DNA 可快速诊断衣原体感染。

人型支原体/生殖支原体核酸定性检测

【检验方法】　PCR- 荧光探针法

【检验标本】 宫颈分泌物、尿道样本

【采样要求】

1. 男性尿道分泌物 在无菌条件下,用棉拭子伸入尿道内,旋转数周并停留片刻后取出。

2. 宫颈脱落细胞 在无菌条件下,用宫颈刷伸入宫颈管内 2cm,旋转数周并停留片刻后取出。

【参考区间】 阴性

【临床意义】 常规筛查,阻断无症状感染;常见生殖道感染疾病病因确认,不孕不育原因分析;指导用药,单一感染与混合感染用药不同;孕前、孕期优生检查,降低不良妊娠结局及出生缺陷。

生殖道感染七项病原体定性检测

【检验方法】 PCR+ 导流杂交法

【检验标本】 宫颈分泌物、尿道样本

【采样要求】

1. 男性尿道分泌物 在无菌条件下,用棉拭子伸入尿道内,旋转数周并停留片刻后取出。

2. 宫颈脱落细胞 在无菌条件下,用宫颈刷伸入宫颈管内 2cm,旋转数周并停留片刻后取出。

【参考区间】 阴性

【临床意义】 生殖道感染常见病原体包括:引起生殖道感染的常见病原体包括淋球菌(NG)、沙眼衣原体(CT)、解脲脲原体(UU)、人型支原体(Mh)、生殖支原体(MG)、单纯疱疹 II(HSV-II)等。其中,解脲脲原体(UU)可分为解脲支原体(Uu)和微小脲原体(Up)。一次取样、一次实验即可同时检测多种生殖道病原体(NG、CT、Uu、Up1/3/6/14、Mg、Mh、HSV-II),可及时发现病原体交叉混合感染、无症状感染；首次实现对解脲脲原体进行分型，可准确指导临床，避免过度治疗、避免误诊误治。

解脲脲原体脱氧核糖核酸检测

【检验方法】　实时荧光 PCR 法

【检验标本】　生殖泌尿道分泌物、前列腺液、精液等

【送检要求】

1. 生殖泌尿道分泌物　男性：用细小棉拭子深入尿道2～4cm，捻动拭子采集分泌物（采集前 2h 禁止小便）。女性生殖道或尿道：用无菌生理盐水棉球洗去宫颈外或尿道口分泌物，再用无菌棉拭子插入，旋动棉拭子采集宫颈分泌物。

2. 精液、前列腺液　事先准备好带有密封盖的无菌管，清洗会阴部之后，精液标本直接留取，前列腺液在医师的按摩帮助下留取，置于无菌管内送检。

【参考区间】　阴性

【临床意义】　解脲支原体是人类泌尿生殖道常见的条件致病病原体。在成人主要通过性接触传播，新生儿则由母亲生殖道分娩时感染。成人男性的感染部位在尿道黏膜，女性感染部位在宫颈。主要引起非淋菌性尿道炎（宫颈炎）、子宫内膜炎、绒毛膜羊膜炎、自然流产、早产、前列腺炎、附睾炎、不育症、低体重新生儿、新生儿肺炎、脑膜炎以及败血症。

临床标本中检测到解脲支原体，并不能确定是携带还是感染状态，具体须结合患者临床症状及其他相关性病病原体的检测来综合判断。

梅毒螺旋体核酸检测

【检验方法】　实时荧光 PCR

【检验标本】　生殖泌尿道分泌物、血清、胎盘组织

【采样要求】　1. 生殖泌尿道分泌物　男性：用细小棉拭子

深入尿道 2～4cm，捻动拭子采集分泌物（采集前 2h 禁止小便）。女性生殖道或尿道：用无菌生理盐水棉球洗去宫颈外或尿道口分泌物，再用无菌棉拭子插入，旋动棉拭子采集宫颈分泌物。

2. 血清　无菌静脉血 2mL 注入无菌干燥试管中。

3. 胎盘组织　将分娩或引产时的胎盘组织适量置于无菌管中。

【参考区间】　阴性

【临床意义】　适用于梅毒螺旋体感染的早期诊断和先天性梅毒的诊断及其感染病人药物治疗的疗效监控。

miR-92a核酸检测

【检验方法】　荧光 RT-PCR 法

【检验标本】　粪便

【采样要求】　仅需 0.3～0.5g 粪便样本。

【参考区间】　阴性

【临床意义】　miR-92a 是来自人类 13 号染色体上的 miR 17-92 基因簇，是一类小分子非编码 RNA。miR-92a 通过靶向抑制 PTEN、KLF4 和下游的 p21 基因，可促进大肠癌细胞的增殖和迁移。研究发现，在大肠癌患者粪便样本中 miR-92a 含量特征性增高。

miR-92a 对于大肠癌的辅助检测是一个新的标志物。可用于高风险人群预防：40 岁以上人群，经常出现腹泻、便秘、便血及腹痛等症状，不明原因的消瘦、贫血及乏力者，具有家族癌症史者；临床常规检测疑似肠息肉者，经临床医生建议检查结肠镜者；结直肠癌患者术后疗效判断，肿瘤复发监测，预后监测。

第二节　分子病理项目的检验

EGFR基因检测

【检验方法】　实时荧光 PCR 法或者测序

【检验标本】　新鲜组织、蜡块、石蜡白片、静脉血（抗凝）

【采样要求】　新鲜组织、使用含 EDTA 抗凝剂的无菌真空管采集血液 2mL。

【参考区间】　是否突变

【临床意义】　携带 EGFR18、19、21 外显子突变或缺失是特罗凯、易瑞沙有效的前提，20 外显子 T790M 突变则是特罗凯、易瑞沙继发耐药重要原因。

Kras基因检测

【检验方法】　实时荧光 PCR 法或者测序

【检验标本】　新鲜组织、蜡块、石蜡白片

【采样要求】　新鲜组织，无污染。

【参考区间】　是否突变

【临床意义】　携带 Kras 外显子 2 的密码子 12 和 13，外显子 3 的密码子 61 发生突变的结直肠癌患者对西妥昔单抗和帕尼单抗无应答。

Braf基因检测

【检验方法】　实时荧光 PCR 法或者测序

【检验标本】　新鲜组织、蜡块、石蜡白片

【采样要求】 新鲜组织，无污染

【参考区间】 是否突变

【临床意义】 Bras 野生型患者才适合使用西妥昔单抗和帕尼单抗进行治疗。

PIK3CA基因检测

【检验方法】 实时荧光 PCR 法或者测序

【检验标本】 新鲜组织、蜡块、石蜡白片

【采样要求】 新鲜组织，无污染。

【参考区间】 是否突变

【临床意义】 Bras 突变常见于外显子 9 和 20，可导致对爱必妥、维克替比、赫赛汀、泰克泊等耐药。

EML4-ALK基因检测

【检验方法】 实时荧光 PCR 法

【检验标本】 新鲜组织、蜡块、石蜡白片

【采样要求】 新鲜组织，无污染。

【参考区间】 是否突变

【临床意义】 EML4-ALK 基因融合与吉非替尼、厄洛替尼、埃克替尼疗效负相关，与克卓替尼疗效正相关，EML4-ALK 融合基因突变（C1156Y 和 L1196M）将导致克卓替尼耐药性。

C-kit基因检测

【检验方法】 高灵敏度测序法

【检验标本】 新鲜组织、蜡块、石蜡白片

【采样要求】 新鲜组织，无污染。

【参考区间】 是否突变

【临床意义】 外显子 11 突变患者伊马替尼疗效最好，外显子 9 和外显子 13 突变的患者疗效次之，野生型患者的疗效最差，而外显子 17 的 D816V 突变与伊马替尼耐药有关！

PDGFRa基因检测

【检验方法】 高灵敏度测序法

【检验标本】 新鲜组织、蜡块、石蜡白片

【采样要求】 新鲜组织，无污染。

【参考区间】 是否突变

【临床意义】 外显子 12、14 突变或外显子 18 缺失胃肠道间质瘤患者对药物敏感，D842V 突变患者属原发耐药！

CYP2C19基因检测

【检验方法】 高灵敏度测序法或者荧光 PCR 法

【检验标本】 静脉血（抗凝）

【采样要求】 使用含 EDTA 抗凝剂的无菌真空管采集血液 2mL，30min 内送检。

【参考区间】 是否突变

【临床意义】 CYP2C19 基因型会导致 CYP2C19 酶对药物的代谢活性降低，使血药浓度升高，易引起药物不良反应。CYP2C19*2*3 型使酶活性丧失，携带者使用氯吡格雷（波利维）易发生心血管事件。

CYP2C9基因检测

【检验方法】 高灵敏度测序法或荧光 PCR 法

【检验标本】 静脉血（抗凝）

【采样要求】 使用含 EDTA 抗凝剂的无菌真空管采集血液 2mL，30min 内送检。

【参考区间】 是否突变

【临床意义】 华法林的主要活性异构体 S- 华法林在体内由 CYP2C9 代谢的，CYP2C9*2*3 型能减弱该酶的活性，使其对华法林的代谢能力显著降低，所需华法林剂量也相应减少。

CYP2C9、VKORC1和CYP4F2基因多态性检测

【检验方法】 PCR+ 导流杂交技术

【检验标本】 静脉血

【采样要求】 使用含 EDTA 抗凝剂的无菌真空管采集血液 2mL 送检。

【参考区间】 阴性

【临床意义】 检测结果可用于评估不同个体对华法林的敏感性，给出一个合适的华法林初始剂量，避免频繁监测凝血酶原时间和 INR 值，并可尽早调整到华法林的稳定剂量，缩短华法林用药过程中的风险窗口期。

微小核糖核酸定性检测（MicroRNA）

【检验方法】 荧光 PCR 法（命码生物）

【检验标本】 静脉血

【采样要求】 使用含 EDTA 抗凝剂的无菌真空管采集血液 2mL 送检。

【参考区间】 阴性

【临床意义】 微小核糖核酸定性检测主要用于胰腺癌的早期辅助诊断。其总体特异度明显优于现有肿瘤标志物；能高特异度鉴别慢性胰腺炎与胰腺癌；与传统胰腺癌标志物 CA199 联合使用，可以明显提高检测灵敏度。

人类SDC2基因甲基化检测

【检验方法】 荧光 PCR 法

【检验标本】 粪便

【送检要求】 取成型粪便 4.5g 置于配套收集管中，及时送检。

【参考区间】 Ct 值 ≤ 38 时阳性；Ct 值 > 38 或无 Ct 值时阴性

【临床意义】 粪便 DNA 检测主要针对结直肠脱落细胞的基因突变和 / 或甲基化等特征，有单靶点和多靶点方案，也可与 FIT 联合检测，具有无需特殊设备、无需限制饮食、无创等优点，有望应用于人群普查。人类肠癌 SDC2 粪便基因检测临床试验数据显示，该试剂盒可以检测出 84.2%（315/374）的结直肠癌，特异性达 97.9%（821/839），其中对于可根治的 Ⅰ ~ Ⅱ 期肠癌检出率达 86.7%（137/158）。本项目的临床意义在于使病人多一种无创，方便，准确的大肠癌辅助诊断和肿瘤筛查方法，提高大肠癌及其癌前病变早诊率和治疗率，降低大肠癌未来发病率和死亡率。

第三节　细胞遗传学及用药指导的分子生物学检验

亚甲基四氢叶酸还原酶（MTHFR）基因677C/T检测

【检验方法】 限制性酶切法或荧光 PCR 法

【检验标本】 静脉血

【送检要求】 取坐位静脉血 2mL 置于干燥试管，及时送检。

【参考区间】 CC 型、CT 型、TT 型

【临床意义】 亚甲基四氢叶酸还原酶（MTHFR）677C/T基因突变，使丙氨酸（A）被缬氨酸（V）取代，导致酶的耐热性和活性减低，5G 甲基四氢叶酸生成减少，多种重要的生物过程（如嘌呤、嘧啶的合成）的甲基化发生障碍，血 Hcy 水平升高，心血管疾病，尤其是脑卒中与神经管畸形的风险增加。

1. MTHFR 基因 677CC 型（野生型）该基因型编码的 MTHFR 活性正常，若 Hcy 水平升高，考虑其他基因变异（如 CBS）或叶酸摄入严重不足。

2. MTHFR 基因 677CT 型（杂合突变型）该基因型编码的 MTHFR 活性为 CC 型的 60%～70%，需注意膳食平衡，定期监测 Hcy 水平。

3. MTHFR 基因 677TT 型（纯合突变型）该基因型编码的 MTHFR 活性为 CC 型的 30%，极易发生高同型半胱氨酸血症，显著增加心血管与胎儿神经管畸形风险。该人群需强化叶酸补充，如合并有高血压，需尽早采用马来酸依那普利叶酸片予以个体化治疗。

α地中海贫血基因诊断检测

【检验方法】 实时荧光 PCR

【检验标本】 全血

【采样要求】 抽取受检者静脉血 2mL，注入含 EDTA 或枸橼酸钠抗凝剂的玻璃管，立即轻轻颠倒玻璃管混合 5～10 次，使抗凝剂与静脉血充分混匀，密闭送检。

【参考区间】 阴性

【临床意义】 检测三种最常见的缺失型：东南亚型缺失（–SEA）、右侧缺失（–α3.7）和左侧缺失（–α4.2），用于临床缺失型 α 地中海贫血的辅助诊断。

β 地中海贫血基因分型检测

【检验方法】 实时荧光 PCR

【检验标本】 全血

【采样要求】 抽取受检者静脉血 2mL，注入含 EDTA 或枸橼酸钠抗凝剂的玻璃管，立即轻轻颠倒玻璃管混合 5 ～ 10 次，使抗凝剂与静脉血充分混匀，密闭送检。

【参考区间】 阴性

【临床意义】 检测中国人群常见的 14 种 β 珠蛋白基因突变，用于 β 地贫的辅助诊断和人群普查，为遗传咨询提供依据。

Y 染色体微缺失检测

【检验方法】 PCR– 荧光探针法

【检验标本】 外周血

【采样要求】 成人 2mL 外周血（EDTA 抗凝）。

【参考区间】 阴性

【临床意义】 Y 染色体上存在影响精子生成的无精子因子（Azoospermia factor，AZF），该因子分为 AZFa、AZFb、AZFc、三个区域，任何一个或多个区域的缺失都将造成少、弱、畸形精子症甚至无精子症，最终导致不育。

耳聋易感基因检测

【检验方法】 PCR– 低密度基因芯片导流杂交技术

【检验标本】 早孕绒毛、羊水、脐血、抗凝全血、滤纸干血斑样本

【采样要求】 新生儿取几滴足跟血，成人 2mL 外周血。

【参考区间】 阴性

【临床意义】 能检测中国人常见的 4 个耳聋相关基因（GJB2，GJB3，SLC26A4 和 12S rRNA）；用于耳聋患者的病因诊断、遗传咨询、产前诊断和新生儿听力筛查；实现优生优育，预防耳聋发生。

葡萄糖-6-磷酸脱氢酶缺乏症基因检测（G6PD）

【检验方法】 PCR- 低密度基因芯片导流杂交技术

【检验标本】 外周血、血斑卡

【采样要求】 新生儿取几滴足跟血，成人 2mL 外周血（EDTA 抗凝）。

【参考区间】 阴性

【临床意义】 检测中国人群中 G6PD 基因常见的突变位点，可用于 G6PD 缺乏症的诊断，为优生优育提供疾病的遗传特性分析。

多重耐药基因MDR1检测

【检验方法】 实时荧光 PCR 法

【检验标本】 静脉血（抗凝）

【采样要求】 使用含 EDTA 抗凝剂的无菌真空管采集血液 2mL，30min 内送检。

【参考区间】 低于检测下限（阴性）

【临床意义】 肺癌是最常见的恶性肿瘤之一，其发病率逐年升高，而且死亡率很高。肺癌患者约有 50% 可以手术治疗，另外 50% 患者由于转移等原因不能手术而需化疗等治疗，此外经过手术治疗的患者也常需化疗，然而许多患者常化疗失败（无效或效果不佳），非小细胞肺癌（NSCLC）对化疗尤其不敏感 . 研究已经表明，肿瘤化疗失败的重要原因之一是肿瘤产生耐药性，而耐药性的产生大部分由于多重耐药基因

（MDR1）及其产物 P- 糖蛋白（Pgp）的表达增高。

NDM-1基因检测（NDM-1-PCR）*

【检验方法】 实时荧光 PCR 法（北京鑫诺美迪）

【检验标本】 静脉血（抗凝）

【采样要求】 使用含 EDTA 抗凝剂的无菌真空管采集血液 2mL，30min 内送检。

【参考区间】 低于检测下限（阴性）

【临床意义】 携带 NDM-1 基因的致病菌俗称"超级细菌"，该基因可在不同菌株间横向传递，"超级细菌"几乎对所有抗生素均产生抗性，导致严重多重耐药，2010 年由南亚扩散至世界各地，我国已发现该基因的存在！

注：*目前仅用于公共卫生，对于大规模爆发有指导意义。

乙型肝炎耐药基因检测

【检验方法】 实时荧光 PCR 法或者测序

【检验标本】 静脉血（抗凝）

【采样要求】 使用含 EDTA 抗凝剂的无菌真空管采集血液 2mL，30min 内送检。

【参考区间】 低于检测标准（突变）

【临床意义】 HBV 基因型包括 A-H，我国 HBV 基因型以 B 和 C 型常见，还有少量 D 型。不同地区分布特征可能存在差异，HBV 基因型耐药性突变的频率差异以及耐药动态监控检测对乙型肝炎抗病毒治疗药物疗效评价具有重要的指导意义。

万古霉素耐药基因检测

【检验方法】 DNA 测序法

【检验标本】 静脉血（抗凝）

【采样要求】 使用含 EDTA 抗凝剂的无菌真空管采集血液 2mL，30min 内送检。

【参考区间】 低于检测标准（突变）

【临床意义】 随着抗菌药物的广泛应用，肠球菌引起的医院感染呈逐渐上升趋势，其成为最常见的医院感染菌之一。自第一株耐万古霉素肠球菌以来，糖肽类抗生素耐药肠球菌的数量不断增多，甚至出现了其耐药性向其他细菌转移的严重现象。一般原则是检测病原菌的敏感性，根据药敏结果来选择合适的抗感染药物。研究表明参考万古霉素耐药基因表型对治疗药物选用重要的指导意义。

耐甲氧西林葡萄球耐药基因检测

【检验方法】 实时荧光 PCR 法

【检验标本】 人鼻咽拭子、痰液样本

【采样要求】 使用器具将粪便放入无菌试管中送检或用拭子在咽部拭咽后壁及两侧扁桃体部位，轻轻刮去样本，放入无菌试管中送检或者痰液。

【参考区间】 低于检测标准（突变）

【临床意义】 耐甲氧西林金黄色葡萄球菌是临床上常见的致病菌，新近的统计表明我国的耐甲氧西林金黄色葡萄球菌大约占临床金黄色葡萄球菌分离株的 57%，其引起的感染，可呈散发、局部和暴发流行，特别易发于三甲医院的 ICU、烧伤科、新生儿室和脑外科等，由于对抗菌药物多重耐药，故治疗困难，病死率高，因此对其进行深入研究具有重要意义。

第七章　现场快速检测（POCT）

一、现场快速检测（POCT）简介

【POCT 定义】　POCT（point-of-care testing）是指在采样现场进行的、利用便携式分析仪器及配套试剂快速得到检测结果的一种检测方式。POCT，在院内指在患者旁边进行的临床检测（床边检测），通常在不一定是临床检验师来进行。在院外则是指采用现场即刻进行分析，省去标本在实验室检测时的复杂处理程序，快速得到检测结果的一类新方法。

【POCT 多样化】　POCT 根据检测项目的不同，市场上主要应用的技术包括干化学技术、多层涂膜技术、免疫层析与渗虑技术、微流控技术、红外和远红外分光光度技术（不需要采学可透皮连续检测血红蛋白和血糖等的技术）、选择性电极技术（主要用于检测血气和电解质）、生物传感器与生物芯片、微型显微镜成相模糊识别技术等等，测试对象也由生化指标、免疫指标逐步外延到核酸指标，目前市场上已有掌上PCR 检测设备和试剂。

【POCT 特性】

1. 快速获取结果，大大缩短样本周转时间。

2. 仪器小型便携。

3. 使用样本微量，甚至不需要样本。

4. 操作简单，非专业人员经过简单培训或阅读说明书即可操作。

5.综合使用成本低。

【POCT临床应用】 在临床领域，POCT的主要优势在于缩短样本周转时间，达到快速诊疗的目的，缩短患者在诊疗场所的停留时间。不仅提高了医疗工作效率，而且还使患者满意。在医院内，POCT医学装备应用于内急诊科、ICU、呼吸科、心内科、手术科等临床科室。这种技术在时效性和灵活性方面与传统检验形成互补，也弥补了基层医院检验资源不足的问题，为提高基层特别是农村地区的医疗水平作出贡献。虽然从"单个检验成本"方面考虑，POCT相对成本较高，但是临床应用POCT项目综合成本低，POCT可以减少资源的占用（包括病人住院的时间，采样时间，医护人员的占用时间等）。

二、目前临床开展的POCT项目

血糖

【检验方法】 酶法

【检验标本】 全血

【送检要求】 空腹

【送检部门】 临床科室、急诊科、ICU、CCU、手术室、监护病房等。

【参考区间】 参考静脉血

【临床意义】 适用于重症糖尿病患者或者有糖尿病酮症酸中毒症状的患者自我检测。详见第三章第七节相关内容。

血酮

【检验方法】 酶法

【检验标本】 全血

【送检要求】 空腹

【送检部门】 临床科室、急诊科、ICU、CCU、手术室、监护病房等。

【参考区间】　< 0.6mmol/L：属于正常范围

0.6 ～ 1.5 mmol/L：显示发生问题可能需要医疗支持

> 1.5 mmol/L：表示可能正处于形成酮症酸中毒的危险中

【临床意义】　检测酮体的主要成分 β - 羟丁酸，及时诊断酮症酸中毒，仅需 1.5μL 血样，10 秒完成测量。

肌钙蛋白I（cTnI）

【检验方法】　固相免疫层析法

【检验标本】　血清、血浆标本

【送检要求】　样品收集后立即检测

【送检部门】　临床科室、急诊科、ICU、CCU、手术室、监护病房等。

【参考区间】　< 0.5ng/mL

【临床意义】　在临床上用于急性心肌梗死的辅助诊断。

肌红蛋白（MYO）

【检验方法】　固相免疫层析法

【检验标本】　血清、血浆标本

【送检要求】　样品收集后立即检测

【送检部门】　临床科室、急诊科、ICU、CCU、手术室、监护病房等。

【参考区间】　< 80ng/mL

【临床意义】　在临床上用于急性心肌梗死的辅助诊断。

肌酸激酶同工酶（CK-MB）

【检验方法】　固相免疫层析法

【检验标本】 血清、血浆

【送检要求】 样品收集后立即检测。

【送检部门】 临床科室、急诊科、ICU、CCU、手术室、监护病房等。

【参考区间】 0 ～ 5ng/mL

【临床意义】 在临床上用于急性心肌梗死的辅助诊断。

超敏C反应蛋白（hs-CRP）/常规CRP

【检验方法】 免疫层析法

【检验标本】 血清、血浆或者全血

【送检要求】 样品收集后立即检测，1 小时内提供结果。

【送检部门】 临床科室、急诊科、ICU、CCU、手术室、监护病房等。

【参考区间】 hs-CRP < 1.0mg/L

　　　　　　成人：CRP ≤ 6.0mg/L[*]

参考来源：中华人民共和国卫生行业标准《WS/T404.9—2018 临床常用生化检验项目参考区间》（注 1：CRP 检测结果来源于非超敏试剂盒，本文件参考区间不适用于心脏疾病风险的评估。注 2：本文件参考区间不适用于儿童、青少年（年龄＜18 岁）以及孕妇。）

【临床意义】 超敏 C 反应蛋白主要应用于新生儿感染诊断和心血管疾病危险分级。CRP 测定结果大于 10mg/L，作为急性时相蛋白在各种急性炎症、组织损伤、心肌梗死、手术创伤等疾病发作后数小时迅速升高。其升高幅度与感染的程度呈正相关。

降钙素原（PCT）

【检验方法】 免疫荧光层析法

【检验标本】 血清、血浆或者全血

【送检要求】　样品收集后立即检测，1 小时内提供结果。

【送检部门】　临床科室、急诊科、ICU、CCU、手术室、监护病房等。

【参考区间】　< 0.25ng/mL

【临床意义】　当检测结果 > 0.25ng/mL 提示患者有炎症、细菌感染、脓毒症

N末端B型钠尿肽前体（NT-proBNP）

【检验方法】　免疫层析法

【检验标本】　血清

【送检要求】　样本在静脉采血后 24 小时内分离。

【送检部门】　临床科室、急诊科、ICU、CCU、手术室、监护病房等。

【参考区间】

1. < 75 岁：< 150pg/mL，初步排除心衰；≥ 150pg/mL，提示该病人有患心衰风险

2. ≥ 75 岁：< 300pg/mL，初步排除心衰；≥ 300pg/mL，提示该病人有患心衰风险

【临床意义】　NT-proBNP 可用于指导心衰的治疗。

新型冠状病毒（2019-nCoV）抗原检测

【检验方法】　胶体金法（万孚生物）

【检验标本】　口咽拭子、鼻咽拭子

【送检要求】　采集样本的无菌拭子推荐使用 PP（聚丙烯）杆的聚酯海绵拭子。

1. 咽喉分泌物采集：将拭子从口腔完全插入咽喉中，以咽喉壁、上颚扁桃的发红部位为中心，适度用力擦拭双侧咽扁桃体及咽后壁，应避免触及舌部，取出拭子。

2. 鼻咽分泌物采集：轻轻插入无菌拭子，将拭子保持在鼻中隔附近，同时将拭子轻轻推入后鼻咽，旋转拭子几次然后从鼻孔中取出。

3. 样本采集后应尽快采用本试剂提供的样本提取液进行处理。经样本提取液处理后的样本，常温下存放须在 2 小时内使用，在 2～8℃存放 3 小时内使用。样本反复冻融次数应不超过 3 次。

4. 或采用病毒采样液（Hanks（厂家：Sigma）、PBS（厂家：赛默飞世尔（苏州）仪器有限公司）、运送培养基 Transport Medium (eSwab)（厂家：Copan Italia S.p.a.，国械备 20170237 号），运送培养基 UTM（厂家：Copan Italia S.p.A.，国械备 20191277 号））（配方成分中不能含蛋白变性剂）进行处理。处理后的病毒采样液在 2～8℃下可保存 8 小时，-70℃可长期保存，目前暂定 2 个月。

5. 如不能立即处理，样本应立即置于经灭菌的干燥离心管或采样管内储存。

【送检部门】 标本传送至专业实验室由专业人员操作，并做好生物安全工作。

【参考区间】 阴性

【临床意义】

1. 用于新型冠状病毒感染肺炎疑似人群口咽拭子、鼻咽拭子样本中新型冠状病毒 N 抗原检测。抗原检测一般用于急性感染期，即疑似人群出现症状 7 天之内的样本检测。

2. 抗原检测不能单独用于新型冠状病毒感染的诊断，应结合核酸检测、影像学等其他诊断信息及病史、接触史判断感染状态。

3. 抗原检测的阳性结果可以用于对疑似人群进行早期分流和快速管理，但阳性结果仅表明样本中存在新型冠状病毒 N 抗原，不能作为新型冠状病毒感染的确诊依据。阴性结果不能排除新型冠状病毒感染，也不得单独作为治疗和疾病管理决定的依据。疑似人群抗原阳性及阴性结果均应进行进一步的核酸检测。不适用于一般人群的筛查。

新型冠状病毒（2019-nCoV）抗体检测

【检验方法】　胶体金法（万孚生物）

【检验标本】　血清、血浆、静脉全血

【送检要求】

1. 血清/血浆样本采集　取血后应尽快分离血清、血浆，以免溶血。分离后的血清、血浆应在 8 小时内尽快进行测试，如不能及时使用，应放在 2～8℃保存，可保存 3 天；超过 3 天应置于 -20℃冷冻保存，可保存 9 天，测试前注意恢复到室温，避免反复冻融。不建议使用严重溶血和热灭活的样本。

2. 静脉全血收集　采用抗凝管采血，或在采血管里先加入抗凝剂（建议使用肝素、EDTA 盐、枸橼酸钠抗凝），将采集血样加入并摇匀备用。常温可保存 8 小时，如不能立即检测可放置于 2～8℃保存 7 天，7 天以上的静脉全血样本不适用于该试剂。

【送检部门】　标本传送至专业实验室由专业人员操作，并做好生物安全工作。

【参考区间】　阴性

【临床意义】

1. 用于体外定性检测人血清、血浆、静脉全血样本中新型冠状病毒（2019-nCoV）抗体。仅用作对新型冠状病毒核酸检测阴性疑似病例的补充检测指标或疑似病例诊断中与核酸检测协同使用，不能作为新型冠状病毒感染的肺炎确诊和排除的依据，不适用于一般人群的筛查。

2. 检测结果为阳性还需进一步确认，检测结果阴性不能排除感染的可能性。

第八章　检验标本采集

第一节　常规标本采集

尿液

1. 应留取新鲜尿，以清晨第 1 次尿为宜，较浓缩，条件恒定，便于对比。急诊患者可随时留取。

2. 使用一次性小便杯并贴上检验编号。

3. 尿标本应避免经血、白带、精液、粪便等混入。此外，还应注意避免烟灰、糖纸等异物的混入。

4. 标本留取后，应及时送检，以免细菌繁殖、细胞溶解等（一般夏季 1h 内、冬季 2h 内完成检验）。

5. 尿胆原等化学物质可因光分解或氧化而减弱。

6. 不能及时送检应适当防腐，常用甲醛 5mL/L 尿（用于管型和细胞防腐），甲苯 5mL/L 尿（用于尿糖、尿蛋白等防腐），或保存于 4℃冰箱内，6h 内检查完毕。

粪便

1. 留取标本的容器可用不吸水（涂蜡）的纸盒，或一次性塑料容器，要求清洁干燥。

2. 标本要求新鲜且不可混入尿液。送检标本量通常为指头大小（约 5g）即可。

3. 标本应选择脓血黏液等病理成分，并应在 1h 内完成检验，否则可因 pH 及消化酶等影响，而使粪便中的细胞成分破坏分解。

4. 做潜血试验应嘱患者在收集标本前 3d 禁食肉类、铁剂及大量绿色蔬菜。

5. 检查蛲虫应于清晨排便前用棉拭子由肛门四周拭取，立即送检。

痰液

1. 一般检验收集新鲜痰，患者起床后刷牙、漱口（用 3% 过氧化氢溶液及清水漱口 3 次），用力咳出气管深部真正呼吸道分泌物（勿混入唾液及鼻咽分泌物），盛于洁净容器内。

2. 幼儿痰液收集困难时，可用消毒拭子刺激喉部引起咳嗽反射，用棉拭子采取标本。

血液

1. 早晨空腹抽取静脉血标本，适宜做血糖、血脂、肝功能等检验。

2. 血液激素测定标本，可不空腹，但必须在每天上午 8 ～ 9 时采取。

3. 反映急性心肌梗死的酶类 AST、CK 的峰值通常在梗死后 16 ～ 24h；LDH 活性需 30 ～ 60h 方达到高峰，维持 3 ～ 6d。请掌握采血时间。

4. 急性胰腺炎病人一般在发病后 2 ～ 12h 血清淀粉酶开始上升，12 ～ 72h 到高峰，4d 左右恢复正常。

5. 采取血钾测定标本，勿用碘酒消毒皮肤，仅用酒精消毒皮肤后采血，因碘酒内含碘化钾较高，对血清钾结果干扰显著。

6. 盛血用试管或瓶均应干燥洁净，若需要抗凝血则应将血液注入有抗凝剂的试管或瓶内，并立即轻轻旋转摇匀，防止凝固。

7. 输液同侧不宜采血样检验，另一侧要看具体项目及输液成分来决定。如静脉滴注葡萄糖时验血糖要在输液完毕后2h取血；检验电解质时不宜在输液同侧采样等。

8. 采血后应将针头取下，再沿管壁将血液徐徐注入试管内。

9. 采集血液标本时应防止溶血。

体液及排泄物

（一）脑脊液

1. 标本送检必须及时，收到标本后应立即检验，久置可致细胞破坏，影响细胞计数及分类检查，并导致葡萄糖分解使含量降低，病原菌破坏或溶解。

2. 细胞计数管应避免标本凝固，遇高蛋白标本时，可用EDTA钠盐抗凝。

（二）浆膜腔积液

1. 穿刺取得的标本，为防止细胞变性出现凝块或细菌破坏溶解，送检及检查必须及时。

2. 为防止凝固，最好加入100g/L EDTA钠盐抗凝，每0.1mL可抗凝6mL浆膜腔积液，及时完成细胞涂片检查。

（三）精液

1. 用清洁干燥小瓶收集精液，不宜采用避孕套内的精液。

2. 收集精液前避免性生活3～7d，收集精液标本后应在1h内检验，冬季应注意保温。

3. 出现一次异常结果，应隔一周后复查，反复查2～3次方能得出比较正确的结果。

（四）前列腺液

临床医生做前列腺按摩术后，采集标本于清洁玻片上，立即送检。

（五）阴道分泌物

由临床医生用棉拭子采取子宫颈后穹窿分泌物可直接涂片，也可置生理盐水试管内送检，然后涂片镜检。

第二节　细菌培养标本采集

一般原则

1. 所用器具须严格的灭菌处理。

2. 采集足量标本以便够用。

3. 尽可能在病人服药前或手术切口局部用药前采集。

4. 采集标本过程中要严格遵守无菌操作原则，采集的部位要准确。

标本采集

（一）静脉血

1. 静脉穿刺前要充分消毒皮肤，避免皮肤细菌污染。

2. 取静脉血 5mL 以无菌操作法立即注入专用血培养瓶（含 50mL 培养液），轻轻摇匀送微生物室。

（二）尿液

1. 中段尿　先用 1g/L 新洁尔灭彻底清洗外阴，用无菌试管收集中间一段尿液 1 ～ 2mL。

2.膀胱导尿 用于昏迷及自然排尿困难者，但导尿易引起逆行细菌感染。

3.耻骨弓上膀胱穿刺尿 偶用于婴幼儿。

（三）粪便

1.粪培养的容器须清洁，量可为胡桃大小（取有黏液或脓液部分）。

2.疑似霍乱患者的粪便应取液样部分，并立即送检以便及时接种，不能延误。

（四）痰液

痰培养之前，临床医生指导病人配合，清晨时间最好，咳痰前先漱口，以减少口腔唾液的污染。

（五）脑脊液、胸腹水及脓液

应以无菌操作采取，盛于无菌瓶中，送检量不少于1mL。伤口取标本尽量避免皮肤表面细菌的污染，并在脓腔的基底部取样，用无菌注射器抽取或用消毒棉签取样后，立即置无菌试管送检。

第三节 特殊项目标本采集

血气分析

（一）动脉血取血法

1.用2mL或5mL消毒注射器，按无菌操作抽取肝素（1mL=1000U，用生理盐水配）0.5mL，然后将肝素来回抽动，使针管全部湿润，将多余肝素全部排出。

2. 皮肤消毒后，穿刺股动脉、肱动脉或桡动脉，取 2mL 动脉血，不能有气泡。抽出后用小橡皮封针头，隔绝空气。将注射器放在手中双手来回搓动，立即送检。

3. 填写申请单时要求写出诊断、抽血时的体温和血红蛋白量，是否用氧及其流量，以便分析。

4. 如不能及时送检，应放在冰水中保存（勿用冰块，以免细胞破坏而溶血），但放置时间最长不超过 2h。

（二）毛细血管血采取法

1. 采血部位常为耳垂或手指，婴儿取足跟或大趾，局部先用热毛巾敷或轻轻按摩，使毛细血管血充分动脉化。

2. 在毛细管一端装上塑料帽（红色）。将小铁针插入毛细管并让它滑到有塑料帽的一端。

3. 将采血部位消毒，然后穿刺皮肤以使血液自然流出为宜，把毛细管插入血滴中部采血以防空气进入毛细玻管。

4. 套紧毛细管塑料帽，然后在毛细管的另一端套上塑料帽。

5. 用磁铁在玻管外来回移动，使玻管内铁针来回 20 次，达到血液与肝素混合的目的。

6. 如不能及时送检，标本可水平位贮放在冰水中（不能超过 2h）。

血液黏度检测

1. 由于生理活动昼夜节律和饮食对血细胞比容、血浆蛋白成分、血浆黏度和血液黏度都有影响，采取血标本的时间和其与饮食的关系应当注意。一般头天晚上素食，检测当天空腹，晨 8 时采血。

2. 采取时肘前静脉抽血，压脉带压迫的时间应尽可能缩短，针头插入后，应在压脉带松开 5s 后开始采血，抽血时用力不宜过猛。

3. 抗凝剂以用肝素（ 10～20U/mL 血 ）或 EDTA·Na$_2$（ 1.5g/L 血 ）为宜，为防止对血液的稀释作用，应采用固体抗凝剂。

骨髓穿刺及涂片要求

1. 穿刺部位首选髂后上棘，次选髂前上棘、胸骨。

2. 采取骨髓液时，应严格遵守无菌技术，抽取动作要缓慢，吸取骨髓量勿超过 0.3mL，以免混入稀释，使所吸标本不能代表骨髓。

3. 玻片要求清洁，涂片薄而均匀，应涂片 10 张左右，并同时制备两张外周血片作对照之用。

4. 如需同时做细菌培养和病理检查的病例，应先吸少量骨髓液做涂片后再吸取所需骨髓液和骨髓组织。

第四节　真空采血系统标本采集法

真空采血系统标本采集法见表 8-1。

表8-1　真空采血系统标本采集法（阳普医疗）

IMPROVACUTER 真空采血系统适用检验项目示意表

颜色	采血管	检验项目
红色	无添加剂管	生化、免疫检测
蓝色	柠檬酸钠9:1管	凝血功能检测
黑色	柠檬酸钠4:1管	血沉检测
红色	促凝管	生化、免疫检测
黄色	分离胶促凝管	生化、免疫检测
绿色	肝素钠管	急诊生化、血流变检测
紫色	EDTA.K2	血常规、糖化血红蛋白、血型检测

使用阳普真空采血系统采血注意事项

1. 使用采血+输液一体化装置时，勿忘顺时针拧紧，软管与针座间接口，避免采血过程中漏液或溢血。

2. 选择肘正中静脉，会大大提高采血效率。

3. 采血后立即轻轻摇匀采血管5-8次，将附加到同血液完全混匀，为避免溶血，请勿过于用力摇匀。

4. 最后一管采血至要额定采血量0.5ml松压脉带，拔出静脉穿刺针，让软管内的余血流入采血管，再换出管塞穿刺针。

5. 使用注射器转装血液时，不宜对注射器针栓施加压力。

6. 采血完毕，将采血针置于医用回收箱。

注意事项：首管断流（或到达额定刻度点后即可拔针）；中间管断续线（或到达额定刻度点后即可拔针）；尾管为距离额定采血量0.5ml时提前拔针（以便软管内血液流入管内）

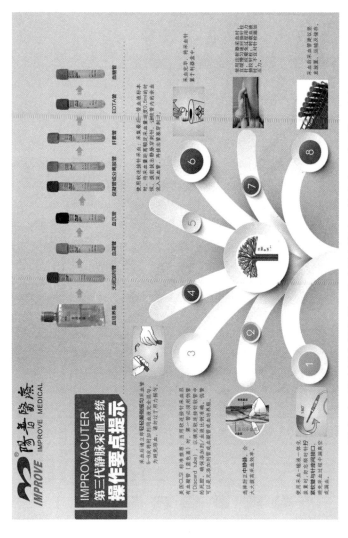

图 8-1　真空采血管种类、静脉采血顺序及注意事项（阳普医疗）

第五节　标本采集的质量保证

饮食因素对检验结果的影响

大多数生化检查均要求空腹采血，禁食 12h，或者晚餐后次日早上采血。因为饮食后可使血液某些化学成分改变，影响测定结果。例如高脂肪饮食后三酰甘油测定可高达空腹时 10 倍；高糖饮食后血糖可迅速升高，3h 后才恢复正常。但是过度空腹，以致饥饿，血液或器官中的某些成分分解、释放，又可导致某些检验结果异常。如血糖、转铁蛋白、C3 等可因空腹时间过长而降低；三酰甘油、游离脂肪酸反而升高。而血总蛋白、A/G 比值、胆固醇等在空腹前空腹后测定无改变。因此，应注意区分选择送检。

食物可影响某些检验项目的测定结果，如咖啡、茶、巧克力、香蕉等食物可影响儿茶酚胺的测定；高蛋白饮食，尤其是进食动物肝脏、肾及贝类富含嘌呤食物可使血尿酸测定增高；进食动物血食物可使隐血试验假阳性；饮酒后可使乳酸、尿酸盐等增加，长期饮酒还可使高密度脂蛋白、胆固醇等增高。上述种种情况说明为保证检验质量的可靠性，病人在做检验前，对食物也要有一定的控制。

药物因素对检验结果的影响

很多药物对检验有干扰作用，据报道有 15 000 多种。药物在体内主要是改变某些物质在体内的代谢作用和干扰测定过程中的化学反应，使结果增加或降低。如服用阿司匹林可以通过增加葡萄糖的吸收、释放类固醇并抑制三羧酸循环，使血糖升高；而输液补钾时，由于氯化物可将糖由细胞外带到细胞内，造成血清糖测定结果降低。所以临床医生应充分了解各种药物对有关检验项目测定结果的影响，或者需要为了某个项目的测定而停服某一药物。

运动因素对检验结果的影响

运动也能影响很多检验项目的测定结果，如运动后血糖、乳酸、丙氨酸等可升高；肌肉有关的血清酶，如 CK、LDH、ALT、AST 在运动后测定均有不同程度的升高，有人做过实验，其中最明显的是 CK 和 ALT，而且恢复较慢，停止运动 1h 后测定，其结果可升高 50%。

采集标本时体位对检验结果的影响

由于人体体位姿势不同影响血液循环，某些生理现象可发生变化，如血浆与组织液因体位不同导致平衡改变，血液与组织液中的某些成分也随着发生变化，可使某些测定结果发生改变，如卧位改为站位时测定总蛋白、白蛋白、胆固醇、血清铁、ALT、ALP 等有 5% ~ 15% 的不同程度改变。有的检验项目采血部位不同，而检验结果也有较大的差别，如白细胞计数取微量血，有人做过试验耳垂采血较手指血高 30%。因此，提出建议，建立各检验项目的参考值，采集血标本应规范一种姿势。

止血带加压对检验结果的影响

止血带压迫使局部血管扩张、淤血，激活血液中的某些物质，引起某些检验项目测定结果升高或降低。如凝血酶原时间测定，由于血管受压迫，使局部血液回流受阻，造成局部缺氧，甚至毛细血管损伤，凝血起动因子激活后，凝血过程形成，即消耗一些凝血因子，使测定结果偏低；在测定其他一些化学成分时，由于血管被压迫处的组织液从扩张血管处漏出而影响被测定成分的含量，且影响的程度随止血带压迫的时间增加而上升。所以抽血时尽量缩短止血带压迫时间，最好不用止血带。

标本采集的时间对检验结果的影响

机体血液的某些成分在一天内可发生周期性的变化，且有的变化较大，如白细胞计数上下午之间可有成倍变化，一般上午低下午高。其他化学成分，如胆红素、血清铁上午较其他时间高。血清钙中午低，生长激素夜里高，白天低。在一般情况下，为减少由于采血时间不同引起的测定误差，要求每次检测最好在一天的同一时间进行。

抗凝剂对检验结果的影响

检验的标本根据检验项目的要求不同，有需要抗凝和不需要抗凝 2 种。需要抗凝的预先加入抗凝剂。常用的抗凝剂有枸橼酸盐、草酸盐、EDTA、肝素等，而抗凝剂的使用也要根据检验的项目进行选择，否则即影响测定结果。如含有钾、钠的抗凝剂（草酸钾、草酸钠、枸橼酸钾、枸橼酸钠等）不能用作测定血钾或血钠的抗凝。因为草酸盐、氟化钠等抗凝剂，具有酶的活性或有抑制酶的活性作用，如草酸盐有抑制淀粉酶、乳酸脱氢酶、酸性磷酸酶的作用，氟化钠有激活尿素酶和抑制乳酸脱氢酶的作用，故不宜用作酶活性的测定或用作某些项目酶法测定。

溶血标本对检验结果的影响

血液中的很多化学成分分布在细胞内和细胞外含量是不同的，如红细胞内的钾含量是血清（浆）钾的 20 倍，红细胞内的乳酸脱氢酶是血清的 200 倍。标本溶血后对检验的结果影响较大，细胞内含量高的物质进入血清后造成测定结果偏高。细胞内含量低的物质进入血清后，血清被稀释使测定结果偏低。

附　录

附录 A　中华人民共和国传染病
防治法

（2013 年 6 月 29 日修订）

第一章　总　则

第一条　为了预防、控制和消除传染病的发生与流行，保障人体健康和公共卫生，制定本法。

第二条　国家对传染病防治实行预防为主的方针，防治结合、分类管理、依靠科学、依靠群众。

第三条　本法规定的传染病分为甲类、乙类和丙类。

甲类传染病是指：鼠疫、霍乱。

乙类传染病是指：新型冠状病毒感染的肺炎、传染性非典型肺炎、艾滋病、病毒性肝炎、脊髓灰质炎、人感染高致病性禽流感、麻疹、流行性出血热、狂犬病、流行性乙型脑炎、登革热、炭疽、细菌性和阿米巴性痢疾、肺结核、伤寒和副伤寒、流行性脑脊髓膜炎、百日咳、白喉、新生儿破伤风、猩红热、布鲁氏菌病、淋病、梅毒、钩端螺旋体病、血吸虫病、疟疾。

丙类传染病是指：流行性感冒、流行性腮腺炎、风疹、急性出血性结膜炎、麻风病、流行性和地方性斑疹伤寒、黑热病、包虫病、丝虫病，除霍乱、细菌性和阿米巴性痢疾、伤寒和副伤寒以外的感染性腹泻病。

国务院卫生行政部门根据传染病暴发、流行情况和危害程度，可以决定增加、减少或者调整乙类、丙类传染病病种并予以公布。

第四条 对乙类传染病中传染性非典型肺炎、炭疽中的肺炭疽和人感染高致病性禽流感，采取本法所称甲类传染病的预防、控制措施。其他乙类传染病和突发原因不明的传染病需要采取本法所称甲类传染病的预防、控制措施的，由国务院卫生行政部门及时报经国务院批准后予以公布、实施。

需要解除依照前款规定采取的甲类传染病预防、控制措施的，由国务院卫生行政部门报经国务院批准后予以公布。

省、自治区、直辖市人民政府对本行政区域内常见、多发的其他地方性传染病，可以根据情况决定按照乙类或者丙类传染病管理并予以公布，报国务院卫生行政部门备案。

第五条 各级人民政府领导传染病防治工作。

县级以上人民政府制定传染病防治规划并组织实施，建立健全传染病防治的疾病预防控制、医疗救治和监督管理体系。

第六条 国务院卫生行政部门主管全国传染病防治及其监督管理工作。县级以上地方人民政府卫生行政部门负责本行政区域内的传染病防治及其监督管理工作。

县级以上人民政府其他部门在各自的职责范围内负责传染病防治工作。

军队的传染病防治工作，依照本法和国家有关规定办理，由中国人民解放军卫生主管部门实施监督管理。

第七条 各级疾病预防控制机构承担传染病监测、预测、流行病学调查、疫情报告以及其他预防、控制工作。

医疗机构承担与医疗救治有关的传染病防治工作和责任区域内的传染病预防工作。城市社区和农村基层医疗机构在疾病预防控制机构的指导下，承担城市社区、农村基层相应的传染病防治工作。

第八条 国家发展现代医学和中医药等传统医学，支持和鼓励开展传染病防治的科学研究，提高传染病防治的科学技术水平。

国家支持和鼓励开展传染病防治的国际合作。

第九条 国家支持和鼓励单位和个人参与传染病防治工作。各级人民政府应当完善有关制度，方便单位和个人参与防治传染病的宣传教育、疫情报告、志愿服务和捐赠活动。

居民委员会、村民委员会应当组织居民、村民参与社区、农村的传染病预防与控制活动。

第十条 国家开展预防传染病的健康教育。新闻媒体应当无偿开展传染病防治和公共卫生教育的公益宣传。

各级各类学校应当对学生进行健康知识和传染病预防知识的教育。

医学院校应当加强预防医学教育和科学研究，对在校学生以及其他与传染病防治相关人员进行预防医学教育和培训，为传染病防治工作提供技术支持。

疾病预防控制机构、医疗机构应当定期对其工作人员进行传染病防治知识、技能的培训。

第十一条 对在传染病防治工作中做出显著成绩和贡献的单位和个人，给予表彰和奖励。

对因参与传染病防治工作致病、致残、死亡的人员，按照有关规定给予补助、抚恤。

第十二条 在中华人民共和国领域内的一切单位和个人，

必须接受疾病预防控制机构、医疗机构有关传染病的调查、检验、采集样本、隔离治疗等预防、控制措施，如实提供有关情况。疾病预防控制机构、医疗机构不得泄露涉及个人隐私的有关信息、资料。

卫生行政部门以及其他有关部门、疾病预防控制机构和医疗机构因违法实施行政管理或者预防、控制措施，侵犯单位和个人合法权益的，有关单位和个人可以依法申请行政复议或者提起诉讼。

第二章　传染病预防

第十三条　各级人民政府组织开展群众性卫生活动，进行预防传染病的健康教育，倡导文明健康的生活方式，提高公众对传染病的防治意识和应对能力，加强环境卫生建设，消除鼠害和蚊、蝇等病媒生物的危害。

各级人民政府农业、水利、林业行政部门按照职责分工负责指导和组织消除农田、湖区、河流、牧场、林区的鼠害与血吸虫危害，以及其他传播传染病的动物和病媒生物的危害。

铁路、交通、民用航空行政部门负责组织消除交通工具以及相关场所的鼠害和蚊、蝇等病媒生物的危害。

第十四条　地方各级人民政府应当有计划地建设和改造公共卫生设施，改善饮用水卫生条件，对污水、污物、粪便进行无害化处置。

第十五条　国家实行有计划的预防接种制度。国务院卫生行政部门和省、自治区、直辖市人民政府卫生行政部门，根据传染病预防、控制的需要，制定传染病预防接种规划并组织实施。用于预防接种的疫苗必须符合国家质量标准。

国家对儿童实行预防接种证制度。国家免疫规划项目的预防接种实行免费。医疗机构、疾病预防控制机构与儿童的监护人应当相互配合，保证儿童及时接受预防接种。具体办法由国务院制定。

第十六条　国家和社会应当关心、帮助传染病病人、病原携带者和疑似传染病病人，使其得到及时救治。任何单位和个人不得歧视传染病病人、病原携带者和疑似传染病病人。

传染病病人、病原携带者和疑似传染病病人，在治愈前或者在排除传染病嫌疑前，不得从事法律、行政法规和国务院卫生行政部门规定禁止从事的易使该传染病扩散的工作。

第十七条　国家建立传染病监测制度。

国务院卫生行政部门制定国家传染病监测规划和方案。省、自治区、直辖市人民政府卫生行政部门根据国家传染病监测规划和方案，制定本行政区域的传染病监测计划和工作方案。

各级疾病预防控制机构对传染病的发生、流行以及影响其发生、流行的因素，进行监测；对国外发生、国内尚未发生的传染病或者国内新发生的传染病，进行监测。

第十八条　各级疾病预防控制机构在传染病预防控制中履行下列职责：

（一）实施传染病预防控制规划、计划和方案；

（二）收集、分析和报告传染病监测信息，预测传染病的发生、流行趋势；

（三）开展对传染病疫情和突发公共卫生事件的流行病学调查、现场处理及其效果评价；

（四）开展传染病实验室检测、诊断、病原学鉴定；

（五）实施免疫规划，负责预防性生物制品的使用管理；

（六）开展健康教育、咨询，普及传染病防治知识；

（七）指导、培训下级疾病预防控制机构及其工作人员开展传染病监测工作；

（八）开展传染病防治应用性研究和卫生评价，提供技术咨询。

国家、省级疾病预防控制机构负责对传染病发生、流行以及分布进行监测，对重大传染病流行趋势进行预测，提出预防控制对策，参与并指导对暴发的疫情进行调查处理，开展传染病病原学鉴定，建立检测质量控制体系，开展应用性研究和卫生评价。

设区的市和县级疾病预防控制机构负责传染病预防控制规划、方案的落实，组织实施免疫、消毒、控制病媒生物的危害，普及传染病防治知识，负责本地区疫情和突发公共卫生事件监测、报告，开展流行病学调查和常见病原微生物检测。

第十九条 国家建立传染病预警制度。

国务院卫生行政部门和省、自治区、直辖市人民政府根据传染病发生、流行趋势的预测，及时发出传染病预警，根据情况予以公布。

第二十条 县级以上地方人民政府应当制定传染病预防、控制预案，报上一级人民政府备案。

传染病预防、控制预案应当包括以下主要内容：

（一）传染病预防控制指挥部的组成和相关部门的职责；

（二）传染病的监测、信息收集、分析、报告、通报制度；

（三）疾病预防控制机构、医疗机构在发生传染病疫情时的任务与职责；

（四）传染病暴发、流行情况的分级以及相应的应急工作方案；

（五）传染病预防、疫点疫区现场控制，应急设施、设备、救治药品和医疗器械以及其他物资和技术的储备与调用。

地方人民政府和疾病预防控制机构接到国务院卫生行政部门或者省、自治区、直辖市人民政府发出的传染病预警后，应当按照传染病预防、控制预案，采取相应的预防、控制措施。

第二十一条　医疗机构必须严格执行国务院卫生行政部门规定的管理制度、操作规范，防止传染病的医源性感染和医院感染。

医疗机构应当确定专门的部门或者人员，承担传染病疫情报告、本单位的传染病预防、控制以及责任区域内的传染病预防工作；承担医疗活动中与医院感染有关的危险因素监测、安全防护、消毒、隔离和医疗废物处置工作。

疾病预防控制机构应当指定专门人员负责对医疗机构内传染病预防工作进行指导、考核，开展流行病学调查。

第二十二条　疾病预防控制机构、医疗机构的实验室和从事病原微生物实验的单位，应当符合国家规定的条件和技术标准，建立严格的监督管理制度，对传染病病原体样本按照规定的措施实行严格监督管理，严防传染病病原体的实验室感染和病原微生物的扩散。

第二十三条　采供血机构、生物制品生产单位必须严格执行国家有关规定，保证血液、血液制品的质量。禁止非法采集血液或者组织他人出卖血液。

疾病预防控制机构、医疗机构使用血液和血液制品，必须遵守国家有关规定，防止因输入血液、使用血液制品引起经血液传播疾病的发生。

第二十四条 各级人民政府应当加强艾滋病的防治工作，采取预防、控制措施，防止艾滋病的传播。具体办法由国务院制定。

第二十五条 县级以上人民政府农业、林业行政部门以及其他有关部门，依据各自的职责负责与人畜共患传染病有关的动物传染病的防治管理工作。

与人畜共患传染病有关的野生动物、家畜家禽，经检疫合格后，方可出售、运输。

第二十六条 国家建立传染病菌种、毒种库。

对传染病菌种、毒种和传染病检测样本的采集、保藏、携带、运输和使用实行分类管理，建立健全严格的管理制度。

对可能导致甲类传染病传播的以及国务院卫生行政部门规定的菌种、毒种和传染病检测样本，确需采集、保藏、携带、运输和使用的，须经省级以上人民政府卫生行政部门批准。具体办法由国务院制定。

第二十七条 对被传染病病原体污染的污水、污物、场所和物品，有关单位和个人必须在疾病预防控制机构的指导下或者按照其提出的卫生要求，进行严格消毒处理；拒绝消毒处理的，由当地卫生行政部门或者疾病预防控制机构进行强制消毒处理。

第二十八条 在国家确认的自然疫源地计划兴建水利、交通、旅游、能源等大型建设项目的，应当事先由省级以上疾病预防控制机构对施工环境进行卫生调查。建设单位应当根据疾病预防控制机构的意见，采取必要的传染病预防、控制措施。施工期间，建设单位应当设专人负责工地上的卫生防疫工作。工程竣工后，疾病预防控制机构应当对可能发生的传染病进行监测。

第二十九条　用于传染病防治的消毒产品、饮用水供水单位供应的饮用水和涉及饮用水卫生安全的产品，应当符合国家卫生标准和卫生规范。

饮用水供水单位从事生产或者供应活动，应当依法取得卫生许可证。

生产用于传染病防治的消毒产品的单位和生产用于传染病防治的消毒产品，应当经省级以上人民政府卫生行政部门审批。具体办法由国务院制定。

第三章　疫情报告、通报和公布

第三十条　疾病预防控制机构、医疗机构和采供血机构及其执行职务的人员发现本法规定的传染病疫情或者发现其他传染病暴发、流行以及突发原因不明的传染病时，应当遵循疫情报告属地管理原则，按照国务院规定的或者国务院卫生行政部门规定的内容、程序、方式和时限报告。

军队医疗机构向社会公众提供医疗服务，发现前款规定的传染病疫情时，应当按照国务院卫生行政部门的规定报告。

第三十一条　任何单位和个人发现传染病病人或者疑似传染病病人时，应当及时向附近的疾病预防控制机构或者医疗机构报告。

第三十二条　港口、机场、铁路疾病预防控制机构以及国境卫生检疫机关发现甲类传染病病人、病原携带者、疑似传染病病人时，应当按照国家有关规定立即向国境口岸所在地的疾病预防控制机构或者所在地县级以上地方人民政府卫生行政部门报告并互相通报。

第三十三条　疾病预防控制机构应当主动收集、分析、调查、核实传染病疫情信息。接到甲类、乙类传染病疫情报告或者发现传染病暴发、流行时，应当立即报告当地卫生行政部门，由当地卫生行政部门立即报告当地人民政府，同时报告上级卫生行政部门和国务院卫生行政部门。

疾病预防控制机构应当设立或者指定专门的部门、人员负责传染病疫情信息管理工作，及时对疫情报告进行核实、分析。

第三十四条　县级以上地方人民政府卫生行政部门应当及时向本行政区域内的疾病预防控制机构和医疗机构通报传染病疫情以及监测、预警的相关信息。接到通报的疾病预防控制机构和医疗机构应当及时告知本单位的有关人员。

第三十五条　国务院卫生行政部门应当及时向国务院其他有关部门和各省、自治区、直辖市人民政府卫生行政部门通报全国传染病疫情以及监测、预警的相关信息。

毗邻的以及相关的地方人民政府卫生行政部门，应当及时互相通报本行政区域的传染病疫情以及监测、预警的相关信息。

县级以上人民政府有关部门发现传染病疫情时，应当及时向同级人民政府卫生行政部门通报。

中国人民解放军卫生主管部门发现传染病疫情时，应当向国务院卫生行政部门通报。

第三十六条　动物防疫机构和疾病预防控制机构，应当及时互相通报动物间和人间发生的人畜共患传染病疫情以及相关信息。

第三十七条　依照本法的规定负有传染病疫情报告职责的人民政府有关部门、疾病预防控制机构、医疗机构、采供血机构及其工作人员，不得隐瞒、谎报、缓报传染病疫情。

第三十八条　国家建立传染病疫情信息公布制度。

国务院卫生行政部门定期公布全国传染病疫情信息。省、自治区、直辖市人民政府卫生行政部门定期公布本行政区域的传染病疫情信息。

传染病暴发、流行时，国务院卫生行政部门负责向社会公布传染病疫情信息，并可以授权省、自治区、直辖市人民政府卫生行政部门向社会公布本行政区域的传染病疫情信息。

公布传染病疫情信息应当及时、准确。

第四章　疫情控制

第三十九条　医疗机构发现甲类传染病时，应当及时采取下列措施：

（一）对病人、病原携带者，予以隔离治疗，隔离期限根据医学检查结果确定；

（二）对疑似病人，确诊前在指定场所单独隔离治疗；

（三）对医疗机构内的病人、病原携带者、疑似病人的密切接触者，在指定场所进行医学观察和采取其他必要的预防措施。

拒绝隔离治疗或者隔离期未满擅自脱离隔离治疗的，可以由公安机关协助医疗机构采取强制隔离治疗措施。

医疗机构发现乙类或者丙类传染病病人，应当根据病情采取必要的治疗和控制传播措施。

医疗机构对本单位内被传染病病原体污染的场所、物品以及医疗废物，必须依照法律、法规的规定实施消毒和无害化处置。

第四十条　疾病预防控制机构发现传染病疫情或者接到传染病疫情报告时，应当及时采取下列措施：

（一）对传染病疫情进行流行病学调查，根据调查情况提出划定疫点、疫区的建议，对被污染的场所进行卫生处理，对密切接触者，在指定场所进行医学观察和采取其他必要的预防措施，并向卫生行政部门提出疫情控制方案；

（二）传染病暴发、流行时，对疫点、疫区进行卫生处理，向卫生行政部门提出疫情控制方案，并按照卫生行政部门的要求采取措施；

（三）指导下级疾病预防控制机构实施传染病预防、控制措施，组织、指导有关单位对传染病疫情的处理。

第四十一条 对已经发生甲类传染病病例的场所或者该场所内的特定区域的人员，所在地的县级以上地方人民政府可以实施隔离措施，并同时向上一级人民政府报告；接到报告的上级人民政府应当即时作出是否批准的决定。上级人民政府作出不予批准决定的，实施隔离措施的人民政府应当立即解除隔离措施。

在隔离期间，实施隔离措施的人民政府应当对被隔离人员提供生活保障；被隔离人员有工作单位的，所在单位不得停止支付其隔离期间的工作报酬。

隔离措施的解除，由原决定机关决定并宣布。

第四十二条 传染病暴发、流行时，县级以上地方人民政府应当立即组织力量，按照预防、控制预案进行防治，切断传染病的传播途径，必要时，报经上一级人民政府决定，可以采取下列紧急措施并予以公告：

（一）限制或者停止集市、影剧院演出或者其他人群聚集的活动；

（二）停工、停业、停课；

（三）封闭或者封存被传染病病原体污染的公共饮用水源、食品以及相关物品；

（四）控制或者扑杀染疫野生动物、家畜家禽；

（五）封闭可能造成传染病扩散的场所。

上级人民政府接到下级人民政府关于采取前款所列紧急措施的报告时，应当即时作出决定。

紧急措施的解除，由原决定机关决定并宣布。

第四十三条　甲类、乙类传染病暴发、流行时，县级以上地方人民政府报经上一级人民政府决定，可以宣布本行政区域部分或者全部为疫区；国务院可以决定并宣布跨省、自治区、直辖市的疫区。县级以上地方人民政府可以在疫区内采取本法第四十二条规定的紧急措施，并可以对出入疫区的人员、物资和交通工具实施卫生检疫。

省、自治区、直辖市人民政府可以决定对本行政区域内的甲类传染病疫区实施封锁；但是，封锁大、中城市的疫区或者封锁跨省、自治区、直辖市的疫区，以及封锁疫区导致中断干线交通或者封锁国境的，由国务院决定。

疫区封锁的解除，由原决定机关决定并宣布。

第四十四条　发生甲类传染病时，为了防止该传染病通过交通工具及其乘运的人员、物资传播，可以实施交通卫生检疫。具体办法由国务院制定。

第四十五条　传染病暴发、流行时，根据传染病疫情控制的需要，国务院有权在全国范围或者跨省、自治区、直辖市范围内，县级以上地方人民政府有权在本行政区域内紧急调集人员或者调用储备物资，临时征用房屋、交通工具以及相关设施、设备。

紧急调集人员的，应当按照规定给予合理报酬。临时征用房屋、交通工具以及相关设施、设备的，应当依法给予补偿；能返还的，应当及时返还。

第四十六条 患甲类传染病、炭疽死亡的，应当将尸体立即进行卫生处理，就近火化。患其他传染病死亡的，必要时，应当将尸体进行卫生处理后火化或者按照规定深埋。

为了查找传染病病因，医疗机构在必要时可以按照国务院卫生行政部门的规定，对传染病病人尸体或者疑似传染病病人尸体进行解剖查验，并应当告知死者家属。

第四十七条 疫区中被传染病病原体污染或者可能被传染病病原体污染的物品，经消毒可以使用的，应当在当地疾病预防控制机构的指导下，进行消毒处理后，方可使用、出售和运输。

第四十八条 发生传染病疫情时，疾病预防控制机构和省级以上人民政府卫生行政部门指派的其他与传染病有关的专业技术机构，可以进入传染病疫点、疫区进行调查、采集样本、技术分析和检验。

第四十九条 传染病暴发、流行时，药品和医疗器械生产、供应单位应当及时生产、供应防治传染病的药品和医疗器械。铁路、交通、民用航空经营单位必须优先运送处理传染病疫情的人员以及防治传染病的药品和医疗器械。县级以上人民政府有关部门应当做好组织协调工作。

第五章 医疗救治

第五十条 县级以上人民政府应当加强和完善传染病医疗救治服务网络的建设，指定具备传染病救治条件和能力的医疗机构承担传染病救治任务，或者根据传染病救治需要设置传染病医院。

第五十一条 医疗机构的基本标准、建筑设计和服务流程，应当符合预防传染病医院感染的要求。

医疗机构应当按照规定对使用的医疗器械进行消毒；对按照规定一次使用的医疗器具，应当在使用后予以销毁。

医疗机构应当按照国务院卫生行政部门规定的传染病诊断标准和治疗要求，采取相应措施，提高传染病医疗救治能力。

第五十二条　医疗机构应当对传染病病人或者疑似传染病病人提供医疗救护、现场救援和接诊治疗，书写病历记录以及其他有关资料，并妥善保管。

医疗机构应当实行传染病预检、分诊制度；对传染病病人、疑似传染病病人，应当引导至相对隔离的分诊点进行初诊。医疗机构不具备相应救治能力的，应当将患者及其病历记录复印件一并转至具备相应救治能力的医疗机构。具体办法由国务院卫生行政部门规定。

第六章　监督管理

第五十三条　县级以上人民政府卫生行政部门对传染病防治工作履行下列监督检查职责：

（一）对下级人民政府卫生行政部门履行本法规定的传染病防治职责进行监督检查；

（二）对疾病预防控制机构、医疗机构的传染病防治工作进行监督检查；

（三）对采供血机构的采供血活动进行监督检查；

（四）对用于传染病防治的消毒产品及其生产单位进行监督检查，并对饮用水供水单位从事生产或者供应活动以及涉及饮用水卫生安全的产品进行监督检查；

（五）对传染病菌种、毒种和传染病检测样本的采集、保藏、携带、运输、使用进行监督检查；

（六）对公共场所和有关单位的卫生条件和传染病预防、控制措施进行监督检查。

省级以上人民政府卫生行政部门负责组织对传染病防治重大事项的处理。

第五十四条 县级以上人民政府卫生行政部门在履行监督检查职责时，有权进入被检查单位和传染病疫情发生现场调查取证，查阅或者复制有关的资料和采集样本。被检查单位应当予以配合，不得拒绝、阻挠。

第五十五条 县级以上地方人民政府卫生行政部门在履行监督检查职责时，发现被传染病病原体污染的公共饮用水源、食品以及相关物品，如不及时采取控制措施可能导致传染病传播、流行的，可以采取封闭公共饮用水源、封存食品以及相关物品或者暂停销售的临时控制措施，并予以检验或者进行消毒。经检验，属于被污染的食品，应当予以销毁；对未被污染的食品或者经消毒后可以使用的物品，应当解除控制措施。

第五十六条 卫生行政部门工作人员依法执行职务时，应当不少于两人，并出示执法证件，填写卫生执法文书。

卫生执法文书经核对无误后，应当由卫生执法人员和当事人签名。当事人拒绝签名的，卫生执法人员应当注明情况。

第五十七条 卫生行政部门应当依法建立健全内部监督制度，对其工作人员依据法定职权和程序履行职责的情况进行监督。

上级卫生行政部门发现下级卫生行政部门不及时处理职责范围内的事项或者不履行职责的，应当责令纠正或者直接予以处理。

第五十八条 卫生行政部门及其工作人员履行职责，应当自觉接受社会和公民的监督。单位和个人有权向上级人民政府及其卫生行政部门举报违反本法的行为。接到举报的有关人民政府或者其卫生行政部门，应当及时调查处理。

第七章　保障措施

第五十九条　国家将传染病防治工作纳入国民经济和社会发展计划，县级以上地方人民政府将传染病防治工作纳入本行政区域的国民经济和社会发展计划。

第六十条　县级以上地方人民政府按照本级政府职责负责本行政区域内传染病预防、控制、监督工作的日常经费。

国务院卫生行政部门会同国务院有关部门，根据传染病流行趋势，确定全国传染病预防、控制、救治、监测、预测、预警、监督检查等项目。中央财政对困难地区实施重大传染病防治项目给予补助。

省、自治区、直辖市人民政府根据本行政区域内传染病流行趋势，在国务院卫生行政部门确定的项目范围内，确定传染病预防、控制、监督等项目，并保障项目的实施经费。

第六十一条　国家加强基层传染病防治体系建设，扶持贫困地区和少数民族地区的传染病防治工作。

地方各级人民政府应当保障城市社区、农村基层传染病预防工作的经费。

第六十二条　国家对患有特定传染病的困难人群实行医疗救助，减免医疗费用。具体办法由国务院卫生行政部门会同国务院财政部门等部门制定。

第六十三条　县级以上人民政府负责储备防治传染病的药品、医疗器械和其他物资，以备调用。

第六十四条　对从事传染病预防、医疗、科研、教学、现场处理疫情的人员，以及在生产、工作中接触传染病病原体的其他人员，有关单位应当按照国家规定，采取有效的卫生防护措施和医疗保健措施，并给予适当的津贴。

第八章　法律责任

第六十五条　地方各级人民政府未依照本法的规定履行报告职责，或者隐瞒、谎报、缓报传染病疫情，或者在传染病暴发、流行时，未及时组织救治、采取控制措施的，由上级人民政府责令改正，通报批评；造成传染病传播、流行或者其他严重后果的，对负有责任的主管人员，依法给予行政处分；构成犯罪的，依法追究刑事责任。

第六十六条　县级以上人民政府卫生行政部门违反本法规定，有下列情形之一的，由本级人民政府、上级人民政府卫生行政部门责令改正，通报批评；造成传染病传播、流行或者其他严重后果的，对负有责任的主管人员和其他直接责任人员，依法给予行政处分；构成犯罪的，依法追究刑事责任：

（一）未依法履行传染病疫情通报、报告或者公布职责，或者隐瞒、谎报、缓报传染病疫情的；

（二）发生或者可能发生传染病传播时未及时采取预防、控制措施的；

（三）未依法履行监督检查职责，或者发现违法行为不及时查处的；

（四）未及时调查、处理单位和个人对下级卫生行政部门不履行传染病防治职责的举报的；

（五）违反本法的其他失职、渎职行为。

第六十七条　县级以上人民政府有关部门未依照本法的

规定履行传染病防治和保障职责的，由本级人民政府或者上级人民政府有关部门责令改正，通报批评；造成传染病传播、流行或者其他严重后果的，对负有责任的主管人员和其他直接责任人员，依法给予行政处分；构成犯罪的，依法追究刑事责任。

第六十八条　疾病预防控制机构违反本法规定，有下列情形之一的，由县级以上人民政府卫生行政部门责令限期改正，通报批评，给予警告；对负有责任的主管人员和其他直接责任人员，依法给予降级、撤职、开除的处分，并可以依法吊销有关责任人员的执业证书；构成犯罪的，依法追究刑事责任：

（一）未依法履行传染病监测职责的；

（二）未依法履行传染病疫情报告、通报职责，或者隐瞒、谎报、缓报传染病疫情的；

（三）未主动收集传染病疫情信息，或者对传染病疫情信息和疫情报告未及时进行分析、调查、核实的；

（四）发现传染病疫情时，未依据职责及时采取本法规定的措施的；

（五）故意泄露传染病病人、病原携带者、疑似传染病病人、密切接触者涉及个人隐私的有关信息、资料的。

第六十九条　医疗机构违反本法规定，有下列情形之一的，由县级以上人民政府卫生行政部门责令改正，通报批评，给予警告；造成传染病传播、流行或者其他严重后果的，对负有责任的主管人员和其他直接责任人员，依法给予降级、撤职、开除的处分，并可以依法吊销有关责任人员的执业证书；构成犯罪的，依法追究刑事责任：

（一）未按照规定承担本单位的传染病预防、控制工作、医院感染控制任务和责任区域内的传染病预防工作的；

（二）未按照规定报告传染病疫情，或者隐瞒、谎报、缓报传染病疫情的；

（三）发现传染病疫情时，未按照规定对传染病病人、疑似传染病病人提供医疗救护、现场救援、接诊、转诊的，或者拒绝接受转诊的；

（四）未按照规定对本单位内被传染病病原体污染的场所、物品以及医疗废物实施消毒或者无害化处置的；

（五）未按照规定对医疗器械进行消毒，或者对按照规定一次使用的医疗器具未予销毁，再次使用的；

（六）在医疗救治过程中未按照规定保管医学记录资料的；

（七）故意泄露传染病病人、病原携带者、疑似传染病病人、密切接触者涉及个人隐私的有关信息、资料的。

第七十条 采供血机构未按照规定报告传染病疫情，或者隐瞒、谎报、缓报传染病疫情，或者未执行国家有关规定，导致因输入血液引起经血液传播疾病发生的，由县级以上人民政府卫生行政部门责令改正，通报批评，给予警告；造成传染病传播、流行或者其他严重后果的，对负有责任的主管人员和其他直接责任人员，依法给予降级、撤职、开除的处分，并可以依法吊销采供血机构的执业许可证；构成犯罪的，依法追究刑事责任。

非法采集血液或者组织他人出卖血液的，由县级以上人民政府卫生行政部门予以取缔，没收违法所得，可以并处十万元以下的罚款；构成犯罪的，依法追究刑事责任。

第七十一条 国境卫生检疫机关、动物防疫机构未依法履行传染病疫情通报职责的，由有关部门在各自职责范围内责令改正，通报批评；造成传染病传播、流行或者其他严重后果的，对负有责任的主管人员和其他直接责任人员，依法给予降级、撤职、开除的处分；构成犯罪的，依法追究刑事责任。

第七十二条　铁路、交通、民用航空经营单位未依照本法的规定优先运送处理传染病疫情的人员以及防治传染病的药品和医疗器械的，由有关部门责令限期改正，给予警告；造成严重后果的，对负有责任的主管人员和其他直接责任人员，依法给予降级、撤职、开除的处分。

第七十三条　违反本法规定，有下列情形之一，导致或者可能导致传染病传播、流行的，由县级以上人民政府卫生行政部门责令限期改正，没收违法所得，可以并处五万元以下的罚款；已取得许可证的，原发证部门可以依法暂扣或者吊销许可证；构成犯罪的，依法追究刑事责任：

（一）饮用水供水单位供应的饮用水不符合国家卫生标准和卫生规范的；

（二）涉及饮用水卫生安全的产品不符合国家卫生标准和卫生规范的；

（三）用于传染病防治的消毒产品不符合国家卫生标准和卫生规范的；

（四）出售、运输疫区中被传染病病原体污染或者可能被传染病病原体污染的物品，未进行消毒处理的；

（五）生物制品生产单位生产的血液制品不符合国家质量标准的。

第七十四条　违反本法规定，有下列情形之一的，由县级以上地方人民政府卫生行政部门责令改正，通报批评，给予警告，已取得许可证的，可以依法暂扣或者吊销许可证；造成传染病传播、流行以及其他严重后果的，对负有责任的主管人员和其他直接责任人员，依法给予降级、撤职、开除的处分，并可以依法吊销有关责任人员的执业证书；构成犯罪的，依法追究刑事责任：

（一）疾病预防控制机构、医疗机构和从事病原微生物实验的单位，不符合国家规定的条件和技术标准，对传染病病原体样本未按照规定进行严格管理，造成实验室感染和病原微生物扩散的；

（二）违反国家有关规定，采集、保藏、携带、运输和使用传染病菌种、毒种和传染病检测样本的；

（三）疾病预防控制机构、医疗机构未执行国家有关规定，导致因输入血液、使用血液制品引起经血液传播疾病发生的。

第七十五条　未经检疫出售、运输与人畜共患传染病有关的野生动物、家畜家禽的，由县级以上地方人民政府畜牧兽医行政部门责令停止违法行为，并依法给予行政处罚。

第七十六条　在国家确认的自然疫源地兴建水利、交通、旅游、能源等大型建设项目，未经卫生调查进行施工的，或者未按照疾病预防控制机构的意见采取必要的传染病预防、控制措施的，由县级以上人民政府卫生行政部门责令限期改正，给予警告，处五千元以上三万元以下的罚款；逾期不改正的，处三万元以上十万元以下的罚款，并可以提请有关人民政府依据职责权限，责令停建、关闭。

第七十七条　单位和个人违反本法规定，导致传染病传播、流行，给他人人身、财产造成损害的，应当依法承担民事责任。

第九章　附则

第七十八条　本法中下列用语的含义：

（一）传染病病人、疑似传染病病人：指根据国务院卫生行政部门发布的《中华人民共和国传染病防治法规定管理的传染病诊断标准》，符合传染病病人和疑似传染病病人诊断标准的人。

（二）病原携带者：指感染病原体无临床症状但能排出病原体的人。

（三）流行病学调查：指对人群中疾病或者健康状况的分布及其决定因素进行调查研究，提出疾病预防控制措施及保健对策。

（四）疫点：指病原体从传染源向周围播散的范围较小或者单个疫源地。

（五）疫区：指传染病在人群中暴发、流行，其病原体向周围播散时所能波及的地区。

（六）人畜共患传染病：指人与脊椎动物共同罹患的传染病，如鼠疫、狂犬病、血吸虫病等。

（七）自然疫源地：指某些可引起人类传染病的病原体在自然界的野生动物中长期存在和循环的地区。

（八）病媒生物：指能够将病原体从人或者其他动物传播给人的生物，如蚊、蝇、蚤类等。

（九）医源性感染：指在医学服务中，因病原体传播引起的感染。

（十）医院感染：指住院病人在医院内获得的感染，包括在住院期间发生的感染和在医院内获得出院后发生的感染，但不包括入院前已开始或者入院时已处于潜伏期的感染。医院工作人员在医院内获得的感染也属医院感染。

（十一）实验室感染：指从事实验室工作时，因接触病原体所致的感染。

（十二）菌种、毒种：指可能引起本法规定的传染病发生的细菌菌种、病毒毒种。

（十三）消毒：指用化学、物理、生物的方法杀灭或者消除环境中的病原微生物。

（十四）疾病预防控制机构：指从事疾病预防控制活动的疾病预防控制中心以及与上述机构业务活动相同的单位。

（十五）医疗机构：指按照《医疗机构管理条例》取得医疗机构执业许可证，从事疾病诊断、治疗活动的机构。

第七十九条 传染病防治中有关食品、药品、血液、水、医疗废物和病原微生物的管理以及动物防疫和国境卫生检疫，本法未规定的，分别适用其他有关法律、行政法规的规定。

第八十条 本法自 2013 年 6 月 29 日起施行。

附录 B　中华人民共和国生物安全法

（2020 年 10 月 17 日第十三届全国人民代表大会
常务委员会第二十二次会议通过）

目　录

第一章　总则

第一条　为了维护国家安全，防范和应对生物安全风险，保障人民生命健康，保护生物资源和生态环境，促进生物技术健康发展，推动构建人类命运共同体，实现人与自然和谐共生，制定本法。

第二条　本法所称生物安全，是指国家有效防范和应对危险生物因子及相关因素威胁，生物技术能够稳定健康发展，人民生命健康和生态系统相对处于没有危险和不受威胁的状态，生物领域具备维护国家安全和持续发展的能力。

从事下列活动，适用本法：

（一）防控重大新发突发传染病、动植物疫情；

（二）生物技术研究、开发与应用；

（三）病原微生物实验室生物安全管理；

（四）人类遗传资源与生物资源安全管理；

（五）防范外来物种入侵与保护生物多样性；

（六）应对微生物耐药；

（七）防范生物恐怖袭击与防御生物武器威胁；

（八）其他与生物安全相关的活动。

第三条 生物安全是国家安全的重要组成部分。维护生物安全应当贯彻总体国家安全观，统筹发展和安全，坚持以人为本、风险预防、分类管理、协同配合的原则。

第四条 坚持中国共产党对国家生物安全工作的领导，建立健全国家生物安全领导体制，加强国家生物安全风险防控和治理体系建设，提高国家生物安全治理能力。

第五条 国家鼓励生物科技创新，加强生物安全基础设施和生物科技人才队伍建设，支持生物产业发展，以创新驱动提升生物科技水平，增强生物安全保障能力。

第六条 国家加强生物安全领域的国际合作，履行中华人民共和国缔结或者参加的国际条约规定的义务，支持参与生物科技交流合作与生物安全事件国际救援，积极参与生物安全国际规则的研究与制定，推动完善全球生物安全治理。

第七条 各级人民政府及其有关部门应当加强生物安全法律法规和生物安全知识宣传普及工作，引导基层群众性自治组织、社会组织开展生物安全法律法规和生物安全知识宣传，促进全社会生物安全意识的提升。

相关科研院校、医疗机构以及其他企业事业单位应当将生物安全法律法规和生物安全知识纳入教育培训内容，加强学生、从业人员生物安全意识和伦理意识的培养。

新闻媒体应当开展生物安全法律法规和生物安全知识公益宣传，对生物安全违法行为进行舆论监督，增强公众维护生物安全的社会责任意识。

第八条　任何单位和个人不得危害生物安全。

任何单位和个人有权举报危害生物安全的行为；接到举报的部门应当及时依法处理。

第九条　对在生物安全工作中做出突出贡献的单位和个人，县级以上人民政府及其有关部门按照国家规定予以表彰和奖励。

第二章　生物安全风险防控体制

第十条　中央国家安全领导机构负责国家生物安全工作的决策和议事协调，研究制定、指导实施国家生物安全战略和有关重大方针政策，统筹协调国家生物安全的重大事项和重要工作，建立国家生物安全工作协调机制。

省、自治区、直辖市建立生物安全工作协调机制，组织协调、督促推进本行政区域内生物安全相关工作。

第十一条　国家生物安全工作协调机制由国务院卫生健康、农业农村、科学技术、外交等主管部门和有关军事机关组成，分析研判国家生物安全形势，组织协调、督促推进国家生物安全相关工作。国家生物安全工作协调机制设立办公室，负责协调机制的日常工作。

国家生物安全工作协调机制成员单位和国务院其他有关部门根据职责分工，负责生物安全相关工作。

第十二条 国家生物安全工作协调机制设立专家委员会，为国家生物安全战略研究、政策制定及实施提供决策咨询。

国务院有关部门组织建立相关领域、行业的生物安全技术咨询专家委员会，为生物安全工作提供咨询、评估、论证等技术支撑。

第十三条 地方各级人民政府对本行政区域内生物安全工作负责。

县级以上地方人民政府有关部门根据职责分工，负责生物安全相关工作。

基层群众性自治组织应当协助地方人民政府以及有关部门做好生物安全风险防控、应急处置和宣传教育等工作。

有关单位和个人应当配合做好生物安全风险防控和应急处置等工作。

第十四条 国家建立生物安全风险监测预警制度。国家生物安全工作协调机制组织建立国家生物安全风险监测预警体系，提高生物安全风险识别和分析能力。

第十五条 国家建立生物安全风险调查评估制度。国家生物安全工作协调机制应当根据风险监测的数据、资料等信息，定期组织开展生物安全风险调查评估。

有下列情形之一的，有关部门应当及时开展生物安全风险调查评估，依法采取必要的风险防控措施：

（一）通过风险监测或者接到举报发现可能存在生物安全风险；

（二）为确定监督管理的重点领域、重点项目，制定、调整生物安全相关名录或者清单；

（三）发生重大新发突发传染病、动植物疫情等危害生物安全的事件；

（四）需要调查评估的其他情形。

第十六条 国家建立生物安全信息共享制度。国家生物安全工作协调机制组织建立统一的国家生物安全信息平台，有关部门应当将生物安全数据、资料等信息汇交国家生物安全信息平台，实现信息共享。

第十七条 国家建立生物安全信息发布制度。国家生物安全总体情况、重大生物安全风险警示信息、重大生物安全事件及其调查处理信息等重大生物安全信息，由国家生物安全工作协调机制成员单位根据职责分工发布；其他生物安全信息由国务院有关部门和县级以上地方人民政府及其有关部门根据职责权限发布。

任何单位和个人不得编造、散布虚假的生物安全信息。

第十八条 国家建立生物安全名录和清单制度。国务院及其有关部门根据生物安全工作需要，对涉及生物安全的材料、设备、技术、活动、重要生物资源数据、传染病、动植物疫病、外来入侵物种等制定、公布名录或者清单，并动态调整。

第十九条 国家建立生物安全标准制度。国务院标准化主管部门和国务院其他有关部门根据职责分工，制定和完善生物安全领域相关标准。

国家生物安全工作协调机制组织有关部门加强不同领域生物安全标准的协调和衔接，建立和完善生物安全标准体系。

第二十条 国家建立生物安全审查制度。对影响或者可能影响国家安全的生物领域重大事项和活动，由国务院有关部门进行生物安全审查，有效防范和化解生物安全风险。

第二十一条 国家建立统一领导、协同联动、有序高效的生物安全应急制度。

国务院有关部门应当组织制定相关领域、行业生物安全事件应急预案，根据应急预案和统一部署开展应急演练、应急处置、应急救援和事后恢复等工作。

县级以上地方人民政府及其有关部门应当制定并组织、指导和督促相关企业事业单位制定生物安全事件应急预案，加强应急准备、人员培训和应急演练，开展生物安全事件应急处置、应急救援和事后恢复等工作。

中国人民解放军、中国人民武装警察部队按照中央军事委员会的命令，依法参加生物安全事件应急处置和应急救援工作。

第二十二条　国家建立生物安全事件调查溯源制度。发生重大新发突发传染病、动植物疫情和不明原因的生物安全事件，国家生物安全工作协调机制应当组织开展调查溯源，确定事件性质，全面评估事件影响，提出意见建议。

第二十三条　国家建立首次进境或者暂停后恢复进境的动植物、动植物产品、高风险生物因子国家准入制度。

进出境的人员、运输工具、集装箱、货物、物品、包装物和国际航行船舶压舱水排放等应当符合我国生物安全管理要求。

海关对发现的进出境和过境生物安全风险，应当依法处置。经评估为生物安全高风险的人员、运输工具、货物、物品等，应当从指定的国境口岸进境，并采取严格的风险防控措施。

第二十四条　国家建立境外重大生物安全事件应对制度。境外发生重大生物安全事件的，海关依法采取生物安全紧急防控措施，加强证件核验，提高查验比例，暂停相关人员、运输工具、货物、物品等进境。必要时经国务院同意，可以

附 录

采取暂时关闭有关口岸、封锁有关国境等措施。

第二十五条 县级以上人民政府有关部门应当依法开展生物安全监督检查工作，被检查单位和个人应当配合，如实说明情况，提供资料，不得拒绝、阻挠。

涉及专业技术要求较高、执法业务难度较大的监督检查工作，应当有生物安全专业技术人员参加。

第二十六条 县级以上人民政府有关部门实施生物安全监督检查，可以依法采取下列措施：

（一）进入被检查单位、地点或者涉嫌实施生物安全违法行为的场所进行现场监测、勘查、检查或者核查；

（二）向有关单位和个人了解情况；

（三）查阅、复制有关文件、资料、档案、记录、凭证等；

（四）查封涉嫌实施生物安全违法行为的场所、设施；

（五）扣押涉嫌实施生物安全违法行为的工具、设备以及相关物品；

（六）法律法规规定的其他措施。

有关单位和个人的生物安全违法信息应当依法纳入全国信用信息共享平台。

第三章　防控重大新发突发传染病、动植物疫情

第二十七条 国务院卫生健康、农业农村、林业草原、海关、生态环境主管部门应当建立新发突发传染病、动植物疫情、进出境检疫、生物技术环境安全监测网络，组织监测站点布局、建设，完善监测信息报告系统，开展主动监测和病原检测，并纳入国家生物安全风险监测预警体系。

第二十八条 疾病预防控制机构、动物疫病预防控制机构、植物病虫害预防控制机构（以下统称专业机构）应当对

传染病、动植物疫病和列入监测范围的不明原因疾病开展主动监测，收集、分析、报告监测信息，预测新发突发传染病、动植物疫病的发生、流行趋势。

国务院有关部门、县级以上地方人民政府及其有关部门应当根据预测和职责权限及时发布预警，并采取相应的防控措施。

第二十九条 任何单位和个人发现传染病、动植物疫病的，应当及时向医疗机构、有关专业机构或者部门报告。

医疗机构、专业机构及其工作人员发现传染病、动植物疫病或者不明原因的聚集性疾病的，应当及时报告，并采取保护性措施。

依法应当报告的，任何单位和个人不得瞒报、谎报、缓报、漏报，不得授意他人瞒报、谎报、缓报，不得阻碍他人报告。

第三十条 国家建立重大新发突发传染病、动植物疫情联防联控机制。

发生重大新发突发传染病、动植物疫情，应当依照有关法律法规和应急预案的规定及时采取控制措施；国务院卫生健康、农业农村、林业草原主管部门应当立即组织疫情会商研判，将会商研判结论向中央国家安全领导机构和国务院报告，并通报国家生物安全工作协调机制其他成员单位和国务院其他有关部门。

发生重大新发突发传染病、动植物疫情，地方各级人民政府统一履行本行政区域内疫情防控职责，加强组织领导，开展群防群控、医疗救治，动员和鼓励社会力量依法有序参与疫情防控工作。

第三十一条 国家加强国境、口岸传染病和动植物疫情联合防控能力建设，建立传染病、动植物疫情防控国际合作网络，尽早发现、控制重大新发突发传染病、动植物疫情。

第三十二条　国家保护野生动物，加强动物防疫，防止动物源性传染病传播。

第三十三条　国家加强对抗生素药物等抗微生物药物使用和残留的管理，支持应对微生物耐药的基础研究和科技攻关。

县级以上人民政府卫生健康主管部门应当加强对医疗机构合理用药的指导和监督，采取措施防止抗微生物药物的不合理使用。县级以上人民政府农业农村、林业草原主管部门应当加强对农业生产中合理用药的指导和监督，采取措施防止抗微生物药物的不合理使用，降低在农业生产环境中的残留。

国务院卫生健康、农业农村、林业草原、生态环境等主管部门和药品监督管理部门应当根据职责分工，评估抗微生物药物残留对人体健康、环境的危害，建立抗微生物药物污染物指标评价体系。

第四章　生物技术研究、开发与应用安全

第三十四条　国家加强对生物技术研究、开发与应用活动的安全管理，禁止从事危及公众健康、损害生物资源、破坏生态系统和生物多样性等危害生物安全的生物技术研究、开发与应用活动。

从事生物技术研究、开发与应用活动，应当符合伦理原则。

第三十五条　从事生物技术研究、开发与应用活动的单位应当对本单位生物技术研究、开发与应用的安全负责，采

取生物安全风险防控措施，制定生物安全培训、跟踪检查、定期报告等工作制度，强化过程管理。

第三十六条 国家对生物技术研究、开发活动实行分类管理。根据对公众健康、工业农业、生态环境等造成危害的风险程度，将生物技术研究、开发活动分为高风险、中风险、低风险三类。

生物技术研究、开发活动风险分类标准及名录由国务院科学技术、卫生健康、农业农村等主管部门根据职责分工，会同国务院其他有关部门制定、调整并公布。

第三十七条 从事生物技术研究、开发活动，应当遵守国家生物技术研究开发安全管理规范。

从事生物技术研究、开发活动，应当进行风险类别判断，密切关注风险变化，及时采取应对措施。

第三十八条 从事高风险、中风险生物技术研究、开发活动，应当由在我国境内依法成立的法人组织进行，并依法取得批准或者进行备案。

从事高风险、中风险生物技术研究、开发活动，应当进行风险评估，制定风险防控计划和生物安全事件应急预案，降低研究、开发活动实施的风险。

第三十九条 国家对涉及生物安全的重要设备和特殊生物因子实行追溯管理。购买或者引进列入管控清单的重要设备和特殊生物因子，应当进行登记，确保可追溯，并报国务院有关部门备案。

个人不得购买或者持有列入管控清单的重要设备和特殊生物因子。

第四十条 从事生物医学新技术临床研究，应当通过伦理审查，并在具备相应条件的医疗机构内进行；进行人体临床研究操作的，应当由符合相应条件的卫生专业技术人员执行。

第四十一条　国务院有关部门依法对生物技术应用活动进行跟踪评估，发现存在生物安全风险的，应当及时采取有效补救和管控措施。

第五章　病原微生物实验室生物安全

第四十二条　国家加强对病原微生物实验室生物安全的管理，制定统一的实验室生物安全标准。病原微生物实验室应当符合生物安全国家标准和要求。

从事病原微生物实验活动，应当严格遵守有关国家标准和实验室技术规范、操作规程，采取安全防范措施。

第四十三条　国家根据病原微生物的传染性、感染后对人和动物的个体或者群体的危害程度，对病原微生物实行分类管理。

从事高致病性或者疑似高致病性病原微生物样本采集、保藏、运输活动，应当具备相应条件，符合生物安全管理规范。具体办法由国务院卫生健康、农业农村主管部门制定。

第四十四条　设立病原微生物实验室，应当依法取得批准或者进行备案。

个人不得设立病原微生物实验室或者从事病原微生物实验活动。

第四十五条　国家根据对病原微生物的生物安全防护水平，对病原微生物实验室实行分等级管理。

从事病原微生物实验活动应当在相应等级的实验室进行。低等级病原微生物实验室不得从事国家病原微生物目录规定应当在高等级病原微生物实验室进行的病原微生物实验活动。

第四十六条 高等级病原微生物实验室从事高致病性或者疑似高致病性病原微生物实验活动，应当经省级以上人民政府卫生健康或者农业农村主管部门批准，并将实验活动情况向批准部门报告。

对我国尚未发现或者已经宣布消灭的病原微生物，未经批准不得从事相关实验活动。

第四十七条 病原微生物实验室应当采取措施，加强对实验动物的管理，防止实验动物逃逸，对使用后的实验动物按照国家规定进行无害化处理，实现实验动物可追溯。禁止将使用后的实验动物流入市场。

病原微生物实验室应当加强对实验活动废弃物的管理，依法对废水、废气以及其他废弃物进行处置，采取措施防止污染。

第四十八条 病原微生物实验室的设立单位负责实验室的生物安全管理，制定科学、严格的管理制度，定期对有关生物安全规定的落实情况进行检查，对实验室设施、设备、材料等进行检查、维护和更新，确保其符合国家标准。

病原微生物实验室设立单位的法定代表人和实验室负责人对实验室的生物安全负责。

第四十九条 病原微生物实验室的设立单位应当建立和完善安全保卫制度，采取安全保卫措施，保障实验室及其病原微生物的安全。

国家加强对高等级病原微生物实验室的安全保卫。高等级病原微生物实验室应当接受公安机关等部门有关实验室安全保卫工作的监督指导，严防高致病性病原微生物泄漏、丢失和被盗、被抢。

国家建立高等级病原微生物实验室人员进入审核制度。

进入高等级病原微生物实验室的人员应当经实验室负责人批准。对可能影响实验室生物安全的，不予批准；对批准进入的，应当采取安全保障措施。

第五十条　病原微生物实验室的设立单位应当制定生物安全事件应急预案，定期组织开展人员培训和应急演练。发生高致病性病原微生物泄漏、丢失和被盗、被抢或者其他生物安全风险的，应当按照应急预案的规定及时采取控制措施，并按照国家规定报告。

第五十一条　病原微生物实验室所在地省级人民政府及其卫生健康主管部门应当加强实验室所在地感染性疾病医疗资源配置，提高感染性疾病医疗救治能力。

第五十二条　企业对涉及病原微生物操作的生产车间的生物安全管理，依照有关病原微生物实验室的规定和其他生物安全管理规范进行。

涉及生物毒素、植物有害生物及其他生物因子操作的生物安全实验室的建设和管理，参照有关病原微生物实验室的规定执行。

第六章　人类遗传资源与生物资源安全

第五十三条　国家加强对我国人类遗传资源和生物资源采集、保藏、利用、对外提供等活动的管理和监督，保障人类遗传资源和生物资源安全。

国家对我国人类遗传资源和生物资源享有主权。

第五十四条　国家开展人类遗传资源和生物资源调查。

国务院科学技术主管部门组织开展我国人类遗传资源调查，制定重要遗传家系和特定地区人类遗传资源申报登记办法。

国务院科学技术、自然资源、生态环境、卫生健康、农业农村、林业草原、中医药主管部门根据职责分工，组织开展生物资源调查，制定重要生物资源申报登记办法。

第五十五条 采集、保藏、利用、对外提供我国人类遗传资源，应当符合伦理原则，不得危害公众健康、国家安全和社会公共利益。

第五十六条 从事下列活动，应当经国务院科学技术主管部门批准：

（一）采集我国重要遗传家系、特定地区人类遗传资源或者采集国务院科学技术主管部门规定的种类、数量的人类遗传资源；

（二）保藏我国人类遗传资源；

（三）利用我国人类遗传资源开展国际科学研究合作；

（四）将我国人类遗传资源材料运送、邮寄、携带出境。

前款规定不包括以临床诊疗、采供血服务、查处违法犯罪、兴奋剂检测和殡葬等为目的采集、保藏人类遗传资源及开展的相关活动。

为了取得相关药品和医疗器械在我国上市许可，在临床试验机构利用我国人类遗传资源开展国际合作临床试验、不涉及人类遗传资源出境的，不需要批准；但是，在开展临床试验前应当将拟使用的人类遗传资源种类、数量及用途向国务院科学技术主管部门备案。

境外组织、个人及其设立或者实际控制的机构不得在我国境内采集、保藏我国人类遗传资源，不得向境外提供我国人类遗传资源。

第五十七条 将我国人类遗传资源信息向境外组织、个人及其设立或者实际控制的机构提供或者开放使用的，应当向国务院科学技术主管部门事先报告并提交信息备份。

第五十八条　采集、保藏、利用、运输出境我国珍贵、濒危、特有物种及其可用于再生或者繁殖传代的个体、器官、组织、细胞、基因等遗传资源，应当遵守有关法律法规。

境外组织、个人及其设立或者实际控制的机构获取和利用我国生物资源，应当依法取得批准。

第五十九条　利用我国生物资源开展国际科学研究合作，应当依法取得批准。

利用我国人类遗传资源和生物资源开展国际科学研究合作，应当保证中方单位及其研究人员全过程、实质性地参与研究，依法分享相关权益。

第六十条　国家加强对外来物种入侵的防范和应对，保护生物多样性。国务院农业农村主管部门会同国务院其他有关部门制定外来入侵物种名录和管理办法。

国务院有关部门根据职责分工，加强对外来入侵物种的调查、监测、预警、控制、评估、清除以及生态修复等工作。

任何单位和个人未经批准，不得擅自引进、释放或者丢弃外来物种。

第七章　防范生物恐怖与生物武器威胁

第六十一条　国家采取一切必要措施防范生物恐怖与生物武器威胁。

禁止开发、制造或者以其他方式获取、储存、持有和使用生物武器。

禁止以任何方式唆使、资助、协助他人开发、制造或者以其他方式获取生物武器。

第六十二条　国务院有关部门制定、修改、公布可被用于生物恐怖活动、制造生物武器的生物体、生物毒素、设备或者技术清单，加强监管，防止其被用于制造生物武器或者恐怖目的。

第六十三条 国务院有关部门和有关军事机关根据职责分工，加强对可被用于生物恐怖活动、制造生物武器的生物体、生物毒素、设备或者技术进境、进出口、获取、制造、转移和投放等活动的监测、调查，采取必要的防范和处置措施。

第六十四条 国务院有关部门、省级人民政府及其有关部门负责组织遭受生物恐怖袭击、生物武器攻击后的人员救治与安置、环境消毒、生态修复、安全监测和社会秩序恢复等工作。

国务院有关部门、省级人民政府及其有关部门应当有效引导社会舆论科学、准确报道生物恐怖袭击和生物武器攻击事件，及时发布疏散、转移和紧急避难等信息，对应急处置与恢复过程中遭受污染的区域和人员进行长期环境监测和健康监测。

第六十五条 国家组织开展对我国境内战争遗留生物武器及其危害结果、潜在影响的调查。

国家组织建设存放和处理战争遗留生物武器设施，保障对战争遗留生物武器的安全处置。

第八章 生物安全能力建设

第六十六条 国家制定生物安全事业发展规划，加强生物安全能力建设，提高应对生物安全事件的能力和水平。

县级以上人民政府应当支持生物安全事业发展，按照事权划分，将支持下列生物安全事业发展的相关支出列入政府预算：

（一）监测网络的构建和运行；

（二）应急处置和防控物资的储备；

（三）关键基础设施的建设和运行；

（四）关键技术和产品的研究、开发；

（五）人类遗传资源和生物资源的调查、保藏；

（六）法律法规规定的其他重要生物安全事业。

第六十七条　国家采取措施支持生物安全科技研究，加强生物安全风险防御与管控技术研究，整合优势力量和资源，建立多学科、多部门协同创新的联合攻关机制，推动生物安全核心关键技术和重大防御产品的成果产出与转化应用，提高生物安全的科技保障能力。

第六十八条　国家统筹布局全国生物安全基础设施建设。国务院有关部门根据职责分工，加快建设生物信息、人类遗传资源保藏、菌（毒）种保藏、动植物遗传资源保藏、高等级病原微生物实验室等方面的生物安全国家战略资源平台，建立共享利用机制，为生物安全科技创新提供战略保障和支撑。

第六十九条　国务院有关部门根据职责分工，加强生物基础科学研究人才和生物领域专业技术人才培养，推动生物基础科学学科建设和科学研究。

国家生物安全基础设施重要岗位的从业人员应当具备符合要求的资格，相关信息应当向国务院有关部门备案，并接受岗位培训。

第七十条　国家加强重大新发突发传染病、动植物疫情等生物安全风险防控的物资储备。

国家加强生物安全应急药品、装备等物资的研究、开发和技术储备。国务院有关部门根据职责分工，落实生物安全应急药品、装备等物资研究、开发和技术储备的相关措施。

国务院有关部门和县级以上地方人民政府及其有关部门应当保障生物安全事件应急处置所需的医疗救护设备、救治药品、医疗器械等物资的生产、供应和调配；交通运输主管部门应当及时组织协调运输经营单位优先运送。

第七十一条 国家对从事高致病性病原微生物实验活动、生物安全事件现场处置等高风险生物安全工作的人员，提供有效的防护措施和医疗保障。

第九章 法律责任

第七十二条 违反本法规定，履行生物安全管理职责的工作人员在生物安全工作中滥用职权、玩忽职守、徇私舞弊或者有其他违法行为的，依法给予处分。

第七十三条 违反本法规定，医疗机构、专业机构或者其工作人员瞒报、谎报、缓报、漏报，授意他人瞒报、谎报、缓报，或者阻碍他人报告传染病、动植物疫病或者不明原因的聚集性疾病的，由县级以上人民政府有关部门责令改正，给予警告；对法定代表人、主要负责人、直接负责的主管人员和其他直接责任人员，依法给予处分，并可以依法暂停一定期限的执业活动直至吊销相关执业证书。

违反本法规定，编造、散布虚假的生物安全信息，构成违反治安管理行为的，由公安机关依法给予治安管理处罚。

第七十四条 违反本法规定，从事国家禁止的生物技术研究、开发与应用活动的，由县级以上人民政府卫生健康、科学技术、农业农村主管部门根据职责分工，责令停止违法行为，没收违法所得、技术资料和用于违法行为的工具、设备、原材料等物品，处一百万元以上一千万元以下的罚款，违法所得在一百万元以上的，处违法所得十倍以上二十倍以下的罚款，并可以依法禁止一定期限内从事相应的生物技术研究、开发与应用活动，吊销相关许可证件；对法定代表人、主要负责人、直接负责的主管人员和其他直接责任人员，依法给予处分，处十万元以上二十万元以下的罚款，十年直至终身禁止从事相应的生物技术研究、开发与应用活动，依法吊销相关执业证书。

第七十五条　违反本法规定，从事生物技术研究、开发活动未遵守国家生物技术研究开发安全管理规范的，由县级以上人民政府有关部门根据职责分工，责令改正，给予警告，可以并处二万元以上二十万元以下的罚款；拒不改正或者造成严重后果的，责令停止研究、开发活动，并处二十万元以上二百万元以下的罚款。

第七十六条　违反本法规定，从事病原微生物实验活动未在相应等级的实验室进行，或者高等级病原微生物实验室未经批准从事高致病性、疑似高致病性病原微生物实验活动的，由县级以上地方人民政府卫生健康、农业农村主管部门根据职责分工，责令停止违法行为，监督其将用于实验活动的病原微生物销毁或者送交保藏机构，给予警告；造成传染病传播、流行或者其他严重后果的，对法定代表人、主要负责人、直接负责的主管人员和其他直接责任人员依法给予撤职、开除处分。

第七十七条　违反本法规定，将使用后的实验动物流入市场的，由县级以上人民政府科学技术主管部门责令改正，没收违法所得，并处二十万元以上一百万元以下的罚款，违法所得在二十万元以上的，并处违法所得五倍以上十倍以下的罚款；情节严重的，由发证部门吊销相关许可证件。

第七十八条 违反本法规定，有下列行为之一的，由县级以上人民政府有关部门根据职责分工，责令改正，没收违法所得，给予警告，可以并处十万元以上一百万元以下的罚款：

（一）购买或者引进列入管控清单的重要设备、特殊生物因子未进行登记，或者未报国务院有关部门备案；

（二）个人购买或者持有列入管控清单的重要设备或者特殊生物因子；

（三）个人设立病原微生物实验室或者从事病原微生物实验活动；

（四）未经实验室负责人批准进入高等级病原微生物实验室。

第七十九条 违反本法规定，未经批准，采集、保藏我国人类遗传资源或者利用我国人类遗传资源开展国际科学研究合作的，由国务院科学技术主管部门责令停止违法行为，没收违法所得和违法采集、保藏的人类遗传资源，并处五十万元以上五百万元以下的罚款，违法所得在一百万元以上的，并处违法所得五倍以上十倍以下的罚款；情节严重的，对法定代表人、主要负责人、直接负责的主管人员和其他直接责任人员，依法给予处分，五年内禁止从事相应活动。

第八十条 违反本法规定，境外组织、个人及其设立或者实际控制的机构在我国境内采集、保藏我国人类遗传资源，或者向境外提供我国人类遗传资源的，由国务院科学技术主管部门责令停止违法行为，没收违法所得和违法采集、保藏的人类遗传资源，并处一百万元以上一千万元以下的罚款；

违法所得在一百万元以上的，并处违法所得十倍以上二十倍以下的罚款。

第八十一条　违反本法规定，未经批准，擅自引进外来物种的，由县级以上人民政府有关部门根据职责分工，没收引进的外来物种，并处五万元以上二十五万元以下的罚款。

违反本法规定，未经批准，擅自释放或者丢弃外来物种的，由县级以上人民政府有关部门根据职责分工，责令限期捕回、找回释放或者丢弃的外来物种，处一万元以上五万元以下的罚款。

第八十二条　违反本法规定，构成犯罪的，依法追究刑事责任；造成人身、财产或者其他损害的，依法承担民事责任。

第八十三条　违反本法规定的生物安全违法行为，本法未规定法律责任，其他有关法律、行政法规有规定的，依照其规定。

第八十四条　境外组织或者个人通过运输、邮寄、携带危险生物因子入境或者以其他方式危害我国生物安全的，依法追究法律责任，并可以采取其他必要措施。

第十章　附则

第八十五条　本法下列术语的含义：

（一）生物因子，是指动物、植物、微生物、生物毒素及其他生物活性物质。

（二）重大新发突发传染病，是指我国境内首次出现或者已经宣布消灭再次发生，或者突然发生，造成或者可能造成公众健康和生命安全严重损害，引起社会恐慌，影响社会稳定的传染病。

（三）重大新发突发动物疫情，是指我国境内首次发生或者已经宣布消灭的动物疫病再次发生，或者发病率、死亡率较高的潜伏动物疫病突然发生并迅速传播，给养殖业生产安全造成严重威胁、危害，以及可能对公众健康和生命安全造成危害的情形。

（四）重大新发突发植物疫情，是指我国境内首次发生或者已经宣布消灭的严重危害植物的真菌、细菌、病毒、昆虫、线虫、杂草、害鼠、软体动物等再次引发病虫害，或者本地有害生物突然大范围发生并迅速传播，对农作物、林木等植物造成严重危害的情形。

（五）生物技术研究、开发与应用，是指通过科学和工程原理认识、改造、合成、利用生物而从事的科学研究、技术开发与应用等活动。

（六）病原微生物，是指可以侵犯人、动物引起感染甚至传染病的微生物，包括病毒、细菌、真菌、立克次休、寄生虫等。

（七）植物有害生物，是指能够对农作物、林木等植物造成危害的真菌、细菌、病毒、昆虫、线虫、杂草、害鼠、软体动物等生物。

（八）人类遗传资源，包括人类遗传资源材料和人类遗传资源信息。人类遗传资源材料是指含有人体基因组、基因等遗传物质的器官、组织、细胞等遗传材料。人类遗传资源信息是指利用人类遗传资源材料产生的数据等信息资料。

（九）微生物耐药，是指微生物对抗微生物药物产生抗性，导致抗微生物药物不能有效控制微生物的感染。

（十）生物武器，是指类型和数量不属于预防、保护或者其他和平用途所正当需要的、任何来源或者任何方法产生的微生物剂、其他生物剂以及生物毒素；也包括为将上述生物剂、生物毒素使用于敌对目的或者武装冲突而设计的武器、设备或者运载工具。

（十一）生物恐怖，是指故意使用致病性微生物、生物毒素等实施袭击，损害人类或者动植物健康，引起社会恐慌，企图达到特定政治目的的行为。

第八十六条　生物安全信息属于国家秘密的，应当依照《中华人民共和国保守国家秘密法》和国家其他有关保密规定实施保密管理。

第八十七条　中国人民解放军、中国人民武装警察部队的生物安全活动，由中央军事委员会依照本法规定的原则另行规定。

第八十八条　本法自 2021 年 4 月 15 日起施行。

附录 C 医院感染诊断标准（试行）

国家卫生部卫医发〔2001〕2号

医院感染的定义

医 院 感 染（Nosocomial Infection，Hospital Infection 或 Hospital aquired Infection）是指住院病人在医院内获得的感染，包括在住院期间发生的感染和在医院内获得出院后发生的感染；但不包括入院前已开始或入院时已存在的感染。医院工作人员在医院内获得的感染也属医院感染。

【说明】

（一）下列情况属于医院感染

1. 无明确潜伏期的感染，规定入院48h后发生的感染为医院感染；有明确潜伏期的感染，自入院时起超过潜伏期后发生的感染为医院感染。

2. 本次感染直接与上次住院有关。

3. 在原有感染基础上出现其他部位新感染（除脓毒血症迁徙灶），或在原感染已知病原体基础上又分离出新的病原体（排除污染和原来的混合感染）的感染。

4. 新生儿在分娩过程中和产后获得的感染。

5. 由于诊疗措施激活的潜在性感染，如疱疹病毒、结核杆菌等的感染。

6. 医务人员在医院工作期间获得的感染。

（二）下列情况不属于医院感染

1. 皮肤黏膜开放性伤口只有细菌定植而无炎症表现。

2. 由于创伤或非生物因子刺激而产生的炎症表现。

3. 新生儿经胎盘获得（出生后 48h 内发病）的感染，如单纯疱疹、弓形虫病、水痘等。

4. 患者原有的慢性感染在医院内急性发作。

医院感染按临床诊断报告，力求做出病原学诊断。

呼吸系统

上呼吸道感染

【临床诊断】　发热（ ≥ 38.0℃超过 2d ），有鼻咽、鼻旁窦和扁桃体等上呼吸道急性炎症表现。

【病原学诊断】　临床诊断基础上分泌物涂片或培养可发现有意义的病原微生物。

【说明】　必须排除普通感冒和非感染性病因（如过敏等）所致的上呼吸道急性炎症。

下呼吸道感染

【临床诊断】　符合下述两条之一即可诊断。

1. 患者出现咳嗽、痰黏稠，肺部出现湿啰音，并有下列情况之一：①发热；②白细胞总数和（或）嗜中性粒细胞比例增高；③X 线显示肺部有炎性浸润病变。

2. 慢性气道疾患患者稳定期（慢性支气管炎伴或不伴阻塞性肺气肿、哮喘、支气管扩张症）继发急性感染，并有病原学改变或 X 线胸片显示与入院时比较有明显改变或新病变。

【病原学诊断】　临床诊断基础上，符合下述六条之一即可诊断。

1. 经筛选的痰液，连续两次分离到相同病原体。

2. 痰细菌定量培养分离病原菌数 $\geqslant 10^6$CFU/mL。

3. 血培养或并发胸腔积液者的胸液分离到病原体。

4. 经纤维支气管镜或人工气道吸引采集的下呼吸道分泌物病原菌数 $\geqslant 10^5$CFU/mL；经支气管肺泡灌洗（BAL）分离到病原菌数 $\geqslant 10^4$CFU/mL；或经防污染标本刷（PSB）、防污染支气管肺泡灌洗（PBAL）采集的下呼吸道分泌物分离到病原菌，而原有慢性阻塞性肺病包括支气管扩张的病原菌数必须 $\geqslant 10^3$CFU/mL。

5. 痰或下呼吸道采样标本中分离到通常非呼吸道定植的细菌或其他特殊病原体。

6. 免疫血清学、组织病理学的病原学诊断证据。

【说明】

1. 痰液筛选的标准为痰液涂片镜检鳞状上皮细胞 < 10 个 / 低倍视野和白细胞 > 25 个 / 低倍视野或鳞状上皮细胞：白细胞 $\leqslant$ 1 ： 2.5；免疫抑制和粒细胞缺乏，患者见到柱状上皮细胞或锥状上皮细胞与白细胞同时存在，白细胞数量可以不严格限定。

2. 应排除非感染性原因如肺栓塞、心力衰竭、肺气肿、肺癌等所致的下呼吸道 X 线胸片的改变。

3. 病变局限于气道者为医院感染气管 – 支气管炎；出现肺实质炎症（X 线显示）者为医院感染肺炎（包括肺脓肿），报告时需分别标明。

胸膜腔感染

【临床诊断】 发热、胸痛，胸腔积液外观呈脓性或带臭味，常规检查白细胞计数 $\geqslant 1000 \times 10^6$/L。

【病原学诊断】

1. 胸腔积液培养分离到病原菌。

2. 胸腔积液普通培养无菌生长，但涂片见到细菌。

【说明】

1. 胸腔积液发现病原菌，则不论胸腔积液性状和常规结果如何，均可作出病原学诊断。

2. 应强调胸腔积液的厌氧菌培养。

3. 邻近部位感染自然扩散而来的胸膜腔感染，如并发于肺炎、支气管胸膜瘘、肝脓肿者不列为医院感染。若肺炎系医院感染，如其并发脓胸按医院感染肺炎报告，另加注括号标明脓胸。

4. 结核性胸膜炎自然演变成结核性脓胸不属于医院感染。

5. 病人同时有上呼吸道和下呼吸道感染时，仅需要报告下呼吸道感染。

心血管系统

侵犯心脏瓣膜（包括人工心脏瓣膜）的心内膜炎

【临床诊断】 病人至少有下列症状或体征中的两项无其他明确原因可以解释：发热、新出现心脏杂音或杂音发生变化、栓塞性改变、皮肤异常表现（如瘀斑、出血、疼痛性皮下肿块）、充血性心力衰竭、心脏传导异常，并合并有下列情况之一：

1. 外科手术或病理组织学发现心脏赘生物。

2. 超声心动图发现赘生物的证据。

【病原学诊断】 临床诊断基础上，符合下述三条之一即可诊断。

1. 心脏瓣膜或赘生物培养出病原体。

2. 临床诊断基础上，两次或多次血液培养阳性。

3. 临床诊断基础上，心脏瓣膜革兰染色发现病原菌。

心肌炎或心包炎

【临床诊断】 符合下述两条之一即可诊断。

1. 病人至少有下列症状或体征中的两项无其他明确原因可以解释：发热、胸痛、奇脉、心脏扩大，并合并有下列情况之一：

（1）有心肌炎或心包炎的异常心电图改变。

（2）心脏组织病理学检查证据。

（3）影像学发现心包渗出液。

2. 病人≤1岁至少有下列症状或体征中的两项无其他明确原因可以解释：发热、胸痛、奇脉或心脏扩大，呼吸暂停，心动过缓，并至少有下列情况之一：

（1）有心肌炎或心包炎的异常心电图改变。

（2）心脏组织病理学检查证据。

（3）影像学发现心包渗出液。

【病原学诊断】 临床诊断基础上，符合下述两条之一即可诊断。

1. 心包组织培养出病原菌或外科手术/针吸取物培养出病原体。

2. 在临床诊断基础上，血中抗体阳性（如流感嗜血杆菌、肺炎球菌）并排除其他部位感染。

血液系统

血管相关性感染

【临床诊断】　符合下述三条之一即可诊断。

1. 静脉穿刺部位有脓液排出，或有弥散性红斑（蜂窝织炎的表现）。

2. 沿导管的皮下走行部位出现疼痛性弥散红斑并除外理化因素所致。

3. 经血管介入性操作，发热＞ 38℃，局部有压痛，无其他原因可解释。

【病原学诊断】　导管尖端培养和（或）血液培养分离出有意义的病原微生物。

【说明】

1. 导管管尖培养接种方法应取导管尖端 5cm，在血平板表面往返滚动一次，细菌菌数≥ 15CFU/ 平板即为阳性。

2. 从穿刺部位抽血定量培养，细菌菌数≥ 100CFU/mL，细菌菌数相当于对侧同时取血培养的 4 ～ 10 倍；或对侧同时取血培养出同种细菌。

败血症

【临床诊断】　发热＞ 38℃或体温＜ 36℃，可伴有寒战，并合并下列情况之一：

1. 有入侵门户或迁徙病灶。

2. 有全身中毒症状而无明显感染灶。

3. 有皮疹或出血点、肝脾大、血液中性粒细胞增多伴核左移，且无其他原因可以解释。

4.收缩压低于12kPa（90mmHg），或较原收缩压下降超过5.3kPa（40mmHg）。

【病原学诊断】 临床诊断基础上，符合下述两条之一即可诊断。

1.血液培养分离出病原微生物。

2.血液中检测到病原体的抗原物质。

【说明】

1.入院时有经血液培养证实的败血症，在入院后血液培养又出现新的非污菌，或医院败血症过程中又出现新的非污染菌，均属另一次医院感染败血症。

2.血液培养分离出常见致病菌，如类白喉杆菌、肠杆菌、凝固酶阳性葡萄菌、丙酸杆菌等，需不同时间采血，有两次或多次培养阳性。

3.血液中发现有病原体抗原物质，如流感嗜血杆菌、肺炎链球菌、乙型溶血性链球菌，必须与症状、体征相符，且与其他感染部位无关。

4.血管相关败（菌）血症属于此条，导管相关动脉炎进入心血管感染。

5.血培养有多种菌生长，在排除污染后可考虑复数菌败血症。

输血相关感染

常见有病毒性肝炎（乙、丙、丁、庚型等）、艾滋病、巨细胞病毒感染、疟疾、弓形虫病等。

【临床诊断】 必须同时符合下述三种情况才可诊断。

1.从输血到发病，或从输血至血液中出现病原免疫学标志物的时间超过该病原体感染的平均潜伏期。

2. 受血者受血前从未有过该种感染，免疫学标志物阴性。

3. 证实供血员血液存在感染性物质，如：血中查到病原体、免疫学标志物阳性、病原 DNA 或 RNA 阳性等。

【病原学诊断】 临床诊断基础上，符合下述四条之一即可诊断。

1. 血液中找到病原体。

2. 血液特异性病原检测阳性，或其血清在 IgM 抗体效价达到诊断水平，或双份血清 IgG 呈 4 倍升高。

3. 组织体液涂片找到包涵体。

4. 病理活检证实。

【说明】

1. 病人可有症状、体征，也可仅免疫学改变。

2. 艾滋病潜伏期长，受血者在受血后 6 个月内可出现 HIV 抗体阳性，后者可作为初步诊断依据，但需进一步进行确证试验。

腹部和消化系统

感染性腹泻

【临床诊断】 符合下述三条之一即可诊断。

1. 急性腹泻，粪便常规镜检白细胞 ≥ 10 个 / 高倍视野。

2. 急性腹泻，或伴发热、恶心、呕吐、腹痛等。

3. 急性腹泻每天 3 次以上，连续 2d，或 1d 泻 5 次以上。

【病原学诊断】 临床诊断基础上，符合下述四条之一即可诊断。

1. 粪便或肛拭子标本培养出肠道病原体。

2. 常规镜检或电镜直接检出肠道病原体。

3.从血液或粪便中检出病原体的抗原或抗体，达到诊断标准。

4.从组织培养的细胞病理变化（毒素测定）判定系肠道病原体所致。

【说明】

1.急性腹泻次数应≥ 3 次 /24h。

2.应排除慢性腹泻的急性发作及非感染性因素如诊断治疗原因、基础疾病、心理紧张等所致的腹泻。

胃肠道感染

【临床诊断】 患者出现发热（≥ 38℃）、恶心、呕吐和（或）腹痛、腹泻，无其他原因可解释。

【病原学诊断】 临床诊断基础上，符合下述三条之一即可诊断。

1.从外科手术或内镜取得组织标本或外科引流液培养出病原体。

2.上述标本革兰染色或氢氧化钾浮载片可见到病原体、多核巨细胞。

3.手术或内镜标本显示感染的组织病理学证据。

抗菌药物相关性腹泻

【临床诊断】 近期曾应用或正在应用抗生素，出现腹泻，可伴大便性状改变如水样便、血便、黏液脓血便或见斑块条索状伪膜，可合并下列情况之一：

1.发热≥ 38℃。

2.腹痛或腹部压痛、反跳痛。

3.周围血白细胞升高。

【病原学诊断】 临床诊断基础上，符合下述三条之一即可诊断。

1. 大便涂片有菌群失调或培养发现有意义的优势菌群。

2. 如情况许可时做纤维结肠镜检查见肠壁充血、水肿、出血或见到 2 ～ 20mm 灰黄（白）色斑块伪膜。

3. 细菌毒素测定证实。

【说明】

1. 急性腹泻次数应 ≥ 3 次 /24h。

2. 应排除慢性腹泻的急性发作或急性胃肠道感染及非感染性原因所致的腹泻。

病毒性肝炎

【临床诊断】 有输血或应用血制品史、不洁食物史、肝炎接触史，出现下述症状或体征中的任何两项并有肝功能异常，无其他原因可解释。

1. 发热。

2. 厌食。

3. 恶心、呕吐。

4. 肝区疼痛。

5. 黄疸。

【病原学诊断】 临床诊断基础上，血清甲、乙、丙、戊、庚等任何一种肝炎病毒活动性标志物阳性。

【说明】 应排除非感染性病因（如 α_1- 抗胰蛋白酶缺乏、乙醇、药物等）和胆道疾病引起的肝炎或损害。

腹（盆）腔内组织感染

包括胆囊、胆道、肝、脾、胰、腹膜、膈下、盆腔、其他组织或腔隙的急性感染，含持续性腹膜透析继发性腹膜炎。

【临床诊断】 具有下列症状、体征中任何两项，无其原因可以解释，同时有检验、影像学检查的相应异常发现。

1. 发热，>38℃。

2. 恶心、呕吐。

3. 腹痛、腹部压痛或反跳痛或触及包块状物伴触痛。

4. 黄疸。

【病原学诊断】 临床诊断基础上，符合下述两条之一即可诊断。

1. 经手术切除、引流管、穿刺吸引或内镜获取的标本检出病原体。

2. 血培养阳性，且与局部感染菌相同或与临床相符。

【说明】

1. 应排除非生物因子引起的炎症反应及慢性感染的急性发作。

2. 原发性脏器穿孔致的感染不计为医院感染。

腹水感染

【临床诊断】 腹水原为漏出液，出现下述两条之一即可诊断。

1. 腹水检查变为渗出液。

2. 腹水不易消除，出现腹痛、腹部压痛或反跳痛。腹水常规检查白细胞>200×10^6/L，中性粒细胞>25%。

【病原学诊断】 临床诊断基础上，腹水细菌培养阳性。

中枢神经系统

细菌性脑膜炎、脑室炎

【临床诊断】 符合下述三条之一即可诊断。

1. 发热、颅内高压症状（头痛、呕吐、婴儿前囟张力高、意识障碍）之一、脑膜刺激征（颈抵抗、布克征阳性、角弓反张）之一、脑脊液（CSF）炎性改变。

2. 发热、颅内高压症状、脑膜刺激征及脑脊液白细胞轻至中度升高，或经抗菌药物治疗后症状体征消失，脑脊液恢复正常。

3. 在应用抗生素过程中，出现发热、不典型颅内高压症状体征、脑脊液白细胞轻度增多，并具有下列情况之一：

（1）脑脊液中抗特异性病原体的 IgM 达到诊断标准，或 IgG 呈 4 倍升高，或脑脊液涂片找到真菌。

（2）有颅脑侵袭性操作（如颅脑手术、颅内穿刺、颅内植入物）史，或颅脑外伤或腰椎穿刺史。

（3）脑膜附近有感染灶（如头皮切口感染、颅骨骨髓炎等）或有脑脊液漏者。

（4）新生儿血培养阳性。

【病原学诊断】　临床诊断基础上，符合下述三条之一即可诊断。

1. 脑脊液中培养出病原菌。

2. 脑脊液病原微生物免疫学检测阳性。

3. 脑脊液涂片找到病原菌。

【说明】

1. 1 岁以内婴儿有发热（＞38℃）或低体温（＜36℃），出现意识障碍、呼吸暂停或抽搐，如无其他原因可解释，应疑有脑膜炎并及时进行相关检查。

2. 老年人反应性低，可仅有嗜睡、意识活动减退、定向困难表现，应及时进行相关检查。

3. 细菌性脑膜炎与创伤性脑膜炎、脑瘤脑膜反应的区别要点是脑脊液糖量的降低，C反应蛋白增高。

颅内脓肿（包括脑脓肿、硬膜下和硬膜外脓肿等）

【临床诊断】 符合下述二条之一即可诊断。

1.发热、颅内高压症状之一、颅内占位体征（功能区定位征），并具有以下影像学检查证据之一：

（1）CT扫描。

（2）脑血管造影。

（3）磁共振扫描。

（4）核素扫描。

2.外科手术证实。

【病原学诊断】 临床诊断基础上，穿刺脓液或组织活检找到病原体，或细菌培养阳性。

椎管内感染

包括硬脊膜卜脓肿和脊髓内脓肿。

【临床诊断】 符合下述两条之一即可诊断。

1.发热、有神经定位症状和体征或局限性腰背痛和脊柱运动受限，并具有下列情况之一：

（1）棘突及棘突旁有剧烈压痛及叩击痛。

（2）神经根痛。

（3）完全或不完全脊髓压迫征。

（4）检查证实：脊髓CT、椎管内碘油造影、磁共振、X线平片、脑脊液蛋白及白细胞增加并奎氏试验有部分或完全性椎管梗阻。

2.手术证实。

【病原学诊断】 手术引流液细菌培养阳性。

【说明】

1.并发脑膜炎的椎管内感染，归入细菌性脑膜炎统计报告。

2.此类医院感染少见，多发生于败血症、脊柱邻近部位有炎症、脊柱外伤或手术有高位椎管麻醉史者。

3.应排除败血症的转移性病灶或脊柱及其邻近部位炎症的扩散所致。

泌尿系统

【临床诊断】　患者出现尿频、尿急、尿痛等尿路刺激症状，或有下腹触痛、肾区叩痛，伴或不伴发热，并具有下列情况之一。

1.尿检白细胞男性 ≥ 5 个 / 高倍视野，女性 ≥ 10 个 / 高倍视野，插导尿管患者应结合尿培养。

2.临床已诊断为泌尿道感染，或抗菌治疗有效而认定的泌尿道感染。

【病原学诊断】　临床诊断基础上，符合下述四条之一即可诊断。

1.清洁中段尿或导尿留取尿液（非留置导尿）培养革兰阳性球菌数 ≥ 10^4CFU/mL、革兰阴性杆菌数 ≥ 10^5CFU/mL。

2.耻骨联合上膀胱穿刺留取尿液培养细菌数 ≥ 10^3CFU/mL。

3.新鲜尿液标本经离心应用相差显微镜检查（1 × 400），在 30 个视野中有半数视野见到细菌。

4.无症状性菌尿症：患者虽然无症状，但在近期（通常为 1 周）有内镜检查或留置导尿史，尿液培养革兰阳性球菌浓度 ≥ 10^4CFU/mL、革兰阴性杆菌浓度 ≥ 10^5CFU/mL，应视为泌尿系统感染。

【说明】

1. 非导尿或穿刺尿液标本细菌培养结果为两种或两种以上细菌，需考虑污染可能，建议重新留取标本送检。

2. 尿液标本应及时接种。若尿液标本在室温下放置超过2h，即使其接种培养结果细菌数 $\geqslant 10^4$ 或 $\geqslant 10^5$ CFU/mL，亦不应作为诊断依据，应予重新留取标本送检。

3. 影像学、手术、组织病理或其他方法证实的、可定位的泌尿系统（如肾、肾周围组织、输尿管、膀胱、尿道）感染，报告时应分别标明。

手术部位

表浅手术切口感染

仅限于切口涉及的皮肤和皮下组织，感染发生于术后30天内。

【临床诊断】 具有下述两条之一即可诊断。

1. 表浅切口有红、肿、热、痛，或有脓性分泌物。

2. 临床医师诊断的表浅切口感染。

【病原学诊断】 临床诊断基础上细菌培养阳性。

【说明】

1. 创口包括外科手术切口和意外伤害所致伤口，为避免混乱，不用"创口感染"一词，与伤口有关感染参见皮肤软组织感染诊断标准。

2. 切口缝合针眼处有轻微炎症和少许分泌物不属于切口感染。

3. 切口脂肪液化，液体清亮，不属于切口感染。

深部手术切口感染

无植入物手术后 30 天内，有植入物（如人工心脏瓣膜、人造血管、机械心脏、人工关节等）术后 1 年内发生的与手术有关并涉及切口深部软组织（深筋膜和肌肉）的感染。

【临床诊断】　符合上述规定，并具有下述四条之一即可诊断。

1. 从深部切口引流出或穿刺抽到脓液，感染性手术后引流液除外。

2. 自然裂开或由外科医师打开的切口，有脓性分泌物或有发热 ≥ 38℃，局部有疼痛或压痛。

3. 再次手术探查、经组织病理学或影像检查发现涉及深部切口脓肿或其他感染证据。

4. 临床医师诊断的深部切口感染。

【病原学诊断】　临床诊断基础上，分泌物细菌培养阳性。

器官（或腔隙）感染

无植入手术后 30 天、有植入物手术后 1 年内发生的与手术有关（除皮肤、皮下、深筋膜和肌肉以外）的器官或腔隙感染。

【临床诊断】　符合上述规定，并具有下述三条之一即可诊断。

1. 引流或穿刺有脓液。

2. 再次手术探查、经组织病理学或影像学检查发现涉及器官（或腔隙）感染的证据。

3. 由临床医师诊断的器官（或腔隙）感染。

【病原学诊断】　临床诊断基础上，细菌培养阳性。

【说明】

1. 临床和（或）有关检查显示典型的手术部位感染，即使细菌培养阴性，亦可以诊断。

2. 手术切口浅部和深部均有感染时，仅需报告深部感染。

3. 经切口引流所致器官（或腔隙）感染，不须再次手术者，应视为深部切口感染。

皮肤和软组织

皮肤感染

【临床诊断】　符合下述两条之一即可诊断。

1. 皮肤有脓性分泌物、脓疱、疖肿等。

2. 患者有局部疼痛或压痛，局部红肿或发热，无其他原因解释者。

【病原学诊断】　临床诊断基础上，符合下述两条之一即可诊断。

1. 从感染部位的引流物或抽吸物中培养出病原体。

2. 血液或感染组织特异性病原体抗原检测阳性。

软组织感染

软组织感染包括：坏死性筋膜炎、感染性坏疽、坏死性蜂窝织炎、感染性肌炎、淋巴管炎。

【临床诊断】　符合下述三条之一即可诊断。

1. 从感染部位引流出脓液。

2. 外科手术或组织病理检查证实有感染。

3. 患者有局部疼痛或压痛、局部红肿或发热，无其他原因解释。

【病原学诊断】　临床诊断基础上，符合下述两条之一即可诊断。

1.血液特异性病原体抗原检测阳性，或血清 IgM 抗体效价达到诊断水平，或双份血清 IgG 呈 4 倍升高。

2.从感染部位的引流物或组织中培养出病原体。

压疮感染

压疮感染包括：压疮浅表部和深部组织感染。

【临床诊断】 压疮局部红、压痛或压疮边缘肿胀，并有脓性分泌物。

【病原学诊断】 临床诊断基础上，分泌物培养阳性。

烧伤感染

【临床诊断】 烧伤表面的形态或特点发生变化，如：焦痂迅速分离，焦痂变成棕黑、黑或紫罗兰色，烧伤边缘水肿。同时具有下述两条之一即可诊断。

1.创面有脓性分泌物。

2.患者出现发热＞38℃或低体温＜36℃，合并低血压。

【病原学诊断】 临床诊断基础上，符合下述两条之一即可诊断。

1.血液培养阳性并除外有其他部位感染。

2.烧伤组织活检显示微生物向邻近组织浸润。

【说明】

1.单纯发热不能诊断为感染，因为发热可能是组织损伤的结果或病人在其他部位有感染。

2.移植的皮肤发生排斥反应并伴有感染临床证据（炎症或脓液），视为医院感染。

3.供皮区感染属烧伤感染。

乳腺脓肿或乳腺炎

【临床诊断】 符合下述三条之一即可诊断。

1. 红、肿、痛等炎症形式表现或伴有发热、排除哺乳妇女的乳汁淤积。

2. 外科手术证实。

3. 临床医生诊断的乳腺脓肿。

【病原学诊断】 临床诊断基础上,引流物或针吸物培养阳性。

脐炎

【临床诊断】 新生儿脐部有红肿或有脓性渗出物。

【病原学诊断】 临床诊断基础上,符合下述两条之一即可诊断。

1. 引流物或针吸液培养阳性。

2. 血液培养阳性,并排除其他部位感染。

【说明】 与脐插管有关的脐动静脉感染应归于心血管系统感染。

婴儿脓疱病

【临床诊断】 符合下述两条之一即可诊断。

1. 皮肤出现脓疱。

2. 临床医生诊断为脓疱病。

【病原学诊断】 临床诊断基础上,分泌物培养阳性。

骨、关节

关节和关节囊感染

【临床诊断】 符合下述两条之一即可诊断。

1.病人有下列症状或体征中的两项且无其他原因可以解释:关节疼痛、肿胀、触痛、发热、渗出或运动受限。并合下列情况之一:

（1）关节液检验发现白细胞。

（2）关节液的细胞组成及化学检查符合感染且不能用风湿病解释。

（3）有感染的影像学证据。

2.外科手术或组织病理学检查发现关节或关节囊感染的证据。

【病原学诊断】　符合下述两条之一即可诊断。

1.关节液或滑囊活检培养出病原体。

2.临床诊断的基础上，关节液革兰染色发现病原体。

骨髓炎

【临床诊断】　符合下述两条之一即可诊断。

1.病人有下列症状或体征中的两项且无其他原因可以解释:发热（＞38℃）、局部肿块、触痛或感染灶有引流物，并有感染的影像学证据。

2.外科手术或组织病理学检查证实。

【病原学诊断】　符合下述两条之一即可诊断。

1.骨髓培养出病原体。

2.在临床诊断的基础上，血液培养出病原体或血液中查出细菌抗体（如流感嗜血杆菌、肺炎球菌），并排除其他部位感染。

椎间盘感染

【临床诊断】　符合下述三条之一即可诊断。

1.病人无其他原因解释的发热或椎间盘疼痛，并有感染的影像学证据。

2.外科手术或组织病理学检查发现椎间盘感染的证据。

3.手术切下或针吸的椎间盘组织证实有感染。

【病原学诊断】 在临床诊断的基础上，符合下述两条之一即可诊断。

1.感染部位组织中培养出病原体。

2.血或尿中检出抗体（如流感嗜血杆菌、肺炎球菌、脑膜炎球菌或 B 组链球菌），并排除其他部位感染。

生殖道

外阴切口感染

经阴道分娩；病人外阴切口感染发生于产后 2 周内。

【临床诊断】 符合上述规定，并有下述两条之一即可诊断。

1.外阴切口有红、肿、热、痛或有脓性分泌物。

2.外阴切口有脓肿。

【病原学诊断】 临床诊断基础上，细菌培养阳性。

【说明】

1.外阴切口感染含会阴切开或会阴裂伤缝合术。

2.切口缝合针眼处有轻微炎症和少许分泌物不属外阴切口感染。

阴道穹窿部感染

【临床诊断】 符合下述两条之一即可诊断。

1.子宫切除术后，病人阴道残端有脓性分泌物。

2.子宫切除术后，病人阴道残端有脓肿。

【病原学诊断】　临床诊断基础上，细菌培养阳性。

【说明】　阴道穹窿部感染仅指子宫全切术后阴道残端部位。

急性盆腔炎

【临床诊断】　符合下述两条之一即可诊断。

1. 有下列症状或体征且无其他原因解释：发热、恶心、呕吐、下腹痛或触痛，尿频、尿急或腹泻，里急后重，阴道分泌物增多呈脓性。

2. 后穹窿或腹腔穿刺有脓液。

【病原学诊断】　在临床诊断基础上，宫颈管分泌物细菌培养阳性。

【说明】　仅限于入院 48h 后，或有宫腔侵袭性操作，自然分娩 24h 后出院 1 周内发生者。

子宫内膜炎

【临床诊断】　发热或寒战，下腹痛或压痛，不规则阴道流血或恶露有臭味。

【病原学诊断】　临床诊断的基础上，宫腔刮出子宫内膜病理检查证实或分泌物细菌培养阳性。

【说明】

1. 入院时，病人无羊水感染，羊膜破裂时间不超过 48h。

2. 子宫内膜炎仅包括早孕流产、中孕引产、分娩后 1 周内。

男女性生殖道的其他感染

【临床诊断】　符合下述两条之一即可诊断。

1. 病人有下列症状或体征中的两项无其他原因解释的发

热、局部疼痛、触痛或尿痛，并有影像学证实或病理学证实。

2.外科手术或组织病理学发现感染部位脓肿或其他感染的证据。

【病原学诊断】 符合下述两条之一即可诊断。

1.从感染部位的组织或分泌物中培养出病原体。

2.临床诊断基础上，血液中培养出病原体。

口　腔

【临床诊断】 符合下述三条之一即可诊断。

1.口腔组织中有脓性分泌物。

2.通过外科手术或组织病理学检查而证实的口腔感染或有脓肿。

3.临床医生诊断的感染并采用口腔抗真菌治疗。

【病原学诊断】 临床诊断基础上，符合下述五条之一即可诊断。

1.革兰染色检出病原微生物。

2.氢氧化钾染色阳性。

3.黏膜刮屑显微镜检有多核巨细胞。

4.口腔分泌物抗原检测阳性。

5.IgM 抗体效价达诊断水平或双份血清 IgG 呈 4 倍增加。

【说明】 原发性单纯疱疹应属于此类感染。

其他部位

涉及多个器官或系统，而又不适合归于某系统的感染；通常为病毒感染：如麻疹、风疹、传染性单核细胞增多症；病毒性皮疹也应列入此类，如单纯疱疹、水痘、带状疱疹等。

附录 D　新型冠状病毒肺炎诊疗方案
（试行第8版修订版）

国卫办医函〔2021〕191 号

　　新型冠状病毒肺炎（新冠肺炎，COVID-19）为新发急性呼吸道传染病，目前已成为全球性重大公共卫生事件。通过积极防控和救治，我国境内疫情得到有效控制。由于全球疫情持续存在，我国仍面临疫情传播和扩散的风险。当前全球范围内正在组织开展新型冠状病毒疫苗接种，多数人员在接种疫苗后会产生新型冠状病毒特异性抗体，为进一步做好新型冠状病毒肺炎诊疗工作，我委组织专家对《新型冠状病毒肺炎诊疗方案（试行第 8 版）》相关内容进行修订，形成《新型冠状病毒肺炎诊疗方案（试行第 8 版修订版）》。

一、病原学特点

　　新型冠状病毒（2019-nCoV）属于 β 属的冠状病毒，有包膜，颗粒呈圆形或椭圆形，直径 60 ～ 140nm。具有 5 个必需基因，分别针对核蛋白（N）、病毒包膜（E）、基质蛋白（M）和刺突蛋白（S）4 种结构蛋白及 RNA 依赖性的 RNA 聚合酶（RdRp）。核蛋白（N）包裹 RNA 基因组构成核衣壳，外面围绕着病毒包膜（E），病毒包膜包埋有基质蛋白（M）和刺突蛋白（S）等蛋白。刺突蛋白通过结合血管紧张素转化酶 2（ACE-2）进入细胞。体外分离培养时，新型冠状病毒 96 个小时左右即可在人呼吸道上皮细胞内发现，而在 Vero E6 和 Huh-7 细胞系中分离培养约需 4 ～ 6 天。

冠状病毒对紫外线和热敏感，56℃ 30 分钟、乙醚、75% 乙醇、含氯消毒剂、过氧乙酸和氯仿等脂溶剂均可有效灭活病毒，氯己定不能有效灭活病毒。

二、流行病学特点

（一）传染源。

传染源主要是新型冠状病毒感染的患者和无症状感染者，在潜伏期即有传染性，发病后 5 天内传染性较强。

（二）传播途径。

经呼吸道飞沫和密切接触传播是主要的传播途径。接触病毒污染的物品也可造成感染。

在相对封闭的环境中长时间暴露于高浓度气溶胶情况下存在经气溶胶传播的可能。由于在粪便、尿液中可分离到新型冠状病毒，应注意其对环境污染造成接触传播或气溶胶传播。

（三）易感人群。

人群普遍易感。感染后或接种新型冠状病毒疫苗后可获得一定的免疫力，但持续时间尚不明确。

三、病理改变

以下为主要器官病理学改变和新型冠状病毒检测结果（不包括基础疾病病变）。

（一）肺脏。

肺脏呈不同程度的实变。实变区主要呈现弥漫性肺泡损伤和渗出性肺泡炎。不同区域肺病变复杂多样，新旧交错。

肺泡腔内见浆液、纤维蛋白性渗出物及透明膜形成；渗出细胞主要为单核和巨噬细胞，可见多核巨细胞。II 型肺泡上皮细胞增生，部分细胞脱落。Ⅱ型肺泡上皮细胞和巨噬细胞内偶见包涵体。肺泡隔可见充血、水肿，单核和淋巴细胞浸润。少数肺泡过度充气、肺泡隔断裂或囊腔形成。肺内各级支气管黏膜部分上皮脱落，腔内可见渗出物和黏液。小支气管和细支气管易见黏液栓形成。可见肺血管炎、血栓形成（混合血栓、透明血栓）和血栓栓塞。肺组织易见灶性出血，可见出血性梗死、细菌和（或）真菌感染。病程较长的病例，可见肺泡腔渗出物机化（肉质变）和肺间质纤维化。

电镜下支气管黏膜上皮和Ⅱ型肺泡上皮细胞胞质内可见冠状病毒颗粒。免疫组化染色显示部分支气管黏膜上皮、肺泡上皮细胞和巨噬细胞呈新型冠状病毒抗原免疫染色和核酸检测阳性。

（二）脾脏、肺门淋巴结和骨髓。

脾脏缩小。白髓萎缩，淋巴细胞数量减少、部分细胞坏死；红髓充血、灶性出血，脾脏内巨噬细胞增生并可见吞噬现象；可见脾脏贫血性梗死。淋巴结淋巴细胞数量较少，可见坏死。免疫组化染色显示脾脏和淋巴结内 CD4+T 和 CD8+T 细胞均减少。淋巴结组织可呈新型冠状病毒核酸检测阳性，巨噬细胞新型冠状病毒抗原免疫染色阳性。骨髓造血细胞或增生或数量减少，粒红比例增高；偶见噬血现象。

（三）心脏和血管。

部分心肌细胞可见变性、坏死，间质充血、水肿，可见少数单核细胞、淋巴细胞和（或）中性粒细胞浸润。偶见新型冠状病毒核酸检测阳性。

全身主要部位小血管可见内皮细胞脱落、内膜或全层炎症；可见血管内混合血栓形成、血栓栓塞及相应部位的梗死。主要脏器微血管可见透明血栓形成。

（四）肝脏和胆囊。

肝细胞变性、灶性坏死伴中性粒细胞浸润；肝血窦充血，汇管区见淋巴细胞和单核细胞细胞浸润，微血栓形成。胆囊高度充盈。肝脏和胆囊可见新型冠状病毒核酸检测阳性。

（五）肾脏。

肾小球毛细血管充血，偶见节段性纤维素样坏死；球囊腔内见蛋白性渗出物。近端小管上皮变性，部分坏死、脱落，远端小管易见管型。肾间质充血，可见微血栓形成。肾组织偶见新型冠状病毒核酸检测阳性。

（六）其他器官。

脑组织充血、水肿，部分神经元变性、缺血性改变和脱失，偶见噬节现象；可见血管周围间隙单核细胞和淋巴细胞浸润。肾上腺见灶性坏死。食管、胃和肠黏膜上皮不同程度变性、坏死、脱落，固有层和黏膜下单核细胞、淋巴细胞浸润。肾上腺可见皮质细胞变性，灶性出血和坏死。睾丸见不同程度的生精细胞数量减少，Sertoli 细胞和 Leydig 细胞变性。

鼻咽和胃肠黏膜及睾丸和唾液腺等器官可检测到新型冠状病毒。

四、临床特点

（一）临床表现。

潜伏期 1～14 天，多为 3～7 天。

以发热、干咳、乏力为主要表现。部分患者以嗅觉、味觉减退或丧失等为首发症状，少数患者伴有鼻塞、流涕、咽痛、结膜炎、肌痛和腹泻等症状。重症患者多在发病一周后出现呼吸困难和（或）低氧血症，严重者可快速进展为急性呼吸窘迫综合征、脓毒症休克、难以纠正的代谢性酸中毒和出凝血功能障碍及多器官功能衰竭等。极少数患者还可有中枢神经系统受累及肢端缺血性坏死等表现。值得注意的是重型、危重型患者病程中可为中低热，甚至无明显发热。

轻型患者可表现为低热、轻微乏力、嗅觉或味觉障碍等，无肺炎表现。少数患者在感染新型冠状病毒后可无明显临床症状。多数患者预后良好，少数患者病情危重，多见于老年人、有慢性基础疾病者、晚期妊娠和围产期女性、肥胖人群。

儿童病例症状相对较轻，部分儿童及新生儿病例症状可不典型，表现为呕吐、腹泻等消化道症状或仅表现为反应差、呼吸急促。极少数儿童可有多系统炎症综合征（MIS-C），出现类似川崎病或不典型川崎病表现、中毒性休克综合征或巨噬细胞活化综合征等，多发生于恢复期。主要表现为发热伴皮疹、非化脓性结膜炎、黏膜炎症、低血压或休克、凝血障碍、急性消化道症状等。一旦发生，病情可在短期内急剧恶化。

（二）实验室检查。

1. 一般检查。

发病早期外周血白细胞总数正常或减少，可见淋巴细胞计数减少，部分患者可出现肝酶、乳酸脱氢酶、肌酶、肌红蛋白、肌钙蛋白和铁蛋白增高。多数患者 C 反应蛋白（CRP）和血沉升高，降钙素原（PCT）正常。重型、危重型患者可见 D 一二聚体升高、外周血淋巴细胞进行性减少，炎症因子升高。

2. 病原学及血清学检查。

（1）病原学检查：采用 RT-PCR、NGS 等方法在鼻、口咽拭子、痰和其他下呼吸道分泌物、血液、粪便、尿液等标本中可检测出新型冠状病毒核酸。检测下呼吸道标本（痰或气道抽取物）更加准确。

核酸检测会受到病程、标本采集、检测过程、检测试剂等因素的影响，为提高检测阳性率，应规范采集标本，标本采集后尽快送检。

（2）血清学检查：新型冠状病毒特异性 IgM 抗体、IgG 抗体阳性，发病 1 周内阳性率均较低。

由于试剂本身阳性判断值原因，或者体内存在干扰物质（类风湿因子、嗜异性抗体、补体、溶菌酶等），或者标本原因（标本溶血、标本被细菌污染、标本贮存时间过长、标本凝固不全等），抗体检测可能会出现假阳性。一般不单独以血清学检测作为诊断依据，需结合流行病学史、临床表现和基础疾病等情况进行综合判断。

（三）胸部影像学。

早期呈现多发小斑片影及间质改变，以肺外带明显。进而发展为双肺多发磨玻璃影、浸润影，严重者可出现肺实变，胸腔积液少见。MIS-C 时，心功能不全患者可见心影增大和肺水肿。

五、诊断

（一）诊断原则。

根据流行病学史、临床表现、实验室检查等进行综合分析，作出诊断。新型冠状病毒核酸检测阳性为确诊的首要标准。未接种新型冠状病毒疫苗者新型冠状病毒特异性抗体检测可作为诊断的参考依据。接种新型冠状病毒疫苗者和既往感染新型冠状病毒者，原则上抗体不作为诊断依据。

（二）诊断标准。

1.疑似病例。

有下述流行病学史中的任何 1 条，且符合临床表现中任意 2 条。

无明确流行病学史的，符合临床表现中的 3 条；或符合临床表现中任意 2 条，同时新型冠状病毒特异性 IgM 抗体阳性（近期接种过新型冠状病毒疫苗者不作为参考指标）。

（1）流行病学史

①发病前 14 天内有病例报告社区的旅行史或居住史；

②发病前 14 天内与新型冠状病毒感染的患者和无症状感染者有接触史；

③发病前 14 天内曾接触过来自有病例报告社区的发热或有呼吸道症状的患者；

④聚集性发病（14 天内在小范围如家庭、办公室、学校班级等场所，出现 2 例及以上发热和 / 或呼吸道症状的病例）。

（2）临床表现

①发热和（或）呼吸道症状等新型冠状病毒肺炎相关临床表现；

②具有上述新型冠状病毒肺炎影像学特征；

③发病早期白细胞总数正常或降低，淋巴细胞计数正常或减少。

2. 确诊病例。

疑似病例具备以下病原学或血清学证据之一者：

（1）新型冠状病毒核酸检测阳性；

（2）未接种新型冠状病毒疫苗者新型冠状病毒特异性 IgM 抗体和 IgG 抗体均为阳性。

六、临床分型

（一）轻型。

临床症状轻微，影像学未见肺炎表现。

（二）普通型。

具有发热、呼吸道症状等，影像学可见肺炎表现。

（三）重型。

成人符合下列任何一条：

1. 出现气促，RR ≥ 30 次 / 分；

2. 静息状态下，吸空气时指氧饱和度 ≤ 93%；

3. 动脉血氧分压（PaO_2）/ 吸氧浓度（FiO_2）≤ 300mmHg（1mmHg=0.133kPa）；

高海拔（海拔超过 1000 米）地区应根据以下公式对 PaO_2 / FiO_2 进行校正：$PaO_2/FiO_2 \times$ [760/ 大气压（mmHg）]。

4. 临床症状进行性加重，肺部影像学显示 24 ~ 48 小时内病灶明显进展 > 50% 者。

儿童符合下列任何一条：

1. 持续高热超过 3 天；

2. 出现气促（< 2 月龄，RR ≥ 60 次 / 分；2 ~ 12 月龄，RR ≥ 50 次 / 分；1 ~ 5 岁，RR ≥ 40 次 / 分；> 5 岁，R ≥ 30 次 / 分），除外发热和哭闹的影响；

3. 静息状态下，吸空气时指氧饱和度 ≤ 93%；

4. 辅助呼吸（鼻翼扇动、三凹征）；

5. 出现嗜睡、惊厥；

6. 拒食或喂养困难，有脱水征。

（四）危重型。

符合以下情况之一者：

1. 出现呼吸衰竭，且需要机械通气；

2. 出现休克；

3. 合并其他器官功能衰竭需 ICU 监护治疗。

七、重型/危重型高危人群

（一）大于 65 岁老年人；

（二）有心脑血管疾病（含高血压）、慢性肺部疾病（慢性阻塞性肺疾病、中度至重度哮喘）、糖尿病、慢性肝脏、肾脏疾病、肿瘤等基础疾病者；

（三）免疫功能缺陷（如艾滋病患者、长期使用皮质类固醇或其他免疫抑制药物导致免疫功能减退状态）；

（四）肥胖（体质指数 ≥ 30）；

（五）晚期妊娠和围产期女性；

（六）重度吸烟者。

八、重型/危重型早期预警指标

（一）成人。

有以下指标变化应警惕病情恶化：

1. 低氧血症或呼吸窘迫进行性加重；

2. 组织氧合指标恶化或乳酸进行性升高；

3. 外周血淋巴细胞计数进行性降低或外周血炎症标记物如 IL-6、CRP、铁蛋白等进行性上升；

4.D 一二聚体等凝血功能相关指标明显升高；

5. 胸部影像学显示肺部病变明显进展。

（二）儿童。

1. 呼吸频率增快；

2. 精神反应差、嗜睡；

3. 乳酸进行性升高；

4.CRP、PCT、铁蛋白等炎症标记物明显升高；

5. 影像学显示双侧或多肺叶浸润、胸腔积液或短期内病变快速进展；

6. 有基础疾病（先天性心脏病、支气管肺发育不良、呼吸道畸形、异常血红蛋白、重度营养不良等）、有免疫缺陷或低下（长期使用免疫抑制剂）和新生儿。

九、鉴别诊断

（一）新型冠状病毒肺炎轻型表现需与其他病毒引起的上呼吸道感染相鉴别。

（二）新型冠状病毒肺炎主要与流感病毒、腺病毒、呼吸道合胞病毒等其他已知病毒性肺炎及肺炎支原体感染鉴别，尤其是对疑似病例要尽可能采取快速抗原检测、多重 PCR 核酸检测等方法，对常见呼吸道病原体进行检测。

（三）还要与非感染性疾病，如血管炎、皮肌炎和机化性肺炎等鉴别。

（四）儿童患者出现皮疹、黏膜损害时，需与川崎病鉴别。

十、病例的发现与报告

各级各类医疗机构的医务人员发现符合病例定义的疑似病例后，应当立即进行单人单间隔离治疗，院内专家会诊或主诊医师会诊，仍考虑疑似病例，在 2 小时内进行网络直报，并采集标本进行新型冠状病毒核酸检测，同时在确保转运安全前提下立即将疑似病例转运至定点医院。与新型冠状病毒感染者有密切接触者，即便常见呼吸道病原检测阳性，也应及时进行新型冠状病毒病原学检测。疑似病例连续两次新型冠状病毒核酸检测阴性（采样时间

至少间隔 24 小时）且发病 7 天后新型冠状病毒特异性 IgM 抗体和 IgG 抗体仍为阴性可排除疑似病例诊断。

对于确诊病例应在发现后 2 小时内进行网络直报。

十一、治疗

（一）根据病情确定治疗场所。

1. 疑似及确诊病例应在具备有效隔离条件和防护条件的定点医院隔离治疗，疑似病例应单人单间隔离治疗，确诊病例可多人收治在同一病室。

2. 危重型病例应当尽早收入 ICU 治疗。

（二）一般治疗。

1. 卧床休息，加强支持治疗，保证充分能量摄入；注意水、电解质平衡，维持内环境稳定；密切监测生命体征、指氧饱和度等。

2. 根据病情监测血常规、尿常规、CRP、生化指标（肝酶、心肌酶、肾功能等）、凝血功能、动脉血气分析、胸部影像学等。有条件者可行细胞因子检测。

3. 及时给予有效氧疗措施，包括鼻导管、面罩给氧和经鼻高流量氧疗。有条件可采用氢氧混合吸入气（H2/O2：66.6%/33.3%）治疗。

4. 抗菌药物治疗：避免盲目或不恰当使用抗菌药物，尤其是联合使用广谱抗菌药物。

（三）抗病毒治疗。

在抗病毒药物应急性临床试用过程中，相继开展了多项临床试验，虽然仍未发现经严格"随机、双盲、安慰剂对照研究"证明有效的抗病毒药物，但某些药物经临床观察研究显示可能具有一定的治疗作用。目前较为一致的意见认为，具有潜在抗病毒作用的药物应在病程早期使用，建议重点应用于有重症高危因素及有重症倾向的患者。

不推荐单独使用洛匹那韦 / 利托那韦和利巴韦林，不推荐使用羟氯喹或联合使用阿奇霉素。以下药物可继续试用，在临床应用中进一步评价疗效。

1. α - 干扰素：成人每次 500 万 U 或相当剂量，加入灭菌注射用水 2mL，每日 2 次，雾化吸入，疗程不超过 10 天；

2. 利巴韦林：建议与干扰素（剂量同上）或洛匹那韦 / 利托那韦（成人 200mg/50mg/ 粒，每次 2 粒，每日 2 次）联合应用，成人 500mg/ 次，每日 2 至 3 次静脉输注，疗程不超过 10 天；

3. 磷酸氯喹：用于 18 ～ 65 岁成人。体重大于 50kg 者，每次 500mg，每日 2 次，疗程 7 天；体重小于 50kg 者，第 1、2 天每次 500mg，每日 2 次，第 3 ～ 7 天每次 500mg，每日 1 次；

4. 阿比多尔：成人 200mg，每日 3 次，疗程不超过 10 天。

要注意上述药物的不良反应、禁忌症以及与其他药物的相互作用等问题。不建议同时应用 3 种以上抗病毒药物，出现不可耐受的毒副作用时应停止使用相关药物。对孕产妇患者的治疗应考虑妊娠周数，尽可能选择对胎儿影响较小的药物，以及考虑是否终止妊娠后再进行治疗，并知情告知。

（四）免疫治疗。

1. 康复者恢复期血浆：适用于病情进展较快、重型和危重型患者。用法用量参考《新冠肺炎康复者恢复期血浆临床治疗方案（试行第 2 版）》。

2. 静注 COVID-19 人免疫球蛋白：可应急用于病情进展较快的普通型和重型患者。推荐剂量为普通型 20mL、重型 40mL，静脉输注，根据患者病情改善情况，可隔日再次输注，总次数不超过 5 次。

3. 托珠单抗：对于双肺广泛病变者及重型患者，且实验室检测 IL-6 水平升高者，可试用。具体用法：首次剂量 4 ~ 8mg/kg，推荐剂量 400mg，0.9% 生理盐水稀释至 100mL，输注时间大于 1 小时；首次用药疗效不佳者，可在首剂应用 12 小时后追加应用一次（剂量同前），累计给药次数最多为 2 次，单次最大剂量不超过 800mg。注意过敏反应，有结核等活动性感染者禁用。

（五）糖皮质激素治疗。

对于氧合指标进行性恶化、影像学进展迅速、机体炎症反应过度激活状态的患者，酌情短期内（一般建议 3 ~ 5 日，不超过 10 日）使用糖皮质激素，建议剂量相当于甲泼尼龙 0.5 ~ 1mg/kg/ 日，应当注意较大剂量糖皮质激素由于免疫抑制作用，可能会延缓对病毒的清除。

（六）重型、危重型病例的治疗。

1. 治疗原则：在上述治疗的基础上，积极防治并发症，治疗基础疾病，预防继发感染，及时进行器官功能支持。

2. 呼吸支持：

（1）鼻导管或面罩吸氧

PaO_2/FiO_2，低于 300mmHg 的重型患者均应立即给予氧疗。接受鼻导管或面罩吸氧后，短时间（1 ~ 2 小时）密切观察，若呼吸窘迫和（或）低氧血症无改善，应使用经鼻高流量氧疗（HFNC）或无创通气（NIV）。

（2）经鼻高流量氧疗或无创通气

PaO_2/FiO_2 低于 200mmHg 应给予经鼻高流量氧疗（HFNC）或无创通气（NIV）。接受 HFNC 或 NIV 的患者，无禁忌症的情况下，建议同时实施俯卧位通气，即清醒俯卧位通气，俯卧位治疗时间应大于 12 小时。

部分患者使用 HFNC 或 NIV 治疗的失败风险高，需要密切观察患者的症状和体征。若短时间（1～2小时）治疗后病情无改善，特别是接受俯卧位治疗后，低氧血症仍无改善，或呼吸频数、潮气量过大或吸气努力过强等，往往提示HFNC或NIV治疗疗效不佳，应及时进行有创机械通气治疗。

（3）有创机械通气

一般情况下，PaO_2/FiO_2，低于150mmHg，应考虑气管插管，实施有创机械通气。但鉴于重症新型冠状病毒肺炎患者低氧血症的临床表现不典型，不应单纯把PaO_2/FiO_2，是否达标作为气管插管和有创机械通气的指征，而应结合患者的临床表现和器官功能情况实时进行评估。值得注意的是，延误气管插管，带来的危害可能更大。

早期恰当的有创机械通气治疗是危重型患者重要的治疗手段。实施肺保护性机械通气策略。对于中重度急性呼吸窘迫综合征患者，或有创机械通气FiO_2高于50%时，可采用肺复张治疗。并根据肺复张的反应性，决定是否反复实施肺复张手法。应注意部分新型冠状病毒肺炎患者肺可复张性较差，应避免过高的PEEP导致气压伤。

（4）气道管理

加强气道湿化，建议采用主动加热湿化器，有条件的使用环路加热导丝保证湿化效果；建议使用密闭式吸痰，必要时气管镜吸痰；积极进行气道廓清治疗，如振动排痰、高频胸廓振荡、体位引流等；在氧合及血流动力学稳定的情况下，尽早开展被动及主动活动，促进痰液引流及肺康复。

（5）体外膜肺氧合（ECMO）

ECMO启动时机。在最优的机械通气条件下（$FiO_2 \geq 80\%$，潮气量为6mL/kg理想体重，$PEEP > 5cmH_2O$，且无禁忌症），且保护性通气和俯卧位通气效果不佳，并符合以下之一，应尽早考虑评估实施 ECMO：

①$PaO_2/FiO_2 < 50mmHg$ 超过 3 小时；

②$PaO_2/FiO_2 < 80mmHg$ 超过 6 小时；

③动脉血 $pH < 7.25$ 且 $PaCO_2 > 60mmHg$ 超过 6 小时，且呼吸频率 > 35 次 / 分；

④呼吸频率 > 35 次 / 分时，动脉血 $pH < 7.2$ 且平台压 > $30cmH_2O$；

⑤合并心源性休克或者心脏骤停。

符合 ECMO 指征，且无禁忌症的危重型患者，应尽早启动 ECMO 治疗，避免延误时机，导致患者预后不良。

ECMO 模式选择。仅需呼吸支持时选用静脉—静脉方式 ECMO（VV-ECMO），是最为常用的方式；需呼吸和循环同时支持则选用静脉－动脉方式 ECMO（VA-ECMO）；VA-ECMO 出现头臂部缺氧时可采用静脉－动脉－静脉方式 ECMO（VAV-ECMO）。实施 ECMO 后，严格实施肺保护性肺通气策略。推荐初始设置：潮气量 < 4 ～ 6mL/Kg 理想体重，平台压 ≤ $25cmH_2O$，驱动压 < $15cmH_2O$，PEEP 5 ～ $15cmH_2O$，呼吸频率 4 ～ 10 次 / 分，$FiO_2 < 50\%$。对于氧合功能难以维持或吸气努力强、双肺重力依赖区实变明显、或需积极气道分泌物引流的患者，可联合俯卧位通气。

儿童心肺代偿能力较成人弱，对缺氧更为敏感，需要应用比成人更积极的氧疗和通气支持策略，指征应适当放宽；不推荐常规应用肺复张。

3. 循环支持：危重型患者可合并休克，应在充分液体复苏的基础上，合理使用血管活性药物，密切监测患者血压、心率和尿量的变化，以及乳酸和碱剩余。必要时进行血流动力学监测，指导输液和血管活性药物使用，改善组织灌注。

4.抗凝治疗：重型或危重型患者合并血栓栓塞风险较高。对无抗凝禁忌症者，同时D—二聚体明显增高者，建议预防性使用抗凝药物。发生血栓栓塞事件时，按照相应指南进行抗凝治疗。

5.急性肾损伤和肾替代治疗：危重型患者可合并急性肾损伤，应积极寻找病因，如低灌注和药物等因素。在积极纠正病因的同时，注意维持水、电解质、酸碱平衡。连续性肾替代治疗（CRRT）的指征包括：①高钾血症；②严重酸中毒；③利尿剂无效的肺水肿或水负荷过多。

6.血液净化治疗血液净化系统包括血浆置换、吸附、灌流、血液/血浆滤过等，能清除炎症因子，阻断"细胞因子风暴"，从而减轻炎症反应对机体的损伤，可用于重型、危重型患者细胞因子风暴早中期的救治。

7.儿童多系统炎症综合征：治疗原则是多学科合作，尽早抗炎、纠正休克和出凝血功能障碍、脏器功能支持，必要时抗感染治疗。有典型或不典型川崎病表现者，与川崎病经典治疗方案相似。以静脉用丙种球蛋白（IVIG）、糖皮质激素及口服阿司匹林等治疗为主。

8.其他治疗措施可考虑使用血必净治疗；可使用肠道微生态调节剂，维持肠道微生态平衡，预防继发细菌感染；儿童重型、危重型病例可酌情考虑使用 IVIG。

妊娠合并重型或危重型患者应积极终止妊娠，剖腹产为首选。

患者常存在焦虑恐惧情绪，应当加强心理疏导，必要时辅以药物治疗。

（七）中医治疗。

本病属于中医"疫"病范畴，病因为感受"疫戾"之气，各地可根据病情、当地气候特点以及不同体质等情况，参照下列方案进行辨证论治。涉及到超药典剂量，应当在医师指导下使用。

1.医学观察期

临床表现1：乏力伴胃肠不适

推荐中成药：藿香正气胶囊（丸、水、口服液）

临床表现2：乏力伴发热

推荐中成药：金花清感颗粒、连花清瘟胶囊（颗粒）、疏风解毒胶囊（颗粒）

2.临床治疗期（确诊病例）

2.1 清肺排毒汤

适用范围：结合多地医生临床观察，适用于轻型、普通型、重型患者，在危重型患者救治中可结合患者实际情况合理使用。

基础方剂：麻黄9g、炙甘草6g、杏仁9g、生石膏15～30g（先煎）、桂枝9g、泽泻9g、猪苓9g、白术9g、茯苓15g、柴胡16g、黄芩6g、姜半夏9g、生姜9g、紫菀9g、冬花9g、射干9g、细辛6g、山药12g、枳实6g、陈皮6g、藿香9g。

服法：传统中药饮片，水煎服。每天一付，早晚各一次（饭后四十分钟），温服，三付一个疗程。

如有条件，每次服完药可加服大米汤半碗，舌干津液亏虚者可多服至一碗。（注：如患者不发热则生石膏的用量要小，发热或壮热可加大生石膏用量）。若症状好转而未痊愈则服用第二个疗程，若患者有特殊情况或其他基础病，第二疗程可以根据实际情况修改处方，症状消失则停药。

处方来源：国家卫生健康委办公厅国家中医药管理局办公室《关于推荐在中西医结合救治新型冠状病毒感染的肺炎

中使用"清肺排毒汤"的通知》（国中医药办医政函〔2020〕22号）。

2.2 轻型

（1）寒湿郁肺证

临床表现：发热，乏力，周身酸痛，咳嗽，咯痰，胸紧憋气，纳呆，恶心，呕吐，大便粘腻不爽。舌质淡胖齿痕或淡红，苔白厚腐腻或白腻，脉濡或滑。

推荐处方：寒湿疫方

基础方剂：生麻黄6g、生石膏15g、杏仁9g、羌活15g、葶苈子5g、贯众9g、地龙15g、徐长卿15g、藿香15g、佩兰9g、苍术15g、云苓45g、生白术30g、焦三仙各9g、厚朴15g、焦槟榔9g、煨草果9g、生姜15g。

服法：每日1剂，水煎600mL，分3次服用，早中晚各1次，饭前服用。

（2）湿热蕴肺证

临床表现：低热或不发热，微恶寒，乏力，头身困重，肌肉酸痛，干咳痰少，咽痛，口干不欲多饮，或伴有胸闷脘痞，无汗或汗出不畅，或见呕恶纳呆，便溏或大便粘滞不爽。舌淡红，苔白厚腻或薄黄，脉滑数或濡。

推荐处方：槟榔10g、草果10g、厚朴10g、知母10g、黄芩10g、柴胡10g、赤芍10g、连翘15g、青蒿10g（后下）、苍术10g、大青叶10g、生甘草5g。

服法：每日1剂，水煎400mL，分2次服用，早晚各1次。

2.3 普通型

（1）湿毒郁肺证

临床表现：发热，咳嗽痰少，或有黄痰，憋闷气促，腹胀，便秘不畅。舌质暗红，舌体胖，苔黄腻或黄燥，脉滑数或弦滑。

推荐处方：宣肺败毒方

基础方剂：生麻黄 6g、苦杏仁 15g、生石膏 30g、生薏苡仁 30g、茅苍术 10g、广藿香 15g、青蒿草 12g、虎杖 20g、马鞭草 30g、千芦根 30g、葶苈子 15g、化橘红 15g、生甘草 10g。

服法：每日 1 剂，水煎 400mL，分 2 次服用，早晚各 1 次。

（2）寒湿阻肺证

临床表现：低热，身热不扬，或未热，干咳，少痰，倦怠乏力，胸闷，脘痞，或呕恶，便溏。舌质淡或淡红，苔白或白腻，脉濡。

推荐处方：苍术 15g、陈皮 10g、厚朴 10g、藿香 10g、草果 6g、生麻黄 6g、羌活 10g、生姜 10g、槟榔 10g。

服法：每日 1 剂，水煎 400mL，分 2 次服用，早晚各 1 次。

2.4 重型

（1）疫毒闭肺证

临床表现：发热面红，咳嗽，痰黄粘少，或痰中带血，喘憋气促，疲乏倦怠，口干苦粘，恶心不食，大便不畅，小便短赤。舌红，苔黄腻，脉滑数。

推荐处方：化湿败毒方

基础方剂：生麻黄 6g、杏仁 9g、生石膏 15g、甘草 3g、藿香 10g（后下）、厚朴 10g、苍术 15g、草果 10g、法半夏 9g、茯苓 15g、生大黄 5g（后下）、生黄芪 10g、葶苈子 10g、赤芍 10g。

服法：每日 1～2 剂，水煎服，每次 100～200mL，一日 2～4 次，口服或鼻饲。

（2）气营两燔证

临床表现：大热烦渴，喘憋气促，谵语神昏，视物错瞀，或发斑疹，或吐血、衄血，或四肢抽搐。舌绛少苔或无苔，脉沉细数，或浮大而数。

推荐处方：生石膏 30 ～ 60g（先煎）、知母 30g、生地 30 ～ 60g、水牛角 30g（先煎）、赤芍 30g、玄参 30g、连翘 15g、丹皮 15g、黄连 6g、竹叶 12g、葶苈子 15g、生甘草 6g。

服法：每日 1 剂，水煎服，先煎石膏、水牛角后下诸药，每次 100 ～ 200mL，每日 2 ～ 4 次，口服或鼻饲。

推荐中成药：喜炎平注射液、血必净注射液、热毒宁注射液、痰热清注射液、醒脑静注射液。功效相近的药物根据个体情况可选择一种，也可根据临床症状联合使用两种。中药注射剂可与中药汤剂联合使用。

2.5 危重型

内闭外脱证

临床表现：呼吸困难、动辄气喘或需要机械通气，伴神昏，烦躁，汗出肢冷，舌质紫暗，苔厚腻或燥，脉浮大无根。

推荐处方：人参 15g、黑顺片 10g（先煎）、山茱萸 15g，送服苏合香丸或安宫牛黄丸。

出现机械通气伴腹胀便秘或大便不畅者，可用生大黄 5 ～ 10g。出现人机不同步情况，在镇静和肌松剂使用的情况下，可用生大黄 5 ～ 10g 和芒硝 5 ～ 10g。

推荐中成药：血必净注射液、热毒宁注射液、痰热清注射液、醒脑静注射液、参附注射液、生脉注射液、参麦注射液。功效相近的药物根据个体情况可选择一种，也可根据临床症状联合使用两种。中药注射剂可与中药汤剂联合使用。

注：重型和危重型中药注射剂推荐用法

中药注射剂的使用遵照药品说明书从小剂量开始、逐步辨证调整的原则，推荐用法如下：

病毒感染或合并轻度细菌感染：0.9% 氯化钠注射液

250mL 加喜炎平注射液 100mg bid，或 0.9% 氯化钠注射液
250mL 加热毒宁注射液 20mL，或 0.9% 氯化钠注射液 250mL
加痰热清注射液 40mLbid。

高热伴意识障碍：0.9% 氯化钠注射液 250mL 加醒脑静注
射液 20mL bid。

全身炎症反应综合征或 / 和多脏器功能衰竭：0.9% 氯化
钠注射液 250mL 加血必净注射液 100mLbid。

免疫抑制：葡萄糖注射液 250mL 加参麦注射液 100mL 或
生脉注射液 20 ～ 60mL bid。

2.6 恢复期

（1）肺脾气虚证

临床表现：气短，倦怠乏力，纳差呕恶，痞满，大便无力，
便溏不爽。舌淡胖，苔白腻。

推荐处方：法半夏 9g、陈皮 10g、党参 15g、炙黄芪 30g、
炒白术 10g、茯苓 15g、藿香 10g、砂仁 6g（后下）、甘草 6g。

服法：每日 1 剂，水煎 400mL，分 2 次服用，早晚各 1 次。

（2）气阴两虚证

临床表现：乏力，气短，口干，口渴，心悸，汗多，纳差，
低热或不热，干咳少痰。舌干少津，脉细或虚无力。

推荐处方：南北沙参各 10g、麦冬 15g、西洋参 6g，五味
子 6g、生石膏 15g、淡竹叶 10g、桑叶 10g、芦根 15g、丹参
15g、生甘草 6g。

服法：每日 1 剂，水煎 400mL，分 2 次服用，早晚各 1 次。

（八）早期康复。

重视患者早期康复介入，针对新型冠状病毒肺炎患者呼
吸功能、躯体功能以及心理障碍，积极开展康复训练和干预，
尽最大可能恢复体能、体质和免疫能力。

十二、护理

根据患者病情，明确护理重点并做好基础护理。重症患者密切观察患者生命体征和意识状态，重点监测血氧饱和度。危重症患者 24 小时持续心电监测，每小时测量患者的心率、呼吸频率、血压、SpO_2，每 4 小时测量并记录体温。合理、正确使用静脉通路，并保持各类管路通畅，妥善固定。卧床患者定时变更体位，预防压力性损伤。按护理规范做好无创机械通气、有创机械通气、人工气道、俯卧位通气、镇静镇痛、体外膜肺氧合诊疗的护理。特别注意患者口腔护理和液体出入量管理，有创机械通气患者防止误吸。清醒患者及时评估心理状况，做好心理护理。

十三、出院标准及出院后注意事项

（一）出院标准。

1. 体温恢复正常 3 天以上；

2. 呼吸道症状明显好转；

3. 肺部影像学显示急性渗出性病变明显改善；

4. 连续两次呼吸道标本核酸检测阴性（采样时间至少间隔 24 小时）。

满足以上条件者可出院。

对于满足上述第 1、2、3 条标准的患者，核酸仍持续阳性超过 4 周者，建议通过抗体检测、病毒培养分离等方法对患者传染性进行综合评估后，判断是否出院。

（二）出院后注意事项。

1. 定点医院要做好与患者居住地基层医疗机构间的联系，共享病历资料，及时将出院患者信息推送至患者辖区或居住地基层医疗卫生机构。

2. 建议出院后继续进行 14 天隔离管理和健康状况监测，佩戴口罩，有条件的居住在通风良好的单人房间，减少与家人的近距离密切接触，分餐饮食，做好手卫生，避免外出活动。

3. 建议在出院后第 2 周、第 4 周到医院随访、复诊。

十四、转运原则

按照国家卫生健康委印发的《新型冠状病毒感染的肺炎病例转运工作方案（试行）》执行。

十五、医疗机构内感染预防与控制

严格按照国家卫生健康委印发的《医疗机构内新型冠状病毒感染预防与控制技术指南（第二版）》的要求执行。

十六、预防

（一）新型冠状病毒疫苗接种。

接种新型冠状病毒疫苗是预防新型冠状病毒感染、降低发病率和重症率的有效手段，符合接种条件者均可接种。

（二）一般预防措施。

保持良好的个人及环境卫生，均衡营养、适量运动、充足休息，避免过度疲劳。提高健康素养，养成"一米线"、勤洗手、戴口罩、公筷制等卫生习惯和生活方式，打喷嚏或咳嗽时应掩住口鼻。保持室内通风良好，科学做好个人防护，出现呼吸道症状时应及时到发热门诊就医。近期去过高风险地区或与确诊、疑似病例有接触史的，应主动进行新型冠状病毒核酸检测。

附录 E 医疗机构新冠病毒核酸检测工作手册（试行第2版）

国务院联防联控机制医疗发〔2020〕313号

　　为落实国务院应对新型冠状病毒感染肺炎疫情联防联控机制《关于做好新冠肺炎疫情常态化防控工作的指导意见》（国发明电〔2020〕14号）要求，进一步规范新型冠状病毒（以下简称新冠病毒）核酸检测的技术人员、标本单采、标本混采、标本管理、实验室检测、结果报告等工作，保证检测质量，提高检测效率，满足新冠病毒核酸检测需求，特制定本手册。本手册适用于所有开展新冠病毒核酸检测的医疗机构。

一、技术人员基本要求

　　（一）采样人员。

　　从事新冠病毒核酸检测标本采集的技术人员应当经过生物安全培训（培训合格），熟悉标本种类和采集方法，熟练掌握标本采集操作流程及注意事项，做好标本信息的记录，确保标本质量符合要求、标本及相关信息可追溯。

　　（二）检测人员。

　　实验室检测技术人员应当具备相关专业的大专以上学历或具有中级及以上专业技术职务任职资格，并有2年以上的实验室工作经历和基因检验相关培训合格证书。实验室配备的工作人员应当与所开展检测项目及标本量相适宜，以保证及时、熟练地进行实验和报告结果，保证结果的准确性。

二、标本采集基本要求

（一）基本原则。

1.各医疗机构的检测能力应当与门急诊就诊人次、住院人次等诊疗量相匹配，并与采集的标本量相适应，避免采集数量明显超出检测能力导致的标本积压、标本失效、检测结果反馈迟缓等问题。

2.各医疗机构在采集标本时，要根据不同采集对象设置不同的采样区域，将发热患者与其他患者、"愿检尽检"人群分区采样，避免交叉感染。

3.标本采集应当在满足本机构发热门诊、住院患者、陪护人员及院内职工的检测需求基础上，进一步保障其他重点人群"应检尽检"和一般人群"愿检尽检"的要求。

（二）采样点设置。

医疗机构设置新冠病毒采样点应当遵循安全、科学、便民的原则。采样点应当为独立空间，具备通风条件，内部划分相应的清洁区和污染区，配备手卫生设施或装置。采样点需设立清晰的指引标识，并明确采样流程和注意事项。设立独立的等候区域，尽可能保证人员单向流动，落实"1米线"间隔要求，严控人员密度。

（三）人员配置及防护要求。

每个采样点应当配备1～2名采样人员。合理安排采样人员轮替，原则上每2～4小时轮岗休息1次。采样人员防护装备要求：N95及以上防护口罩、护目镜、防护服、乳胶手套、防水靴套；如果接触患者血液、体液、分泌物或排泄物，戴双层乳胶手套；手套被污染时，及时更换外层乳胶手套。每采一个人应当进行严格手消毒或更换手套。

（四）采样流程。

各医疗机构应当建立新冠病毒核酸检测采样操作流程制度，根据采样对象类别确定具体采样流程，包括预约、缴费、信息核对、采样、送检、报告发放等。应当利用条码扫描等信息化手段采集受检者信息。标本采集前，采样人员应当对受检者身份信息进行核对，并在公共区域以信息公告形式告知核酸检测报告发放时限和发放方式。

每个标本应当至少记录以下信息：

1. 受检者（患者）姓名、身份证号、居住地址、联系方式；

2. 采样单位名称、标本编号，标本采集的日期、时间、采集部位、类型、数量等。

（五）采样管选择。

人群筛查应选择具有病毒灭活功能如含胍盐（异硫氰酸胍或盐酸胍等）或表面活性剂的采样管。首选含胍盐的采样管。发热门诊或急诊的快速检测，则根据所用的核酸检测试剂的要求确定采样管。

（六）采集方法。

应当采集呼吸道标本，包括上呼吸道标本（首选鼻咽拭子等）或下呼吸道标本（呼吸道吸取物、支气管灌洗液、肺泡灌洗液、深咳痰液等）。其中，重症病例优先采集下呼吸道标本；根据临床需要可留取便标本。对集中隔离人员，要通过鼻咽拭子采集上呼吸道标本；对其他人员，要首选鼻咽拭子。

1. 鼻咽拭子。采样人员一手轻扶被采集人员的头部，一手执拭子贴鼻孔进入，沿下鼻道的底部向后缓缓深入，由于鼻道呈弧形，不可用力过猛，以免发生外伤出血。待拭子顶端到达鼻咽腔后壁时，轻轻旋转一周（如遇反射性咳嗽，应停留片刻），然后缓缓取出拭子，将拭子头浸入含 2～3mL 病毒保存液的管中。

2. 口咽拭子（无法采集鼻咽拭子时可选用）。被采集人员先用生理盐水漱口，采样人员将拭子放入无菌生理盐水中湿润（禁止将拭子放入病毒保存液中，避免抗生素引起过敏），被采集人员头部微仰，嘴张大，并发"啊"音，露出两侧咽扁桃体，将拭子越过舌根，在被采集者两侧咽扁桃体稍微用力来回擦拭至少 3 次，然后再在咽后壁上下擦拭至少 3 次，将拭子头浸入含 2～3mL 病毒保存液的管中，尾部弃去，旋紧管盖。

3. 深咳痰液。要求患者深咳后，将咳出的痰液收集于含 3mL 采样液的 50mL 螺口塑料管中。如果痰液未收集于采样液中，可在检测前，加入 2～3mL 采样液，或加入与痰液等体积的含 1g/L 蛋白酶 K 的磷酸盐缓冲液将痰液化。

4. 鼻咽或呼吸道抽取物。用与负压泵相连的收集器从鼻咽部抽取粘液或从气管抽取呼吸道分泌物。将收集器头部插入鼻腔或气管，接通负压，旋转收集器头部并缓慢退出，收集抽取的粘液，并用 3mL 采样液冲洗收集器 1 次（亦可用小儿导尿管接在 50mL 注射器上来替代收集器）。

5. 支气管灌洗液。将收集器头部从鼻孔或气管插口处插入气管（约 30cm 深处），注入 5mL 生理盐水，接通负压，旋转收集器头部并缓慢退出。收集抽取的粘液，并用采样液冲洗收集器 1 次（亦可用小儿导尿管接在 50mL 注射器上来替代收集）。

6. 肺泡灌洗液。局部麻醉后将纤维支气管镜通过口或鼻经过咽部插入右肺中叶或左肺舌段的支管，将其顶端契入支气管分支开口，经气管活检孔缓缓加入灭菌生理盐水，每次 30～50mL，总量 100～250mL，不应超过 300mL。

三、标本管理基本要求

（一）标本包装。

所有标本应当放在大小适合的带螺旋盖内有垫圈、耐冷冻的标本采集管里，拧紧。容器外注明标本编号、种类、姓名及采样日期。将密闭后的标本放入大小合适的塑料袋内密封，每袋装一份标本。

（二）标本送检。

标本采集后室温放置不超过 4 小时，应在 2 ～ 4h 内送到实验室。如果需要长途运输标本，应采用干冰等制冷方式进行保存，严格按照相关规定包装运输。

（三）标本接收。

标本接收人员的个人防护按采样人员防护装备执行。标本运送人员和接收人员对标本进行双签收。

（四）标本保存。

用于病毒分离和核酸检测的标本应当尽快进行检测，含胍盐保存液采样管采集的标本可根据采样管说明书要求的保存条件及时间要求进行运送和保存。24 小时内无法检测的标本则应置于 –70℃或以下保存（如无 –70℃保存条件，则于 –20℃冰箱暂存）。境外高风险区域人群以及新冠肺炎患者的密接者和密接者的密接者等集中隔离人员的核酸检测标本，检测后，应当在 –20℃保存 7 天。其他一般人群筛查标本，则可在 –4℃保存 24 小时。应当设立专库或专柜单独保存标本。标本运送期间避免反复冻融。

四、实验室管理基本要求

（一）实验室资质要求。

开展核酸检测的实验室，应当符合《病原微生物实验室生物安全管理条例》（国务院令第424号）和《医疗机构临床基因扩增检验实验室管理办法》（卫办医政发〔2010〕194号）有关规定，具备经过卫生健康行政部门审核备案的生物安全二级及以上实验室条件，以及临床基因扩增检验实验室条件。独立设置的医学检验实验室还应当符合《医学检验实验室基本标准（试行）》《医学检验实验室管理规范（试行）》等要求。

（二）实验室分区要求。

原则上开展新冠病毒核酸检测的实验室应当设置以下区域：试剂储存和准备区、标本制备区、扩增和产物分析区。这3个区域在物理空间上应当是完全相互独立的，不能有空气的直接相通。各区的功能是：

1. 试剂储存和准备区：贮存试剂的制备、试剂的分装和扩增反应混合液的制备，以及离心管、吸头等消耗品的贮存和准备。

2. 标本制备区：转运桶的开启，标本的灭活（适用时），核酸提取及其加入至扩增反应管等。

3. 扩增和产物分析区：核酸扩增和产物分析。根据使用仪器的功能，区域可适当合并。如采用标本加样、核酸提取及扩增检测为一体的自动化分析仪，标本制备区、扩增和产物分析区可合并。

（三）主要仪器设备。

实验室应当配备与开展检验项目相适宜的仪器设备，包括核酸提取仪、医用PCR扩增仪、生物安全柜、病毒灭活设备（适用时，如水浴锅等）、保存试剂和标本的冰箱和冰柜、离心机、不间断电源（UPS）或备用电源等。

（四）实验室检测。

实验室接到标本后，应当在生物安全柜内对标本进行清点核对。按照标准操作程序进行试剂准备、标本前处理、核酸提取、核酸扩增、结果分析及报告。实验室应当建立可疑标本和阳性标本复检的流程。

1. 试剂准备。应当选择国家药品监督管理部门批准的试剂，并在选择标本采样管和核酸提取试剂时，使用试剂盒说明书上建议的配套标本采样管和提取试剂。核酸提取方法与标本保存液和灭活方式相关，有些核酸提取试剂（如磁珠法或者一步法），容易受到胍盐或保存液中特殊成分的影响，特别是一步法提取多需要使用试剂厂家配套的标本采样管。

2. 标本前处理。已经使用含胍盐的灭活型标本采样管的实验室，这一环节无需进行灭活处理，直接进行核酸提取，而使用非灭活型标本采样管的实验室，则有 56℃孵育 30 分钟热灭活的处理方式。

3. 核酸提取。将灭活后的标本取出，在生物安全柜内打开标本采集管加样。核酸提取完成后，立即将提取物进行封盖处理。在生物安全柜内将提取核酸加至 PCR 扩增反应体系中。

4. 核酸扩增。将扩增体系放入扩增仪，核对扩增程序是否与试剂说明书相符，启动扩增程序。扩增后反应管不要开盖，直接放于垃圾袋中，封好袋口，按一般医疗废物转移出实验室处理。

五、实验室质量控制与管理

各医疗机构应当加强核酸检测质量控制。应选用扩增检测试剂盒指定的核酸提取试剂和扩增仪。

（一）性能验证。

在用于临床标本检测前，实验室应对由提取试剂、提取仪、扩增试剂、扩增仪等组成检测系统进行必要的性能验证，性能指标包括但不限于精密度（至少要有重复性）和最低检测限。建议选用高灵敏的试剂（检测限≤ 500 拷贝 /mL）。

（二）室内质控。

实验室应按照《国家卫生健康委办公厅关于医疗机构开展新型冠状病毒核酸检测有关要求的通知》（国卫办医函〔2020〕53 号）要求规范开展室内质控。每批检测至少有 1 份弱阳性质控品（第三方质控品，通常为检出限的 1.5 ～ 3 倍）、3 份阴性质控品（生理盐水）。质控品随机放在临床标本中，参与从提取到扩增的全过程。在大规模人群筛查时，因人群流行率极低（＜ 0.1%），一旦出现阳性结果，对阳性标本采用另外一到两种更为灵敏且扩增不同区域的核酸检测试剂对原始标本进行复核检测，复核阳性方可报出。

（三）室间质评。

实验室应常态化参加国家级或省级临床检验中心组织的室间质评。对检测量大以及承担重点人群筛查等任务的实验室，要适当增加室间质评频率。不按要求参加室间质评的，或室间质评结果不合格的，或检测结果质量问题突出的，不得开展核酸检测。

六、核酸检测结果反馈基本要求

（一）报告时限。

对于发热门诊、急诊患者，在 6 小时内报告核酸检测结果；对于普通门诊、住院患者及陪护人员等人群，原则上在 12 小时内报告结果；对于"愿检尽检"人群，一般在 24 小时内报告结果。医疗机构应当为受检者出具检测报告，并告知其查询方式，不得以任何理由不出具检测报告。

（二）检测报告。

各医疗机构应当按照《新型冠状病毒核酸检测报告单》的参考样式出具检测报告（见附件1），在卫生健康行政部门的规定下，互认检测结果。医疗机构可采用纸质、快递、网络或信息化系统等多种形式，发放核酸检测报告，并注意保护个人隐私。发现核酸检测阳性结果时应按相关要求在12小时内报告。

七、核酸检测安全管理

（一）标本安全管理。

标本转运箱封闭前，须使用75%酒精或0.2%含氯消毒剂喷洒消毒。标本包装应符合国际民航组织文件Doc9284《危险品航空安全运输技术细则》的PI602分类包装要求。根据当前版本的国际航空运输协会（IATA）《危险品规则》，SARS-CoV-2感染疑似和确诊患者标本属于UN3373B类生物物质，涉及外部标本运输的，应按照B类感染性物质进行三层包装。疑似或确诊患者标本应标示有特殊标识，并进行单独转运。检测完成后的剩余标本，可在结果报告发出到达其保存时限要求后，如为检测前非灭活标本，则装入专用密封废物转运袋中进行压力蒸汽灭菌处理，随后随其他医疗废物一起转运出实验室进行销毁处理；如为检测前已灭活标本，则无需高压灭活，直接按医疗废物一起转运出实验室进行销毁处理。

（二）实验室检测安全管理。

1. 基本要求。核酸检测应当在生物安全二级实验室进行，并应在生物安全风险评估的基础上，采取适当的个体防护措施，包括手套、口罩和隔离衣等。开展新冠病毒核酸检测的实验室应当制定实验室生物安全相关程序文件及实验室生物安全操作失误或意外的处理操作程序，并有记录。

2. 实验前安全要求。应使用0.2%含氯消毒剂或75%酒精进行桌面、台面及地面消毒。消毒液需每天新鲜配制，不超过24小时。转运至实验室的标本转运桶应在生物安全柜内开启。转运桶开启后，使用0.2%含氯消毒剂或75%酒精对转运桶内壁和标本采集密封袋进行喷洒消毒。取出标本采集管后，应首先检查标本管外壁是否有破损、管口是否泄露或是否有管壁残留物。确认无渗漏后，推荐用0.2%含氯消毒剂喷洒、擦拭消毒样品管外表面（此处不建议使用75%酒精，以免破坏标本标识）。如发现渗漏应立即用吸水纸覆盖，并喷洒有效氯含量为0.55%的含氯消毒剂进行消毒处理，不得对标本继续检测操作，做好标本不合格记录后需立即进行密封打包，压力蒸汽灭菌处理后销毁。

如为采样管为非灭活管，实验室操作人员在进行标本热灭活时，温浴前需旋紧标本采集管管盖，必要时可用封口膜密闭管盖；温浴过程中可每隔10分钟将标本轻柔摇匀1次，以保证标本均匀灭活；温浴后标本需静置至室温至少10分钟使气溶胶沉降，随后再开盖进行后续核酸提取。

3. 核酸提取和检测安全要求。标本进行核酸提取和检测时应尽可能在生物安全柜内进行操作。如为打开标本管盖或其他有可能产生气溶胶的操作，则必须在生物安全柜内进行。

4. 实验结束后清洁要求。需对实验室环境进行清洁，消除可能的核酸污染。

（1）实验室空气清洁。实验室每次检测完毕后，可采用房间固定和/或可移动紫外灯进行紫外照射 2 小时以上。必要时可采用核酸清除剂等试剂清除实验室残留核酸。

（2）工作台面清洁。每天实验后，使用 0.2% 含氯消毒剂或 75% 酒精进行台面、地面清洁。

（3）生物安全柜消毒。实验使用后的耗材废弃物放入医疗废物垃圾袋中，包扎后使用 0.2% 含有效氯消毒液或 75% 酒精喷洒消毒其外表面。手消毒后将垃圾袋带出生物安全柜放入实验室废弃物转运袋中。试管架、实验台面、移液器等使用 75% 酒精进行擦拭。随后关闭生物安全柜，紫外灯照射 30 分钟。

（4）转运容器消毒。转运及存放标本的容器使用前后需使用 0.2% 含氯消毒剂或 75% 酒精进行擦拭或喷洒消毒。

（5）塑料或有机玻璃材质物品清洁：使用 0.2% 含氯消毒剂或过氧乙酸或过氧化氢擦拭或喷洒。

（二）实验室医疗废物管理。

1. 基本要求。开展新冠病毒核酸检测的实验室应当制定医疗废物处置程序及污物、污水处理操作程序。所有的危险性医疗废物必须按照统一规格化的容器和标示方式，完整且合规地标示废物内容。应当由经过适当培训的人员使用适当的个人防护装备和设备处理危险性医疗废物。实验室应建立医疗废物处理记录，定期对实验室排风 HEPA 过滤器进行更换，定期对处理后的污水进行监测，采用生物指示剂监测压力灭菌效果。

2. 医疗废物的处理措施。医疗废物的处理是控制实验室安全的关键环节，必须充分掌握生物安全废弃物的分类，并严格执行相应的处理程序。

（1）废液的处理。实验室产生的废液可分为普通污水和感染性废液。普通污水产生于洗手池等设备，对此类污水应当排入实验室水处理系统，经统一处理达标后进行排放。感染性废液即在实验操作过程中产生的废液，需采用化学消毒（0.55%含氯消毒剂处理）或物理消毒（紫外照射30分钟以上）方式处理，确认彻底消毒灭活后方可排入实验室水处理系统，经统一处理达标后进行排放。污水消毒处理效果按 GB18466《医疗机构水污染物排放标准》相关规定进行评价。

（2）固体废物的处理。实验室固体废物应当分类收集。固体废物的收集容器应当具有不易破裂、防渗漏、耐湿耐热、可密封等特性。实验室内的潜在感染性废物不允许堆积存放，应当及时进行压力蒸汽灭菌处理。废物处置之前，应当存放在实验室内指定的安全位置。小型固体废物如检测耗材、个人防护装备等均需使用双层防渗漏专用包装袋打包密封后经过压力蒸汽灭菌处理，再转运出实验室。

体积较大的固体废物如 HEPA 过滤器，应当由专业人士进行原位消毒后，装入安全容器内进行消毒灭菌。不能进行压力蒸汽灭菌的物品如电子设备可采用环氧乙烷熏蒸消毒处理。经消毒灭菌处理后移出实验室的固体废物需集中交由医疗废物处理单位进行处置。

（四）实验室污染的处理。

1. 标本污染生物安全柜的操作台造成局限污染时：立即用吸水纸覆盖，并使用0.55%含氯消毒剂进行喷洒消毒。消毒液需要现用现配，24小时内使用。

2. 标本倾覆造成实验室污染时：保持实验室空间密闭，避免污染物扩散。立即使用润湿有0.55%含氯消毒剂的毛巾覆盖污染区。必要时（如大量溢撒时）可用过氧乙酸加热熏蒸实验室，剂量为 $2g/m^3$，熏蒸过夜；或20g/L过氧乙酸消毒液用气溶胶喷雾器喷雾，用量 8mL/m³，作用 1～2 小时；必要时或用高锰酸钾 – 甲醛熏蒸：高锰酸钾 8g/m³，放入耐热耐腐蚀容器（陶罐或玻璃容器），后加入甲醛（40%）10mL/m³，熏蒸 4 小时以上。熏蒸时室内湿度 60%～80%。

3. 清理污染物时：严格遵循活病毒生物安全操作要求，采用压力蒸汽灭菌处理，并进行实验室换气等，防止次生危害。

八、核酸检测信息化管理

医疗机构应当在卫生健康行政部门统筹下，做好标本采集、核酸检测、检测报告的信息对接工作。建立统一的信息采集扫码程序，信息应至少包括姓名、性别、年龄、身份证号、联系电话，做到标本采集的个人信息与医疗机构信息系统顺利对接，各医疗机构间应做到信息互通、互采、互认。

九、标本混采

在人群筛查时可以考虑采用混采的方案进行，以提升核酸检测效率。混合标本数可以为 10 个或者 10 个以下（如 5 合 1）。以 10 合 1 或 5 合 1 混采为例，与单检流程不同的主要为采集、送检和检测结果的处理。其余工作要求均与单检相同。

（一）采集和送检流程。

1. 标识及信息登记。

（1）登记流程。工作人员在采集前分配 10 个或 5 个受检者为一组，采集前收集并登记受检者相关信息（包括姓名、性别、身份证号、联系电话、采集地点、采集日期和时间），按照组别进行采集管编号。

（2）登记要求。推荐使用身份证读卡器、二维码条码等信息化手段关联受检者信息，提高信息读取效率和准确性。如不具备信息化条件，应当提前登记《新冠病毒核酸10合1或5合1混采检测登记表》（举例见附件2的10合1混采，以下简称混采登记表）。纸质登记表随标本送检前应当备份存档于采集点所在社区，便于及时追溯受检者。

2. 标本采集和混合拭子。将完成采集的10支或5支拭子放入同一采集管（10合1采样管保存液应为6mL，5合1采样管保存液与单检采样管相同，为3mL）中，动作轻柔，避免气溶胶产生。连续采集10支或5支拭子以后，旋紧管盖，防止溢洒。如采集管内拭子不足10支或5支，应做好特殊标记并记录。

3. 标本送检。核对采集管标签与混采登记表信息，确保准确完整，编号一致。

（二）检测结果的处理。

1. 混采检测结果为阳性、灰区或单个靶标阳性，通知相关部门对该混采管的10个或5个受试者暂时单独隔离，并重新采集单管拭子进行复核。

2. 复核单管核酸检测如均为阴性，则按照阴性结果报告。暂时隔离人员即解除隔离；如检测结果阳性，按程序上报。

十、其他要求

因疫情防控需要等因素，医疗机构采集的标本量明显超出自身检测能力范围的，可以建立医疗机构间新冠病毒核酸检测协作机制，分散检测压力，保证时效性和有效性。

对集中隔离人员，要通过鼻咽拭子采集上呼吸道标本，并选择高灵敏（检测限≤500拷贝/mL）的试剂。原则上，提取试剂、提取仪、扩增试剂和扩增仪应当配套使用，并在检测前进行性能验证。鼓励在两个以上检测机构通过不同设备和试剂，对集中隔离人员的样本进行平行检测，进一步提高检测结果的准确性。其中，入境人员应当至少在开始集中隔离和解除隔离时各进行一次核酸检测，隔离期间如出现症状应当及时检测；入境人员要采用高灵敏（检测限≤500拷贝/mL）和双靶区域以上的试剂进行检测，以降低因试剂灵敏度不足或病毒变异可能造成的漏检风险。

附录 F　新冠病毒样本采集和检测
技术指南（2021年5月）

为指导各级疾控部门和其他相关机构规范开展新冠肺炎病例标本采集与实验室检测工作，保证检测质量，提高检测效率，特制定本指南。

一、标本采集

（一）采集对象

新冠肺炎病例、可疑感染人员和其他需要进行检测的人员，以及可能被污染的环境或物品等。

（二）采样人员基本要求

从事标本采集的技术人员应当经过生物安全、监测技术培训并合格，熟悉标本采集方法，熟练掌握标本采集操作流程。应严格按照操作流程进行采样，按要求做好标本信息记录，确保标本质量符合要求、标本及相关信息可追溯。

（三）标本采集基本要求

1. 住院病例的标本由所在医院的医护人员采集，密切接触者标本由当地指定的疾控机构、医疗机构负责采集。采集标本时，要根据不同采集对象设置不同的采样区域，发热患者前往发热门诊就诊、采样，未设置发热门诊的机构应设置发热患者专用采样区域，将发热患者与其他检测人群分区采样，避免交叉感染。

2. 无症状感染者、入境人员、密切接触者在隔离观察期间应采集鼻咽拭子进行核酸检测，解除隔离时应同时采集 2

份鼻咽拭子样本，分别使用不同核酸检测试剂检测，2次检测原则上由不同检测机构开展。

3. 根据临床及实验室检测工作的需要，可在住院、隔离期间多次采样，可同时采集呼吸道、血液、便等多种标本。采样人员应严格遵循采样规范采集标本，保障所采集标本质量符合要求，同时应详细记录受检者信息，可利用条形码扫描等信息化手段采集相关信息。

4. 人群筛查应根据核酸提取、检测所用试剂的要求确定采样管，可选择含病毒灭活剂（胍盐或表面活性剂等）的采样管。用于病毒分离的标本应放置于不含有病毒灭活剂的采样管。

5. 物品和环境监测应根据监测目的和防控需求，确定采样物品、位置与数量，采样时应严格遵循采样规范。

（四）采集标本种类

每个病例必须采集急性期呼吸道标本（包括上呼吸道标本或下呼吸道标本），重症病例优先采集下呼吸道标本；根据临床需要可留取便标本、全血标本、血清标本和尿标本。物品和环境标本根据监测需求采集。

标本种类：

1. 上呼吸道标本：包括鼻咽拭子、咽拭子等。

2. 下呼吸道标本：深咳痰液、肺泡灌洗液、支气管灌洗液、呼吸道吸取物等。

3. 便标本/肛拭子：留取粪便标本约10克（花生大小），如果不便于留取便标本，可采集肛拭子。

4. 血液标本：抗凝血，采集量5mL，建议使用含有EDTA抗凝剂的真空采血管采集血液。

5. 血清标本：尽量采集急性期、恢复期双份血清。第一份血清应当尽早（最好在发病后 7 天内）采集，第二份血清应当在发病后第 3 ～ 4 周采集。采集量 5mL，建议使用无抗凝剂的真空采血管。血清标本主要用于抗体的测定，不进行核酸检测。

6. 尿标本：留取中段晨尿，采集量 2 ～ 3mL。

7. 物体表面标本：包括进口冷链食品或进口货物的内外包装表面，以及运输储藏工具等可能被污染的部位进行涂抹采集的标本。

8. 污水标本：根据海运口岸大型进口冷冻物品加工处理场所排水系统分布情况，重点选取污水排水口、内部管网汇集处、污水流向的下游或与市政管网的连接处等 2 ～ 3 处点位进行采样。

（五）标本采集和处理

1. 鼻咽拭子：采样人员一手轻扶被采集人员的头部，一手执拭子，拭子贴鼻孔进入，沿下鼻道的底部向后缓缓深入，由于鼻道呈弧形，不可用力过猛，以免发生外伤出血。待拭子顶端到达鼻咽腔后壁时，轻轻旋转一周（如遇反射性咳嗽，应停留片刻），然后缓缓取出拭子，将拭子头浸入含 2 ～ 3mL 病毒保存液（也可使用等渗盐溶液、组织培养液或磷酸盐缓冲液）的管中，尾部弃去，旋紧管盖。

2. 咽拭子：被采集人员先用生理盐水漱口，采样人员将拭子放入无菌生理盐水中湿润（禁止将拭子放入病毒保存液中，避免抗生素引起过敏），被采集人员头部微仰，嘴张大，并发"啊"音，露出两侧扁桃体，将拭子越过舌根，在被采集者两侧扁桃体稍微用力来回擦拭至少 3 次，然后再在咽后壁上下擦拭至少 3 次，将拭子头浸入含 2 ～ 3mL 病毒保存液（也可使用等渗盐溶液、组织培养液或磷酸盐缓冲液）的管中，尾部弃去，旋紧管盖。咽拭子也可与鼻咽拭子放置于同一管中。

3. 鼻咽抽取物或呼吸道抽取物：用与负压泵相连的收集器从鼻咽部抽取粘液或从气管抽取呼吸道分泌物。将收集器头部插入鼻腔或气管，接通负压，旋转收集器头部并缓慢退出，收集抽取的粘液，并用 3mL 采样液冲洗收集器 1 次（亦可用小儿导尿管接在 50mL 注射器上来替代收集器）。

4. 深咳痰液：要求病人深咳后，将咳出的痰液收集含 3mL 采样液的采样管中。如果痰液未收集于采样液中，可在检测前，加入 2 ～ 3mL 采样液，或加入痰液等体积的痰液消化液。痰液消化液储存液配方见表 1。

表 1 痰液消化液储存液配方

成分	质量 / 体积
二硫苏糖醇	0.1g
氯化钠	0.78g
氯化磷	0.02g
磷酸氢二钠	0.112g
磷酸二氢钾	0.02g
水	7.5mL
pH 值 7.4 ± 0.2 (25℃)	

使用时将储存液用去离子水稀释至 50mL，与痰液等体积混合使用，或者参照试剂说明进行使用，也可采用痰液等体积的含 1g/L 蛋白酶 K 的磷酸盐缓冲液将痰液化。

5.支气管灌洗液：将收集器头部从鼻孔或气管插口处插入气管（约 30cm 深处），注入 5mL 生理盐水，接通负压，旋转收集器头部并缓慢退出，收集抽取的粘液，并用采样液冲洗收集器 1 次，也可用小儿导尿管接在 50mL 注射器上来替代收集。

6.肺泡灌洗液：局部麻醉后将纤维支气管镜通过口或鼻经过咽部插入右肺中叶或左肺舌段的支气管，将其顶端契入支气管分支开口，经气管活检孔缓缓加入灭菌生理盐水，每次 30～50mL，总量 100～250mL，不应超过 300mL。

7.粪便标本：取 1mL 标本处理液，挑取黄豆粒大小的粪便标本加至管中，轻轻吹吸 3～5 次，室温静置 10 分钟，以8000rpm 离心 5 分钟，吸取上清液进行检测。粪便标本处理液可自行配制，配方见表 2。

表 2 粪便标本处理液配方

成分	质量 / 体积
Tris	1.211g
氯化钠	8.5g
无水氯化钙（或含结晶水的氯化钙）	1.1g(1.47g)
水	800mL
用浓盐酸调节 pH 为 7.5，以去离子水补充至 1000mL	

也可使用 HANK'S 液或其它等渗盐溶液、组织培养液或磷酸盐缓冲液溶解便标本制备便悬液。如患者出现腹泻症状，则留取粪便标本 3～5mL，轻轻吹打混匀后，以

8000rpm 离心 5 分钟，吸取上清液备用。

8. 肛拭子：用消毒棉拭子轻轻插入肛门 3 ～ 5cm，再轻轻旋转拔出，立即放入含有 3 ～ 5mL 病毒保存液的 15mL 外螺旋盖采样管中，弃去尾部，旋紧管盖。

9. 血液标本：建议使用含有 EDTA 抗凝剂的真空采血管采集血液标本 5mL，根据所选用核酸提取试剂的类型确定以全血或血浆进行核酸提取。如需分离血浆，将全血 1500 ～ 2000rpm 离心 10 分钟，收集上清液于无菌螺口塑料管中。

10. 血清标本：用真空负压采血管采集血液标本 5mL，室温静置 30 分钟，1500 ～ 2000rpm 离心 10 分钟，收集血清于无菌螺口塑料管中。

11. 物体表面标本：参考《农贸（集贸）市场新型冠状病毒环境监测技术规范》（WS/T776—2021）推荐的方法，采样拭子充分浸润病毒保存液后在表面重复涂抹，将拭子放回采样管浸润，取出后再次涂抹采样，重复 3 次以上。对表面较大的物体进行多点分布式采样。

12. 污水标本：参考《农贸（集贸）市场新型冠状病毒环境监测技术规范》（WS/T776—2021）推荐的方法，采集污水的拭子样本时，用拭子浸入吸附污水，将拭子放回采样管浸润，取出后再次浸入污水，重复 3 次以上，对每个污水采样位置应进行多点分布式采样。采集污水的水体样本时，用聚乙烯塑料瓶收集 1 ～ 1.5L 污水，大于 1.5L 体积的污水采集，可以使用聚乙烯塑料桶或现场水样专用富集设备。污水水体样本采集前，先充分混合均匀后取样；如果污水难以充分混合，出现分层现象时，可按各层水量的比例分层取样。

13. 其他材料：依据设计需求规范采集。

（六）标本包装

标本采集后在生物安全二级实验室生物安全柜内分装。

1. 所有标本应当放在大小适合的带螺旋盖内有垫圈、耐冷冻的样本采集管里，拧紧。容器外注明样本编号、种类、姓名及采样日期。

2. 将密闭后的标本装入密封袋，每袋限一份标本。样本包装要求要符合《危险品航空安全运输技术细则》相应的标准。

3. 涉及外部标本运输的，应根据标本类型，按照 A 类或 B 类感染性物质进行三层包装。

（七）标本保存

用于病毒分离和核酸检测的标本应当尽快进行检测，可在 24 小时内检测的标本可置于 4℃保存；24 小时内无法检测的标本则应置于 –70℃或以下保存（如无 –70℃保存条件，则于 –20℃冰箱暂存）。血清标本可在 4℃存放 3 天，–20℃以下可长期保存。应当设立专库或专柜单独保存标本。

（八）标本送检

标本采集后应当尽快送往实验室，标本采集后室温（25℃）放置不宜超过 4 小时。如果需要长途运输，建议采用干冰等制冷方式进行保藏。标本运送期间应当避免反复冻融。

1. 上送标本

各省（自治区、直辖市）发现的本土疫情中的首发或早期病例、与早期病例有流行病学关联的关键病例、感染来源不明的本土病例、境外输入病例、入境物品及相关环境阳性标本等所有原始标本应平行采集至少 2 份，一份送各省级疾控机构进行检测，另一份上送中国疾控中心进行检测、复核，同时附样本送检单（见附件一）。各省分离到的新的代表性毒株，应及时送中国疾控中心复核、保藏。

2. 标本及毒株运输

（1）国内运输。新冠病毒毒株或其他潜在感染性生物材料的运输包装分类属于 A 类，对应的联合国编号为 UN2814，包装符合国际民航组织文件 Doc9284《危险品航空安全运输技术细则》的 PI620 分类包装要求，环境样本属于 B 类，对应的联合国编号为 UN3373，包装符合国际民航组织文件 Doc9284《危险品航空安全运输技术细则》的 PI650 分类包装要求；通过其他交通工具运输的可参照以上标准包装。新冠病毒毒株或其他潜在感染性材料运输应按照《可感染人类的高致病性病原微生物菌（毒）种或样本运输管理规定》（原卫生部令第 45 号）办理《准运证书》。

（2）国际运输。在国际间运输的新冠病毒标本或毒株，应当规范包装，按照《出入境特殊物品卫生检疫管理规定》办理相关手续，并满足相关国家和国际相关要求。

（3）标本和毒株的接收及管理。通过航空进行运送的标本抵达目的地机场后，由专业运输车辆运送至接收单位，通过陆路运输的标本由专业车辆进行运送，运送人员和接收人员应对标本进行双签收。新冠病毒标本及毒株应由专人管理，准确记录标本及毒株的来源、种类、数量，编号登记，采取有效措施确保毒株和样本的安全，严防发生误用、恶意使用、被盗、被抢、丢失、泄露等事件。

二、新冠病毒的实验室检测

（一）检测人员要求

实验室检测技术人员应当具备实验室工作经历以及相关

专业技术技能，接受过新冠病毒相关检验检测技能培训。检测机构应当按照所开展检测项目及标本量配备实验室检测人员，以保证及时、高效完成检测和结果报告。

（二）实验室检测

1. 实时荧光 RT-PCR 方法检测新冠病毒核酸

（1）核酸检测实验室。新冠核酸检测实验室按功能区布置位置的不同，可分为集中布置形式和分散布置形式。开展新冠病毒核酸检测的实验室应当设置以下区域：试剂储存和准备区、标本制备区、扩增和产物分析区。根据所采用仪器的实际情况，标本制备区、扩增和产物分析区可进行合并。集中布置形式的实验室设置应遵循"各区独立，单向流动（注意风向，压力梯度走向），因地制宜，方便工作"的原则。

各区的功能如下：

①试剂储存和准备区：用于分装、储存试剂、制备扩增反应混合液，以及储存和准备实验耗材。该区应配备冰箱或冰柜、离心机、试验台、涡旋振荡器、微量加样器等。为防止污染，该区宜保持正压状态。

②标本制备区：标本转运桶的开启、标本灭活（必要时）、核酸提取及模板加入至扩增反应管等。该区应配备冰箱或冰柜、生物安全柜、离心机、试验台、微量加样器，可根据实际工作需要选配自动化核酸提取仪等。标本转运桶的开启、分装应在生物安全柜内完成。为防止污染，该区宜保持负压状态。为操作方便，标本的分装以及核酸提取也可以在独立的生物安全二级（BSL-2）实验室进行，提取的核酸可以转运至该区加至扩增反应液中。

③核酸扩增和产物分析区：进行核酸扩增反应和产物分

析。该区应配备实时荧光定量 PCR 仪。为防止扩增产物污染环境，该区宜保持负压状态，压力等于或低于标本制备区。

（2）新冠病毒核酸的荧光定量 RT-PCR 检测。实验室应当制定标准操作程序（SOP），并严格按照 SOP 进行操作。接到标本后，应当在生物安全柜内对标本进行清点核对，并依据 SOP 进行试剂准备、标本前处理、核酸提取、核酸扩增、结果分析及报告。实验室应当建立可疑标本复检的流程。

①试剂准备。应当选择国家药品监督管理部门批准的试剂，建议选择磁珠法、膜吸附法等进行核酸提取，建议根据核酸提取试剂及扩增体系的要求选择配套的标本采样管，不建议免提取核酸直接进行核酸扩增反应。

②标本处理。使用含胍盐等灭活型采样液的标本无需进行灭活处理，可直接进行核酸提取，而使用非灭活型采样液的标本，按照核酸提取试剂盒的说明，取适量标本加至核酸提取裂解液中充分混匀作用一定的时间则可以有效灭活病毒。不推荐采用 56℃孵育 30 分钟的处理方式灭活病毒，该条件不能保障充分灭活病毒。污水样本处理可参考《农贸（集贸）市场新型冠状病毒环境监测技术规范》（WS/T776—2021）推荐的方法。

③核酸提取。将灭活后的标本取出，在生物安全柜内打开标本采集管加样。或按照核酸提取试剂盒的说明，将标本与裂解液作用足够时间后继续核酸提取步骤，核酸提取完成后立即封盖。取适量核酸加至 PCR 扩增反应体系中。

④核酸扩增。将扩增体系放入荧光定量 PCR 仪，按照试剂盒说明书设置扩增程序，启动扩增程序。扩增完成后反应管不可开盖，直接放于垃圾袋中，封好袋口，不可高压，按

一般医疗废物转移出实验室处理。

本指南中的核酸检测方法主要针对新冠病毒基因组中开放读码框 1ab（open reading frame 1ab，ORF1ab）和核壳蛋白（nucleocapsid protein，N）。

靶标一（ORF1ab）：

正向引物（F）：CCCTGTGGGTTTTACACTTAA

反向引物（R）：ACGATTGTGCATCAGCTGA

荧光探针（P）：5'-FAM-CCGTCTGCGGTATGTGGAAAGG TTATGG-BHQ1-3'

靶标二（N）：

正向引物（F）：GGGGAACTTCTCCTGCTAGAAT

反向引物（R）：CAGACATTTTGCTCTCAAGCTG

荧光探针（P）：5'-FAM-TTGCTGCTGCTTGACAGATT- TAMRA-3'

⑤结果判断：阴性：无 Ct 值、无 S 形扩增曲线；阳性：Ct 值小于等于检出限，且有 S 形扩增曲线，可报告为阳性；灰区：Ct 值位于灰区，建议重复实验，若重做 Ct 值仍处于灰区，但出现明显的 S 形扩增曲线，该样本判断为阳性，否则为阴性。

注：如使用商品化试剂盒，则以厂家提供的说明书为准。

⑥病例确认：实验室确认阳性病例需满足以下两个条件中的一个。

条件一：同一份标本中新冠病毒 2 个靶标（ORF1ab、N）实时荧光 RT-PCR 检测结果均为阳性。如果出现单个靶标阳性的检测结果，则需要重新采样，重新检测。

条件二：两种标本实时荧光 RT-PCR 同时出现单靶标阳性，或同种类型标本 2 次采样检测中均出现单个靶标阳性的检测结果，可判定为阳性。

环境与生物材料核酸检测阳性要排除疫苗接种物残留污染的影响。核酸检测结果假阴性的可能原因包括：样本质量差；样本采集时间过早或过晚；样本保存、运输和处理不当；其他原因如病毒变异、PCR 抑制等。

⑦质控。由上级疾控部门对下级疾控实验室进行核酸检测质控考核，中国疾控中心每年至少开展一次对省级疾控机构实验室的质控考核，并同时提供全国新冠病毒实验室检测质控方案，省级针对地市级实验室的质控考核每年不少于 2 次。各检测机构应当加强核酸检测质量控制，选用扩增检测试剂盒指定的核酸提取试剂和扩增仪。

性能验证。临床标本检测前，实验室应对核酸提取试剂、提取仪、扩增试剂、扩增仪等组成的检测系统进行必要的性能验证，性能指标包括但不限于精密度（至少要有重复性）和最低检测限。建议选用高灵敏的试剂（检测限 ≤ 500 拷贝 /mL）。

室内质控。实验室可按照《国家卫生健康委办公厅关于医疗机构开展新型冠状病毒核酸检测有关要求的通知》（国卫办医函〔2020〕53 号）要求规范开展室内质控。每批检测至少有 1 份弱阳性质控品（第三方质控品，通常为检出限的 1.5 ～ 3 倍）、3 份阴性质控品（生理盐水）。质控品随机放在临床标本中，参与从提取到扩增的全过程。大规模人群筛查时，一旦出现阳性结果，应对阳性标本采用另外一到两种更为灵敏的核酸检测试剂对原始标本进行复核检测，复核阳性方可报出。

物品和环境样本的采集检测，还需在采样前及采样过程中至少设一个现场空白样本及一个运输空白样本，以进行过程中的质量控制。

室间质评。实验室应常态化参加国家级或省级疾控机构组织的室间质评。对检测量大以及承担重点人群筛查等任务的实验室，可适当增加室间质评频率。不按要求参加室间质评的，或室间质评结果不合格的，应通报批评并上报国家卫健委，待室间质评通过后方可开展核酸检测。

2. 病毒全基因组测序

（1）测序标本选取原则。结合流调信息和病例传播链关系，优先选择以下标本开展测序：本土疫情中的首发或早期病例、与早期病例有流行病学关联的关键病例、感染来源不明的本土病例、境外输入病例、入境物品及相关环境阳性标本、疫苗接种后核酸检测阳性者标本等。测序结果应与本地近一个月的输入病例和本土病例序列进行比对。

（2）测序要求。以省为单位确定开展新冠病毒全基因组测序的单位，包括省、市级疾控机构和科研机构。各省要建立本省输入、本土病例新冠病毒基因组数据库，应具备序列对比分析能力。建议首选膜吸附法（人工）提取核酸，以二代测序技术进行新冠全基因组测序。具备测序条件的省份要在接收标本 24 小时内开展测序工作，关键样本要求收到样本后一周内提供测序结果报告，并在获得测序结果后 4 小时内将基因序列原始数据（一般为 fastq 格式）和测序样本送检单（见附件二）报送中国疾控中心。不具备测序条件的省份要在病例报告后 48 小时内将病例标本送达中国疾控中心，中国疾控中心在获得序列信息后 24 小时内向送样单位反馈分析结果，并报国家卫生健康委。

（3）上送标本要求。如标本需上送至中国疾控中心进行测序,应同时平行采集2次,混入1管中,然后平均分装成2份,一份由各省(市)及时开展病毒全基因组测序,另一份应在24小时内启动送样程序,上送中国疾控中心。如果需要中国疾控中心进行病毒分离,应确保病毒采样液中不含有灭活剂成分。

3. 血清抗体检测

血清抗体检测(胶体金、磁微粒化学发光、ELISA)用作新冠病毒核酸检测阴性病例的补充检测,在疑似病例诊断中与核酸检测协同使用。建议采集急性期(发病7天内)和恢复期(3～4周后)双份血清进行检测,也可根据临床需要确定采集时间。抗体检测阳性者应排除新冠疫苗接种因素的影响。

三、实验室活动生物安全要求

根据新冠病毒传播特性、致病性和临床资料等信息,该病毒按照第二类病原微生物进行管理,具体要求如下:

(一)实验活动规范

新冠病毒培养、动物感染实验应当在生物安全三级及以上实验室开展;未经培养的感染性材料的操作应当在生物安全二级及以上实验室进行,同时采用不低于生物安全三级实验室的个人防护;灭活材料的操作应当在生物安全二级及以上实验室进行;不涉及感染性材料的操作,可以在生物安全一级实验室进行。

(二)相关样本处置

各省级卫生健康行政部门要根据疫情防控需要和实验室生物安全有关要求,及时研判提出新冠病毒实验室检测生物样本处置意见。对确需保存的,应当尽快指定具备保存条件的机构按照相对集中原则进行保存，或送至国家级菌（毒）种保藏中心保藏；对无需保存的，由相关机构按照生物安全有关要求及时处理。

（三）实验室废弃物处理及实验室污染的处理

参考《医疗机构新型冠状病毒核酸检测工作手册》（试行第 2 版）。

附件：

附件一　新冠病毒检测标本送检表

附件二　新冠病毒环境标本送检表

附件三　新冠病毒标本序列测定结果

附件一 新冠病毒检测标本送检表

送样单位（盖章）：_____

送样日期：_____ 年 _____ 月 _____ 日

送样人：_____

标本编号	标本类型	姓名	性别	年龄	发病日期	就诊日期	采样日期	样本来源 § 输入病例 本土病例	实时荧光 RT-PCR 检测日期	实时荧光 RT-PCR 试剂厂家	实时荧光 RT-PCR 靶基因	基因序列 * 测序日期	基因序列 * 测序方法 二代测序 三代测序	抗体检测 检测日期	抗体检测 试剂厂家	抗体检测 方法	抗体检测 IgM (+/-)	抗体检测 IgG (+/-)	备注

注：样本来源 § 选填 1 或 2，如为输入病例请填写病例来源国家。基因序列 *，注明是否完成全基因组测序，如完成，需填写表 2 信息。

附件二　新冠病毒环境标本送检表

送样单位（盖章）：＿＿＿＿＿＿＿

送样日期：＿＿＿年＿＿＿月＿＿＿日

送样人：＿＿＿＿＿

标本编号	标本类型	采样时间	采样地点	采样部位	采样面积	环境温度湿度	实时荧光 RT-PCR				基因序列 *				备注
							检测日期	试剂厂家	靶基因	测序日期	测序方法二代测序三代测序	序列覆盖度	序列比对结果		

注：基因序列＊，注明是否完成全基因组测序，如完成，需填详细信息。

附件三 新冠病毒标本序列测定结果

送样单位（盖章）：_____

送样日期：_____ 年_____ 月_____ 日

送样人：_____

标本编号	标本类型	姓名	性别	年龄	发病日期	就诊日期	采样日期	样本来源§ 1.输入病例 2.本土病例	实时荧光RT-PCR				基因测序*				备注
									检测日期	试剂厂家	ORF1ab Ct值	N Ct值	测序日期	测序方法 1.二代测序 2.三代测序	序列覆盖度	序列比对结果	

注：样本来源§为选填 1 或 2，如为输入病例请填写病例来源国家。基因测序*，如完成全基因组测序需同时提交全基因组序列信息，尽量提交 fastq 格式文件。

附录 G　大规模新冠病毒核酸检测实验室管理办法（试行）

国家联防联控机制综发〔2021〕33 号

第一条　为规范大规模新冠病毒核酸检测工作，保障检测效率和质量，有效控制疫情，根据《传染病防治法》《突发公共卫生事件应急条例》《医疗机构管理条例》《病原微生物实验室生物安全管理条例》《医疗机构临床实验室管理办法》等法律法规规定，制定本办法。

第二条　本办法所称大规模新冠病毒核酸检测，是指辖区内局部或全部人群需开展新冠病毒核酸检测，检测量超过辖区内单体医疗卫生机构日常最大检测能力，需调动辖区内更多或辖区外检测力量，共同完成的核酸检测工作。

第三条　开展大规模新冠病毒核酸检测的实验室（以下简称大规模检测实验室），包括具备新冠病毒核酸检测资质的医疗机构实验室（含医学检验实验室，下同）和疾控机构实验室。

第四条　根据交通条件、人口及医疗卫生机构资源分布等因素，对设区的地市级以上城市及县域内开展大规模检测的实验室进行分类管理。

第五条　大规模检测实验室应当同时符合以下条件：

（一）取得《医疗机构执业许可证》的医疗机构，或取得《事业单位法人证书》的疾控机构；

（二）医疗机构实验室应当符合《医疗机构临床基因扩增检验实验室管理办法》的要求；

（三）按照规定规范开展室内质控，并参加省级及以上卫生健康行政部门委托临床检验中心或其他机构组织的实验室室间质评，且最近两次质评结果合格；

（四）具备经过卫生健康行政部门审核备案的生物安全二级或以上实验室条件；

（五）近两年内未受行政处罚，信誉良好；

（六）省级卫生健康行政部门根据检测时效要求规定的其他条件。

第六条 承担设区的地市级以上城市大规模新冠病毒核酸检测的实验室，除具备第五条规定的条件外，原则上还应当具备每天检测至少 5000 管的能力。

承担县域大规模新冠病毒核酸检测的实验室，除具备第五条规定的条件外，原则上还应当具备每天检测至少 1000 管的能力。县域内的最大检测能力不足时，可委托其他大规模检测实验室开展检测。

地方卫生健康行政部门可根据检测工作需要，对不具备大规模核酸检测能力的实验室统筹分派检测任务。

第七条 按照《进一步推进新冠病毒核酸检测能力建设工作方案》建设的公共检测实验室和城市检测基地，应当承担大规模新冠病毒核酸检测任务。

第八条 接受卫生健康行政部门调度前往支援的大规模检测实验室应当符合本办法第五条的规定。受援地应当为实验室开展工作提供必要的交通、食宿、场地、医疗废物收集和处置等条件，保障检测及时顺利安全开展。

第九条 拟承担大规模新冠病毒核酸检测任务的实验室应当向省级卫生健康行政部门提出申请，按照规定的条件提供书面材料，并保证材料真实、准确、可靠。主要包括实验室场地、人员、仪器设备、检测能力、室内质控记录、室间质评结果等。

第十条　省级卫生健康行政部门收到材料后，应当组织相关专业技术人员对材料进行审核，必要时进行现场查验。对符合条件的，应当在临床基因扩增检验实验室技术审核合格的证明文件中，加注"大规模新冠病毒核酸检测"；或通过证明文件、文书等方式标明该实验室具备大规模新冠病毒核酸检测能力。同时，在"全国新冠病毒核酸检测信息平台"中予以标识，供辖区内开展大规模新冠病毒核酸检测时参考使用。

第十一条　开展大规模新冠病毒核酸检测时，可通过临时增加人员、设备等快速提高检测能力。拟承担检测任务的实验室，应当按照前款规定向省级卫生健康行政部门提出审核申请。审核通过的，在临床基因扩增检验实验室技术审核合格的证明文件中，加注"大规模新冠病毒核酸检测"；或通过证明文件、文书等方式标明该实验室具备大规模新冠病毒核酸检测能力，并标明有效期。

第十二条　大规模检测实验室应当建立实验室质量管理体系和应急管理体系，制订工作预案，加强物资储备，强化人员技术培训，提高应急反应能力，确保随时开展工作。

第十三条　大规模检测实验室应当根据自身检测能力接收新冠病毒核酸样本，避免样本数量明显超出检验能力导致的样本积压、样本失效、检测结果反馈迟缓等问题。

第十四条　大规模检测实验室从事检验工作的人员应当是按照规定接受技术培训并考核合格，持有《临床基因扩增检验技术人员上岗证》的卫生技术人员。签发核酸检测报告的人员还应当同时具备相应资质。

第十五条　大规模检测实验室应当在规定的时间内出具核酸检测结果，出具的核酸检测结果应当真实、准确、客观、公正。

第十六条　各地决定开展大规模新冠病毒核酸检测后，应当根据交通条件、检测能力等，从通过审核的大规模检测实验室中遴选相关机构，签订委托协议，明确检测量、完成时限、检测费用等，并约定其他有关事项。

第十七条　接到检测任务后，大规模检测实验室应当立即激活应急管理体系，确保在短时间内人员到位、设备到位、物资到位，样本送达后即刻开展检测。

第十八条　大规模检测实验室应当按照有关规定，每批次检测时，随机进行弱阳性和阴性室内质控，并定期参加国家或省级组织的室间质评。

第十九条　鼓励大规模检测实验室在每个分区的核心工作区域安装摄像设备，安装位置能清楚记录检测的关键流程、关键部位和操作，实时录制加样、抽取、扩增和报告等关键环节全过程。影像资料至少保存一个月。

第二十条　在开展大规模新冠病毒核酸检测期间，卫生健康行政部门应当向大规模检测实验室派驻质量监督员，对实验室室内质控等工作进行监督，并做好记录。出现问题时，派驻的质量监督员应当及时向卫生健康行政部门报告。

第二十一条　大规模检测实验室出现以下情形之一的，卫生健康行政部门不再允许其承担检测任务，废止加注"大规模新冠病毒核酸检测"临床基因扩增检验实验室技术审核合格证明文件：

（一）实验室条件发生明显变化，不符合大规模检测实验室规定条件时；

（二）在质量监督过程中发现检测不规范，可能影响检测质量的；

（三）擅自将样本转包给其他实验室的；

（四）样本积压超过样本保存有效期的；

（五）在检测过程中未开展室内质控，未参加室间质评的；

（六）未经卫生健康行政部门同意，擅自进行混采、混检的；

（七）未在规定时间内出具核酸检测结果的；

（八）未在约定时限内完成核酸检测任务的。

第二十二条　室间质量评价连续两次以上不合格，经整改后仍不合格的，由卫生健康行政部门暂停其开展新冠病毒核酸检测业务。

第二十三条　使用未经专业培训、无核酸检测培训证明的人员从事核酸检验工作的，按照《医疗机构管理条例》第四十八条处罚。

第二十四条　出具虚假检验报告的大规模检测实验室，按照《医疗机构管理条例》第四十九条处罚。对出具虚假检验报告的医师，按照《执业医师法》第三十七条处罚。

第二十五条　出现其他违反《医疗机构管理条例》《病原微生物实验室生物安全管理条例》及《医疗机构管理条例实施细则》的，由卫生健康行政部门依法依规从严从重处理。

第二十六条　卫生健康行政部门未按照规定从具备条件的大规模检测实验室中确定检测单位的，各地应当依法依规对相关责任人予以处分；造成严重后果的，依法依规追究相关责任。

第二十七条　本办法由国家卫生健康委负责解释。

第二十八条　本办法自发布之日起施行。

附录 H 医疗机构临床基因扩增检验实验室管理办法

卫办医政发〔2010〕194 号

第一章 总 则

第一条 为规范医疗机构临床基因扩增检验实验室管理，保障临床基因扩增检验质量和实验室生物安全，保证临床诊断和治疗科学性、合理性，根据《医疗机构管理条例》、《医疗机构临床实验室管理办法》和《医疗技术临床应用管理办法》，制定本办法。

第二条 临床基因扩增检验实验室是指通过扩增检测特定的 dna 或 rna，进行疾病诊断、治疗监测和预后判定等的实验室，医疗机构应当集中设置，统一管理。

第三条 本办法适用于开展临床基因扩增检验技术的医疗机构。

第四条 卫生部负责全国医疗机构临床基因扩增检验实验室的监督管理工作。各省级卫生行政部门负责所辖行政区域内医疗机构临床基因扩增检验实验室的监督管理工作。

第五条 以科研为目的的基因扩增检验项目不得向临床出具检验报告，不得向患者收取任何费用。

第二章 实验室审核和设置

第六条 医疗机构向省级卫生行政部门提出临床基因扩增检验实验室设置申请，并提交以下材料：

（一）《医疗机构执业许可证》复印件；

（二）医疗机构基本情况，拟设置的临床基因扩增检验实验室平面图以及拟开展的检验项目、实验设备、设施条件和有关技术人员资料；

（三）对临床基因扩增检验的需求以及临床基因扩增检验实验室运行的预测分析。

第七条　省级临床检验中心或省级卫生行政部门指定的其他机构（以下简称省级卫生行政部门指定机构）负责组织医疗机构临床基因扩增检验实验室的技术审核工作。

第八条　省级临床检验中心或省级卫生行政部门指定机构应当制订医疗机构临床基因扩增检验实验室技术审核办法，组建各相关专业专家库，按照《医疗机构临床基因扩增检验工作导则》对医疗机构进行技术审核。技术审核办法报请省级卫生行政部门同意后实施。

第九条　医疗机构通过省级临床检验中心或省级卫生行政部门指定机构组织的技术审核的，凭技术审核报告至省级卫生行政部门进行相应诊疗科目项下的检验项目登记备案。

第十条　省级卫生行政部门应当按照《医疗机构临床实验室管理办法》和《医疗机构临床检验项目目录》开展医疗机构临床基因扩增检验项目登记工作。

第十一条　基因扩增检验实验室设置应符合国家实验室生物安全有关规定。

第三章　实验室质量管理

第十二条　医疗机构经省级卫生行政部门临床基因扩增检验项目登记后，方可开展临床基因扩增检验工作。

第十三条　医疗机构临床基因扩增检验实验室应当按照

《医疗机构临床基因扩增检验工作导则》，开展临床基因扩增检验工作。

第十四条 医疗机构临床基因扩增检验实验室人员应当经省级以上卫生行政部门指定机构技术培训合格后，方可从事临床基因扩增检验工作。

第十五条 医疗机构临床基因扩增检验实验室应当按照《医疗机构临床基因扩增检验工作导则》开展实验室室内质量控制，参加卫生部临床检验中心或指定机构组织的实验室室间质量评价。卫生部临床检验中心或指定机构应当将室间质量评价结果及时通报医疗机构和相应省级卫生行政部门。

第四章　实验室监督管理

第十六条 省级临床检验中心或省级卫生行政部门指定机构按照《医疗机构临床基因扩增检验工作导则》对医疗机构临床基因扩增检验实验室的检验质量进行监测，并将监测结果报省级卫生行政部门。

第十七条 省级以上卫生行政部门可以委托临床检验中心或者其他指定机构对医疗机构临床基因扩增检验实验室进行现场检查。现场检查工作人员在履行职责时应当出示证明文件。在进行现场检查时，检查人员有权调阅有关资料，被检查医疗机构不得拒绝或隐瞒。

第十八条 省级以上卫生行政部门指定机构对室间质量评价不合格的医疗机构临床基因扩增检验实验室提出警告。对于连续 2 次或者 3 次中有 2 次发现临床基因扩增检验结果不合格的医疗机构临床基因扩增检验实验室，省级卫生行政部门应当责令其暂停有关临床基因扩增检验项目，限期整改。整改结束后，经指定机构组织的再次技术审核合格后，方可重新开展临床基因扩增检验项目。

第十九条　对于擅自开展临床基因检验项目的医疗机构，由省级卫生行政部门依据《医疗机构管理条例》第四十七条和《医疗机构管理条例实施细则》第八十条处罚，并予以公告。公告所需费用由被公告医疗机构支付。

第二十条　医疗机构临床基因扩增检验实验室出现以下情形之一的，由省级卫生行政部门责令其停止开展临床基因扩增检验项目，并予以公告，公告所需费用由被公告医疗机构支付：

（一）开展的临床基因扩增检验项目超出省级卫生行政部门核定范围的；

（二）使用未经国家食品药品监督管理局批准的临床检验试剂开展临床基因扩增检验的；

（三）在临床基因扩增检验中未开展实验室室内质量控制的；

（四）在临床基因扩增检验中未参加实验室室间质量评价的；

（五）在临床基因扩增检验中弄虚作假的；

（六）以科研为目的的基因扩增检验项目向患者收取费用的；

（七）使用未经培训合格的专业技术人员从事临床基因扩增检验工作的；

（八）严重违反国家实验室生物安全有关规定或不具备实验室生物安全保障条件的。

第五章　附　则

第二十一条　本办法自发布之日起施行。《临床基因扩增检验实验室管理暂行办法》（卫医发〔2002〕10号）同时废止。

附件：医疗机构临床基因扩增检验实验室工作导则

一、临床基因扩增检验实验室的设计

（一）临床基因扩增检验实验室区域设计原则。原则上临床基因扩增检验实验室应当设置以下区域：试剂储存和准备区、标本制备区、扩增区、扩增产物分析区。这4个区域在物理空间上必须是完全相互独立的，各区域无论是在空间上还是在使用中，应当始终处于完全的分隔状态，不能有空气的直接相通。根据使用仪器的功能，区域可适当合并。例如使用实时荧光 pcr 仪，扩增区、扩增产物分析区可合并；采用样本处理、核酸提取及扩增检测为一体的自动化分析仪，则标本制备区、扩增区、扩增产物分析区可合并。各区的功能是：

1.试剂储存和准备区：贮存试剂的制备、试剂的分装和扩增反应混合液的准备，以及离心管、吸头等消耗品的贮存和准备。

2.标本制备区：核酸（rna、dna）提取、贮存及其加入至扩增反应管。对于涉及临床样本的操作，应符合生物安全二级实验室防护设备、个人防护和操作规范的要求。

3.扩增区：cdna 合成、dna 扩增及检测。

4.扩增产物分析区：扩增片段的进一步分析测定，如杂交、酶切电泳、变性高效液相分析、测序等。

（二）临床基因扩增检验实验室的空气流向。临床基因扩增检验实验室的空气流向可按照试剂储存和准备区→标本制备区→扩增区→扩增产物分析区进行，防止扩增产物顺空气

气流进入扩增前的区域。可按照从试剂储存和准备区→标本制备区→扩增区→扩增产物分析区方向空气压力递减的方式进行。可通过安装排风扇、负压排风装置或其他可行的方式实现。

（三）工作区域仪器设备配置标准。

1. 试剂储存和准备区。

（1）2～8℃和 -20℃以下冰箱。

（2）混匀器。

（3）微量加样器（覆盖 0.2～1000μL）。

（4）可移动紫外灯（近工作台面）。

（5）消耗品：一次性手套、耐高压处理的离心管和加样器吸头。

（6）专用工作服和工作鞋（套）。

（7）专用办公用品。

2. 标本制备区。

（1）2～8℃冰箱、-20℃或 -80℃冰箱。

（2）高速离心机。

（3）混匀器。

（4）水浴箱或加热模块。

（5）微量加样器（覆盖 0.2～1000μL）。

（6）可移动紫外灯（近工作台面）。

（7）生物安全柜。

（8）消耗品：一次性手套、耐高压处理的离心管和加样器吸头（带滤芯）。

（9）专用工作服和工作鞋（套）。

（10）专用办公用品。

（11）如需处理大分子 dna，应当具有超声波水浴仪。

3. 扩增区。

（1）核酸扩增仪。

（2）微量加样器（覆盖 0.2 ～ 1000μL），（视情况定）。

（3）可移动紫外灯（近工作台面）。

（4）消耗品：一次性手套、耐高压处理的离心管和加样器吸头（带滤芯）。

（5）专用工作服和工作鞋。

（6）专用办公用品。

4. 扩增产物分析区。

视检验方法不同而定，基本配置如下：

（1）微量加样器（覆盖 0.2 ～ 1000μL）。

（2）可移动紫外灯（近工作台面）。

（3）消耗品：一次性手套、加样器吸头（带滤芯）。

（4）专用工作服和工作鞋。

（5）专用办公用品。

上述各区域仪器设备配备为基本配备，实验室应当根据自己使用的扩增检测技术或试剂的特点，对仪器设备进行必要的增减。

二、临床基因扩增检验实验室工作基本原则

（一）进入各工作区域应当严格按照单一方向进行，即试剂储存和准备区→标本制备区→扩增区→扩增产物分析区。

（二）各工作区域必须有明确的标记，不同工作区域内的设备、物品不得混用。

（三）不同的工作区域使用不同的工作服（例如不同的颜色）。工作人员离开各工作区域时，不得将工作服带出。

（四）实验室的清洁应当按试剂贮存和准备区→标本制备

区→扩增区→扩增产物分析区的方向进行。不同的实验区域应当有其各自的清洁用具以防止交叉污染。

（五）工作结束后，必须立即对工作区进行清洁。工作区的实验台表面应当可耐受诸如次氯酸钠的化学物质的消毒清洁作用。实验台表面的紫外照射应当方便有效。由于紫外照射的距离和能量对去污染的效果非常关键，因此可使用可移动紫外灯（254nm 波长），在工作完成后调至实验台上 60～90cm 内照射。由于扩增产物仅几百或几十碱基对（bp），对紫外线损伤不敏感，因此紫外照射扩增片段必须延长照射时间，最好是照射过夜。

（六）实验室的安全工作制度或安全标准操作程序，所有操作符合《实验室生物安全通用要求》（gb19489—2008）。

三、临床基因扩增检验实验室各区域工作注意事项

（一）试剂储存和准备区。贮存试剂和用于标本制备的消耗品等材料应当直接运送至试剂贮存和准备区，不能经过扩增检测区，试剂盒中的阳性对照品及质控品不应当保存在该区，应当保存在标本处理区。

（二）标本制备区。由于在样本混合、核酸纯化过程中可能会发生气溶胶所致的污染，可通过在本区内设立正压条件，避免从邻近区进入本区的气溶胶污染。为避免样本间的交叉污染，加入待测核酸后，必须盖好含反应混合液的反应管。对具有潜在传染危险性的材料，必须在生物安全柜内开盖，并有明确的样本处理和灭活程序。

（三）扩增区。为避免气溶胶所致的污染，应当尽量减少在本区内的走动。必须注意的是，所有经过检测的反应管不得在此区域打开。

（四）扩增产物分析区。核酸扩增后产物的分析方法多种多样，如膜上或微孔板或芯片上探针杂交方法（放射性核素标记或非放射性核素标记）、直接或酶切后琼脂糖凝胶电泳、聚丙烯酰胺凝胶电泳、southern 转移、核酸测序方法、质谱分析等。本区是最主要的扩增产物污染来源，因此必须注意避免通过本区的物品及工作服将扩增产物带出。在使用 pcr-elisa 方法检测扩增产物时，必须使用洗板机洗板，废液必须收集至 1mol/L hcl 中，并且不能在实验室内倾倒，而应当至远离 pcr 实验室的地方弃掉。用过的吸头也必须放至 1mol/L hcl 中浸泡后再放到垃圾袋中按程序处理，如焚烧。

由于本区有可能会用到某些可致基因突变和有毒物质如溴化乙锭、丙烯酰胺、甲醛或放射性核素等，故应当注意实验人员的安全防护。

附录I　医疗机构临床实验室管理办法

国卫办医函〔2020〕560号

第一章　总则

第一条　为加强对医疗机构临床实验室的管理，提高临床检验水平，保证医疗质量和医疗安全，根据《执业医师法》、《医疗机构管理条例》和《病原微生物实验室生物安全管理条例》等有关法律、法规制定本办法。

第二条　本办法所称医疗机构临床实验室是指对取自人体的各种标本进行生物学、微生物学、免疫学、化学、血液免疫学、血液学、生物物理学、细胞学等检验，并为临床提供医学检验服务的实验室。

第三条　开展临床检验工作的医疗机构适用本办法。

第四条　卫生部负责全国医疗机构临床实验室的监督管理工作。

县级以上地方卫生行政部门负责辖区内医疗机构临床实验室的监督管理工作。

第五条　医疗机构应当加强临床实验室建设和管理，规范临床实验室执业行为，保证临床实验室按照安全、准确、及时、有效、经济、便民和保护患者隐私的原则开展临床检验工作。

第二章　医疗机构临床实验室管理的一般规定

第六条　卫生行政部门在核准医疗机构的医学检验科诊疗科目登记时，应当明确医学检验科下设专业。

医疗机构应当按照卫生行政部门核准登记的医学检验科下设专业诊疗科目设定临床检验项目，提供临床检验服务。新增医学检验科下设专业或超出已登记的专业范围开展临床检验项目，应当按照《医疗机构管理条例》的有关规定办理变更登记手续。

第七条 医疗机构临床实验室提供的临床检验服务应当满足临床工作的需要。

第八条 医疗机构应当保证临床检验工作客观、公正，不受任何部门、经济利益等影响。

第九条 医疗机构临床实验室应当集中设置，统一管理，资源共享。

第十条 医疗机构应当保证临床实验室具备与其临床检验工作相适应的专业技术人员、场所、设施、设备等条件。

第十一条 医疗机构临床实验室应当建立健全并严格执行各项规章制度，严格遵守相关技术规范和标准，保证临床检验质量。

第十二条 医疗机构临床实验室专业技术人员应当具有相应的专业学历，并取得相应专业技术职务任职资格。

二级以上医疗机构临床实验室负责人应当经过省级以上卫生行政部门组织的相关培训。

第十三条 医疗机构临床实验室应当有专（兼）职人员负责临床检验质量和临床实验室安全管理。

第十四条 医疗机构临床实验室应当按照卫生部规定的临床检验项目和临床检验方法开展临床检验工作。

医疗机构不得使用卫生部公布的停止临床应用的临床检验项目和临床检验方法开展临床检验工作。

临床检验项目和停止临床应用的临床检验项目由卫生部

另行公布。

卫生部定期发布新的临床检验项目和临床检验方法。

第十五条　医疗机构临床实验室应当有分析前质量保证措施，制定患者准备、标本采集、标本储存、标本运送、标本接收等标准操作规程，并由医疗机构组织实施。

第十六条　医疗机构临床实验室应当建立临床检验报告发放制度，保证临床检验报告的准确、及时和信息完整，保护患者隐私。

第十七条　临床检验报告内容应当包括：

实验室名称、患者姓名、性别、年龄、住院病历或者门诊病历号。

（一）检验项目、检验结果和单位、参考范围、异常结果提示。

（二）操作者姓名、审核者姓名、标本接收时间、报告时间。

（三）其他需要报告的内容。

第十八条　临床检验报告应当使用中文或者国际通用的、规范的缩写。保存期限按照有关规定执行。

第十九条　诊断性临床检验报告应当由执业医师出具。

乡、民族乡、镇的医疗机构临床实验室诊断性临床检验报告可以由执业助理医师出具。

第二十条　医疗机构临床实验室应当提供临床检验结果的解释和咨询服务。

第二十一条　非临床实验室不得向临床出具临床检验报告，不得收取相应检验费用。

第三章　医疗机构临床实验室质量管理

第二十二条　医疗机构应当加强临床实验室质量控制和

管理。

医疗机构临床实验室应当制定并严格执行临床检验项目标准操作规程和检验仪器的标准操作、维护规程。

第二十三条 医疗机构临床实验室使用的仪器、试剂和耗材应当符合国家有关规定。

第二十四条 医疗机构临床实验室应当保证检测系统的完整性和有效性，对需要校准的检验仪器、检验项目和对临床检验结果有影响的辅助设备定期进行校准。

第二十五条 医疗机构临床实验室应当对开展的临床检验项目进行室内质量控制，绘制质量控制图。出现质量失控现象时，应当及时查找原因，采取纠正措施，并详细记录。

第二十六条 医疗机构临床实验室室内质量控制主要包括质控品的选择，质控品的数量，质控频度，质控方法，失控的判断规则，失控时原因分析及处理措施，质控数据管理要求等。

第二十七条 医疗机构临床实验室定量测定项目的室内质量控制标准按照《临床实验室定量测定室内质量控制指南》（GB/20032302-T-361）执行。

第二十八条 医疗机构临床实验室应当参加室间质量评价机构组织的临床检验室间质量评价。

第二十九条 医疗机构临床实验室参加室间质量评价应当按照常规临床检验方法与临床检验标本同时进行，不得另选检测系统，保证检验结果的真实性。医疗机构临床实验室对于室间质量评价不合格的项目，应当及时查找原因，采取纠正措施。

医疗机构应当对床旁临床检验项目与临床实验室相同临床检验项目常规临床检验方法进行比对。

第三十条　医疗机构临床实验室应当将尚未开展室间质量评价的临床检验项目与其他临床实验室的同类项目进行比对，或者用其他方法验证其结果的可靠性。临床检验项目比对有困难时，医疗机构临床实验室应当对方法学进行评价，包括准确性、精密度、特异性、线性范围、稳定性、抗干扰性、参考范围等，并有质量保证措施。

第三十一条　医疗机构临床实验室室间质量评价标准按照《临床实验室室间质量评价要求》（GB/20032301–T–361）执行。

第三十二条　医疗机构临床实验室应当建立质量管理记录，包括标本接收、标本储存、标本处理、仪器和试剂及耗材使用情况、校准、室内质控、室间质评、检验结果、报告发放等内容。质量管理记录保存期限至少为 2 年。

第四章　医疗机构临床实验室安全管理

第三十三条　医疗机构应当加强临床实验室生物安全管理。

医疗机构临床实验室生物安全管理要严格执行《病原微生物实验室生物安全管理条例》等有关规定。

第三十四条　医疗机构临床实验室应当建立并严格遵守生物安全管理制度与安全操作规程。

第三十五条　医疗机构应当对临床实验室工作人员进行上岗前安全教育，并每年进行生物安全防护知识培训。

第三十六条　医疗机构临床实验室应当按照有关规定，根据生物危害风险，保证生物安全防护水平达到相应的生物安全防护级别。

第三十七条　医疗机构临床实验室的建筑设计应当符合

有关标准，并与其生物安全防护级别相适应。

第三十八条　医疗机构临床实验室应当按照生物防护级别配备必要的安全设备和个人防护用品，保证实验室工作人员能够正确使用。

第三十九条　医疗机构病原微生物样本的采集、运输、储存严格按照《病原微生物实验室生物安全管理条例》等有关规定执行。

第四十条　医疗机构临床实验室应当严格管理实验标本及实验所需的菌（毒）种，对于高致病性病原微生物，应当按照《病原微生物实验室生物安全管理条例》规定，送至相应级别的生物安全实验室进行检验。

第四十一条　医疗机构临床实验室应当按照卫生部有关规定加强医院感染预防与控制工作。

第四十二条　医疗机构临床实验室应当按照《医疗废物管理条例》和《医疗卫生机构医疗废物管理办法》相关规定妥善处理医疗废物。

第四十三条　医疗机构临床实验室应当制定生物安全事故和危险品、危险设施等意外事故的预防措施和应急预案。

第五章　监督管理

第四十四条　医疗机构应当加强对临床实验室的日常管理。

第四十五条　医疗机构有下列情形之一的，由县级以上地方卫生行政部门按照《医疗机构管理条例》相关规定予以处罚：

（一）未按照核准登记的医学检验科下设专业诊疗科目开展临床检验工作；

（二）未按照相关规定擅自新增医学检验科下设专业；

（三）超出已登记的专业范围开展临床检验工作。

第四十六条　县级以上卫生行政部门应当对辖区内医疗机构临床实验室的管理、质量与安全等情况进行监督检查，发现存在质量问题或者安全隐患时，应当责令医疗机构立即整改。

第四十七条　县级以上卫生行政部门接到对医疗机构临床实验室的举报、投诉后，应当及时核查并依法处理。

第四十八条　县级以上卫生行政部门履行监督检查职责时，有权采取下列措施：

（一）对医疗机构临床实验室进行现场检查，了解情况，调查取证；

（二）查阅或者复制临床实验室质量和安全管理的有关资料，采集、封存样品；

（三）责令违反本办法及有关规定的医疗机构临床实验室及其人员停止违法违规行为；

（四）对违反本办法及有关规定的行为进行查处。

第四十九条　卫生部可以委托卫生部临床检验中心等有关组织对医疗机构临床实验室的检验质量和安全管理进行检查与指导。省级卫生行政部门可以委托具有室间质量评价能力的省级临床检验中心或者有关其他组织对辖区内医疗机构临床实验室的检验质量和安全管理进行检查与指导。

受卫生行政部门委托的临床检验中心或者有关其他组织，在检查和指导中发现医疗机构临床实验室存在检验质量和安全管理问题时，应当及时向委托的卫生行政部门报告，并提出改进意见。

第五十条　医疗机构应当对卫生行政部门及其委托的临床检验中心或者其他组织开展的对临床实验室的检查和指导予以配合，不得拒绝和阻挠，不得提供虚假材料。

第五十一条　省级以上卫生行政部门应当及时将医疗机构临床实验室的质量、安全管理等情况进行通报或公告。

省级卫生行政部门应当将上一年度对辖区内医疗机构临床实验室的质量、安全管理通报或公告情况，于每年 3 月 31 日前报卫生部。

第五十二条　室间质量评价机构应当定期将医疗机构临床实验室室间质量评价情况，向卫生部和为该医疗机构核发《医疗机构执业许可证》的卫生行政部门报告。

第六章　附则

第五十三条　本办法中下列用语的含义：

室间质量评价　利用实验室间的比对确定实验室的检测能力。

实验室间比对　按照预先规定的条件，由两个或多个实验室对相同或类似检测物品进行检测的组织、实施和评价。

室内质量控制　实验室为了监测和评价本室工作质量，决定常规检验报告能否发出所采取的一系列检查、控制手段，旨在检测和控制本室常规工作的精密度，并检测其准确度的改变，提高本室常规工作中批间和日间标本检测的一致性。

质量控制图　对过程质量加以测定、记录，从而进行评估并监察过程是否处于控制状态的一种统计方法设计的图，图上有中心线、上控制界限和下控制界限，并有按时间顺序抽取的样本统计量值的描点序列。

第五十四条　特殊临床检验项目的管理由卫生部另行规定。

第五十五条　本办法由卫生部负责解释。

第五十六条　本办法自 2020 年 7 月 10 日起施行。

附录 J　病原微生物实验室生物安全管理条例（2018修订版）

第一章　总　则

第一条　为了加强病原微生物实验室（以下称实验室）生物安全管理，保护实验室工作人员和公众的健康，制定本条例。

第二条　对中华人民共和国境内的实验室及其从事实验活动的生物安全管理，适用本条例。

本条例所称病原微生物，是指能够使人或者动物致病的微生物。

本条例所称实验活动，是指实验室从事与病原微生物菌（毒）种、样本有关的研究、教学、检测、诊断等活动。

第三条　国务院卫生主管部门主管与人体健康有关的实验室及其实验活动的生物安全监督工作。

国务院兽医主管部门主管与动物有关的实验室及其实验活动的生物安全监督工作。

国务院其他有关部门在各自职责范围内负责实验室及其实验活动的生物安全管理工作。

县级以上地方人民政府及其有关部门在各自职责范围内负责实验室及其实验活动的生物安全管理工作。

第四条　国家对病原微生物实行分类管理，对实验室实行分级管理。

第五条　国家实行统一的实验室生物安全标准。实验室应当符合国家标准和要求。

第六条 实验室的设立单位及其主管部门负责实验室日常活动的管理，承担建立健全安全管理制度，检查、维护实验设施、设备，控制实验室感染的职责。

第二章 病原微生物的分类和管理

第七条 国家根据病原微生物的传染性、感染后对个体或者群体的危害程度，将病原微生物分为四类：

第一类病原微生物，是指能够引起人类或者动物非常严重疾病的微生物，以及我国尚未发现或者已经宣布消灭的微生物。

第二类病原微生物，是指能够引起人类或者动物严重疾病，比较容易直接或者间接在人与人、动物与人、动物与动物间传播的微生物。

第三类病原微生物，是指能够引起人类或者动物疾病，但一般情况下对人、动物或者环境不构成严重危害，传播风险有限，实验室感染后很少引起严重疾病，并且具备有效治疗和预防措施的微生物。

第四类病原微生物，是指在通常情况下不会引起人类或者动物疾病的微生物。

第一类、第二类病原微生物统称为高致病性病原微生物。

第八条 人间传染的病原微生物名录由国务院卫生主管部门商国务院有关部门后制定、调整并予以公布；动物间传染的病原微生物名录由国务院兽医主管部门商国务院有关部门后制定、调整并予以公布。

第九条 采集病原微生物样本应当具备下列条件：

（一）具有与采集病原微生物样本所需要的生物安全防护

水平相适应的设备；

（二）具有掌握相关专业知识和操作技能的工作人员；

（三）具有有效的防止病原微生物扩散和感染的措施；

（四）具有保证病原微生物样本质量的技术方法和手段。

采集高致病性病原微生物样本的工作人员在采集过程中应当防止病原微生物扩散和感染，并对样本的来源、采集过程和方法等作详细记录。

第十条　运输高致病性病原微生物菌（毒）种或者样本，应当通过陆路运输；没有陆路通道，必须经水路运输的，可以通过水路运输；紧急情况下或者需要将高致病性病原微生物菌（毒）种或者样本运往国外的，可以通过民用航空运输。

第十一条　运输高致病性病原微生物菌（毒）种或者样本，应当具备下列条件：

（一）运输目的、高致病性病原微生物的用途和接收单位符合国务院卫生主管部门或者兽医主管部门的规定；

（二）高致病性病原微生物菌（毒）种或者样本的容器应当密封，容器或者包装材料还应当符合防水、防破损、防外泄、耐高（低）温、耐高压的要求；

（三）容器或者包装材料上应当印有国务院卫生主管部门或者兽医主管部门规定的生物危险标识、警告用语和提示用语。

运输高致病性病原微生物菌（毒）种或者样本，应当经省级以上人民政府卫生主管部门或者兽医主管部门批准。在省、自治区、直辖市行政区域内运输的，由省、自治区、直辖市人民政府卫生主管部门或者兽医主管部门批准；需要跨省、自治区、直辖市运输或者运往国外的，由出发地的省、自治区、直辖市人民政府卫生主管部门或者兽医主管部门进行初审后，分别报国务院卫生主管部门或者兽医主管部门批准。

出入境检验检疫机构在检验检疫过程中需要运输病原微生物样本的，由国务院出入境检验检疫部门批准，并同时向国务院卫生主管部门或者兽医主管部门通报。

通过民用航空运输高致病性病原微生物菌（毒）种或者样本的，除依照本条第二款、第三款规定取得批准外，还应当经国务院民用航空主管部门批准。

有关主管部门应当对申请人提交的关于运输高致病性病原微生物菌（毒）种或者样本的申请材料进行审查，对符合本条第一款规定条件的，应当即时批准。

第十二条 运输高致病性病原微生物菌（毒）种或者样本，应当由不少于 2 人的专人护送，并采取相应的防护措施。

有关单位或者个人不得通过公共电（汽）车和城市铁路运输病原微生物菌（毒）种或者样本。

第十三条 需要通过铁路、公路、民用航空等公共交通工具运输高致病性病原微生物菌（毒）种或者样本的，承运单位应当凭本条例第十一条规定的批准文件予以运输。

承运单位应当与护送人共同采取措施，确保所运输的高致病性病原微生物菌（毒）种或者样本的安全，严防发生被盗、被抢、丢失、泄漏事件。

第十四条 国务院卫生主管部门或者兽医主管部门指定的菌（毒）种保藏中心或者专业实验室（以下称保藏机构），承担集中储存病原微生物菌（毒）种和样本的任务。

保藏机构应当依照国务院卫生主管部门或者兽医主管部门的规定，储存实验室送交的病原微生物菌（毒）种和样本，并向实验室提供病原微生物菌（毒）种和样本。

保藏机构应当制定严格的安全保管制度，作好病原微生物菌（毒）种和样本进出和储存的记录，建立档案制度，并指定专人负责。对高致病性病原微生物菌（毒）种和样本应当设专库或者专柜单独储存。

保藏机构储存、提供病原微生物菌（毒）种和样本，不得收取任何费用，其经费由同级财政在单位预算中予以保障。

保藏机构的管理办法由国务院卫生主管部门会同国务院兽医主管部门制定。

第十五条　保藏机构应当凭实验室依照本条例的规定取得的从事高致病性病原微生物相关实验活动的批准文件，向实验室提供高致病性病原微生物菌（毒）种和样本，并予以登记。

第十六条　实验室在相关实验活动结束后，应当依照国务院卫生主管部门或者兽医主管部门的规定，及时将病原微生物菌（毒）种和样本就地销毁或者送交保藏机构保管。

保藏机构接受实验室送交的病原微生物菌（毒）种和样本，应当予以登记，并开具接收证明。

第十七条　高致病性病原微生物菌（毒）种或者样本在运输、储存中被盗、被抢、丢失、泄漏的，承运单位、护送人、保藏机构应当采取必要的控制措施，并在 2 小时内分别向承运单位的主管部门、护送人所在单位和保藏机构的主管部门报告，同时向所在地的县级人民政府卫生主管部门或者兽医主管部门报告，发生被盗、被抢、丢失的，还应当向公安机关报告；接到报告的卫生主管部门或者兽医主管部门应当在 2 小时内向本级人民政府报告，并同时向上级人民政府卫生主管部门或者兽医主管部门和国务院卫生主管部门或者兽医主管部门报告。

县级人民政府应当在接到报告后 2 小时内向设区的市级

人民政府或者上一级人民政府报告；设区的市级人民政府应当在接到报告后 2 小时内向省、自治区、直辖市人民政府报告。省、自治区、直辖市人民政府应当在接到报告后 1 小时内，向国务院卫生主管部门或者兽医主管部门报告。

任何单位和个人发现高致病性病原微生物菌（毒）种或者样本的容器或者包装材料，应当及时向附近的卫生主管部门或者兽医主管部门报告；接到报告的卫生主管部门或者兽医主管部门应当及时组织调查核实，并依法采取必要的控制措施。

第三章　实验室的设立与管理

第十八条　国家根据实验室对病原微生物的生物安全防护水平，并依照实验室生物安全国家标准的规定，将实验室分为一级、二级、三级、四级。

第十九条　新建、改建、扩建三级、四级实验室或者生产、进口移动式三级、四级实验室应当遵守下列规定：

（一）符合国家生物安全实验室体系规划并依法履行有关审批手续；

（二）经国务院科技主管部门审查同意；

（三）符合国家生物安全实验室建筑技术规范；

（四）依照《中华人民共和国环境影响评价法》的规定进行环境影响评价并经环境保护主管部门审查批准；

（五）生物安全防护级别与其拟从事的实验活动相适应。

前款规定所称国家生物安全实验室体系规划，由国务院投资主管部门会同国务院有关部门制定。制定国家生物安全实验室体系规划应当遵循总量控制、合理布局、资源共享的原则，并应当召开听证会或者论证会，听取公共卫生、环境保护、投资管理和实验室管理等方面专家的意见。

第二十条　三级、四级实验室应当通过实验室国家认可。

国务院认证认可监督管理部门确定的认可机构应当依照实验室生物安全国家标准以及本条例的有关规定，对三级、四级实验室进行认可；实验室通过认可的，颁发相应级别的生物安全实验室证书。证书有效期为 5 年。

第二十一条　一级、二级实验室不得从事高致病性病原微生物实验活动。三级、四级实验室从事高致病性病原微生物实验活动，应当具备下列条件：

（一）实验目的和拟从事的实验活动符合国务院卫生主管部门或者兽医主管部门的规定；

（二）具有与拟从事的实验活动相适应的工作人员；

（三）工程质量经建筑主管部门依法检测验收合格。

国务院卫生主管部门或者兽医主管部门依照各自职责对三级、四级实验室是否符合上述条件进行审查；对符合条件的，发给从事高致病性病原微生物实验活动的资格证书。

第二十二条　三级、四级实验室，需要从事某种高致病性病原微生物或者疑似高致病性病原微生物实验活动的，应当依照国务院卫生主管部门或者兽医主管部门的规定报省级以上人民政府卫生主管部门或者兽医主管部门批准。实验活动结果以及工作情况应当向原批准部门报告。

实验室申报或者接受与高致病性病原微生物有关的科研项目，应当符合科研需要和生物安全要求，具有相应的生物安全防护水平。与动物间传染的高致病性病原微生物有关的科研项目，应当经国务院兽医主管部门同意；与人体健康有关的高致病性病原微生物科研项目，实验室应当将立项结果告知省级以上人民政府卫生主管部门。

第二十三条　出入境检验检疫机构、医疗卫生机构、动物防疫机构在实验室开展检测、诊断工作时，发现高致病性病原微生物或者疑似高致病性病原微生物，需要进一步从事这类高致病性病原微生物相关实验活动的，应当依照本条例的规定经批准同意，并在具备相应条件的实验室中进行。

专门从事检测、诊断的实验室应当严格依照国务院卫生主管部门或者兽医主管部门的规定，建立健全规章制度，保证实验室生物安全。

第二十四条　省级以上人民政府卫生主管部门或者兽医主管部门应当自收到需要从事高致病性病原微生物相关实验活动的申请之日起 15 日内作出是否批准的决定。

对出入境检验检疫机构为了检验检疫工作的紧急需要，申请在实验室对高致病性病原微生物或者疑似高致病性病原微生物开展进一步实验活动的，省级以上人民政府卫生主管部门或者兽医主管部门应当自收到申请之时起 2 小时内作出是否批准的决定；2 小时内未作出决定的，实验室可以从事相应的实验活动。

省级以上人民政府卫生主管部门或者兽医主管部门应当为申请人通过电报、电传、传真、电子数据交换和电子邮件等方式提出申请提供方便。

第二十五条　新建、改建或者扩建一级、二级实验室，应当向设区的市级人民政府卫生主管部门或者兽医主管部门备案。设区的市级人民政府卫生主管部门或者兽医主管部门应当每年将备案情况汇总后报省、自治区、直辖市人民政府卫生主管部门或者兽医主管部门。

第二十六条　国务院卫生主管部门和兽医主管部门应当定期汇总并互相通报实验室数量和实验室设立、分布情况，以及三级、四级实验室从事高致病性病原微生物实验活动的情况。

第二十七条　已经建成并通过实验室国家认可的三级、四级实验室应当向所在地的县级人民政府环境保护主管部门备案。环境保护主管部门依照法律、行政法规的规定对实验室排放的废水、废气和其他废物处置情况进行监督检查。

第二十八条　对我国尚未发现或者已经宣布消灭的病原微生物，任何单位和个人未经批准不得从事相关实验活动。

为了预防、控制传染病，需要从事前款所指病原微生物相关实验活动的，应当经国务院卫生主管部门或者兽医主管部门批准，并在批准部门指定的专业实验室中进行。

第二十九条　实验室使用新技术、新方法从事高致病性病原微生物相关实验活动的，应当符合防止高致病性病原微生物扩散、保证生物安全和操作者人身安全的要求，并经国家病原微生物实验室生物安全专家委员会论证；经论证可行的，方可使用。

第三十条　需要在动物体上从事高致病性病原微生物相关实验活动的，应当在符合动物实验室生物安全国家标准的三级以上实验室进行。

第三十一条　实验室的设立单位负责实验室的生物安全管理。

实验室的设立单位应当依照本条例的规定制定科学、严格的管理制度，并定期对有关生物安全规定的落实情况进行检查，定期对实验室设施、设备、材料等进行检查、维护和更新，以确保其符合国家标准。

实验室的设立单位及其主管部门应当加强对实验室日常活动的管理。

第三十二条 实验室负责人为实验室生物安全的第一责任人。

实验室从事实验活动应当严格遵守有关国家标准和实验室技术规范、操作规程。实验室负责人应当指定专人监督检查实验室技术规范和操作规程的落实情况。

第三十三条 从事高致病性病原微生物相关实验活动的实验室的设立单位，应当建立健全安全保卫制度，采取安全保卫措施，严防高致病性病原微生物被盗、被抢、丢失、泄漏，保障实验室及其病原微生物的安全。实验室发生高致病性病原微生物被盗、被抢、丢失、泄漏的，实验室的设立单位应当依照本条例第十七条的规定进行报告。

从事高致病性病原微生物相关实验活动的实验室应当向当地公安机关备案，并接受公安机关有关实验室安全保卫工作的监督指导。

第三十四条 实验室或者实验室的设立单位应当每年定期对工作人员进行培训，保证其掌握实验室技术规范、操作规程、生物安全防护知识和实际操作技能，并进行考核。工作人员经考核合格的，方可上岗。

从事高致病性病原微生物相关实验活动的实验室，应当每半年将培训、考核其工作人员的情况和实验室运行情况向省、自治区、直辖市人民政府卫生主管部门或者兽医主管部门报告。

第三十五条 从事高致病性病原微生物相关实验活动应当有 2 名以上的工作人员共同进行。

进入从事高致病性病原微生物相关实验活动的实验室的工作人员或者其他有关人员，应当经实验室负责人批准。实验室应当为其提供符合防护要求的防护用品并采取其他职业防护措施。从事高致病性病原微生物相关实验活动的实验室，还应当对实验室工作人员进行健康监测，每年组织对其进行体检，并建立健康档案；必要时，应当对实验室工作人员进行预防接种。

第三十六条　在同一个实验室的同一个独立安全区域内，只能同时从事一种高致病性病原微生物的相关实验活动。

第三十七条　实验室应当建立实验档案，记录实验室使用情况和安全监督情况。实验室从事高致病性病原微生物相关实验活动的实验档案保存期，不得少于 20 年。

第三十八条　实验室应当依照环境保护的有关法律、行政法规和国务院有关部门的规定，对废水、废气以及其他废物进行处置，并制定相应的环境保护措施，防止环境污染。

第三十九条　三级、四级实验室应当在明显位置标示国务院卫生主管部门和兽医主管部门规定的生物危险标识和生物安全实验室级别标志。

第四十条　从事高致病性病原微生物相关实验活动的实验室应当制定实验室感染应急处置预案，并向该实验室所在地的省、自治区、直辖市人民政府卫生主管部门或者兽医主管部门备案。

第四十一条　国务院卫生主管部门和兽医主管部门会同国务院有关部门组织病原学、免疫学、检验医学、流行病学、预防兽医学、环境保护和实验室管理等方面的专家，组成国家病原微生物实验室生物安全专家委员会。该委员会承担从事高致病性病原微生物相关实验活动的实验室的设立与运行的生物安全评估和技术咨询、论证工作。

省、自治区、直辖市人民政府卫生主管部门和兽医主管部门会同同级人民政府有关部门组织病原学、免疫学、检验医学、流行病学、预防兽医学、环境保护和实验室管理等方面的专家，组成本地区病原微生物实验室生物安全专家委员会。该委员会承担本地区实验室设立和运行的技术咨询工作。

第四章 实验室感染控制

第四十二条 实验室的设立单位应当指定专门的机构或者人员承担实验室感染控制工作，定期检查实验室的生物安全防护、病原微生物菌（毒）种和样本保存与使用、安全操作、实验室排放的废水和废气以及其他废物处置等规章制度的实施情况。

负责实验室感染控制工作的机构或者人员应当具有与该实验室中的病原微生物有关的传染病防治知识，并定期调查、了解实验室工作人员的健康状况。

第四十三条 实验室工作人员出现与本实验室从事的高致病性病原微生物相关实验活动有关的感染临床症状或者体征时，实验室负责人应当向负责实验室感染控制工作的机构或者人员报告，同时派专人陪同及时就诊；实验室工作人员应当将近期所接触的病原微生物的种类和危险程度如实告知诊治医疗机构。接诊的医疗机构应当及时救治；不具备相应救治条件的，应当依照规定将感染的实验室工作人员转诊至具备相应传染病救治条件的医疗机构；具备相应传染病救治条件的医疗机构应当接诊治疗，不得拒绝救治。

第四十四条 实验室发生高致病性病原微生物泄漏时，实验室工作人员应当立即采取控制措施，防止高致病性病原微生物扩散，并同时向负责实验室感染控制工作的机构或者人员报告。

第四十五条 负责实验室感染控制工作的机构或者人员

接到本条例第四十三条、第四十四条规定的报告后，应当立即启动实验室感染应急处置预案，并组织人员对该实验室生物安全状况等情况进行调查；确认发生实验室感染或者高致病性病原微生物泄漏的，应当依照本条例第十七条的规定进行报告，并同时采取控制措施，对有关人员进行医学观察或者隔离治疗，封闭实验室，防止扩散。

第四十六条　卫生主管部门或者兽医主管部门接到关于实验室发生工作人员感染事故或者病原微生物泄漏事件的报告，或者发现实验室从事病原微生物相关实验活动造成实验室感染事故的，应当立即组织疾病预防控制机构、动物防疫监督机构和医疗机构以及其他有关机构依法采取下列预防、控制措施：

（一）封闭被病原微生物污染的实验室或者可能造成病原微生物扩散的场所；

（二）开展流行病学调查；

（三）对病人进行隔离治疗，对相关人员进行医学检查；

（四）对密切接触者进行医学观察；

（五）进行现场消毒；

（六）对染疫或者疑似染疫的动物采取隔离、扑杀等措施；

（七）其他需要采取的预防、控制措施。

第四十七条　医疗机构或者兽医医疗机构及其执行职务的医务人员发现由于实验室感染而引起的与高致病性病原微生物相关的传染病病人、疑似传染病病人或者患有疫病、疑似患有疫病的动物，诊治的医疗机构或者兽医医疗机构应当在 2 小时内报告所在地的县级人民政府卫生主管部门或者兽医主管部门；接到报告的卫生主管部门或者兽医主管部门应当在 2 小时内通报实验室所在地的县级人民政府卫生主管部门或者兽医主管部门。接到通报的卫生主管部门或者兽医主管部门应当依照本条例第四十六条的规定采取预防、控制措施。

第四十八条 发生病原微生物扩散，有可能造成传染病暴发、流行时，县级以上人民政府卫生主管部门或者兽医主管部门应当依照有关法律、行政法规的规定以及实验室感染应急处置预案进行处理。

第五章 监督管理

第四十九条 县级以上地方人民政府卫生主管部门、兽医主管部门依照各自分工，履行下列职责：

（一）对病原微生物菌（毒）种、样本的采集、运输、储存进行监督检查；

（二）对从事高致病性病原微生物相关实验活动的实验室是否符合本条例规定的条件进行监督检查；

（三）对实验室或者实验室的设立单位培训、考核其工作人员以及上岗人员的情况进行监督检查；

（四）对实验室是否按照有关国家标准、技术规范和操作规程从事病原微生物相关实验活动进行监督检查。

县级以上地方人民政府卫生主管部门、兽医主管部门，应当主要通过检查反映实验室执行国家有关法律、行政法规以及国家标准和要求的记录、档案、报告，切实履行监督管理职责。

第五十条 县级以上人民政府卫生主管部门、兽医主管部门、环境保护主管部门在履行监督检查职责时，有权进入被检查单位和病原微生物泄漏或者扩散现场调查取证、采集样品，查阅复制有关资料。需要进入从事高致病性病原微生物相关实验活动的实验室调查取证、采集样品的，应当指定或者委托专业机构实施。被检查单位应当予以配合，不得拒绝、阻挠。

第五十一条　国务院认证认可监督管理部门依照《中华人民共和国认证认可条例》的规定对实验室认可活动进行监督检查。

第五十二条　卫生主管部门、兽医主管部门、环境保护主管部门应当依据法定的职权和程序履行职责，做到公正、公平、公开、文明、高效。

第五十三条　卫生主管部门、兽医主管部门、环境保护主管部门的执法人员执行职务时，应当有2名以上执法人员参加，出示执法证件，并依照规定填写执法文书。

现场检查笔录、采样记录等文书经核对无误后，应当由执法人员和被检查人、被采样人签名。被检查人、被采样人拒绝签名的，执法人员应当在自己签名后注明情况。

第五十四条　卫生主管部门、兽医主管部门、环境保护主管部门及其执法人员执行职务，应当自觉接受社会和公民的监督。公民、法人和其他组织有权向上级人民政府及其卫生主管部门、兽医主管部门、环境保护主管部门举报地方人民政府及其有关主管部门不依照规定履行职责的情况。接到举报的有关人民政府或者其卫生主管部门、兽医主管部门、环境保护主管部门，应当及时调查处理。

第五十五条　上级人民政府卫生主管部门、兽医主管部门、环境保护主管部门发现属于下级人民政府卫生主管部门、兽医主管部门、环境保护主管部门职责范围内需要处理的事项的，应当及时告知该部门处理；下级人民政府卫生主管部门、兽医主管部门、环境保护主管部门不及时处理或者不积极履行本部门职责的，上级人民政府卫生主管部门、兽医主管部门、环境保护主管部门应当责令其限期改正；逾期不改正的，上级人民政府卫生主管部门、兽医主管部门、环境保护主管部门有权直接予以处理。

第六章　法律责任

第五十六条　三级、四级实验室未经批准从事某种高致病性病原微生物或者疑似高致病性病原微生物实验活动的，由县级以上地方人民政府卫生主管部门、兽医主管部门依照各自职责，责令停止有关活动，监督其将用于实验活动的病原微生物销毁或者送交保藏机构，并给予警告；造成传染病传播、流行或者其他严重后果的，由实验室的设立单位对主要负责人、直接负责的主管人员和其他直接责任人员，依法给予撤职、开除的处分；构成犯罪的，依法追究刑事责任。

第五十七条　卫生主管部门或者兽医主管部门违反本条例的规定，准予不符合本条例规定条件的实验室从事高致病性病原微生物相关实验活动的，由作出批准决定的卫生主管部门或者兽医主管部门撤销原批准决定，责令有关实验室立即停止有关活动，并监督其将用于实验活动的病原微生物销毁或者送交保藏机构，对直接负责的主管人员和其他直接责任人员依法给予行政处分；构成犯罪的，依法追究刑事责任。

因违法作出批准决定给当事人的合法权益造成损害的，作出批准决定的卫生主管部门或者兽医主管部门应当依法承担赔偿责任。

第五十八条　卫生主管部门或者兽医主管部门对出入境检验检疫机构为了检验检疫工作的紧急需要，申请在实验室对高致病性病原微生物或者疑似高致病性病原微生物开展进一步检测活动，不在法定期限内作出是否批准决定的，由其上级行政机关或者监察机关责令改正，给予警告；造成传染病传播、流行或者其他严重后果的，对直接负责的主管人员和其他直接责任人员依法给予撤职、开除的行政处分；构成犯罪的，依法追究刑事责任。

第五十九条　违反本条例规定，在不符合相应生物安全要求的实验室从事病原微生物相关实验活动的，由县级以上地方人民政府卫生主管部门、兽医主管部门依照各自职责，责令停止有关活动，监督其将用于实验活动的病原微生物销毁或者送交保藏机构，并给予警告；造成传染病传播、流行或者其他严重后果的，由实验室的设立单位对主要负责人、直接负责的主管人员和其他直接责任人员，依法给予撤职、开除的处分；构成犯罪的，依法追究刑事责任。

第六十条　实验室有下列行为之一的，由县级以上地方人民政府卫生主管部门、兽医主管部门依照各自职责，责令限期改正，给予警告；逾期不改正的，由实验室的设立单位对主要负责人、直接负责的主管人员和其他直接责任人员，依法给予撤职、开除的处分；有许可证件的，并由原发证部门吊销有关许可证件：

（一）未依照规定在明显位置标示国务院卫生主管部门和兽医主管部门规定的生物危险标识和生物安全实验室级别标志的；

（二）未向原批准部门报告实验活动结果以及工作情况的；

（三）未依照规定采集病原微生物样本，或者对所采集样本的来源、采集过程和方法等未作详细记录的；

（四）新建、改建或者扩建一级、二级实验室未向设区的市级人民政府卫生主管部门或者兽医主管部门备案的；

（五）未依照规定定期对工作人员进行培训，或者工作人员考核不合格允许其上岗，或者批准未采取防护措施的人员进入实验室的；

（六）实验室工作人员未遵守实验室生物安全技术规范和操作规程的；

（七）未依照规定建立或者保存实验档案的；

（八）未依照规定制定实验室感染应急处置预案并备案的。

第六十一条　经依法批准从事高致病性病原微生物相关实验活动的实验室的设立单位未建立健全安全保卫制度，或者未采取安全保卫措施的，由县级以上地方人民政府卫生主管部门、兽医主管部门依照各自职责，责令限期改正；逾期不改正，导致高致病性病原微生物菌（毒）种、样本被盗、被抢或者造成其他严重后果的，责令停止该项实验活动，该实验室2年内不得申请从事高致病性病原微生物实验活动；造成传染病传播、流行的，该实验室设立单位的主管部门还应当对该实验室的设立单位的直接负责的主管人员和其他直接责任人员，依法给予降级、撤职、开除的处分；构成犯罪的，依法追究刑事责任。

第六十二条　未经批准运输高致病性病原微生物菌（毒）种或者样本，或者承运单位经批准运输高致病性病原微生物菌（毒）种或者样本未履行保护义务，导致高致病性病原微生物菌（毒）种或者样本被盗、被抢、丢失、泄漏的，由县级以上地方人民政府卫生主管部门、兽医主管部门依照各自职责，责令采取措施，消除隐患，给予警告；造成传染病传播、流行或者其他严重后果的，由托运单位和承运单位的主管部门对主要负责人、直接负责的主管人员和其他直接责任人员，依法给予撤职、开除的处分；构成犯罪的，依法追究刑事责任。

第六十三条　有下列行为之一的，由实验室所在地的设区的市级以上地方人民政府卫生主管部门、兽医主管部门依照各自职责，责令有关单位立即停止违法活动，监督其将病原微生物销毁或者送交保藏机构；造成传染病传播、流行或者其他严重后果的，由其所在单位或者其上级主管部门对主要负责人、直接负责的主管人员和其他直接责任人员，依法给予撤职、开除的处分；有许可证件的，并由原发证部门吊销有关许可证件；构成犯罪的，依法追究刑事责任：

（一）实验室在相关实验活动结束后，未依照规定及时将病原微生物菌（毒）种和样本就地销毁或者送交保藏机构保管的；

（二）实验室使用新技术、新方法从事高致病性病原微生物相关实验活动未经国家病原微生物实验室生物安全专家委员会论证的；

（三）未经批准擅自从事在我国尚未发现或者已经宣布消灭的病原微生物相关实验活动的；

（四）在未经指定的专业实验室从事在我国尚未发现或者已经宣布消灭的病原微生物相关实验活动的；

（五）在同一个实验室的同一个独立安全区域内同时从事两种或者两种以上高致病性病原微生物的相关实验活动的。

第六十四条　认可机构对不符合实验室生物安全国家标准以及本条例规定条件的实验室予以认可，或者对符合实验室生物安全国家标准以及本条例规定条件的实验室不予认可的，由国务院认证认可监督管理部门责令限期改正，给予警告；造成传染病传播、流行或者其他严重后果的，由国务院认证认可监督管理部门撤销其认可资格，有上级主管部门的，由其上级主管部门对主要负责人、直接负责的主管人员和其他直接责任人员依法给予撤职、开除的处分；构成犯罪的，依法追究刑事责任。

第六十五条 实验室工作人员出现该实验室从事的病原微生物相关实验活动有关的感染临床症状或者体征，以及实验室发生高致病性病原微生物泄漏时，实验室负责人、实验室工作人员、负责实验室感染控制的专门机构或者人员未依照规定报告，或者未依照规定采取控制措施的，由县级以上地方人民政府卫生主管部门、兽医主管部门依照各自职责，责令限期改正，给予警告；造成传染病传播、流行或者其他严重后果的，由其设立单位对实验室主要负责人、直接负责的主管人员和其他直接责任人员，依法给予撤职、开除的处分；有许可证件的，并由原发证部门吊销有关许可证件；构成犯罪的，依法追究刑事责任。

第六十六条 拒绝接受卫生主管部门、兽医主管部门依法开展有关高致病性病原微生物扩散的调查取证、采集样品等活动或者依照本条例规定采取有关预防、控制措施的，由县级以上人民政府卫生主管部门、兽医主管部门依照各自职责，责令改正，给予警告；造成传染病传播、流行以及其他严重后果的，由实验室的设立单位对实验室主要负责人、直接负责的主管人员和其他直接责任人员，依法给予降级、撤职、开除的处分；有许可证件的，并由原发证部门吊销有关许可证件；构成犯罪的，依法追究刑事责任。

第六十七条 发生病原微生物被盗、被抢、丢失、泄漏，承运单位、护送人、保藏机构和实验室的设立单位未依照本条例的规定报告的，由所在地的县级人民政府卫生主管部门或者兽医主管部门给予警告；造成传染病传播、流行或者其他严重后果的，由实验室的设立单位或者承运单位、保藏机构的上级主管部门对主要负责人、直接负责的主管人员和其他直接责任人员，依法给予撤职、开除的处分；构成犯罪的，依法追究刑事责任。

第六十八条　保藏机构未依照规定储存实验室送交的菌（毒）种和样本，或者未依照规定提供菌（毒）种和样本的，由其指定部门责令限期改正，收回违法提供的菌（毒）种和样本，并给予警告；造成传染病传播、流行或者其他严重后果的，由其所在单位或者其上级主管部门对主要负责人、直接负责的主管人员和其他直接责任人员，依法给予撤职、开除的处分；构成犯罪的，依法追究刑事责任。

第六十九条　县级以上人民政府有关主管部门，未依照本条例的规定履行实验室及其实验活动监督检查职责的，由有关人民政府在各自职责范围内责令改正，通报批评；造成传染病传播、流行或者其他严重后果的，对直接负责的主管人员，依法给予行政处分；构成犯罪的，依法追究刑事责任。

第七章　附　　则

第七十条　军队实验室由中国人民解放军卫生主管部门参照本条例负责监督管理。

第七十一条　本条例施行前设立的实验室，应当自本条例施行之日起 6 个月内，依照本条例的规定，办理有关手续。

第七十二条　本条例自公布之日起施行。

附录 K　临床输血技术规范

第一章　总　则

第一条　为了规范、指导医疗机构科学、合理用血，根据《中华人民共和国献血法》和《医疗机构临床用血管理办法》（试行）制定本规范。

第二条　血液资源必须加以保护、合理应用，避免浪费，杜绝不必要的输血。

第三条　临床医师和输血医技人员应严格掌握输血适应证，正确应用成熟的临床输血技术和血液保护技术，包括成分输血和自体输血等。

第四条　二级以上医院应设置独立的输血科（血库），负责临床用血的技术指导和技术实施，确保贮血、配血和其他科学、合理用血措施的执行。

第二章　输血申请

第五条　申请输血应由经治医师逐项填写《临床输血申请单》，由主治医师核准签字，连同受血者血样于预定输血日期前送交输血科（血库）备血。

第六条　决定输血治疗前，经治医师应向患者或其家属说明输同种异体血的不良反应和经血传播疾病的可能性，征得患者或家属的同意，并在《输血治疗同意书》上签字。《输血治疗同意书》入病历。无家属签字的无自主意识患者的紧急输血，应报医院职能部门或主管领导同意、备案，并记入病历。

第七条　术前自身贮血由输血科（血库）负责采血和贮血，经治医师负责输血过程的医疗监护。手术室的自身输血包括急性等容性血液稀释、术野自身血回输及术中控制性低血压等医疗技术由麻醉科医师负责实施。

第八条　亲友互助献血由经治医师等对患者家属进行动员，在输血科（血库）填写登记表，到血站或卫生行政部门批准的采血点（室）无偿献血，由血站进行血液的初、复检，并负责调配合格血液。

第九条　患者治疗性血液成分去除、血浆置换等，由经治医师申请，输血科（血库）或有前科室参加制订治疗方案并负责实施，由输血科（血库）和经治医师负责患者治疗过程的监护。

第十条　对于 Rh（D）阴性和其他稀有血型患者，应采用自身输血、同型输血或配合型输血。

第十一条　新生儿溶血病如需要换血疗法的，由经治医师申请，经主治医师核准，并经患儿家属或监护人签字同意，由血站和医院输血科（血库）提供适合的血液，换血由经治医师和输血科（血库）人员共同实施。

第三章　受血者血样采集与送检

第十二条　确定输血后，医护人员持输血申请单和贴好标签的试管，当面核对患者姓名、性别、年龄、病案号、病室 / 门诊、床号、血型和诊断，采集血样。

第十三条　由医护人员或专门人员将受血者血样与输血申请单送交输血科（血库），双方进行逐项核对。

第四章　交叉配血

第十四条　受血者配血试验的血标本必须是输血前 3 天之内的。

第十五条　输血科（血库）要逐项核对输血申请单、受血者和供血者血样，复查受血者和供血者 ABO 血型（正、反定型），并常规检查患者 Rh（D）血型 [急诊抢救患者紧急输血时 Rh（D）检查可除外]，正确无误时方可进行交叉配血。

第十六条　凡输注全血、浓缩红细胞、红细胞悬液、洗涤红细胞、冰冻红细胞、浓缩白细胞、手工分离浓缩血小板等患者，应进行交叉配血试验。机器单采浓缩血小板应 ABO 血型同型输注。

第十七条　凡遇有下列情况必须按《全国临床检验操作规程》有关规定作抗体筛选试验：

交叉配血不合时；

对有输血史、妊娠史或短期内需要接受多次输血者。

第十八条　两人值班时，交叉配血试验由两人互相核对；一人值班时，操作完毕后自己复核，并填写配血试验结果。

第五章　血液入库、核对、贮存

第十九条　全血、血液成分入库前要认真核对验收。核对验收内容包括：运输条件、物理外观、血袋封闭及包装是否合格，标签填写是否清楚齐全（供血机构名称及其许可证号、供血者姓名或条形码编号和血型、血液品种、容量、采血日期、血液成分的制备日期及时间，有效期及时间、血袋编号 / 条形码，储存条件）等。

第二十条　输血科（血库）要认真做好血液出入库、核对、领发的登记，有关资料需保存十年。

第二十一条 按 A、B、O、AB 血型将全血、血液成分分别贮存于血库专用冰箱不同层内或不同专用冰箱内，并有明显的标识。

第二十二条 保存温度和保存期如下：

品种	保存温度	保存期
1. 浓缩红细胞（CRC）	4±2℃	ACD：21 天；CPD：28 天；CPDA：35 天
2. 少白细胞红细胞（LPRC）	4±2℃	与受血者 ABO 血型相同
3. 红细胞悬液（CRCs）	4±2℃	（同 CRC）
4. 洗涤红细胞（WRC）	4±2℃	24h 内输注
5. 冰冻红细胞（FTRC）	4±2℃	解冻后 24h 内输注
6. 手工分离浓缩血小板（PC-1）	22±2℃（轻振荡）	24h（普通袋）或 5 天（专用袋制备）
7. 机器单采浓缩血小板（PC-2）	（同 PC-1）	（同 PC-1）
8. 机器单采浓缩白细胞悬液（GRANs）	22±2℃	24h 内输注
9. 新鲜液体血浆（FLP）	4±2℃	24h 内输注
10. 新鲜冰冻血浆（FFP）	−20℃以下	一年
11. 普通冰冻血浆（FP）	−20℃以下	四年
12. 冷沉淀（Cryo）	−20℃以下	一年
13. 全血	4±2℃	（同 CRC）
14. 其他制剂按相应规定执行		

当贮血冰箱的温度自动控制记录和报警装置发出报警信号时，要立即检查原因，及时解决并记录。

第二十三条 贮血冰箱内严禁存放其他物品；每周消毒一次；冰箱内空气培养每月一次，无真菌生长或培养皿（90mm）细菌生长菌落 < 8CFU/10min 或 < 200CFU/m³ 为合格。

第六章　发血

第二十四条 配血合格后，由医护人员到输血科（血库）取血。

第二十五条 取血与发血的双方必须共同查对患者姓名、性别、病案号、门急诊/病室、床号、血型有效期及配血试验结果，以及保存血的外观等，准确无误时，双方共同签字后方可发出。

第二十六条 凡血袋有下列情形之一的，一律不得发出：

1. 标签破损、漏血；

2. 血袋有破损、漏血；

3. 血液中有明显凝块；

4. 血浆呈乳糜状或暗灰色；

5. 血浆中有明显气泡、絮状物或粗大颗粒；

6. 未摇动时血浆层与红细胞的界面不清或交界面上出现溶血；

7. 红细胞层呈紫红色；

8. 过期或其他须查证的情况。

第二十七条 血液发出后，受血者和供血者的血样保存于 2～6℃冰箱，至少 7 天，以便对输血不良反应追查原因。

第二十八条 血液发出后不得退回。

第七章　输血

第二十九条　输血前由两名医护人员核对交叉配血报告单及血袋标签各项内容，检查血袋有无破损渗漏，血液颜色是否正常。准确无误方可输血。

第三十条　输血时，由两名医护人员带病历共同到患者床旁核对患者姓名、性别、年龄、病案号、门急诊/病室、床号、血型等，确认与配血报告相符，再次核对血液后，用符合标准的输血器进行输血。

第三十一条　取回的血应尽快输用，不得自行贮血。输用前将血袋内的成分轻轻混匀，避免剧烈震荡。血液内不得加入其他药物，如需稀释只能用静脉注射生理盐水。

第三十二条　输血前后用静脉注射生理盐水冲洗输血管道。连续输用不同供血者的血液时，前一袋血输尽后，用静脉注射生理盐水冲洗输血器，再接下一袋血继续输注。

第三十三条　输血过程中应先慢后快，再根据病情和年龄调整输注速度，并严密观察受血者有无输血不良反应，如出现异常情况应及时处理：

1. 减慢或停止输血，用静脉注射生理盐水维持静脉通路；

2. 立即通知值班医师和输血科（血库）值班人员，及时检查、治疗和抢救，并查找原因，做好记录。

第三十四条　疑为溶血性或细菌污染性输血反应，应立即停止输血，用静脉注射生理盐水维护静脉通路，及时报告上级医师，在积极治疗抢救的同时，做以下核对检查：

1. 核对用血申请单、血袋标签、交叉配血试验记录；

2. 核对受血者及供血者 ABO 血型、Rh（D）血型。用保存于冰箱中的受血者与供血者血样、新采集的受血者血样、

血袋中血样,重测 ABO 血型、RH(D)血型、不规则抗体筛选及交叉配血试验(包括盐水相和非盐水相试验);

3. 立即抽取受血者血液加肝素抗凝剂,分离血浆,观察血浆颜色,测定血浆游离血红蛋白含量;

4. 立即抽取受血者血液,检测血清胆红素含量、血浆游离血红蛋白含量、血浆结合珠蛋白测定、直接抗人球蛋白试验并检测相关抗体效价,如发现特殊抗体,应作进一步鉴定;

5. 如怀疑细菌污染性输血反应,抽取血袋中血液做细菌学检验;

6. 尽早检测血常规、尿常规及尿血红蛋白;

7. 必要时,溶血反应发生后 5 ~ 7h 测血清胆红素含量。

第三十五条 输血完毕,医护人员对有输血反应的应逐项填写患者输血反应回报单,并返还输血科(血库)保存。输血科(血库)每月统计上报医务处(科)。

第三十六条 输血完毕后,医护人员将输血记录单(交叉配血报告单)贴在病历中,并将血袋送回输血科(血库)至少保存一天。

第三十七条 本规范由卫生部负责解释。

第三十八条 本规范自 2000 年 10 月 1 日起实施。

附件一 成分输血指南

附件二 自身输血指南

附件三 手术及创伤输血指南

附件四 内科输血指南

附件五 术中控制性低血压技术指南

附件一 成分输血指南

1. **成分输血的定义** 血液由不同血细胞和血浆组成。将供者血液的不同成分应用科学方法分开，依据患者病情的实际需要，分别输入有关血液成分，称为成分输血。

2. 成分输血的优点　成分输血具有疗效好、副作用小、节约血液资源以及便于保存和运输等优点，各地应积极推广。

3. 成分输血的临床应用

（一）红细胞

品名	特点	保存方式及保质期	作用及适应证	备注
浓缩红细胞（CRC）	每袋含 200mL 全血中全部 RBC，总量 110mL ～ 120mL，血细胞比容 0.7 ～ 0.8。含血浆 30mL 及抗凝剂 8 ～ 10mL，运氧能力和体内存活率等同一袋全血。规格：110 ～ 120mL/袋	4±2℃ ACD：21 天 CPD：28 天 CPDA：35 天	作用：增强运氧能力 适用：①各种急性失血的输血；②各种慢性贫血；③高钾血症、肝、肾、心功能障碍者输血；④小儿、老年人输血	交叉配合试验
少白细胞红细胞（LPRC）	过滤法：白细胞去除率 96.3 ～ 99.6%，红细胞回收率＞90%；手工洗涤法：白细胞去除率 79±1.2%，红细胞回收率＞74±3.3%；机器洗涤法：白细胞去除率＞93%，红细胞回收率＞87%	4±2℃ 24h	作用：同 CRC 适用：①由于输血产生白细胞抗体，引起发热等输血不良反应的患者；②防止产生白细胞抗体的输血（如器官移植的患者）	与受血者 ABO 血型相同

（续　表）

品名	特点	保存方式及保质期	作用及适应证	备注
红细胞悬液（CRCs）	400mL 或 200mL 全血离心后除去血浆,加入适量红细胞添加剂后制成,所有操作在三联袋内进行 规 格：由 400mL 或 200mL 全血制备	（同 CRC）	（同 CRC）	交叉配合试验
洗涤红细胞（WRC）	400mL 或 200mL 全血经离心去除血浆和白细胞,用无菌生理盐水洗涤 3～4 次,最后加 150mL 生理盐水悬浮。白细胞去除率＞80%,血浆去除率＞90%,RBC 回收率＞70% 规格：由 400mL 或 200mL 全血制备	（同 LPRC）	作用：增强运氧能力 适用：①对血浆蛋白有过敏反应的贫血患者；②自身免疫性溶血性贫血患者；③阵发性睡眠性血红蛋白尿症；④高钾血症及肝肾功能障碍需要输血者	主侧配血试验
冰 冻 红 细 胞（FTRC）	去除血浆的红细胞加甘油保护剂,在 -80℃保存,保存期 10 年,解冻后洗涤去甘油,加入 100mL 无菌生理盐水或红细胞添加剂或原血浆。白细胞去除率＞98%；血浆去除＞99%；RBC 回收＞80%；残余甘油量＜1%。洗除了枸橼酸盐或磷酸盐、K+、NH3 等 规格：200mL/ 袋	解　冻　后 4±2℃ 24h	作用：增强运氧能力 适用：①同 WRC；②稀有血型患者输血；③新生儿溶血病换血；④自身输血	加原血浆悬浮红细胞要做交叉配血试验.加生理盐水悬浮只做主侧配血试验

（二）血小板

品名	特点	保存方式及保质期	作用及适应证	备注
手工分离浓缩血小板（PC-1）	由 200mL 或 400mL 全血制备。血小板含量为≥ 2.0×10^{10}/袋 20～25mL ≥ 4.0×10^{10}/袋 40mL～50mL 规格：20mL～25mL/袋 40～50mL/袋	$22 \pm 2℃$（轻振荡）24h（普通袋）或5 天（专用袋制备）	作用：止血 适用：①血小板减少所致的出血；②血小板功能障碍所致的出血	需做交叉配合试验，要求ＡＢＯ相合，一次足量输注
机器单采浓缩血小板（PC-2）	用细胞分离机单采技术，从单个供血者循环液中采集，每袋内含血小板≥ 2.5×1011，红细胞含量 < 0.41mL 规格：150～250mL/袋	（同 PC-1）	（同 PC-1）	ABO 血型相同

（三）白细胞

品名	特点	保存方式及保质期	作用及适应证	备注
机器单采浓缩白细胞悬液（GRANs）	用细胞分离机单采技术由单个供血者循环血液中采集。每袋内含粒细胞≥ 1×10^{10}	$22 \pm 2℃$ 24h	作用：提高机体抗感染能力 适用：中性粒细胞低于 0.5×10^9/L，并发菌感染，抗生素治疗48h无效者。（从严掌握适用证）	必须做交叉配合试验 ABO 血型相同

（四）血浆

品名	特点	保存方式及保质期	作用及适应证	备注
新鲜液体血浆（FLP）	含有新鲜血液中全部凝血因子血浆蛋白为6～8g/%；纤维蛋白原0.2～4g%；其他凝血因子0.7·1单位/mL 规格：根据医院需要而定	4±2℃ 24h（三联袋）	作用：补充凝血因子，扩充血容量 适用：①补充全部凝血因子（包括不稳定的凝血因子V、Ⅷ）；②大面积烧伤、创伤	要求与受血者ABO血型相同或相容
新鲜冰冻血浆（FFP）	含有全部凝血因子。血浆蛋白为6～8g/%；纤维蛋白原0.2～0.4g%；其他凝血因子0.7～1单位/mL 规格：自采血后6～8h内（ACD抗凝剂：6h内；CPD抗凝剂：8h内）速冻成块 规格：200mL，100mL、50mL、25mL	-20℃以下一年（三联袋）	作用：扩充血容量，补充凝血因子 适用：①补充凝血因子；②大面积创伤、烧伤	要求与受血者ABO血型相同或相容 37℃摆动水浴融化
普通冰冻血浆（FP）	FFP保存一年后即为普通冰冻血浆 规格：200mL、100mL、50mL、25mL	-20℃以下四年	作用：补充稳定的凝血因子和血浆蛋白 适用：①主要用于补充稳定的凝血因子缺乏，如Ⅱ、Ⅶ、Ⅸ、Ⅹ因子缺乏；②手术、外伤、烧伤、肠梗阻等大出血或血浆大量丢失	要求与受血者ABO血型相同
冷沉淀（Cryo）	每袋由200mL血浆制成 含有：Ⅷ因子80～100单位；纤维蛋白原约250mg；血浆20mL 规格：20mL	-20℃以下一年	适用：①甲型血友病；②血管性血友病（vWD）；③纤维蛋白原缺乏症	要求与受血者ABO血型相同或相容

附件二　自身输血指南

自身输血可以避免血源传播性疾病和免疫抑制，对一时无法获得同型血的患者也是唯一血源。自身输血有三种方法：贮血式自身输血、急性等容血液稀释（ANH）及回收式自身输血。

1. 贮存式自身输血　术前一定时间采集患者自身的血液进行保存，在手术期间输用。

（1）只要患者身体一般情况好，血红蛋白＞110g/L或血细胞比容＞0.33，行择期手术，患者签字同意，都适合贮存式自身输血。

（2）按相应的血液储存条件，手术前3天完成采集血液。

（3）每次采血不超过500mL（或自身血容量的10%），两次采血间隔不少于3天。

（4）在采血前后可给患者铁剂、维生素C及叶酸（有条件的可应用重组人红细胞生成素）等治疗。

（5）血红蛋白＜100g/L的患者及有细菌性感染的患者不能采集自身血。

（6）对冠心病、严重主动脉瓣狭窄等心脑血管疾病及重症患者慎用。

2. 急性等容血液稀释（ANH）　ANH一般在麻醉后、手术主要出血步骤开始前，抽取患者一定量自身血在室温下保存备用，同时输入胶体液或等渗晶体补充血容量，使血液适度稀释，降低血细胞比容，使手术出血时血液的有形成分丢失减少。然后根据术中失血及患者情况将自身血回输给患者。

（1）患者身体一般情况好，血红蛋白≥110g/L（血细胞比容≥0.33），估计术中有大量失血，可以考虑进行 ANH。

（2）手术降低血液黏稠度，改善微循环灌流时，也可采用。

（3）血液稀释程度，一般使血细胞比容不低于0.25。

（4）术中必须密切监测血压、脉搏、血氧饱和度、血细胞比容尿量的变化，必要时应监测患者静脉压。

（5）下列患者不宜进行血液稀释：血红蛋白＜100g/L，低蛋白血症，凝血功能障碍，静脉输液通路不畅及不具备监护条件的。

3.回收式自身输血　血液回收是指用血液回收装置，将患者体腔积血、手术失血及术后引流血液进行回收、抗凝、滤过、洗涤等处理，然后回输给患者。血液回收必须采用合格的设备，回收处理的血必须达到一定的质量标准。体外循环后的机器余血应尽可能回输给患者。

回收血禁忌证：①血液流出血管外超过6h；②怀疑流出的血液被细菌、粪便、羊水或消毒液污染；③怀疑流出的血液含有癌细胞；④流出的血液严重溶血。

注：

（1）自身贮血的采血量应根据患者耐受性及手术需要综合考虑。有些行自身贮血的患者术前可能存在不同程度的贫血，术中应予以重视。

（2）适当的血液稀释后动脉氧含量降低，但充分的氧供不会受到影响，主要代偿机制是心排血量和组织氧摄取率增加。ANH还可降低血液黏稠度使组织灌注改善。纤维蛋白原和血小板的浓度与血细胞比容平行性降低，只要血细胞比容＞0.20，凝血不会受到影响。与自身贮血相比，ANH方法简单、耗费低；有些不适合自身贮血的患者，在麻醉医师严密监护下，可以安全地进行 ANH；疑有菌血症的患者不能进行自身贮血，而 ANH 不会造成细菌在血内繁殖；肿瘤手术不宜进行血液回收，但可以应用 ANH。

（3）回收的血液虽然是自身血，但血管内的血及自身贮存的血仍有着差别。血液回收有多种技术方法，其质量高低取决于对回收血的处理好坏，处理不当的回收血输入体内会造成严重的后果。目前先进的血液回收装置已达到全自动化程度，按程度自动过滤、分离、洗涤红细胞。如出血过快来不及洗涤，也可直接回输未洗涤的抗凝血液。

（4）术前自身贮血、术中 ANH 及血液回收可以联合应用。

附件三　手术及创伤输血指南

1. 浓缩红细胞　用于需要提高血液携氧能力，血容量基本正常或低血容量已被纠正的患者。低血容量患者可配晶体液或胶体液应用。

（1）血红蛋白＞100g/L，可以不输。

（2）血红蛋白＜70g/L，应考虑输。

（3）血红蛋白在 70～100g/L 之间，根据患者的贫血程度、心肺代偿功能、有无代谢率增高以及年龄等因素决定。

2. 血小板　用于患者血小板数量减少或功能异常伴有出血倾向或表现。

（1）血小板计数＞100×10^9/L，可以不输。

（2）血小板计数＜50×10^9/L，应考虑输。

（3）血小板计数在（50～100）×10^9/L 之间，应根据是否有自发性出血或伤口渗血决定。

（4）如术中出现不可控渗血，确定血小板功能低下，输血小板不受上述限制。

3. 新鲜冰冻血浆（FFP） 用于凝血因子缺乏的患者。

（1）PT 或 APTT ＞正常 1.5 倍，创面弥漫性渗血。

（2）患者急性大出血输入大量库存全血或浓缩红细胞后（出血量或输血量相当于患者自身血容量）。

（3）病史或临床过程表现有先天性或获得性凝血功能障碍。

（4）紧急对抗华法林的抗凝血作用（FFP：5 ～ 8mL/kg）。

4. 全血 用于急性大量血液丢失可能出现低血容量休克的患者，或患者存在持续活动性出血，估计失血量超过自身血容量的 30%。

回输自体全血不受本指征限制，根据患者血容量决定。

注：

（1）红细胞的主要功能是携带氧到组织细胞。贫血及容量不足都会影响机体氧输送，但这两者的生理影响不一样的。失血达总血容量 30% 才会有明显的低血容量表现，年轻体健的患者补充足够液体（晶体液或胶体液）就可以完全纠正其失血造成的血容量不足。全血或血浆不宜用作扩容剂。血容量补足之后，输血目的是提高血液的携氧能力，首选红细胞制品。晶体液或并用胶体液扩容，结合红细胞输注，也适用于大量输血。

（2）无器官质性病变的患者，只要血容量正常，血细胞比容达 0.20（血红蛋白 ＞ 60g/L）的贫血不影响组织氧合。急性贫血患者，动脉血氧含量的降低可以被心输出血的增加及氧离曲线右移而代偿；当然，心肺功能不全和代谢率增高的患者应保持血红蛋白浓度 ＞ 100g/L 以保证足够的氧输送。

（3）手术患者在血小板 ＞ 50×10^9/L 时，一般不会发生出血多。血小板功能低下（如继发于术前阿司匹林治疗）对出血的影响比血小板计数更重要。手术类型和范围、出血速率、控制出血的能力、出血所致后果的大小以及影响血小板功能的相关因素（如体外循环、肾衰竭、严重肝病用药）等，都是决定是否输血小板的指征。分娩时的相关因素（如体外循环、肾衰竭、严重肝病用药）等，都是决定是否输血小板的指征。分娩妇女血小板可能会低于 $50 \times 10^9/L$（妊娠性血小板减少）而不一定输血小板，因输血小板后的峰值决定其效果，缓慢输入的效果较差，所以输血小板时应快速输注，并一次性足量使用。

（4）只要纤维蛋白原浓度大于 0.8g/L，即使凝血因子只有正常的 30%，凝血功能仍可能维持正常。即患者血液置换量达全身血液总量，实际上还会有三分之一自体成分（包括凝血因子）保留在体内，仍然有足够的凝血功能。应当注意，休克没得到及时纠正，可导致消耗性凝血障碍。FFP 的使用，必须达到 $10 \sim 15mL/kg$，才能有效。禁止用 FFP 作为扩容剂，禁止用 FFP 促进伤口愈合。

附件四　内科输血指南

1. 红细胞　用于红细胞破坏过多、丢失或生成障碍引起的慢性贫血并伴缺氧症状。血红蛋白 < 60g/L 或血细胞比容 < 0.2 时可考虑输注。

2. 血小板　血小板计数和临床出血症状结合决定是否输注血小板，血小板输注指征：

（1）血小板计数 > $50 \times 10^9/L$ 一般不需输注。

（2）血小板 $(10 \sim 50) \times 10^9/L$ 根据临床出血情况决定，可考虑输注。

（3）血小板计数 < $5 \times 10^9/L$ 应立即输血小板防止出血。

预防性输注不可滥用，防止产生同种免疫导致输注无效。有出血表现时应一次足量输注并测 CCI 值。

CCI=（输注后血小板计数－输注前血小板计数）（1010）×体表面积（m²）/ 输入血小板总数（1011）

注：输注后血小板计数为输注后 1h 测定值。CCI＞10 者为输注有效。

3. 新鲜冰冻血浆　用于各种原因（先天性、后天获得性、输入大量陈旧库血等）引起的多种凝血因子Ⅱ、Ⅴ、Ⅶ、Ⅸ、Ⅹ、Ⅺ或抗凝血酶Ⅲ缺乏，并伴有出血表现时输注。一般需输入 10～15mL/kg 新鲜冰冻血浆。

4. 新鲜液体血浆　主要用于补充多种凝血因子（特别是Ⅷ因子）缺陷及严重肝病患者。

5. 普通冰冻血浆　主要用于补充稳定的凝血因子。

6. 洗涤红细胞　用于避免引起同种异型白细胞抗体和避免输入血浆中某些成分（如补体、凝集素、蛋白质等），包括对血浆蛋白过敏、自身免疫性溶血性贫血患者、高钾血症及肝肾功能障碍和阵发性睡眠性血红蛋白尿症的患者。

7. 机器单采浓缩白细胞悬液　主要用于中性粒细胞缺乏（中性粒细胞＜0.5×10⁹/L）、并发细菌感染且抗生素治疗难以控制者，充分权衡利弊后输注。

8. 冷沉淀　主要用于儿童及成人轻型甲型血友病，血管性血友病（vWD），纤维蛋白原缺乏症及因子Ⅷ缺乏症患者。严重甲型血友病需加用Ⅷ因子浓缩剂。

9. 全血　用于内科急性出血引起的血红蛋白和血容量的迅速下降并伴有缺氧症状。血红蛋白＜70g/L 或血细胞比容＜0.22，或出现失血性休克时考虑输注，但晶体液或并用胶体液扩容仍是治疗失血性休克的主要输血方案。

附件五　术中控制性低血压技术指南

术中控制性低血压，是指在全身麻醉下手术期间，在保证重要脏器氧供情况下，人为地将平均动脉压降低到一定水平，使手术野出血量随血压的降低而相应减少，避免输血或使输血量降低，并使术野清晰，有利于手术操作，提高手术精确性，缩短手术时间。

1. 术中控制性低血压主要应用于：①血供丰富区域的手术，如头颈部、盆腔手术；②血管手术，如主动脉瘤、动脉导管未闭、颅内血管畸形；③创面较大且出血可能难以控制的手术，如癌症根治、髋关节断离成形、脊柱侧弯矫正、巨大脑膜瘤、颅颌面整形；④区域狭小的精细手术，如耳成形、腭咽成形。

2. 术中控制性低血压技术的实施具有较大的难度，麻醉医师对该技术不熟悉时应视为绝对禁忌。对有明显机休、器官、组织氧运输降低的患者，或重要器官严重功能不全的患者，应仔细权衡术中控制性低血压的利弊后酌情使用。

3. 实施术中控制性低血压应尽可能采用扩张血管方法，避免抑制心肌功能、降低心排血量。

4. 术中控制性低血压时，必须进行实时监测，内容包括：动脉血压、心电图、呼气末 CO_2、脉搏、血氧饱和度、尿量。对出血量较多的患者还应测定中心静脉压、血电解质、血细胞比容等。

5. 术中控制性低血压水平的"安全限"在患者之间有较大的个体差异，应根据患者的术前基础血压、重要器官功能状况、手术创面出血渗血状况来确定该患者最适低血压水平及降压时间。

注：组织灌流量主要随血压和血管内径的变化而变化，血压降低，灌流量也降低。如果组织血管内径增加，尽管灌注压下降，组织灌流量可以不变甚至增加。理论上，只要保证毛细血管前血压大于临界闭合压，就可保证组织的血流灌注。器官对血流的自身调节能力在一定血压范围内发挥作用，不同的器官发挥自身调节血流作用的血压范围变化不同。手术创面的血流灌注降低、出血量减少时，重要器官血管仍具有较强的自主调节能力，维持足够的组织血供。另一方面，器官血压的自身调节低限并不是该器官缺血阈，器官组织丧失自身调节血流能力的最低压高于该组织缺血的临界血压。所以，如果术中控制性低血压应用正确，则可以安全有效地发挥减少出血、改善手术视野的优点。

附录 L　医疗机构临床用血管理办法（2019修订版）

第一章　总　则

第一条　为加强医疗机构临床用血管理，推进临床科学合理用血，保护血液资源，保障临床用血安全和医疗质量，根据《中华人民共和国献血法》，制定本办法。

第二条　卫生部负责全国医疗机构临床用血的监督管理。县级以上地方人民政府卫生行政部门负责本行政区域医疗机构临床用血的监督管理。

第三条　医疗机构应当加强临床用血管理，将其作为医疗质量管理的重要内容，完善组织建设，建立健全岗位责任制，制定并落实相关规章制度和技术操作规程。

第四条　本办法适用于各级各类医疗机构的临床用血管理工作。

第二章　组织与职责

第五条　卫生部成立临床用血专家委员会，其主要职责是：

（一）协助制订国家临床用血相关制度、技术规范和标准；

（二）协助指导全国临床用血管理和质量评价工作，促进提高临床合理用血水平；

（三）协助临床用血重大安全事件的调查分析，提出处理意见；

（四）承担卫生部交办的有关临床用血管理的其他任务。

卫生部建立协调机制，做好临床用血管理工作，提高临床合理用血水平，保证输血治疗质量。

第六条 各省、自治区、直辖市人民政府卫生行政部门成立省级临床用血质量控制中心，负责辖区内医疗机构临床用血管理的指导、评价和培训等工作。

第七条 医疗机构应当加强组织管理，明确岗位职责，健全管理制度。医疗机构法定代表人为临床用血管理第一责任人。

第八条 二级以上医院和妇幼保健院应当设立临床用血管理委员会，负责本机构临床合理用血管理工作。主任委员由院长或者分管医疗的副院长担任，成员由医务部门、输血科、麻醉科、开展输血治疗的主要临床科室、护理部门、手术室等部门负责人组成。医务、输血部门共同负责临床合理用血日常管理工作。

其他医疗机构应当设立临床用血管理工作组，并指定专（兼）职人员负责日常管理工作。

第九条 临床用血管理委员会或者临床用血管理工作组应当履行以下职责：

（一）认真贯彻临床用血管理相关法律、法规、规章、技术规范和标准，制订本机构临床用血管理的规章制度并监督实施；

（二）评估确定临床用血的重点科室、关键环节和流程；

（三）定期监测、分析和评估临床用血情况，开展临床用血质量评价工作，提高临床合理用血水平；

（四）分析临床用血不良事件，提出处理和改进措施；

（五）指导并推动开展自体输血等血液保护及输血新技术；

（六）承担医疗机构交办的有关临床用血的其他任务。

第十条　医疗机构应当根据有关规定和临床用血需求设置输血科或者血库，并根据自身功能、任务、规模，配备与输血工作相适应的专业技术人员、设施、设备。

不具备条件设置输血科或者血库的医疗机构，应当安排专（兼）职人员负责临床用血工作。

第十一条　输血科及血库的主要职责是：

（一）建立临床用血质量管理体系，推动临床合理用血；

（二）负责制订临床用血储备计划，根据血站供血的预警信息和医院的血液库存情况协调临床用血；

（三）负责血液预订、入库、储存、发放工作；

（四）负责输血相关免疫血液学检测；

（五）参与推动自体输血等血液保护及输血新技术；

（六）参与特殊输血治疗病例的会诊，为临床合理用血提供咨询；

（七）参与临床用血不良事件的调查；

（八）根据临床治疗需要，参与开展血液治疗相关技术；

（九）承担医疗机构交办的有关临床用血的其他任务。

第三章　临床用血管理

第十二条　医疗机构应当加强临床用血管理，建立并完善管理制度和工作规范，并保证落实。

第十三条　医疗机构应当使用卫生行政部门指定血站提供的血液。

医疗机构科研用血由所在地省级卫生行政部门负责核准。

医疗机构应当配合血站建立血液库存动态预警机制，保障临床用血需求和正常医疗秩序。

　　第十四条　医疗机构应当科学制订临床用血计划，建立临床合理用血的评价制度，提高临床合理用血水平。

　　第十五条　医疗机构应当对血液预订、接收、入库、储存、出库及库存预警等进行管理，保证血液储存、运送符合国家有关标准和要求。

　　第十六条　医疗机构接收血站发送的血液后，应当对血袋标签进行核对。符合国家有关标准和要求的血液入库，做好登记；并按不同品种、血型和采血日期（或有效期），分别有序存放于专用储藏设施内。

　　（一）血站的名称；

　　（二）献血编号或者条形码、血型；

　　（三）血液品种；

　　（四）采血日期及时间或者制备日期及时间；

　　（五）有效期及时间，

　　（六）储存条件。

　　禁止将血袋标签不合格的血液入库。

　　第十七条　医疗机构应当在血液发放和输血时进行核对，并指定医务人员负责血液的收领、发放工作。

　　第十八条　医疗机构的储血设施应当保证运行有效，全血、红细胞的储藏温度应当控制在 2 ～ 6℃，血小板的储藏温度应当控制在 20 ～ 24℃。储血保管人员应当做好血液储藏温度的 24 小时监测记录。储血环境应当符合卫生标准和要求。

　　第十九条　医务人员应当认真执行临床输血技术规范，严格掌握临床输血适应证，根据患者病情和实验室检测指标，对输血指证进行综合评估，制订输血治疗方案。

　　第二十条　医疗机构应当建立临床用血申请管理制度。

同一患者一天申请备血量少于 800 毫升的，由具有中级以上专业技术职务任职资格的医师提出申请，上级医师核准签发后，方可备血。

同一患者一天申请备血量在 800 毫升至 1600 毫升的，由具有中级以上专业技术职务任职资格的医师提出申请，经上级医师审核，科室主任核准签发后，方可备血。

同一患者一天申请备血量达到或超过 1600 毫升的，由具有中级以上专业技术职务任职资格的医师提出申请，科室主任核准签发后，报医务部门批准，方可备血。

以上第二款、第三款和第四款规定不适用于急救用血。

第二十一条　在输血治疗前，医师应当向患者或者其近亲属说明输血目的、方式和风险，并签署临床输血治疗知情同意书。

因抢救生命垂危的患者需要紧急输血，且不能取得患者或者其近亲属意见的，经医疗机构负责人或者授权的负责人批准后，可以立即实施输血治疗。

第二十二条　医疗机构应当积极推行节约用血的新型医疗技术。

三级医院、有条件的二级医院和妇幼保健院应当开展自体输血技术，建立并完善管理制度和技术规范，提高合理用血水平，保证医疗质量和安全。

医疗机构应当动员符合条件的患者接受自体输血技术，提高输血治疗效果和安全性。

第二十三条　医疗机构应当积极推行成分输血，保证医疗质量和安全。

第二十四条　医疗机构应当将无偿献血纳入健康教育内容，积极主动向患者、家属及社会广泛宣传，鼓励健康适龄公民自愿参加无偿献血，提升群众对无偿献血的知晓度和参与度。

第二十五条 医疗机构应当根据国家有关法律法规和规范建立临床用血不良事件监测报告制度。临床发现输血不良反应后，应当积极救治患者，及时向有关部门报告，并做好观察和记录。

第二十六条 各省、自治区、直辖市人民政府卫生行政部门应当制订临床用血保障措施和应急预案，保证自然灾害、突发事件等大量伤员和特殊病例、稀缺血型等应急用血的供应和安全。

因应急用血或者避免血液浪费，在保证血液安全的前提下，经省、自治区、直辖市人民政府卫生行政部门核准，医疗机构之间可以调剂血液。具体方案由省级卫生行政部门制订。

第二十七条 省、自治区、直辖市人民政府卫生行政部门应当加强边远地区医疗机构临床用血保障工作，科学规划和建设中心血库与储血点。

医疗机构应当制订应急用血工作预案。为保证应急用血，医疗机构可以临时采集血液，但必须同时符合以下条件：

（一）危及患者生命，急需输血；

（二）所在地血站无法及时提供血液，且无法及时从其他医疗机构调剂血液，而其他医疗措施不能替代输血治疗；

（三）具备开展交叉配血及乙型肝炎病毒表面抗原、丙型肝炎病毒抗体、艾滋病病毒抗体和梅毒螺旋体抗体的检测能力；

（四）遵守采供血相关操作规程和技术标准。

医疗机构应当在临时采集血液后 10 日内将情况报告县级以上人民政府卫生行政部门。

第二十八条　医疗机构应当建立临床用血医学文书管理制度，确保临床用血信息客观真实、完整、可追溯。医师应当将患者输血适应证的评估、输血过程和输血后疗效评价情况记入病历；临床输血治疗知情同意书、输血记录单等随病历保存。

第二十九条　医疗机构应当建立培训制度，加强对医务人员临床用血和无偿献血知识的培训，将临床用血相关知识培训纳入继续教育内容。新上岗医务人员应当接受岗前临床用血相关知识培训及考核。

第三十条　医疗机构应当建立科室和医师临床用血评价及公示制度。将临床用血情况纳入科室和医务人员工作考核指标体系。禁止将用血量和经济收入作为输血科或者血库工作的考核指标。

第四章　监督管理

第三十一条　县级以上地方人民政府卫生行政部门应当加强对本行政区域内医疗机构临床用血情况的督导检查。

第三十二条　县级以上地方人民政府卫生行政部门应当建立医疗机构临床用血评价制度，定期对医疗机构临床用血工作进行评价。

第三十三条　县级以上地方人民政府卫生行政部门应当建立临床合理用血情况排名、公布制度。对本行政区域内医疗机构临床用血量和不合理使用等情况进行排名，将排名情况向本行政区域内的医疗机构公布，并报上级卫生行政部门。

第三十四条　县级以上地方人民政府卫生行政部门应当将医疗机构临床用血情况纳入医疗机构考核指标体系；将临床用血情况作为医疗机构评审、评价重要指标。

第五章　法律责任

第三十五条　医疗机构有下列情形之一的，由县级以上人民政府卫生行政部门责令限期改正；逾期不改的，进行通报批评，并予以警告；情节严重或者造成严重后果的，可处 3 万元以下的罚款，对负有责任的主管人员和其他直接责任人员依法给予处分：

（一）未设立临床用血管理委员会或者工作组的；

（二）未拟定临床用血计划或者一年内未对计划实施情况进行评估和考核的；

（三）未建立血液发放和输血核对制度的；

（四）未建立临床用血申请管理制度的；

（五）未建立医务人员临床用血和无偿献血知识培训制度的；

（六）未建立科室和医师临床用血评价及公示制度的；

（七）将经济收入作为对输血科或者血库工作的考核指标的；

（八）违反本办法的其他行为。

第三十六条　医疗机构使用未经卫生行政部门指定的血站供应的血液的，由县级以上地方人民政府卫生行政部门给予警告，并处 3 万元以下罚款；情节严重或者造成严重后果的，对负有责任的主管人员和其他直接责任人员依法给予处分。

第三十七条　医疗机构违反本办法关于应急用血采血规定的，由县级以上人民政府卫生行政部门责令限期改正，给予警告；情节严重或者造成严重后果的，处 3 万元以下罚款，对负有责任的主管人员和其他直接责任人员依法给予处分。

第三十八条　医疗机构及其医务人员违反本法规定，将不符合国家规定标准的血液用于患者的，由县级以上地方人民政府卫生行政部门责令改正；给患者健康造成损害的，应当依据国家有关法律法规进行处理，并对负有责任的主管人员和其他直接责任人员依法给予处分。

　　第三十九条　县级以上地方卫生行政部门未按照本办法规定履行监管职责，造成严重后果的，对直接负责的主管人员和其他直接责任人员依法给予记大过、降级、撤职、开除等行政处分。

　　第四十条　医疗机构及其医务人员违反临床用血管理规定，构成犯罪的，依法追究刑事责任。

附录M 常用英汉医学检验缩略语

英文缩写对照

英文简写	中文名称
A	
A I	血管紧张素 I
A II	血管紧张素 II
AcAb	抗心磷脂抗体
ACA–IgA	抗心磷脂抗体 IgA
ACA–IgG	抗心磷脂抗体 IgG
ACA–IgM	抗心磷脂抗体 IgM
ACTH	促肾上腺皮质激素
ADA	腺苷脱氨酶
ADP	脂联素
ADV–IgM	腺病毒 IgM 抗体
AFP	甲胎蛋白
AFU	血清 a-L- 岩藻糖苷酶
AHA	抗组蛋白抗体
AhcgAb	抗 HCG 抗体
ALB	白蛋白
ALD	醛固酮
ALD	醛缩酶
ALP	碱性磷酸酶
ALT	丙氨酸氨基转移酶
AMA	抗线粒体抗体
Aminophylline	氨茶碱
AMA-M2	抗线粒体抗体 II 型

AMY	淀粉酶
ANA	抗核抗体
ANCA	抗中性粒细胞质抗体
Anti–Dnase B	抗链球菌 DNA 酶 B
Anti–HIV	人类免疫缺陷病毒抗体
Anti–TP	梅毒螺旋体抗体
AoAb	抗卵巢抗体
APF	抗核周因子抗体
APLA	封闭抗体
Apo AI	载脂蛋白 A
Apo AII	载脂蛋白 AII
Apo B	载脂蛋白 B
Apo CII	载脂蛋白 CII
Apo CIII	载脂蛋白 CIII
Apo E	载脂蛋白 E
AaAb	抗精子抗体
AS–DAE	氯醋酸萘酚 AS 酯酶
ASO	抗链球菌溶血素 O
AST	天门冬氨酸氨基转移酶
AZP	抗卵细胞透明带抗体
B	
BAP	骨型碱性磷酸酶
BG	血型
BNP	B 型脑利钠肽
BUN	尿素氮
C	
C3	补体 3
C4	补体 4
C IV	IV 型胶原
Ca	钙

CA125	糖蛋白抗原 125
CA153	糖蛋白抗原 153
CA199	糖蛋白抗原 199
Ca^{2+}	钙离子
CA50	糖蛋白抗原 50
CA72-4	糖蛋白抗原 72-4
CANCA	胞浆型抗中性粒细胞抗体
CBZ	卡马西平
CCP	抗循环瓜氨酸肽抗体
CDT	糖缺失性转铁蛋白
CEA	癌胚抗原
CF21-1	细胞角蛋白 19 片段
CG	甘胆酸
CH50	总补体 50
CHE	胆碱脂酶
CHOL	总胆固醇
CK	肌酸激酶
CK-MB	肌酸激酶 -MB 同功酶
Cl	氯
Cl^-	氯离子
CMV	巨细胞病毒
CO_2	二氧化碳
COC	可卡因
COR	皮质醇
CER	铜蓝蛋白
C-P	血清 C- 肽
CP-IgG	肺炎衣原体 IgG 抗体
CP-IgM	肺炎衣原体 IgM 抗体
CRE	肌酐

CRP	C 反应蛋白
CSA	环孢霉素
CSV	柯萨奇病毒
CT	降钙素
cTn I	肌钙蛋白 I
Cu	铜
CysC	胱抑素 C

D	
DAT	直接抗球蛋白实验
DBIL	直接胆红素
Digoxin	地高辛
DNP-Ab	抗脱氧核蛋白抗体
DPH	苯妥英钠
ds-DNA	双链 DNA

E	
EA-IgA	EB 病毒早期抗原 IgA 抗体
E2	雌二醇
EB	EB 病毒
EBER	EB 病毒编码的小 RNA
EB-IgG	EB 病毒 IgG 抗体
EB-IgM	EB 病毒 IgM 抗体
EB-VCA-IgA	EB 病毒衣壳抗原 IgA 抗体
EBV-DNA	EB 病毒 DNA
EFT	红细胞渗透脆性
EGFR	表皮生长因子受体
EnAb	抗子宫内膜抗体
EPO	促红细胞生成素

F	
FA	叶酸测定
Fe	铁

Fe^{2+}	亚铁离子
FE3	游离雌三醇
FER	血清铁蛋白
FLB	纤维蛋白原
FK506	普乐可夫
F-PSA	游离前列腺特异抗原
FSH	促卵泡刺激素
FT3	血清游离三碘甲状原氨酸
FT4	血清游离甲状腺素
G	
G6PD	6-磷酸葡萄糖脱氢酶
GAD-Ab	抗谷氨酸脱羧酶抗体
GAL	β-半乳糖苷酶
GBM	抗肾小球基底膜抗体
GH	生长激素
GLB	球蛋白
Glu	葡萄糖
GPDA	甘氨酰脯氨酸二肽氨基肽酶
GPX	谷胱甘肽过氧化物酶
GR	谷胱甘肽还原酶
GSP	果糖胺（糖化血清蛋白）
H	
HA	透明质酸
HAV	甲型肝炎病毒
HbAlc	糖化血红蛋白
HBcAg	乙肝核心抗原
HBC-IgM	乙肝病毒核心 IgM 抗体
HBDH	a-羟丁酸脱氢酶
HBsAg	乙肝表面抗原

HBP	肝素结合蛋白
HBV	乙型肝炎病毒
HCV	丙型肝炎病毒
HCY	同型半胱氨酸
HDL-C	高密度脂蛋白胆固醇
HDV	丁型肝炎病毒
HDV-Ag	丁型肝炎病毒抗原
HE4	人附睾分泌蛋白 4
Her-2	原癌基因人类表皮生长因子受体 2
HEV	戊型肝炎病毒
HGV	庚型肝炎病毒
HIV	人免疫缺陷病毒
HIV-Ab	艾滋病抗体
HLA	人类白细胞抗原
IIPL	胎盘催乳素
HPT	触珠蛋白
HPV	人乳头瘤病毒
HSP90α	热休克蛋白 90α
HSV-Ⅰ	单纯疱疹病毒Ⅰ型
HSV-Ⅱ	单纯疱疹病毒Ⅱ型
h-CRP	超敏 C- 反应蛋白
h-TSH	超敏 - 促甲状腺激素

	I	
IAA		胰岛素自身抗体
IA-2A		酪氨酸磷酸酶抗体
IBIL		间接胆红素
ICA		胰岛素细胞抗体
IgA		免疫球蛋白 A
IgE		免疫球蛋白 E
IGF-1		胰岛素样生长因子 -1

IgG	免疫球蛋白 G
IgG4	免疫球蛋白 G4
IgM	免疫球蛋白 M
IL-6	白介素 -6
INS	胰岛素
INS-Ab	抗胰岛素抗体

K

K	钾
K^+	钾离子
KET	氯胺酮
KL	游离免疫球蛋白 K 轻链

L

LC	轻链
LC-1	抗肝溶质抗原 I 型
LDH	乳酸脱氢酶
LDH-1	乳酸脱氢酶同工酶 1
LDL-C	低密度脂蛋白胆固醇
LDLR	低密度脂蛋白受体
LH	促黄体生成素
Li	锂
LKM-1	抗肝肾微粒体
LN	层粘连蛋白
$LP-PLA_2$	人血浆脂蛋白相关磷脂酶 A_2
LPS	脂肪酶

M

Mb	肌红蛋白
Mg	镁
MOR	吗啡
MP-IgG	肺炎支原体 MP-IgG 抗体

MP–IgM	肺炎支原体 MP–IgM 抗体
MPO	髓过氧化物酶
MPO–ANCA	抗髓过氧化物酶抗体

N

Na	钠
Na^+	钠离子
NAG	N– 酰 –β–D– 氨基葡萄糖苷酶
NAP	碱性磷酸酶
NAS–DCE	氯醋酸萘酚 AS–D 酯酶
NEFA	游离脂肪酸
NO	一氧化氮
NP–ACP	非前列腺酸性磷酸酶
NSE	神经元特异性烯醇化酶

O

OST	骨钙素

P

P	无机磷 / 孕酮
PAPP–A	妊娠相关血浆蛋白 A
P Ⅲ NP	人 Ⅲ 型前胶原肽
PA	血清前白蛋白
P–ACP	前列腺酸性磷酸酶
PANCA	核周型抗中性粒细胞抗体
PAPP–A	妊娠相关蛋白 A
PAS	过碘酸 Schiff 染色
Pb	铅
PCT	降钙素原
PINP	I 型胶原前肽 N 端
PKU	苯丙酮尿症
PLIP	磷脂
POX	骨髓过氧化酶

PR3-ANCA	抗蛋白酶 3 抗体
PRL	泌乳素
proBNP	B 型脑利钠肽前体
PTH	甲状旁腺激素

R	
RA33	抗 RA33 抗体
Ret	网织红细胞数
RF	类风湿因子
RF-IgG	类风湿因子 IgG
RF-IgM	类风湿因子 IgM
RPR	梅毒血清实验
RSV-IgM	抗呼吸道合胞病毒 IgM 抗体
RV	风疹病毒

S	
S100β	中枢神经特异蛋白
SA	唾液酸
Sc1-70	Sc1-70 抗体
SCC	鳞癌细胞抗原
sd LDL-C	小而密低密度脂蛋白胆固醇
SM	Sm 抗体
SMA	抗平滑肌抗体
SOD	超氧化物歧化酶测定
SSA	SSA 抗体
SSB	SSB 抗体
ST2	可溶性生长刺激表达基因 2 蛋白

T	
T	睾酮
T3	血清三碘甲状原氨酸
T4	血清甲状腺素
TACP	血清酸性磷酸酶

TAS	总抗氧化状态
TB	结核杆菌
TBA	总胆汁酸
TB-Ab	结核抗体
TB-IGRA	结核分枝杆菌特异性细胞免疫反应
TBG	甲状腺结合球蛋白
TB-IGRA	结核分枝杆菌相关 γ - 干扰素释放试验
TBIL	总胆红素
TCT/LCT	液基细胞学薄片技术
TERC	端粒酶 RNA 基因
TG	甲状腺球蛋白 / 血清甘油三脂
TG-Ab	抗甲状腺球蛋白抗体
TK1	胸苷激酶 1
TM-Ab	抗甲状腺微粒体抗体
TNF-α	肿瘤坏死因子 α
TOX	弓形虫
TP	总蛋白
TPO-Ab	抗甲状腺过氧化物酶抗体
TPPA	梅毒螺旋体特异抗体
TPSA	总前列腺特异性抗原
TR-Ab	促甲状腺素受体抗体
TRF	血清转铁蛋白
TSGF	肿瘤特异生长因子

U

U1-snRNP	U1-snRNP 抗体
UA	尿酸
UFC	尿游离皮质醇
U-ALB	尿微量白蛋白定量

V	
VALP	丙戊酸（德巴金）
VitB$_{12}$	血清维生素 B$_{12}$
VMA	香草苦杏仁酸
VAV	带状疱疹病毒

Y	
YMDD	乙型肝炎病毒变异珠蛋白

Z	
Zn	锌
ZnT8A	锌转运蛋白 8 抗体

α	
α$_2$-MG	血清 α$_2$-巨球蛋白
α-NAE	α-醋酸萘酚酶
α-NBE	α-丁酸萘酚酶

β	
β$_2$-MG	β$_2$ 微球蛋白
β-HCG	人绒毛膜促性腺激素
β$_2$-GPI	抗 β$_2$ 糖蛋白 I 抗体
β$_2$-GPI-IgA	抗 β$_2$ 糖蛋白 I 抗体 IgA
β$_2$-GPI-IgG	抗 β$_2$ 糖蛋白 I 抗体 IgG
β$_2$-GPI-IgM	抗 β$_2$ 糖蛋白 I 抗体 IgM

γ	
γ-GT	谷氨酰胺转移酶

δ	
δ-BIL 或 δ-B	δ-胆红素

λ	
λL	游离免疫球蛋白 λ 轻链

名称索引

A

B

J

K

N

X

罗马数字